LES

GRANDS ÉCRIVAINS

DE LA FRANCE

NOUVELLES ÉDITIONS

PUBLIÉES SOUS LA DIRECTION

DE M. AD. REGNIER

Membre de l'Institut.

CHARTRES. — IMPRIMERIE DURAND
Rue Fulbert, 9.

MÉMOIRES

DE

SAINT-SIMON

TOME XIX

MÉMOIRES

DE

SAINT-SIMON

NOUVELLE ÉDITION
COLLATIONNÉE SUR LE MANUSCRIT AUTOGRAPHE

AUGMENTÉE

DES ADDITIONS DE SAINT-SIMON AU JOURNAL DE DANGEAU
et de notes et appendices

PAR A. DE BOISLISLE
Membre de l'Institut

AVEC LA COLLABORATION DE L. LECESTRE

TOME DIX-NEUVIÈME

PARIS
LIBRAIRIE HACHETTE ET Cie
BOULEVARD SAINT-GERMAIN, 79

1906

MÉMOIRES

DE

SAINT-SIMON

(Suite de 1710.)

Spectacle des maréchaux de Boufflers, Harcourt et Villars.

Les maréchaux de Boufflers, d'Harcourt et de Villars furent une partie de cet hiver en spectacle au monde : le premier[1], en exemple du peu de compte que les rois et leurs ministres tiennent de la vertu et des services qui ont passé la mesure des récompenses ; le second, attendu comme l'oracle, et le seul sage, appuyé de Mme de Maintenon et de Voysin, couchoit en joue[2] les autres ministres pour les renverser, et ne pouvoit plus souffrir de délais pour entrer au Conseil, dont il avoit si souvent pensé forcer la porte[3] : il tenoit tout le monde en expectation[4],

1. Tome XVIII, p. 212-218.

2. Figurément et familièrement, viser quelque chose pour l'obtenir (*Académie*, 1718).

3. Tomes XVI, p. 252-254, et XVII, p. 158-167. — Les mots *forcer la* sont en interligne, au-dessus de *la porte*, écrit en fin de ligne, puis biffé, et dont le *p* était surchargé d'une *f*.

4. Ce latinisme n'était pas admis par le *Dictionnaire de l'Académie* de 1718, et ne se trouve pas davantage dans la plus récente édition ; cependant, outre un autre exemple de notre auteur (suite des *Mémoires*, tome XVII de 1873, p. 298), nous le rencontrons employé dans les *Let-*

et se présentoit avec un poids et une autorité qui, avec tout son esprit, ne s'éloignoit pas de l'audace, quoique applaudi par le gros de la cour et du monde ; le troisième[1], dont l'incomparable fortune avoit trouvé les plus singulières ressources pour soi dans la funeste perte d'une bataille follement donnée et plus extravagamment rangée[2], triomphoit du réparateur de ses torts[3] avec la dernière effronterie[4], dans l'appartement et les meubles même du prince de Conti et de la princesse sa mère[5], qui en fut piquée au vif, et Monsieur le Duc aussi, quoique brouillé avec elle, sans que l'orgueil des princes du sang, si haut porté, osât répliquer une seule parole[6] aux volontés du Roi. Qu'eût dit le prince de Conti grand-père, et le vieux Villars qui, avec raison, se crut au comble de l'honneur et de la fortune quand il se vit son écuyer[7], s'ils avoient pu voir la belle-fille et le petit-fils de ce prince délogés malgré eux pour le fils de Villars, et n'oser ne lui pas laisser leurs meubles? Là, ce fils de la Fortune[8] reçut la foule de la cour précisément[9] avec bonté, et il se peut dire qu'il y tint la sienne : jeux continuels, fêtes, festins ; très souvent la musique du Roi les soirs[10]. Le héros romanesque[11] en soutenoit pleinement le personnage : il ne parloit que par tirades de pièces de théâtre[12], et tenoit des

tres de Chapelain, tome I, p. 415, dans la *Gazette* de 1647, p. 448, dans le *Journal de Dangeau*, cité dans notre tome XII, p. 74, note 5.

1. Villars. — 2. Celle de Malplaquet : tome XVIII, p. 202-203.
3. Boufflers. — 4. Tome XVIII, p. 212-213.
5. *Ibidem*, p. 219.
6. Le mot *parole* est en interligne. — 7. Notre tome I, p. 78-79.
8. Comme Vaudémont : tome IX, p. 46.
9. Pour employer un terme précis.
10. Ce n'est pas dans Dangeau que notre auteur prend ce détail.
11. Mme des Ursins le qualifiait elle-même de « héros de roman » dans une lettre à Mme de Maintenon (recueil Bossange, tome IV, p. 248). On relève l'emploi de *héros romanesque* dans le *Journal d'Olivier d'Ormesson*, tome II, p. 370, et nous avons déjà eu (tome VII, p. 266) « la chevalerie des romans et des romanesques. »
12. Déjà dit dans notre tome X, p. 311-312.

propos si surprenants, qu'il en embarrassoit souvent sa nombreuse compagnie. Ses saillies étoient continuelles; il ne se contraignoit d'aucune; le lit de repos[1] de dessus lequel il dominoit les assistants sembloit le théâtre d'un Tabarin[2]. Mme de Maintenon l'alloit voir souvent en des heures particulières[3] : un jour qu'elle y trouva son fils, qui avoit lors huit ans[4], et qu'elle le caressa, le maréchal lui dit qu'à la fin ses bontés le gâteroient, et, prenant un air enjoué qui lui étoit ordinaire, ajouta que les héros s'accoutumoient facilement aux bontés des grandes reines. Cent escapades aussi fortes, mais en autres genres, mille propos sur la guerre, sur la paix, sur le gouvernement, sur soi-même à faire trembler, passèrent pour des gaietés et des gentillesses[5] agréables[6]. En un mot, les yeux communs le regardoient comme un fou échappé de sa cage, tandis que ceux de qui tout dépendoit le considéroient

1. Tome XVIII, p. 303.

2. Jean Salomon, dit Tabarin, né vers 1584 et mort vers 1634, fut, sous les règnes d'Henri IV et de Louis XIII, l'associé et le valet de Mondor en son théâtre du Pont-Neuf; il prit son surnom d'un comédien italien en vogue sous Charles IX, qui avait créé un emploi de valet bouffon et grossier, et dont le nom était devenu générique (Jal, *Dictionnaire critique*, p. 1160-1165). Boileau et J.-B. Rousseau s'en sont servis comme notre auteur, qui l'écrit par une initiale minuscule.

3. Lettre de la marquise d'Huxelles du 23 novembre, citée dans le *Journal de Dangeau*, tome XIII, p. 67-68; *Journal de Torcy*, p. 64.

4. Armand-Honoré de Villars, né le 4 décembre 1702, fut pourvu à onze ans et demi de la survivance du gouvernement de Provence et en prêta le serment le 9 avril 1714; il eut un régiment de cavalerie en 1718, devint brigadier en février 1734, reçut le gouvernement de la tour de Bouc en août 1734, à la mort de son père, qu'il remplaça à l'Académie française le 9 décembre suivant, et mourut le 27 avril 1770. Lorsque le Roi est venu visiter le maréchal blessé (tome XVIII, p. 303), cet enfant, « qui étoit très joli, » lui a adressé un compliment (*Mémoires de Sourches*, tome XII, p. 129).

5. *Guayetés*, et *gentilesses*.

6. En dernier lieu, dans le tome XVI, p. 404, notre auteur a dit que le maréchal en imposait au Roi par ses airs avantageux et ses fanfaronnades.

comme l'unique ressource, qui n'avoit que de légères imperfections. Voysin portoit souvent le portefeuille[1] chez lui, Desmaretz aussi, séparément, et quelquefois ensemble. Rien ne lui fut refusé du personnage de dictateur : il décidoit des projets, des arrangements[2]; l'oubli et l'avancement des hommes furent dans ses mains. Ce radieux état, pourtant, ne l'empêcha pas de songer à ses lettres de pairie[3]. Le président de Maisons, son beau-frère[4], les lui dressa, et il y mit tout ce qu'il voulut sur ses services[5]. Il eut l'audace d'y faire insérer que, sans sa bles-

Éclat du maréchal* de Boufflers sur les lettres de pairie de Villars.

1. Le portefeuille de ministre. Dans le tome XVII, p. 469, on a vu Voysin le porter aussi chez Boufflers. Louville, dans ses *Mémoires*, tome I, p. 211, parle de la « maladie du portefeuille. » Ci-après, p. 85.

2. Dès qu'il put marcher sur des béquilles, il alla voir Louis XIV (*Gazette d'Amsterdam*, n° IV). Les *Mémoires de Sourches* disent, le 19 janvier (p. 144) : « Le soir, le maréchal se fit porter à l'appartement du Roi sur une espèce de fauteuil qui avoit une allonge, sur laquelle il mettoit ses jambes. En chemin, il rencontra dans la galerie la duchesse de Bourgogne, qui s'avança vers lui : il fit effort pour lui baiser le bas de sa robe ; mais elle s'approcha de lui et le baisa. Ensuite, il se fit porter dans le salon à la porte de la chambre du Roi, qui l'y trouva lorsqu'il sortit pour aller chez la marquise de Maintenon. Il s'arrêta à lui parler quelque temps, et il dit au Roi qu'il étoit en état de se faire porter à sa chambre toutes les fois qu'il l'ordonneroit. De là, il se fit porter chez la princesse de Conti, où étoit Monseigneur. » Les mêmes *Mémoires* ajoutent que Villars alla, le soir du 24, chez Mme de Maintenon, pour travailler avec le Roi.

3. Tome XVIII, p. 203. — Ici, *pairrie*.

4. Claude de Longueil (tome XVII, p. 203), marié à Marie-Charlotte Roque de Varengeville (tome X, p. 21), qui était sœur de la maréchale.

5. Non seulement sur ses services, mais sur l'origine et l'antiquité fabuleuse de sa famille. M. le marquis de Vogüé (*Mémoires de Villars*, tome VI, p. 162 et 166) s'est étonné que les rédacteurs des lettres de pairie eussent adopté et même amplifié ces légendes ; la raison en est que le texte était dressé par des représentants de la partie intéressée, comme le dit ici notre auteur, et comme on l'a vu en dernier lieu dans notre tome XVII, p. 218. Les lettres de 1710 sont reproduites

* Saint-Simon avait d'abord écrit : *entre les Mx* ; il a biffé les deux premiers mots, mis *du* en interligne, et corrigé *Mx* en *Ml*.

sure, la bataille de Malplaquet étoit gagnée, et diverses autres choses à sa louange qui flétrissoient également la vérité, et la gloire du maréchal de Boufflers. Ponchartrain, à qui elles furent portées pour les expédier, sursit, et en avertit Boufflers, qui, blessé jusqu'au fond de l'âme, devint furieux : il tomba sur Villars publiquement jusqu'à l'outrage, il en parla à tout le monde et aux ministres[1]. Cet homme si sage, si mesuré, si craintif à l'égard du Roi, ne se posséda plus ; il déclara tout haut à qui voulut l'entendre qu'il s'en plaindroit au Roi, et que, s'il n'en avoit pas justice, il étoit résolu de la demander en plein Parlement, de s'adresser aux pairs, de s'opposer aux lettres de Villars, et de plaider lui-même sa cause devant les pairs et tout le Parlement assemblé. Il y avoit longues années que propos si hardi n'avoit frappé aucune oreille ; aussi fit-il un étrange fracas : il fut tel, que le Roi n'osa refuser à un seigneur si utilement illustre la justice qu'il lui demanda[2] si haut. Villars, épouvanté quoique sur les nues[3], sentit pour lors tout le poids de la vertu et de la vérité : il n'osa se commettre avec Boufflers, il désavoua tout ce qu'il avoit attenté dans ses lettres, et, pour voiler l'ordre du Roi, il envoya lui-même ses lettres à Boufflers, qui y biffa tout ce qu'il voulut, et ce qu'il biffa demeura supprimé dans l'expédition qu'en fit Pontchartrain, et qui lui fut montrée[4]. Villars cependant se

dans le tome V de l'*Histoire généalogique*, p. 99-101, mais d'après le texte définitif.

1. Ni le *Journal de Dangeau*, ni les *Mémoires de Sourches* ne parlent de cet « éclat » du maréchal de Boufflers.

2. *Demandoit* corrigé en *demanda*.

3. Nous avons déjà eu, au tome XVI, p. 261, le « rang d'une divinité dans les nues. »

4. Ces détails sont confirmés par la *Gazette d'Amsterdam*, 1709, nº CII : « Le maréchal de Boufflers ayant été informé que, dans l'exposé des lettres de duché-pairie de M. de Villars, il y avoit des faits qui ne lui faisoient pas honneur, il en a porté ses plaintes; sur quoi, M. de Villars lui a fait dire qu'il étoit prêt de les faire rayer et de lui

distilla[1] chez lui, publiquement, et tous les jours, en respects pour le maréchal de Boufflers, en soumissions, en louanges, lui envoya plusieurs messages en hommages et en pardons, et avala cet affront dans toute son étendue. On négocia, et on obtint enfin que Boufflers, après tant de génuflexions, iroit voir Villars après avoir ainsi triomphé de son triomphe. Il fut accueilli[2] avec des respects et des soumissions profondes, qui furent reçues gravement et en maître qui daigne accepter un tribut. De tous ces procédés se combla[3] une haine, que Boufflers, trop naturel, exhala même peu décemment quelquefois, et que Villars resserra en lui-même sous le voile des hommages et des soumissions, toutefois sans rompre, par l'extrême retenue de Villars, qui n'osa plus se commettre, et Boufflers pour ne pas embarrasser le Roi.

Villars fait défendre à Harcourt de se faire recevoir pair avant lui. [Add. St-S. 908]

Cet éclat fut, incontinent après, suivi d'un autre, mais qui, à beaucoup près, ne fut pas porté si loin. Harcourt, duc vérifié cinq ans avant Villars[4], et d'une naissance si différente, portoit fort impatiemment que celui-ci eût été fait pair avant lui, et que lui-même n'y fût arrivé qu'à son occasion[5]. Il n'ignoroit pas nos prétentions réciproques de préséance de M. de la Rochefoucauld et de moi[6], et il

donner toute sorte de satisfaction. » Dans le récit du chevalier de Bellerive que nous avons imprimé au tome XVIII, appendice XI, p. 492, il est dit que la radiation du passage incriminé fut décidée sur l'attestation contraire du baron de la Queue, celui qui avait épousé la bâtarde du Roi (tome XII, p. 106). Voyez ci-après, à l'Appendice, n° I, les lettres que Villars écrivit à M. de Pontchartrain.

1. « On dit figurément *distiller son esprit sur quelque chose*, ou *se distiller*, pour dire travailler trop sur quelque chose qui demande une profonde méditation » (*Académie*, 1718). Nous rencontrerons d'autres emplois de cette expression, par exemple ci-après, p. 318.

2. *Accueilli* est en interligne, au-dessus de *receu*, biffé.

3. Au sens de porter au comble, que ne donnait pas *l'Académie* ; mais nous avons déjà eu, dans le tome II, p. 284, *combler des merveilles*, et nous aurons ci-après, p. 101, *combler une faute*.

4. En 1700 : tome VII, p. 332-333. — 5. Tome XVIII, p. 203.

6. Voyez nos tomes I, p. 440, et X, p. 50-51.

voulut adroitement acquérir les mêmes sur Villars : il projeta donc de se faire recevoir au Parlement dans la même séance où ses lettres de pairie seroient enregistrées[1], et, pour le faire couler doucement, il n'hasarda pas de les présenter avant que celles de Villars le fussent, qui étoient antérieures aux siennes ; mais, dès qu'elles le furent, il se prépara à l'exécution de son projet, comme ne songeant à rien. Malheureusement pour lui, Villars en eut le vent[2]. Il avoit aussi ouï parler de mon affaire avec M. de la Rochefoucauld, mais sans la savoir ; il me pria de la lui expliquer : c'étoit chose qui ne se pouvoit refuser. Là-dessus, le voilà aux champs, qui fait grand bruit, qui représente au Roi, par un mémoire qu'il lui envoya, le dessein d'Harcourt et l'impossibilité où sa blessure le mettoit de se faire recevoir. Sur quoi, il demanda de ces deux choses l'une, pour lui éviter un procès pareil au mien : ou des lettres patentes vérifiées au Parlement, qui lui conservassent son ancienneté entière sur les pairs postérieurs à lui qui pourroient être reçus au Parlement avant lui, comme M. de Bouillon les avoit obtenues dans sa minorité[3] ; ou une défense verbale au maréchal d'Harcourt de se faire recevoir avant que lui-même le fût. La demande parut au Roi d'autant plus juste qu'elle évitoit un procédé qui l'eût embarrassé entre ces deux hommes, et un procès, dont il haïssoit les décisions. Harcourt reçut donc cette défense de la bouche du Roi[4], dont il fut outré de dépit, et dont Villars ne se contraignit pas de triompher.

Harcourt tombe en apoplexie légère, et va aux eaux.

1. Comme Claude de Saint-Simon et comme Boufflers : tomes I, p. 440, et XVII, p. 219.

2. Locution déjà relevée dans notre tome II, p. 151. — La seconde lettre de *vent* surcharge un *a*.

3. L'*Histoire généalogique* (tome IV, p. 520-522) a donné le texte des lettres de février 1652 qui assurèrent au duc Godefroy-Maurice l'ancienneté de son duché à compter du 20 de ce mois, date de l'arrêt qui consacrait l'échange de Sedan ; elles furent confirmées en août 1662, pour son fils, âgé de vingt et un ans, lequel ne se fit recevoir qu'en 1665.

4. Nos deux journaux n'ont pas enregistré cette défense.

Fort peu de jours après, Harcourt tomba en apoplexie[1], qui mit ses grandes vues et ses amis en grand désarroi, et qui, au lieu de forcer la porte du Conseil, le fit aller aux eaux de Bourbonne[2], hors d'état de s'appliquer à rien, mais retenant toujours sa destination de général[3] de l'armée du Rhin comme l'année précédente[4].

Ambition, manèges, maladie du maréchal d'Huxelles.

Le maréchal d'Huxelles commandoit en chef en Alsace[5] dès l'année 1690, en avril, à la mort de Montal[6], et servoit de lieutenant général dans l'armée du Rhin toutes les campagnes[7], jusqu'en 1703 qu'il fut de la promotion des maréchaux de France que le Roi fit en janvier, à l'occasion de laquelle je me suis étendu sur lui assez pour n'avoir rien à y ajouter[8]. Décoré de l'Ordre[9] et du bâton, c'étoit où la profession[10] militaire le pouvoit porter; son goût ne le tournoit point vers le commandement des armées. Voir aussi de Strasbourg un général d'armée auquel il falloit obéir dans son commandement, s'il étoit

1. Le 26 février (*Dangeau*, tome XIII, p. 94-95). Il avait eu une attaque le 30 novembre précédent (*Mémoires de Sourches*, tome XII, p. 124; *Lettres de Mme de Maintenon*, recueil Bossange, tome II, p. 16, 17, 19 et 23; *Correspondance de Fénelon*, tome I, p. 313 et 317).

2. Les eaux minérales de Bourbonne-les-Bains, en Bassigny (aujourd'hui dép. Haute-Marne, arr. Langres), avaient les mêmes propriétés que celles de Bourbon. Notre auteur a raconté ailleurs (Addition au *Journal de Dangeau*, tome XV, p. 229) pour quelles raisons cette station thermale eut la vogue de la cour durant un moment. Dom Calmet publia en 1748 un *Traité historique des eaux et bains de Plombières, Bourbonne*, etc., et le docteur Aug. Causard a fait paraître récemment une nouvelle notice historique. — M. d'Harcourt n'y alla qu'en mai 1710 (*Dangeau*, p. 134 et 136).

3. Après *Gl*, Saint-Simon a biffé *designé*.

4. Le 17 juin, Dangeau annonça son départ de Bourbonne pour aller tout droit à Strasbourg et y être le 18 (p. 187); mais, à peine arrivé, il dut revenir à petites journées à Versailles (p. 190, 193 et 208; *Mémoires de Sourches*, p. 247 et 273-274).

5. Tome XI, p. 34 et 39. — 6. Tome I, p. 121.

7. Sous les maréchaux de Catinat, de Lorge, de Choiseul, de Joyeuse.

8. Tome XI, p. 34-45, et tome XVIII, p. 8-9. — 9. Tome XI, p. 40.

10. Le *p* de *profession* surcharge un *c*.

son ancien, et, s'il ne l'étoit pas, se concerter avec lui de manière fort équivalente à la subordination, étoit pour lui une amertume. Depuis 1690 il n'avoit quitté les bords du Rhin ni été ni hiver que depuis qu'il fut maréchal de France, et encore y demeura-t-il les premières années[1]. Il petilloit de s'approcher de la cour, dans le desir de pousser sa fortune : il vouloit entrer dans le Conseil[2], au moins être consulté, et de quelque chose. Son grand but étoit de parvenir à être duc[3], et celui du premier écuyer d'être appelé dans ses lettres[4] : pour cela, il falloit être à la cour, et à demeure; mais, quitter plus de cent mille livres de rente en abandonnant l'Alsace[5], c'étoit acheter bien cher des espérances peu fondées. Il tâta le pavé[6] par quelques voyages à Paris; il les allongea, et il fit si bien, qu'il lui fut permis de s'y fixer sans se dépouiller du commandement d'Alsace, qu'on fit exercer par du Bourg[7] : tellement que cette province eut un gouverneur et deux commandants payés[8]. Huxelles, établi à Paris, tint une excellente table pour avoir compagnie[9], sortit peu pour se faire rechercher, se lia au président de Mesmes par le premier écuyer, son ami intime, et, par ce président, à M. du Maine, dont il étoit le commensal. Il fut[10] vanté à Mlle Choin

Du Bourg fait second commandant d'Alsace

1. Tome XI, p. 40 et 42; Pinard, *Chronologie militaire*, tome III, p. 139. En 1703, il a refusé d'aller en Italie pour remplacer Vaudémont (tome XI, p. 275, note 6).

2. Comme Harcourt, p. 1. — 3. Voyez notre tome XI, p. 43.

4. C'est-à-dire de fournir son témoignage dans l'information pour la réception, comme nous l'avons vu pour celle de Boufflers (tome XVII, p. 220 et 556). Beringhen et Huxelles étaient cousins germains et très liés ensemble (tome XI, p. 36-37).

5. Voyez nos tomes V, p. 140, X, p. 336, et XI, p. 40.

6. Expression relevée dans notre tome VIII, p. 14.

7. Tome XI, p. 42.

8. M. du Bourg commanda en Alsace en vertu d'une commission du 20 octobre 1709, sans avoir le titre de commandant en second; qu'il ne reçut qu'en novembre 1711 (*Dangeau*, tome XIV, p. 23).

9. Tome XI, p. 37, note 7, et p. 38.

10. *Il fut* surcharge *mais* et un autre mot effacé du doigt.

par Mme de Beringhen[1], la cultiva jusqu'à envoyer tous les jours de sa vie des têtes de lapin et d'autres mangeailles à sa chienne; et il faut noter qu'il logeoit dans la rue Neuve-Saint-Augustin vis-à-vis le duc de Tresmes[2], et Mlle Choin attenant le Petit[3] Saint-Antoine[4]. Il fit sa cour à Vaudémont et à ses nièces, et s'initia ainsi à Monseigneur sans toutefois le voir souvent en particulier, et très rarement publiquement, qui le crut la meilleure tête de France, et un homme qui ne vouloit rien que son repos. D'autre côté, il courtisa Harcourt, qui le produisit à Mme de Caylus pour atteindre à Mme de Maintenon. Harcourt ne le craignoit pas pour émule[5]: il le connoissoit trop bien; mais il en vouloit faire un écho et un épouvantail à ministres, contre lesquels tout lui étoit bon. Conséquemment, il fut très bien avec Voysin aussitôt qu'il fut en place. Tout cela se passoit souterrainement[6]. Tant de liaisons importantes ne rendant rien, il en tomba peu à peu dans un chagrin qui devint noir, qui attaqua sa santé, et qui fit craindre pour sa tête. Il fut près d'un an chez lui sans vouloir voir personne que le premier écuyer, sa femme, et un ou deux autres devant qui il ne retenoit pas ses foiblesses. Les médecins furent longtemps sans savoir ce que cela deviendroit, parce qu'ils sentirent que ce n'étoit pas de leur art que dépendoit cette guérison[7]; ses amis se

1. Marie-Madeleine-Élisabeth-Fare d'Aumont: tome IV, p. 303.

2. L'hôtel de Tresmes avait été bâti par l'architecte le Pautre pour Joachim Seiglière de Boisfranc, et passa aux Potier par le mariage de l'héritière avec le duc de Gesvres; il avoisinait les hôtels de Travers et de Lorge dont il a été question dans notre tome XVII, p. 192.

3. Les mots *le petit* corrigent *la porte*.

4. Déjà raconté dans notre tome XI, p. 41-44.

5. En effet, Torcy dit, dans son *Journal*, p. 131, qu'on eût choisi Harcourt plutôt que le maréchal d'Huxelles, pour aller en Hollande, s'il n'avait pas été malade, et qu'en ce cas on lui eût adjoint Bonrepaus.

6. Voyez, aux Additions et corrections, p. 549 un couplet de 1709.

7. Les *Mémoires de Sourches* disent, en novembre 1710 (p. 392): « On sut que le maréchal d'Huxelles étoit tombé dans un chagrin, dans un dégoût et dans une maigreur qui inquiétoient ses amis. »

remuèrent[1] vers les remèdes qu'il lui falloit, le poulièrent[2] à Marly, et le soulagèrent, mais non encore entièrement. C'est l'état où il étoit quand il fut question de nommer des plénipotentiaires pour les conférences de Gertruydemberg[3].

Retour de Rome de l'abbé de Polignac; secret étrange, et curieux aveu sur lui du duc de Beauvillier à moi.

Torcy, ami intime de l'abbé de Polignac, l'avoit, comme on a vu[4], tiré d'un péril imminent et fort dangereux en le dépaysant, et lui en avoit su tirer grand parti, avec le même appui, pour s'assurer d'un chapeau[5]. Cela fait, et l'intervalle long de son absence, il eut envie de se rapprocher : Torcy, qui le destinoit à travailler à la paix pour le tenir toujours en besogne, lui procura la permission de faire un tour à la cour de quelques mois, sans quitter son auditorat de rote[6], où il brilloit, et pour avoir où le renvoyer au loin, si le cas y échéoit. Il étoit arrivé sur la fin de l'année précédente, et fut assez bien reçu du Roi, et très bien de la cour, surtout des dames[7]. Ce retour me procura une confidence. Il faut se souvenir de la conversation que j'eus sur lui avec le duc de Beauvillier, ci-devant p. 517[8], et de la manière dont il reçut ce que je lui dis. Oncques depuis nous ne nous étions fait mention de l'abbé de Polignac l'un à l'autre, ni de rien qui en pût approcher. Mon retour à Marly fut un des premiers fruits de l'audience[9] que le Roi m'avoit accordée[10]. Au premier voyage que j'y fis[11], étant allé un soir causer avec le duc

1. *Se remuer*, se mettre en quête : voyez ce mot dans le *Littré*, 12°.
2. Verbe relevé dans notre tome XIV, p. 168. Voyez ci-après, p. 92. Saint-Simon écrit : *poullier*.
3. Ci-après, p. 14. — 4. Tome XIII, p. 249 et 332-333.
5. Il l'a encore manqué en février (*Gazette d'Amsterdam*, Extr. XXI).
6. *Rome* corrigé en *Rotte*.
7. Il s'était logé chez la comtesse de Mailly : *Dangeau*, tome XIII, p. 28, 42, 43 et 52; *Sourches*, tome XII, p. 101 et 103.
8. Notre tome XIII, p. 218-220, année 1705.
9. Les mots *l'audience* surchargent deux jambages d'une *m*.
10. Tome XVIII, p. 382-392.
11. Comparez la grande Addition sur Louis XIV, tome XV du *journal*, p. 230-231.

de Beauvillier, et ne parlant de rien moins que de l'abbé de Polignac, tout d'un coup le duc[1] se mit à me regarder fixement, à sourire, et à me dire qu'il falloit qu'il me fît une confidence, et que c'étoit une réparation qu'il me devoit, à laquelle il ne pouvoit plus tenir. Je n'imaginai point ce qu'il me vouloit dire. « Vous souvenez-vous bien, ce me dit-il, de la conversation que nous eûmes ensemble dans cette même chambre, il y a quatre ans, sur l'abbé de Polignac ? C'est que vous avez été prophète : il faut que je vous avoue qu'il m'est arrivé de point en point ce que vous m'aviez prédit, et que l'abbé de Polignac, initié avec Mgr le duc de Bourgogne par les sciences et le voyant souvent seul, m'avoit absolument éloigné de lui. » Je m'écriai ; il me fit taire. « Écoutez tout, me dit-il. Je ne fus pas longtemps à m'en apercevoir. Je voulus me le rapprocher ; je l'éloignai encore davantage : plus de consultations, plus même de raisonnement ; jusqu'à ma présence lui pesoit. M. de Chevreuse se trouva de même. Je pris le parti de ne[2] lui plus parler de rien, de répondre en deux mots quand il me parloit, de faire mon service assez pour que le public ne s'aperçût de rien, et je demeurai dans mes fonctions comme un étranger le plus mesuré, sans trouver rien à redire, et sans parler que pour répondre. Cela, Monsieur, a, s'il vous plaît, duré près d'un an. Enfin il s'est rapproché, il s'est réchauffé, il s'est trouvé embarrassé de ma réserve, il a tâté le pavé à diverses reprises. Je le voyois venir toujours respectueusement sans la moindre ouverture, jusqu'à ce qu'un beau jour il me prit dans son cabinet et se déboutonna[3]. Je reçus ce qu'il me dit comme je le devois, et lui dis en même temps ce

1. Le mot *Duc* surcharge *mit*. — 2. *Ne* est en interligne.

3. Le *Dictionnaire de l'Académie* de 1718 définissait un *homme boutonné* « un homme extrêmement circonspect dans sa conduite, » et, au figuré, *se desboutonner avec ses amis*, « parler librement avec eux, leur ouvrir son cœur, leur dire tout ce qu'on pense. » — Saint-Simon a écrit : *deboutona*.

que je crus devoir sur l'attachement et la confiance : que je ne tenois à lui que par le cœur, et le desir de son bien et de celui de l'État, et par nulle autre chose, et qu'il voyoit que je savois me retirer à proportion de lui, et me tenir dans le respect et dans la simple fonction de ma charge. Alors, dans ce retour d'amitié et de confiance, il m'avoua que c'étoit l'abbé de Polignac qui l'avoit éloigné ; que c'étoit un enchanteur très dangereux, une sirène[1].... — Hé bien ! Monsieur, interrompis-je, avez-vous eu encore votre cruelle charité de ne lui pas bien rompre le cou[2] en ce moment que vous l'avez eu si belle ? — Oh ! pour cela, me répondit-il, ce n'eût pas été charité, c'eût[3] été abandon de Mgr le duc de Bourgogne, et manquer de charité pour lui : aussi vous puis-je assurer que je lui ai fait sentir tout ce que je devois sur cela pour lui-même, et que, puisque vous appelez cela rompre le cou, vous pouvez compter que je l'ai si bien et si parfaitement rompu à l'abbé de Polignac, qu'il n'en reviendra de sa vie auprès de Mgr le duc de Bourgogne. » Je l'en louai beaucoup, et comme un homme qui s'est surpassé lui-même : après quoi, je me licenciai à le pouiller[4] un peu de ne vouloir ni connoître les gens, ni souffrir qu'on les lui fît connoître ; je le fis souvenir de notre conversation dans le bas des jardins de Marly sur le choix fait, et non encore déclaré, de Mgr le duc de Bourgogne pour l'armée de Flandres avec M. de Vendôme[5], et je lui dis que la pro-

1. Il a déjà appliqué cette qualification au même abbé de Polignac (tome XIII, p. 220), comme aussi à Mme des Ursins (tome XI, p. 228), à Madame la Duchesse (tome XVI, p. 259).

2. Tome IX, p. 79. « On dit figurément *rompre* ou *casser le cou à un homme*, pour dire lui rendre de mauvais offices qui ruinent sa fortune » (*Académie*, 1718) ; voyez ci-après, p. 247, 265, 319 et 393.

3. Le *c* surcharge une *s*.

4. Verbe que nous avons rencontré plusieurs fois depuis le tome XIII, p. 460, mais qu'on ne doit pas confondre avec *poulier*, que nous avons eu ci-dessus, p. 11.

5. En 1708 : tome XVI, p. 6-20.

phétie que je lui en fis alors, qui ne tarda pas à s'accomplir au delà de toute pensée, et celle-ci, dont il m'avouoit le plenier[1] effet, le devoit rendre plus docile à écouter et à croire, et à se garder. Il en convint, et il est vrai que, longtemps avant cet aveu, il étoit moins hérissé[2] à mes discours, à son gré peu charitables, et me croyoit fort volontiers, ce qui ne fit depuis[3] qu'augmenter de plus en plus à mon égard. Je lui demandai après où en étoit le duc de Chevreuse : il me dit que le retour étoit aussi entier pour lui, et de même date que le sien. Le singulier est qu'ils se conduisirent avec tant de ménagement, que personne, même les valets les plus intérieurs ne s'aperçurent jamais de ce changement si grand dans toute sa longue durée. Il ne servit qu'à mettre ces deux ducs encore plus intimement avec Mgr le duc de Bourgogne, ce qui a duré jusqu'à sa mort.

Maréchal d'Huxelles et abbé de Polignac plénipotentiaires pour la paix à Gertruydenberg*; fausseté du maréchal.

L'abbé de Polignac, à son retour de Rome, se trouva bien étourdi de la froideur marquée de Mgr le duc de Bourgogne, qui ne prit à rien avec lui[4] en public, et ne le vit point en particulier. Le bon ecclésiastique craignit pis qu'il n'y avoit[5], et se contint par là dans de pénibles réserves ; mais bientôt il fut délivré par[6] le choix du maréchal d'Huxelles et de lui pour aller à Gertruydemberg :

1. Le *Dictionnaire de l'Académie* de 1718 dit que cet adjectif n'a d'usage qu'au féminin, dans les expressions *cour plenière* et *indulgence plenière*. Nous avons eu *plenièrement* dans le tome V, p. 378, et on retrouvera *plenier* dans la suite des *Mémoires*, tome XIV de 1873, p. 101.

2. « On appelle *un homme hérissé* un homme difficultueux qu'on ne sait par où prendre » (*Académie*, 1718). Comparez le verbe *se hérisser* dans notre tome XVIII, p. 65, etc.

3. *Depuis* a été ajouté en interligne.

4. On a déjà rencontré l'expression *prendre avec quelqu'un*, dans le tome I, p. 284, au sens de s'attacher à quelqu'un ; voyez le *Dictionnaire de Littré*, PRENDRE 57°.

5. Tome XIII, p. 216 et 325.

6. Le mot *par* surcharge un point suivi du mot *Je*, gratté.

* Ici, *Gertruydenberg*, qui est la vraie orthographe.

sur quoi je renvoie aux Pièces, où les préliminaires de cet envoi et la négociation jusqu'à sa rupture se trouvent dans tout le détail[1]. Je dirai seulement ici que le maréchal d'Huxelles, qui mouroit de ne rien faire[2], et que cette nomination guérit, voulut faire accroire qu'on le faisoit aller malgré lui, tandis qu'Harcourt, Voysin et Mme de Maintenon le préconisoient[3], et que M. du Maine le servoit. Le jour qu'il fut déclaré au Conseil avec l'abbé de Polignac[4], Monseigneur dit qu'il ne croyoit pas que le maréchal voulût se charger de cet emploi, et qu'outre qu'il étoit vieux et infirme (il n'étoit point vieux, et n'étoit malade que de rage d'être et de rien[5] faire), il lui avoit dit, il n'y a pas longtemps, qu'il aimeroit mieux avoir perdu un bras que son nom demeurât à la postérité souscrit à une paix telle que seroit celle qui termineroit cette guerre. On verra dans les Pièces, et dans les suites, que cette délicatesse ne fut que pour Monseigneur, et pour tâcher de se faire valoir : le Renard des mûres[6] si on ne

1. Dans la marge du manuscrit, il y a : *Voir les Pièces, p.* .... Pareil renvoi avait déjà été fait chaque fois que notre auteur a annoncé les négociations de Gertruydenberg, dans le tome XVII, p. 177-178, et dans le tome XVIII, p. 23 et 24. Nous nous bornerons, cette fois, à résumer les faits dans une courte note, ci-après, p. 549-551.

2. Nous avons vu (tome XIII, p. 244) qu'il avait été candidat à l'ambassade de Rome en 1706.

3. « Louer extraordinairement, donner de grands éloges à quelqu'un ; ne se dit guère qu'en plaisantant » (*Académie*, 1718). Nous retrouverons ce verbe ci-après, p. 19, mais employé au sens propre et spécial.

4. Le 29 janvier selon Dangeau et le *Journal de Torcy*, p. 126-128, le 28 par erreur, selon les *Mémoires de Sourches*, p. 148-149. On a dans le Chansonnier (ms. Fr. 12 694, p. 503-505) des vers sur la part prise par Monseigneur et par la cabale Choin à la désignation de ce maréchal. Le *Journal du marquis de Torcy* s'accorde avec notre auteur : à l'égard de l'abbé de Polignac, le Chancelier objecta qu'il avait peut-être trop d'esprit, d'éloquence et de vivacité ; d'un autre côté, Beauvillier, Desmaretz et Pontchartrain auraient préféré qu'on ne changeât pas M. Rouillé.

5. *Rien* est en interligne au manuscrit, sans la négation *ne*.

6. Saint-Simon écrit : *meures*. — *Le Renard et les Raisins :* « Ils

songeoit point à lui, se faire prier si on y pensoit. Le Chancelier, ami intime du premier écuyer[1] et parent d'Huxelles, et Voysin louèrent sa capacité ; Desmaretz[2], son ami[3], aussi. Le Roi, prévenu par Mme de Maintenon et M. du Maine, applaudit, ainsi que les deux autres ministres, qui firent chorus ; puis, le Roi ajouta, en se redressant, qu'il ne croyoit pas qu'il refusât quand il sauroit qu'il ne recevroit aucune excuse, et qu'il vouloit bien qu'on le lui dît, et qu'il ne vouloit pas être refusé[4]. Ce même jour, le Chancelier s'en alloit à Paris : dès qu'il y fut arrivé, il envoya chercher le maréchal, à qui il conta ce qui s'étoit passé au Conseil, et le détermina sans peine à accepter. Il avoit déjà reçu une lettre de Torcy là-dessus, qui, ce même jour encore, arriva chez lui avez Desmaretz ; et l'entretinrent deux heures. L'abbé de Polignac, qui n'avoit avec lui aucune liaison, le fut voir deux jours après. Le maréchal ne vit le Roi dans son cabinet qu'un demi-quart d'heure[5], à ce que me conta le premier écuyer[6], qui en étoit fort scandalisé, et l'abbé de Polignac point du tout : le Roi lui dit un mot en passant chez Mme de Main-

sont trop verts et bons pour des goujats. » M. Henri Regnier (*Œuvres de la Fontaine*, tome I, p. 233-234) ne paraît pas avoir connu la présente allusion, et il eût pu la citer à côté du passage de la satire Ménippée où *mûres* était également substitué au classique *raisins*, qui se trouve dans tous les textes grecs, latins, etc.

1. Beringhen, très lié aussi avec Huxelles, avait tout pouvoir sur lui (*Mémoires de Luynes*, tome XI, p. 451 ; ci-dessus, p. 9).

2. Ici, par exception, *Desmarests*. et de même onze lignes plus bas.

3. Tomes XI, p. 36, et XVIII, p. 8-9.

4. Tout le monde, dans le Conseil, applaudit à ce choix, mais en craignant, surtout Monseigneur, que le maréchal ne se résignât pas à signer une paix aussi désavantageuse ; le Roi crut même devoir ordonner à Torcy d'user au besoin de son autorité royale (*Journal de Torcy*, p. 127).

5. Le commencement d'*heure* surcharge d'autres lettres effacées du doigt.

6. Dangeau ne mentionne une « assez longue audience » que le 31 janvier (p. 95 ; comparez *Sourches*, p. 149), puis une autre le 27 février (p. 108).

tenon. Je n'entamerai rien ici de ce qui se trouvera dans les Pièces; je dirai seulement que, sur les plaintes que firent les Hollandois d'une nomination d'éclat par les personnages, lorsqu'ils n'en vouloient que d'obscurs[1], on eut recours à une ruse d'enfant, la plus déshonorante qu'il fut possible : le maréchal d'Huxelles eut défense de mettre ses armes[2] à rien, pour ne montrer ni ses bâtons ni son collier de l'Ordre, et l'abbé de Polignac de paroître autrement qu'en habit de cavalier[3]. Cela ne cachoit ni leurs noms, ni leur caractère; cela avilit seulement celui que le Roi leur donnoit pour traiter, et donna fort à rire aux alliés, qui insultèrent à une complaisance si basse[4]. Tout ce qui suivit répondit à ce triste début. Si un officier de la couronne effacé de la sorte devint un spectacle fort nouveau, la mascarade de l'abbé de Polignac en fut un encore plus étrange. On trouva, même sans cela, toutes sortes d'indécences à employer un ecclésiastique, et un auditeur de rote, à consentir, comme il étoit inévitable, à beaucoup de choses préjudiciables à la religion catholique dans toutes les restitutions auxquelles il falloit se livrer[5], un homme qui avoit publiquement la nomination acceptée du roi d'Angleterre au cardinalat[6], pour signer l'exhérédation et la proscription de ce prince et de sa postérité en faveur d'un usurpateur protestant, et comme tel; enfin, un per-

Indécence basse sur le maréchal d'Huxelles, plus grande sur l'abbé de Polignac.

1. Les États ne leur opposèrent que les deux mêmes affidés de Heinsius qui avaient déjà négocié avec M. Rouillé en 1709.

2. Les du Blé d'Huxelles avaient pour armes : de gueules à trois chevrons d'or.

3. Dangeau dit seulement (p. 108) : « Nos plénipotentiaires ne prendront pas cette qualité-là les premiers jours en Hollande ; » mais la marquise d'Huxelles écrivit, le 6 février, à propos de l'abbé de Polignac : « Son habillement est en question à cause de sa profession ecclésiastique ; on parle d'un habit de velours noir, avec le collet ou la caravatte *(sic)*, mais point d'épée, la canne à la main. »

4. Après avoir enregistré les nominations de ces plénipotentiaires, la *Gazette d'Amsterdam* ne parla pas des conditions humiliantes.

5. *Se livrer* est en interligne, au-dessus de *consentir*, biffé.

6. Tome XVI, p. 413.

sonnage châtié par l'exil en arrivant de son ambassade de Pologne[1], exil[2] qui avoit duré fort longtemps. Sur tout le reste, je renvoie aux Pièces, qui satisferont pleinement[3]. Tout fut concerté avec Bergeyck, venu exprès à Versailles, et qui retourna en Flandres vers le départ de nos deux plénipotentiaires[4].

Protecteurs des couronnes; explication de ce nom superbe.

On essuya encore en même temps une chose assez désagréable. Le cardinal de Médicis, en remettant son chapeau pour se marier comme on l'a dit[5], avoit fait vaquer la protection des couronnes de France et d'Espagne qu'il

1. Tome IV, p. 211. — 2. *Exil* est en interligne, au-dessus d'*et*, biffé.

3. Voyez aussi le *Journal de Torcy*, p. 127-128. Le maréchal et l'abbé eurent quatre mille livres d'appointements par mois, plus vingt-cinq mille livres d'installation pour le premier, et quinze mille pour le second. On leur adjoignit comme secrétaires le sieur de la Blinière et l'abbé Dubos, auteur des *Intérêts de l'Angleterre mal entendus*. Les faiseurs d'épigrammes s'exercèrent sur ceux-ci (*Nouveau siècle*, tome III, p. 355) :

Si l'Empereur fait l'entendu,
Il sera bientôt confondu
Par un factum de la Blinière.
Anglois, tenez-vous en repos,
Écoutez bien l'abbé Dubos :
Mieux que vous il sait votre affaire.

4. *Journal de Torcy*, p. 89-90, 96 et 98-106. M. de Bergeyck, bien connu pour souhaiter la paix à tout prix, commençait à être suspect en France, comme poussant la cour de Madrid à accentuer sa séparation d'avec celle de Versailles pour obtenir de meilleures conditions ; lorsqu'il s'était enfermé dans Mons assiégé, on l'avait soupçonné d'intelligences avec les ennemis (*Correspondance de Fénelon*, tome I, p. 295-296, 354, 357, 385 ; lettres de Mme de Maintenon et de Mme des Ursins, dans le recueil Bossange, tomes II, p. 3-6, et IV, p. 336-341, 349, 387-394 ; Baudrillart, *Philippe V*, tome I, p. 367-369 ; *Journal de Torcy*, p. 1-7). En 1710, d'une part, il proposait à l'Électeur de passer en Espagne pour se faire livrer les quatre places des Pays-Bas que Philippe V avait conservées, et, d'autre part, il poussait la cour de Madrid à se débarrasser de Mme des Ursins et à traiter directement avec les alliés. Après de longues conférences, il prit congé du Roi le 14 janvier (*Dangeau*, p. 89 ; *Sourches*, p. 139). Voyez le volume *Espagne* 203 du Dépôt des affaires étrangères. Il revint encore à Paris au mois de novembre suivant.

5. Tome XVIII, p. 104-105.

avoit. Les couronnes catholiques ont à Rome chacune leur protecteur, étrange nom à l'égard d'une couronne[1] ; mais les cardinaux, de longue main en possession d'être des monstres fort à charge à leurs princes et à leurs nations, et beaucoup plus à l'Église[2], après avoir usurpé les choses, ont envahi jusqu'aux noms, et les rois les ont laissés[3] faire avec une insensibilité non pareille. Ces Messieurs veulent donc se mêler d'affaires, et ne peuvent le faire que subordonnément[4], comme tous les autres qui en seroient chargés. Ils en veulent l'honneur, la considération, le profit[5]; mais ils n'en veulent pas le nom ordinaire : il faut leur en voiler les fonctions sous la majesté d'un nom qui impose, quoique tout le monde en sache la valeur. Ainsi, le cardinal qui est payé pour prendre soin de tout ce qui passe en consistoire pour une nation s'appelle le protecteur de cette nation, et, de là, protecteur de la couronne de France, d'Espagne, etc. ; c'est à lui que s'adressent les banquiers en cour de Rome[6] pour l'expédition des bénéfices et des autres choses qui passent en consistoire, où c'est à lui à proposer et à préconiser[7] les évêchés, et il se

1. Sur les fonctions de cardinal protecteur, voyez les *Écrits inédits*, tome VI, p. 130, et le *Journal de Dangeau*, tomes VI, p. 86, et XIII, p. 434 ; Faugère, *Journal du voyage de deux jeunes Hollandais*, p. 485-486 ; Chéruel, *Histoire de la minorité*, tome II, p. 152, note ; les *Mémoires de l'abbé Arnauld*, p. 513-514 et 517. Il y avait parfois un cardinal protecteur nommé *pro interim* (*Gazette* de 1635, p. 647), et chaque ordre religieux avait et a encore son protecteur attitré.

2. Déjà dit au tome VII, p. 200-204.

3. *Laissé*, sans accord, au manuscrit.

4. Cet adverbe n'entra au *Dictionnaire de l'Académie* qu'en 1762. Littré en cite un exemple de Bossuet à côté de celui de notre auteur. On trouve *subordinément* dans les *Œuvres de Retz*, tome VII, p. 5.

5. Le cardinal protecteur recevait trente-six mille livres de la France.

6. Tome XIII, p. 113.

7. « *Préconiser* se dit particulièrement quand un cardinal, ou le Pape même, déclare en plein consistoire qu'un tel sujet a été nommé à un tel évêché, et qu'il a toutes les qualités requises » (*Académie*, 1718). Voyez ci-dessus, p. 15.

mêle aussi de beaucoup de choses qui passent par la Chancellerie[1], par la Pénitencerie[2], et par les Signatures[3].

Cardinal Ottoboni fait peu à propos protecteur de France, ce* qui fait rompre Venise avec le Roi. Retour de l'abbé de Pomponne**.

Le Roi, ayant donc à choisir un protecteur, jeta les yeux sur le cardinal Ottobon[4]. Plusieurs raisons l'en devoient empêcher : son oncle[5], que M. de Chaulnes fit pape, et qui avoit promis merveilles sur les franchises[6] et sur d'autres points plus importants qui avoient brouillé le Roi avec Innocent XI, son prédécesseur, qui depuis longtemps ne donnoit aucunes bulles en France[7], manqua de parole, et se moqua de la France en Pantalon[8] qu'il étoit, en

1. La Chancellerie de l'Église, organisée dès Grégoire Ier sur le modèle de celle des Empereurs, subsista sans notables modifications jusqu'à Sixte-Quint. Lorsque ce pape créa les grandes congrégations de cardinaux, il restreignit les attributions de la Chancellerie à l'expédition des bulles pontificales. Elle était dirigée par un cardinal chancelier, assisté d'un vice-chancelier.

2. Congrégation instituée en tribunal pour connaître de toutes les affaires de conscience, de l'absolution des cas réservés au Pape, des censures, des empêchements de mariage, des dispenses, etc. A sa tête était un cardinal grand pénitencier.

3. Aujourd'hui comme au dix-huitième siècle, on appelle *signatures* des rescrits pontificaux expédiés sur papier, sans aucun sceau, et contenant la supplique, la concession de la grâce demandée et la signature du Pape ou de son délégué ; il y en a de deux sortes, suivant qu'elles s'appliquent à des grâces spirituelles ou à des matières bénéficiales. Le nom de *Signature* s'applique par suite aux bureaux d'expédition.

4. Pierre Ottoboni : tomes VII, p. 356, et XII, p. 105. Nous avons aux Affaires étrangères, vol. *France* 1166, fol. 285 v°, la lettre du Roi, en date du 10 septembre, qui lui notifia sa nomination comme protecteur.

5. Alexandre VIII, Ottoboni. — 6. Tome V, p. 43.

7. Il tint rigueur depuis la déclaration de 1682 jusqu'à sa mort, et de même Alexandre VIII. Le Roi dut fléchir devant Innocent XII.

8. C'était le nom du bouffon dans les troupes de bateleurs vénitiens ; il portait un habit serré au corps, d'une seule pièce de la tête aux pieds (*Dictionnaire critique* de Jal, p. 935 ; *Mémoires de Retz*, tomes II, p. 62, et III, p. 234 ; *Lettres de Guy Patin*, tome I, p. 262 ; *Mémoires de Tessé*, tome I, p. 121, etc.). Notre auteur aime à appliquer au Vénitien Alexandre VIII ce surnom injurieux (Addition au *Journal*

* *Ce* est en interligne.

** Cette manchette est placée onze lignes trop haut dans le manuscrit.

sorte qu'il la fit passer à tout ce qu'il voulut, et à ce qui auroit tout terminé même avec Innocent XI. Ainsi ce neveu ne devoit pas être un sujet assez agréable pour recevoir une pareille distinction dans une cour si suivie, et qui ne dompte la nôtre que par sa suite perpétuelle, qu'elle ne rencontre pas dans notre légèreté. Ce cardinal étoit un panier percé, qui, avec de grands biens, de grands bénéfices, et les premières charges de la cour de Rome [1], y étoit méprisé par le désordre de ses dépenses, de ses affaires, de sa conduite, et de ses mœurs, quoique avec beaucoup d'esprit, et même capable d'affaires, et aimable dans le commerce. Enfin il étoit Vénitien, et le Roi avoit tous les sujets du monde de se plaindre de la conduite de sa république pendant la guerre d'Italie [2]. De plus [3], on ne devoit pas ignorer avec quelle jalousie la politique de Venise interdit à ses sujets tout attachement à quelque prince que ce soit, et combien elle l'avoit montré [4] encore, il n'y avoit pas longtemps, à l'occasion de la nomination du cardinal Grimani par l'Empereur, et des emplois qu'il lui avoit donnés [5], quelque terreur qu'ils eussent de ce prince, et quels que fussent leurs extrêmes [6] ménagements pour lui. Ce fut à quoi on s'exposa ici par cette nomination [7]. Ottobon balança à l'accepter, non qu'il ne la

Caractère d'Ottoboni.

de Dangeau, tome III, p. 48). *L'Académie* de 1718 disait : « On appelle aussi *Pantalon* un homme qui prend toutes sortes de figures et qui joue toutes sortes de rôles pour venir à ses fins. » Nous avons eu *pantalonnade* au tome XI, p. 313, et le retrouverons bientôt, p. 40.

1. Secrétaire d'État, vice-chancelier de l'Église romaine, légat d'Avignon, grand prieur d'Irlande, protecteur de la Merci et de la compagnie des peintres, sculpteurs et architectes de Rome, protecteur de la chapelle pontificale, archiprêtre de Sainte-Marie-Majeure, abbé de Chiaravalle en Milanais, de Saint-Laurent, Saint-Jean et Saint-Paul à Rome.

2. Nos tomes X, p. 486, XII, p. 315, XIV, p. 445-446, et XVI, p. 269-270.

3. *De plus* est en interligne, au-dessus d'*Enfin*, biffé.

4. *Monstrée* corrigé en *monstré*. — 5. Tome XVI, p. 272 et 406.

6. Le signe du pluriel a été ajouté après coup à *extresme*.

7. La lettre *m* semble surcharger un *b* effacé du doigt.

desirât beaucoup, mais par respect pour ses maîtres, et dans l'espérance de les y faire consentir. Il y échoua : ils tinrent ferme ; ils refusèrent le Roi, qui s'abaissa à les prier. Le Roi, qui n'en voulut pas avoir le démenti, pressa Ottobon de passer outre. Il se trouva embarrassé, et toute cette lutte dura assez longtemps[1]. Enfin, tenté par de grosses abbayes[2], il passa le Rubicon[3]. Les Vénitiens l'effacèrent du livre d'or[4], le proscrivirent, défendirent tout commerce avec lui, même à ses plus proches, et, à leur ambassadeur à Rome, de le visiter[5]. L'abbé de Pomponne, ambassadeur à Venise, par qui cette négociation avoit passé, sortit de Venise[6], se retira à Florence, et l'ambassadeur de Venise à Paris eut ordre de s'en aller[7],

1. La correspondance diplomatique est dans le volume *Venise* 160, au Dépôt des affaires étrangères.

2. En promesse seulement, car il n'eut qu'en avril 1713 Marchiennes, et Montiérender, Saint-Paul de Verdun en 1716.

3. Petit fleuve de l'Émilie, dans la Gaule cispadane, célèbre par le souvenir du passage de César qui commença à se déclarer ouvertement en cet endroit contre la République, parce que le fleuve limitait son gouvernement ; Lucain en parle dans la *Pharsale*. Notre auteur y fera encore des allusions au sens figuré où cette locution s'emploie toujours.

4. Registre de la noblesse vénitienne institué en 1289 par le doge Gradenigo, et sur lequel les familles nobles ou anoblies faisaient inscrire, *provare*, leurs enfants dès leur naissance.

5. *Journal de Dangeau*, tome XIII, p. 46, 55 et 69 ; *Mémoires de Sourches*, tome XII, p. 93-94 ; *Journal du marquis de Torcy*, p. 34-35 et 77 ; *Mémoires du baron de Breteuil*, ms. Arsenal 3803, p. 447-461. Les Vénitiens allèrent même jusqu'à exiler son père et son oncle et à confisquer les biens de sa famille, qui ne les recouvra qu'en mai 1720 (*Dangeau*, tome XVIII, p. 287 ; suite des *Mémoires*, tome XVII de 1873, p. 79), à la prière du Pape, du Roi et de l'électeur de Bavière.

6. Affaires étrangères, vol. *France* 160, fol. 112 et suivants. Il laissa le soin des affaires à son secrétaire Frémont, le 11 janvier 1710.

7. Antoine Mocenigo : ci-après, p. 551. Le 7 octobre 1709, « le Roi fit dire à Mocenigo, ambassadeur de la République, que, sans la considération particulière qu'il avoit pour sa personne, il lui auroit, par rapport à sa république, fait faire un affront, mais qu'il eût soin de faire venir au plus tôt des ordres de ses supérieurs pour se retirer » (*Sourches*, p. 94 et 123). C'est le 20 janvier 1710 qu'on décida en Con-

partit[1] sans audience de congé, et ne tarda pas à arriver à Paris et à Versailles[2].

Imposture des Chavignards, dits Chavigny, et ce qu'ils sont devenus*.

Il arriva en même temps une aventure très singulière, et qui piqua fort le Roi. Un petit procureur du siège de Beaune en Bourgogne[3] s'appeloit Chavignard[4], et avoit deux fils assez bien faits[5]. Ils étudièrent aux Jésuites[6], qui les prirent sous leur protection. De Chavignard à Chavigny il

seil le renvoi de cet ambassadeur et la suppression de la conduite du représentant de Venise par un prince; Torcy essaya vainement de s'y opposer (son *Journal*, p. 120-121). Mocenigo ne quitta Paris qu'à la fin de février, sur une injonction encore plus formelle, resta à Lyon pendant les mois de mars et d'avril, et n'arriva à Turin que dans les premiers jours de juin (Bibl. nat., mss. Italiens 1930, p. 288-299, et 1931, fol. 55-73; *Journal de Torcy*, p. 89, 92, 95, 96, 104, 105, 120, 121 et 126).

1. Avant *partit*, Saint-Simon a biffé un *et*, et ajouté la virgule.

2. Ce membre de phrase, depuis *et ne tarda*, qui se rapporte à l'abbé de Pomponne, a été ajouté dans le blanc resté à la fin du paragraphe et sur la marge : ce qui explique l'incorrection de la phrase.

3. C'était un bailliage royal, ressortissant au présidial de Dijon.

4. Lisez : *Chevignard*.

5. L'un, Anne-Théodore Chevignard de Chavigny, qui fut plus tard comte de Toulonjon et baron d'Uchon, né à Beaune en 1687, eut une des charges de guidon des gendarmes de la garde de 1709 à 1710. En 1719, il sera envoyé en mission extraordinaire à Gênes, puis à Madrid en 1722, où il se rencontrera avec notre auteur, et il ira à la diète de Ratisbonne en 1726. Il passa de là en Angleterre en 1731, eut une mission à Copenhague en 1737, fut ambassadeur à Lisbonne de 1740 à 1749, et, entre temps, en 1744-1745, plénipotentiaire à Francfort auprès de l'Empereur, passa à Venise en 1750, en Suisse en 1753, et mourut à Paris le 26 février 1771, âgé de quatre vingt-quatre ans. — L'autre, Philibert Chevignard, né en 1685, nommé abbé de Bellefontaine en décembre 1709, mais dépouillé tout aussitôt, obtint, le 5 juin 1719, une charge de président à mortier au parlement de Besançon, et mourut en 1746. A l'occasion de leur rentrée dans les affaires sous la Régence, Saint-Simon reviendra longuement sur le diplomate : tome XVIII, éd. 1873, p. 285 et suivantes. Un opuscule du généalogiste Bertin du Rocheret, dans ses *Œuvres choisies* publiées en 1865 par Auguste Nicaise, confirme les dires de Saint-Simon. On verra cela à l'appendice III.

6. Au collège de Clermont ou Louis-le-Grand, où Bertin raconte qu'ils avaient un train de grand seigneur.

* Cette manchette est une ligne trop bas au manuscrit.

n'y a pas loin dans la prononciation. La maison de Chavigny le Roy, ancienne, illustre, grandement alliée, étoit éteinte depuis longtemps[1] : ces deux frères jugèrent à propos de la ressusciter et de s'en dire, et les jésuites de les produire comme tels. Ils vinrent à Paris sous ce beau nom, comme des cadets de bonne maison, mais qui n'avoient rien, et qui réclamoient leurs parents, chez qui les jésuites les présentèrent, et les introduisirent parmi leurs amis. M. de Soubise, qui croyoit ne pouvoir être dupe que de son gré, et qui avoit de bonnes raisons de se le persuader[2], le fut tout de bon cette fois-ci : il prit pour bon ce que les jésuites lui dirent, et voulut bien présenter au Roi MM. de Chavigny comme ses parents[3], et leur procurer de l'emploi. La duchesse de Duras[4], fille du prince de Bournonville[5] mort sous-lieutenant des gendarmes de la garde[6], avoit eu de la cascade de cette charge[6] un guidon à vendre dans la même compagnie : M. de Soubise le procura à l'un des deux frères, qui obtint aussi l'agrément d'une petite lieutenance de Roi de Touraine[7]. Il avoit, disoit-il, épuisé le peu qu'il avoit, et boursillé[8] parmi ses amis pour se faire ces établissements et se mettre en chemin de faire fortune. Ils alloient voir

1. Cette maison était effectivement une des meilleures du Poitou par son ancienneté et par ses alliances avec les Gouffier, les Cossé, les Dreux de Beaussart, les la Tour de Turenne, les Vertus-Avaugour, etc. C'est à elle qu'appartenait l'amiral du Chillou, célèbre sous Louis XII et sous François Ier, dont une fille épousa le maréchal de Cossé-Gonnor, et une autre le bisaïeul des deux frères Richelieu.

2. C'est encore une allusion à sa tolérance conjugale.

3. Le dernier Chavigny-le-Roy avait épousé en secondes noces, en 1577, Renée de Vertus-Avaugour, tante paternelle de la mère du prince de Soubise.

4. Tome XV, p. 243-250.

5. Tome XIII, p. 125. — 6. Ci-après, p. 551-553.

6. C'est-à-dire des prérogatives et profits qui y étaient attachés.

7. Coïncidence à noter, le dernier Chavigny-le-Roy avait eu la lieutenance générale de la même province en 1561.

8. « Contribuer chacun d'une petite somme pour quelque dépense »

tout le monde, et chacun les recevoit avec plaisir par[1] le nom, la figure, et les manières qu'ils présentoient. L'autre frère eut peu après une abbaye de dix-huit ou vingt mille livres de rente[2] pour aider à son frère à subsister à la cour et à la guerre, où il avoit fait la campagne dernière dans les gendarmes. Une si grosse abbaye ne vaquoit pas tous les jours; celle-ci ne l'étoit devenue[3] que cet hiver[4], et causa tant d'envie, que les aboyants[5], outrés de la voir donner ainsi, se mirent à chercher ce que c'étoit que cet abbé de Chavigny, et découvrirent qui il étoit. Ils en eurent les preuves, et les publièrent avec tant de bruit, qu'ils détrompèrent tout le monde[6]. Le Roi, piqué d'une si hardie

(*Académie*, 1718). Voyez « boursiller une population, » dans le tome III de la *Correspondance des Contrôleurs généraux*, n° 346, note, et un exemple dans les lettres de Hugues de Lionne publiées par le docteur Ulysse Chevalier (1879), p. 188.

1. *Par* est en interligne, au-dessus d'*avec*, biffé.

2. L'abbaye de Bellefontaine, de l'ordre des Feuillants, au diocèse de la Rochelle, lui fut donnée à la distribution de Noël 1709 (*Mémoires de Sourches*, tome XII, p. 131, où l'on a par erreur imprimé *Villefontaine*, et *Gallia christiana*, tome II, p. 1385). Soixante ans plus tard, cette abbaye valait à peine sept mille livres de rente, chiffre qui se rapproche de celui de huit mille donné en 1710 par la marquise d'Huxelles, ci-dessous, note 6.

3. N'était devenue vacante.

4. En décembre 1709, par la mort du titulaire, Ch. Marion de Druy.

5. Nous avons déjà eu *aboyer* employé absolument (tome XIII, p. 155), *aboyer quelque chose* (tome X, p. 59), *aboyer à la lune* (tome XV, p. 467), et *aboyé de quelqu'un* (tome IV, p. 207). On remarquera que, dans la notice inédite placée à l'Appendice, notre auteur a employé *aboyeurs*, et non *aboyants*, écrit ici *abboyans*.

6. L'annotateur des *Mémoires de Sourches* dit (tome XII, p. 152): « On sut dans la suite que des ecclésiastiques qui prétendoient à cette abbaye firent donner avis au Roi de la supercherie qu'on lui avoit faite. » Et la marquise d'Huxelles (lettre inédite du 13 février, qui présente bien des analogies avec notre texte) : « Il s'est vérifié, sur des lettres anonymes qu'on a écrites au Roi, que deux frères se disant venir d'une ancienne maison de Chavigny étoient de Beaune, fils du procureur du Roi appelé Chavignart, l'aîné venant d'acheter la charge de guidon des gendarmes de la garde trente mille écus, et l'autre, qui est abbé, eu une

imposture, dans laquelle il avoit si bien donné[1], fit arrêter les bulles à Rome[2], nomma un autre sujet[3], ordonna[4] à l'autre frère de se défaire de[5] son guidon en faveur du comte de Pons[6] pour soixante mille livres, qu'il avoit acheté quatre-vingt mille livres, et de sa lieutenance de Roi de Touraine, et fit défendre à tous les deux de se présenter jamais devant lui[7]. On trouva encore la punition douce. C'étoient deux compagnons de beaucoup d'esprit, d'intrigue et de manège, de hardiesse, de souplesse, et, pour leur âge, fort instruits. Ils disparurent à l'instant[8]

abbaye de huit mille livres de rente à la dernière distribution, ce qui les a découverts. Le Roi a voulu que le guidon revendît sa charge soixante mille livres à M. de Pons, et que l'ecclésiastique rendît son brevet, l'ordre du Roi étant survenu aussi aux banquiers de ne point expédier de bulles. Ils ne se montrent plus, et on dit qu'ils trompoient tout le monde pour le payement, en sorte que le créancier court encore dessus. »

1. *Donna* corrigé en *donné*.

2. Ci-après, Additions et corrections, p. 553.

3. Ce fut Louis de Balzac d'Illiers d'Entragues, aumônier du Roi depuis juin 1705, abbé de la Vieuville depuis 1707, qui reçut l'abbaye de Bellefontaine le 25 juillet 1710 (*Dangeau*, p. 217; *Sourches*, p. 284). Il sera nommé à l'évêché de Lectoure en 1717, et mourra le 20 août 1720.

4. La première lettre d'*ordonna* surcharge un *d* effacé du doigt.

5. Ce *de* surcharge *au*.

6. Renaud-Constant, marquis de Pons, de la branche de la Caze, d'abord mousquetaire, venait d'épouser en décembre 1709 la veuve du jeune marquis de la Baume tué à Hochstedt (tome XII, p. 34). Son parent le duc de la Rochefoucauld avait demandé en vain pour lui, en 1708, un guidon de gendarmerie, quoiqu'il fût agréable de figure, disent les *Mémoires de Sourches*, tome XI, p. 149. Pourvu de celui des gendarmes en février 1710, il vendit cette charge dès le mois suivant, acheta en janvier 1711 celle de maître de la garde-robe du duc de Berry, fut mêlé pendant la Régence aux cabales de la noblesse, et mourut à Paris le 27 septembre 1741, âgé de cinquante-trois ans. — Cette famille de Pons de la Caze était un rameau séparé au seizième siècle de l'ancienne maison de Saintonge dont la branche aînée s'était fondue, vers la même époque, dans la maison d'Albret-Miossens.

7. *Dangeau*, p. 96, 97, 100 et 101; *Sourches*, p. 152.

8. « Le bruit couroit que le prétendu de Chavigny et son frère avoient disparu tout d'un coup, et que l'abbé avoit renvoyé au Roi le brevet

et firent le plongeon[1]. Qui ne croiroit que ce ne fût pour toujours après une telle infamie? Cet affront ne leur coûta rien à soutenir : ils se mirent à faire les espions en Hollande ; Torcy se servit d'eux à l'insu du Roi, et, comme ils avoient, surtout le guidon, infiniment d'esprit et d'adresse, il en fut fort content. Ils parurent même à Utrecht pendant les conférences de la paix. Après la mort du Roi, ils continuèrent à s'intriguer[2]. Dans la suite ils devinrent les instruments de l'abbé Dubois en beaucoup de choses[3], puis ses confidents, et ce qu'en langage commun, on appelleroit ses âmes damnées[4]. Celui qui avoit été abbé voulut du solide : on n'eut pas honte de lui donner l'agrément d'une charge de président à mortier au parlement de Besançon[5], où il s'est comporté avec une audace et une insolence surprenante, et toujours s'appelant Chavigny. L'autre, sous le nom de chevalier de Chavigny, plus doux et plus souple en apparence, continua ses intrigues. L'abbé, depuis cardinal Dubois, l'employa en divers lieux, puis en Espagne[6], à Ratisbonne, en Angleterre[7], et maintenant, avec toute honte bue, il est ambas-

[Add. St-S. 909 et 910]

de son abbaye ; mais d'autres gens assuroient qu'il en avoit déjà obtenu les bulles » (*Sourches*, p. 154). La *Gallia christiana* (tome II, p. 1385) dit à tort que, désigné en 1709, il mourut l'année suivante ; on va voir qu'il entra dans la robe dix ans plus tard.

1. Locution déjà rencontrée dans notre tome XVI, p. 87.

2. Nous avons relevé ce verbe au tome XII, p. 8. Comparez le tome XI, p. 472.

3. En 1718, l'aîné servira d'entremetteur entre Dubois et notre auteur (*Dangeau*, tome XVII, p. 276-278, avec Addition de Saint-Simon ; article de Chéruel, dans la *Revue historique*, tome I, p. 142 et suivantes).

4. « On dit d'un homme entièrement dévoué à un autre, et qui le sert indistinctement dans toutes sortes de choses, quelque injustes et quelque odieuses qu'elles soient, que *c'est son âme damnée* » (*Académie*, 1718).

5. En 1719, comme nous l'avons dit ci-dessus.

6. *En Esp.* surcharge *à Ratis*[*bonne*].

7. Saint-Simon reparlera de cette mission à Londres (1732), mais surtout de celle en Espagne, où ils se rencontrèrent.

sadeur de France en Portugal[1] à son retour de Danemark, où il étoit envoyé extraordinaire[2]. Partout on sait son histoire, partout il en est déshonoré, partout on est indigné de le voir avec caractère[3], partout on dit que ceux qui emploient[4] un tel instrument ne le peuvent faire qu'à dessein de tromper; et toutefois il subsiste, on en est content à la cour[5], et il y est bien reçu dans les intervalles de ses emplois qu'il y est venu. N'est-ce point là de ces vérités qui ne sont pas vraisemblables[6]? Pour y mettre le comble, elle[7] étoit dans le *Moréri*[8] au nom Chavigny le Roy, et ils ont eu le crédit de faire défendre qu'on la mît dans la dernière édition qui en a été faite[9].

1. Ceci est écrit à la fin de 1742, Chavigny ayant remplacé le marquis d'Argenson à Lisbonne depuis deux ans.

2. De mai 1737 à mai 1739. — 3. *Caractere* corrige *ce*.

4. Le commencement d'*employent* surcharge *co*.

5. Il était très estimé au dire du duc de Luynes; au contraire, le marquis d'Argenson prétend qu'il avait « mal fait » partout où il passait, ce qui veut dire qu'il n'était pas à sa dévotion.

6. C'est le vers du troisième chant de *l'Art poétique*.

7. *Leur histoire*, sept lignes plus haut.

8. Louis Moréri, né à Bargemont, en Provence, le 25 mars 1643, entré dans les ordres et fait chapelain de l'évêque d'Apt, mort à Paris le 10 juillet 1680, à l'âge de trente-sept ans seulement, était précepteur des enfants de M. de Pomponne lorsque, en 1674, il fit paraître à Lyon, en un volume in-folio, son *Grand dictionnaire historique*. Augmenté successivement par les travaux de divers savants, cet ouvrage eut très vite de nombreuses éditions. La vingtième et dernière (Paris, 1759, dix volumes in-folio) est encore très utilement consultée de nos jours et peut passer comme un modèle de répertoire biographique, bibliographique, historique, scientifique, etc. Malgré les critiques que Bayle adressa aux premières éditions, ce dictionnaire eut une grande vogue, et Mathieu Marais (*Mémoires*, tome III, p. 164) prétend que l'imprimeur Coignard gagnait deux cent mille livres à chaque réimpression; voir aussi une lettre de l'éditeur Vaultier au contrôleur général, en 1710 (carton G⁷ 654). Mme de Sévigné a cité le *Moréri* à propos de sa propre généalogie. Ainsi qu'on l'a vu dans notre tome XVII, p. 91, note 3, Saint-Simon possédait l'édition de 1732, en six volumes, avec le Supplément donné par Goujet en 1735.

9. On rectifiera cela dans l'appendice.

Naissance du roi Louis XV.

Le[1] samedi 15 février, le Roi fut réveillé à sept heures, qui étoit une heure plus tôt que l'ordinaire[2], parce que Mme la duchesse de Bourgogne se trouvoit mal pour accoucher; il s'habilla diligemment pour se rendre auprès d'elle. Elle ne le fit pas attendre longtemps : à huit heures trois minutes et trois secondes[3], elle mit au monde un duc d'Anjou[4] qui est le roi Louis XV aujourd'hui régnant, ce qui causa une grande joie[5]. Ce prince fut incontinent[6] ondoyé par le cardinal de Janson dans la chambre même où il étoit né, et emporté ensuite sur les genoux de la duchesse de Ventadour, dans la chaise à porteurs du Roi, dans son appartement, accompagné[7] par le maréchal de

1. Ici, la plume a changé.

2. Le Roi se levait habituellement vers huit heures un quart ou huit heures et demie (*Dangeau*, tome XIV, p. 190; *État de la France*, 1698, tome I, p. 251).

3. C'est à Dangeau qu'est empruntée l'indication de minutes et de secondes. Le *Mercure* dit huit heures un quart, Desgranges huit heures trois minutes. — Tycho-Brahé aurait possédé dès 1560 une horloge astronomique marquant les secondes; mais il semble acquis que Huygens, qui, le premier, en 1657, appliqua le pendule aux horloges, fut aussi le premier, en 1665, à employer le ressort-régulateur en spirale qui permettait d'enregistrer les secondes, que les premières montres marquant les minutes parurent en 1674, que les cadrans de secondes furent ajoutés en 1714 aux horloges marines, et, aussi vers la fin du règne, aux montres portatives. (Communication de M. de Lapparent, de l'Académie des sciences.)

4. Durant le règne de Louis XIV, quatre princes avaient déjà porté le titre de duc d'Anjou : son frère Philippe, jusqu'à la mort de Gaston d'Orléans; son second fils, né en 1668 et mort en juillet 1671, et son troisième fils, né et mort en 1672; enfin, le roi Philippe V, avant d'être appelé au trône d'Espagne. Au siècle précédent, le roi Henri III s'était appelé duc d'Anjou jusqu'à son avènement, puis avait cédé l'apanage à son frère François, qui mourut en 1584. Le cas de Philippe V engagea Torcy à combattre le choix de ce titre, de peur qu'il ne « fît raisonner. »

5. *Dangeau*, p. 101-102; *Sourches*, p. 155, avec des détails techniques; *Mercure* de février, p. 203-207. Peu auparavant, le Roi avait grondé la duchesse de Bourgogne de porter une toilette trop somptueuse à la veille d'accoucher (*les Correspondants de Balleroy*, tome I, p. 40).

6. Les premières lettres d'*incontinent* surchargent *bapt[isé]*.

7. *Accompagné* surcharge *où la Vrill[ère]*.

Boufflers et par des gardes du corps avec des officiers[1]. Un peu après, la Vrillière lui porta le cordon bleu[2], et toute la cour l'alla voir : deux choses qui déplurent fort à Monsieur son frère[3], qui ne se contraignit pas de le marquer. Mme de Saint-Simon, qui étoit dans la chambre de Madame la Dauphine[4], se trouva par hasard une des premières qui vit ce prince nouveau-né parmi toutes celles qui y étoient. L'accouchement et ses suites furent fort heureux[5].

Mariage du duc de Luynes* avec Mlle de Neuchâtel.

Il se fit en même temps deux mariages auxquels je pris grand part. Le duc de Chevreuse[6], avec tout son esprit pénétrant, réglé et métaphysique[7], s'étoit si parfaitement ruiné à force de vouloir faire ses affaires lui-même, et tendre toujours au mieux, que, sans le gouvernement de Guyenne[8], il n'auroit pas eu de quoi vivre. Il avoit fait beaucoup de belles choses à Dampierre[9] ; il avoit creusé

1. Ce détail complémentaire est pris au *Journal de Dangeau*, p. 102.

2. Comme c'était l'usage pour les seuls enfants de France : notre tome XIV, p. 411.

3. Le jeune duc de Bretagne, âgé alors de trois ans.

4. La duchesse de Bourgogne, que notre auteur appelle ainsi par anticipation.

5. Les minutes des lettres de la main envoyées aux souverains, pour leur faire part de cette naissance, sont aux Affaires étrangères, vol. *France* 308, fol. 65-71. A Philippe V, dont le titre primitif était ainsi relevé, son grand-père écrivit : « Je souhaite que ce duc d'Anjou se rende digne comme vous de toute ma tendresse. »

6. Au-dessus de *Chevreuse*, Saint-Simon avait d'abord ajouté en interligne *Montfort puis de*, mais a ensuite biffé ces trois mots.

7. « *Métaphysique*, la science qui traite des premiers principes de connoissance, des idées universelles, des êtres spirituels. Est aussi adjectif, et signifie quelquefois abstrait. » (*Académie*, 1718.)

8. Notre auteur a raconté comment ce gouvernement était passé au duc de Chevreuse après son oncle le duc de Chaulnes (tomes II, p. 254-258, et V, p. 343 et 346) et a dit qu'il rapportait cent dix mille livres. Un catalogue des gouverneurs, depuis 1370, est dans le ms. Mazarine 2626, fol. 378-383.

9. Dangeau (tome V, p. 282) parle de l'arrangement qu'il avait conclu pour Dampierre avec le duc de Chaulnes.

* *Luynes* est en interligne, à la place de *Montfort, puis de Chevreuse*, biffé.

un canal depuis ses forêts de Montfort et de Saint-Léger[1] jusqu'à Mantes, avec des frais infinis et des dédommagements immenses aux riverains[2], pour porter ses bois jusqu'à la Seine à bois perdu[3], dans lequel canal il n'a jamais coulé un muids d'eau[4]; ensuite il fit paver toute sa forêt pour en tirer ses bois, sans aucun usage, et il essuya enfin une grand banqueroute de ses marchands[5]. Il chercha un riche mariage pour le duc de Luynes[6] fils du feu duc de Montfort[7] son fils aîné[8], quoiqu'il fût encore fort jeune[9]. Ce bâtard du dernier comte de Soissons prince du sang

1. Il a déjà été parlé du duché de Montfort, acquis par le duc de Chevreuse, en 1692, par échange avec le Roi, et de la terre de Saint-Léger-en-Yveline, dans le tome VI, p. 203 et 298. Le duc a vendu les deux forêts au comte de Toulouse en 1705 (*Journal de Dangeau*, tome X, p. 426-427; *Mémoires de Sourches*, tomes IX, p. 172, et X, p. 26; *Écrits inédits de Saint-Simon*, tome III, p. 174; *Mémoires de la Société de Rambouillet*, tome VII, 1886, p. 170 et suivantes). C'étaient des démembrements de l'ancienne forêt d'Yveline.

2. Saint-Simon écrit: *riverins*.

3. « On dit *jeter du bois à bois perdu*, lorsqu'on jette des bûches une à une sur le bord des canaux ou des rivières, pour les charger ensuite sur des bateaux, ou pour en composer des trains qu'on met à flot » (*Académie*, 1718).

4. Notre auteur avait déjà dit ailleurs (Addition n° 111, dans notre tome II, p. 404) que le duc de Chevreuse se ruina par les canaux. A propos des travaux pour rendre navigables la rivière de Maudre et le ruisseau des Mesnuls, il y a aux Archives des arrêts du Conseil du 25 novembre 1698 (Arch. nat., E 1905), du 22 avril 1702 (E 1919), du 22 janvier 1703 (AD IV 9), des 15 et 30 octobre 1703 (E 1924), et une lettre du 17 août 1698 (carton G^7 429); on y trouve aussi diverses pièces dans les dossiers relatifs au canal de l'Yvette (F^{14} 682-683).

5. Sa fortune était depuis longtemps fort compromise (nos tomes III, p. 297, et XII, p. 5); c'est pour payer ses dettes qu'il avait, en 1705, vendu au Roi les terres de Villepreux et de Rennemoulin, comme complément de l'échange de 1692 (reg. X^{1A} 8706, fol. 203-215), et les deux forêts au comte de Toulouse (*Correspondance de Fénelon*, tome I, p. 181-184; *Mémoires de la Société de Rambouillet*, tome VII, 1886, p. 180-182, et tome III, p. 534).

6. Charles-Philippe: tome XII, p. 335. C'est l'auteur des *Mémoires*.

7. Tué dans une escarmouche en 1704: tome XII, p. 207-210.

8. *Ains* surchragé en *aisné*. — 9. Il n'avait que quinze ans.

dont j'ai parlé ailleurs[1], que Mme de Nemours avoit choisi pour en faire son héritier, avoit laissé deux filles de la fille du maréchal-duc de Luxembourg[2]; l'aînée avoit quatre-vingt mille livres de rente en belles terres, et n'avoit qu'une sœur[3], qui en devoit avoir presque autant, outre les pierreries et les autres choses qu'elles pouvoient encore espérer de Mme de Nemours, qui n'avoit d'yeux que pour elles, ni de volonté que pour ôter tout à ses héritiers naturels[4]. M. de Luxembourg, leur oncle, gendre en premières noces de M. et de Mme de Chevreuse[5], sans enfants, avoit toujours conservé avec eux la liaison la plus intime: il fit ce mariage[6], dont les biens, la figure de la jeune femme et le côté maternel étoient à souhait[7].

1. En dernier lieu, au tome XV, p. 133, 138 et 139.

2. Angélique-Cunégonde de Montmorency-Luxembourg : tome II, p. 225. Les deux filles ont déjà été nommées dans nos tomes XII, p. 2, et XV, p. 119.

3. Celle-ci mourra le 23 août 1711.

4. Mme de Nemours est morte depuis trois ans : tome XV, p. 118 et suivantes.

5. Charles-François-Frédéric, duc de Piney-Luxembourg (tome I, p. 232), marié à Marie-Anne d'Albert de Chevreuse (tome II, p. 47). Une copie de leur contrat de mariage, 26 et 27 août 1686, est aux Archives, registre Y 264, fol. 236 v° ; voyez aussi les *Mémoires de Sourches*, tome I, p. 328-329 et 433, et la *Gazette de Leyde*, du 27 novembre 1685. Il a perdu sa femme en septembre 1694, et s'est remarié en 1696 avec Mlle de Clérambault que nous venons de voir mourir en 1709.

6. Le mariage fut célébré le 24 février, à Saint-Sulpice (*Mémoires de Sourches*, tome XII, p. 149, 153 et 158; *Mercure* du mois, p. 254; *Correspondance de Fénelon*, tome I, p. 327 et 351 ; Bertin, *les Mariages dans l'ancienne société*, p. 199-200, et *Dangeau*, tome XIII, p. 97, 99 et 107 ; ce dernier était grand-père). Le contrat de mariage est dans le registre Y 287, fol. 283. En 1702, il y avait eu un projet d'union pour Mlle de Neuchâtel avec le prince de Rohan, petit-fils de Mme de Soubise (notre tome XII, p. 3, note 4), et, en 1707, le prince de Conti aurait voulu lui faire épouser le fils de M. de Matignon (vol. Guerre 2036, n° 74).

7. La marquise d'Huxelles écrivait, le 10 janvier : « Il est grand bruit du mariage de Mlle de Neuchâtel avec le fils du duc de Montfort, qu'on appellera le duc de Luynes. Ils sont fort jeunes l'un et l'autre. Il y a

Le duc d'Humières, mon plus ancien et intime ami[1], maria sa fille unique[2] au fils aîné du duc de Guiche[3]. En considération de ce noble et riche mariage[4], ils obtinrent, pour la première fois, que le duc de Guiche se démît de son duché, quoique le duc de Gramont, son père, qui

Mariage du duc de Louvigny avec la fille unique du duc d'Humières.

de l'opposition de la part des ducs de Luxembourg et de Châtillon; mais leur sœur déclare ne pas vouloir déférer à leur sentiment à cause qu'ils se joignirent contre elle à feu M. le prince de Conti. » Et, le 1er février: « On va chez Mme la princesse de Neuchâtel lui faire des compliments sur le mariage accordé entre Mademoiselle sa fille et le duc de Luynes.... Cela fait une grande division entre les frères et la sœur, MM. les ducs de Luxembourg et de Châtillon prétendant qu'elle leur étoit engagée de parole pour le comte de Luxe, fils unique du dernier. » Fénelon, de son côté, en félicitant M. de Chevreuse, ajouta (*Correspondance*, tome I, p. 327-329): « J'avoue que je desirerois une autre naissance; mais elle est des meilleures en ce genre: le côté maternel est excellent. » Précisément ce côté maternel était Montmorency-Luxembourg: tome II, p. 225-229. C'est ce que répète Saint-Simon.

1. Déjà dit au tome XIII, p. 204.

2. Louise-Françoise d'Aumont, demoiselle d'Humières, qui va épouser le 3 mars 1710 le duc de Louvigny (*Dangeau*, p. 100, 105, 107 et 111; *Sourches*, p. 154, 155 et 158; *Mercure* de mars, p. 189-200), mourra le 9 septembre 1742, à cinquante ans.

3. Louis-Antoine-Armand de Gramont, titré duc de Louvigny, né le 20 mars 1688, mousquetaire en 1703, avait eu le régiment de Piémont en août 1705, mais le vendit en janvier 1711, reçut la survivance de la charge de colonel des gardes françaises de son père en décembre 1716, devint brigadier en 1718, maréchal de camp en 1727, lieutenant général en 1734, et mourut le 16 mai 1741, ayant relevé depuis 1720 le titre de duc de Guiche. « On ne pouvoit être plus cacochyme qu'il l'étoit, » dit l'annotateur des *Mémoires de Sourches*, tome XIII, p. 122. La liste de surnoms de théâtre donnés aux gens de la cour en fait L'OFFICIER de la pièce *Attendez-moi sous l'orme*.

4. La duchesse d'Aumont, sa grand'mère, lui assurait vingt mille livres de rente; mais il devait en avoir plus tard quatre-vingts ou cent. La jeune mariée fut présentée au Roi le 5 mars, étant accompagnée d'un cortège de dames tel qu'on n'en avait point encore vu de pareil, disent les *Mémoires de Sourches*, p. 166. Mme de Maintenon avait écrit à Madrid (recueil Bossange, tome II, p. 36): « On dit que Mlle d'Humières est belle; c'est un mariage bien assorti. Mme la duchesse de Gramont voudroit en profiter pour se faire donner les honneurs; elle y trouve de grandes difficultés. Je ne sais pas ce qui en

s'en étoit démis en sa faveur, vécût encore, et allant et venant par le monde[1] : ainsi, ce fut trois générations à la fois ducs et pairs sur le même duché-pairie[2].

Mariage de Broglio avec une fille de Voysin.

Il s'en fit quelque temps après deux autres. Voysin maria l'aînée de ses trois filles[3] au fils aîné[4] de Broglio qui avoit longtemps commandé en Languedoc[5], et qui étoit beau-frère du feu président Lamoignon et du célèbre Bâville[6]. La veuve de Lamoignon étoit Voysin[7], cousine germaine du ministre, qui fit ce mariage[8].

arrivera, car elle est en état de ruiner cette maison-là. Ce sera une grande extrémité d'avoir à le souffrir ou de la voir assise, l'ayant connue si longtemps femme de chambre de Mme d'Aquin ou de Mme de Livry. Vous pensez, Madame, qu'il y en a bien d'autres qui ne sont pas de meilleure maison ; mais on ne les a pas vues servir. »

1. Voyez nos tomes XVII et XVIII.

2. *Journal de Dangeau*, p. 105; *Mémoires de Sourches*, p. 155. « Ce crédit se donne à la maison de Noailles; car enfin en voilà trois d'un, ce qui remue fort les autres pairs » (lettre inédite de la marquise d'Huxelles, 21 février). — Le duché de Gramont avait été érigé en 1644. M. le duc de Lesparre a donné une notice sur les terres qui le composaient dans le *Bulletin de géographie historique et descriptive*, année 1898, p. 364.

3. Voysin avait alors, non pas trois filles, mais six : 1° Madeleine-Charlotte, mariée depuis janvier 1706 à M. le Goux de la Berchère, morte le 16 mars 1729, à quarante-trois ans; 2° Marie-Madeleine, celle qui va épouser M. de Broglie, et qui mourra à trente-deux ans, le 10 janvier 1722; 3° Charlotte-Vautrude, mariée en 1711 au comte de Châtillon, et qui mourra le 13 août 1723, à trente et un ans; 4° Cécile-Renée, née le 5 avril 1701, qui mourra en 1714; 5° Marie, née le 21 mars 1702, et qui épousera, le 2 juin 1725, le marquis de Leuville; 6° N. Voysin, qui mourra le 12 novembre 1716.

4. Charles-Guillaume, marquis de Broglie, d'abord destiné à l'Église, était entré au service en 1693, à la mort de son frère aîné ; il eut une compagnie de cavalerie, puis devint colonel du régiment de l'Ile-de-France en 1698, brigadier en 1704, inspecteur d'infanterie en 1705, maréchal de camp en 1710, gouverneur de Gravelines en 1712, directeur général de l'infanterie en 1718, lieutenant général en 1719, et mourut le 12 novembre 1751, à quatre-vingt trois ans.

5. Victor-Maurice, comte de Broglie: tome XVII, p. 23-24.

6. *Baville* corrigé en *Basville*, la vraie orthographe du temps.

7. Marie-Jeanne Voysin: tome XVII, p. 452.

8. Il fut célébré le 13 mars 1710, le Roi donnant à la jeune mariée

Gacé[1], fils du maréchal de Matignon, veuf de sa cousine germaine de même nom[2], et sans enfants, se remaria à la fille du maréchal de Châteaurenault[3], qui fut un très malheureux mariage[4]. Il eut le gouvernement de la Rochelle et pays d'Aunis[5] sur la démission du maréchal de Matignon, son père[6].

Mariage de Gacé avec la fille du maréchal de Châteaurenault, et a le gouvernement de son père sur sa démission.

M. de Beauvillier fit, en ce même temps, une chose fort contre mon goût, et dont je fis tout mon possible pour le[7] détourner : ce fut de donner, avec l'agrément du Roi, sa charge de premier gentilhomme de sa chambre au duc de Mortemart, son gendre, de préférence au duc de Saint-Aignan, son frère[8]. Il crut devoir cette récom-

Le duc de Beauvillier donne sa charge de premier gentilhomme de la chambre au duc de Morte-

huit mille livres de pension selon Dangeau (p. 117), ou quatre-vingt mille livres en rentes sur la Ville selon les *Mémoires de Sourches* (p. 166); voyez aussi Bertin, *les Mariages dans l'ancienne société*, p. 370-371. L'épousée était laide, mais bien faite, au dire de Mme de Maintenon (recueil Bossange, tome II, p. 50).

1. Louis-Jean-Baptiste Goyon : tome XVI, p. 175.

2. Catherine-Élisabeth-Thérèse, fille de Jacques III Goyon, comte de Torigny, mariée le 14 avril 1701, et morte le 8 juillet 1706, à vingt-sept ans.

3. Anne-Éléonore-Dreuse Rousselet, mariée le 21 mai 1710, mourut sans postérité le 17 décembre 1755, âgée de soixante-trois ans. Elle avait cent mille écus de dot et pouvait devenir unique héritière du maréchal, « car, de trois frères qu'elle avoit d'abord, deux étoient morts, et le troisième étoit bien délicat » (*Mémoires de Sourches*, p. 220 ; *Journal de Dangeau*, p. 151).

4. Les *Mélanges historiques de M. de Boisjourdain* (tome II, p. 280-295) donnent des détails sur ce ménage troublé. Le mari tint longtemps sa femme « fort resserrée dans un couvent » (notre tome XI, appendice I, p. 418); puis ils se séparèrent, et, devenue veuve en 1747, elle se remaria avec un homme sans nom, auquel elle donna tout son bien, à ce que raconte le duc de Luynes. Un chroniqueur (dossier bleu GOYON, fol. 62 v°) dit qu'en 1721 elle s'était enfuie à Anvers.

5. Tome VII, p. 26.

6. *Dangeau*, p. 151 ; *Sourches*, p. 220. — Cette phrase a été ajoutée après coup à la fin de l'alinéa.

7. *Se* corrigé en *le*.

8. C'est le 25 février que M. de Mortemart prêta le serment de sa nouvelle charge, et le duc de Beauvillier donna deux mille écus pour

mart*, son gendre.

pense[1] à sa fille, qu'il aimoit fort, des grands[2] biens qu'après avoir perdu ses fils il avoit donnés à son frère[3]. Ceux que leur mort faisoit tomber à la jeune duchesse de Mortemart, avec la dignité de grand d'Espagne[4], me paroissoient un dédommagement bien suffisant; mais la délicatesse de M. de Beauvillier ne put être vaincue par toutes mes raisons : il savoit beaucoup de gré à son gendre et à la duchesse de Mortemart, sa belle-sœur[5], de la manière dont ils s'étoient portés à le presser même de faire beaucoup pour le duc de Saint-Aignan. Cette duchesse de Mortemart étoit, après la duchesse de Béthune[6], la grande âme de la gnose[7], et la mieux aimée de l'archevêque de Cambray, qui, de son diocèse, gouvernoit toutes ces consciences. Ce fut par conséquent l'avis aussi du duc de Chevreuse, et la considération de la duchesse de Beauvillier, qui, avec la plus grande amitié du monde, s'étoit prêtée à tout ce que le duc de Beauvillier avoit voulu faire

les frais (*Dangeau*, p. 105 et 107 ; *Sourches*, p. 156 et 158; lettre de Mme de Maintenon, dans le recueil Bossange, tome II, p. 39-40 ; *Mercure* de février, p. 252). Les provisions du nouveau titulaire et un brevet d'affaires pour conserver les entrées à M. de Beauvillier sont dans les registres de la maison du Roi O[1] 54, fol. 22 et 26, et O[1] 822, p. 65-68.

1. Au sens de compensation, dédommagement, comme dans notre tome V, p. 249. Il y en a de nombreux exemples, ainsi que du verbe *récompenser*, dans Brantôme, Chapelain, Retz, Tallemant des Réaux, la Rochefoucauld, etc.

2. *Grd*, au singulier, dans le manuscrit.

3. Tomes XIII, p. 177-179, et XIV, p. 123-127.

4. Tomes IX, p. 276, et XI, p. 331-332.

5 et 6. Tome II, p. 344-345.

7. Selon Bossuet, c'est ce qu'on appelle dans les Écritures la « science du salut. » Ici, ce terme s'applique au « petit troupeau » dirigé par Fénelon. Notre auteur l'emploiera de nouveau dans la suite des *Mémoires*, tomes VIII de 1873, p. 426, et XI, p. 433. On ne trouve que *gnostique* dans le *Dictionnaire de l'Académie*, à partir de 1796 ; mais Bossuet avait employé *gnose* au sens de science religieuse supérieure : le *Dictionnaire de Trévoux* eut donc tort de dire que l'abbé Fleury s'était seul servi de ce mot grec, dans son *Histoire ecclésiastique*.

* Ici, *Mortemar*, et *Mortemart* dans le texte.

pour son frère[1], y entra pour beaucoup. Je vis ce choix avec douleur, qui, dans la suite, leur en donna beaucoup à eux-mêmes, et qui ne réussit pas, comme ils l'avoient espéré, à retirer le duc de Mortemart de l'obscurité et de la crapule[2], ni à rendre sa pauvre femme plus heureuse, et qui méritoit tant de l'être.

Bouffonneries de Courcillon, à qui on recoupe la cuisse. [*Add. S^tS. 911*]

J'ai déjà parlé ailleurs de Courcillon, original sans copie[3], avec beaucoup d'esprit et d'ornement dans l'esprit, un fonds de gaieté[4] et de plaisanterie inépuisable, une débauche effrénée, et une effronterie à ne rougir de rien. Il fit d'étranges farces lorsqu'on lui coupa la cuisse après la bataille de Malplaquet[5]. Apparemment qu'on fit mal l'opération, puisqu'il fallut la lui recouper en ce temps-ci à Versailles[6] : ce fut si haut, que le danger étoit grand[7].

1. Dans le tome XIV, p. 126, il a qualifié cette conduite de la duchesse de « chef-d'œuvre de l'amitié conjugale. »

2. Tome XVII, p. 81-83.

3. Au mot Copie, *l'Académie* donne cet exemple : « On dit d'un homme singulièrement ridicule que *c'est un original sans copie*. » Littré signale des exemples de Boursault et de Mme de Sévigné, à côté de celui-ci. Loret (*Muse historique*, tome III, p. 438 et 458) employait *original* au sens d'« homme remarquable. » Voyez une variante, « original sans aucune copie », dans l'Addition placée ici, et ci-après, p. 558.

4. La troisième lettre de *guayeté* surcharge une autre lettre.

5. Tome XVIII, p. 197 et appendice III. Mme de Maintenon vint encore le voir lors de cette opération (recueil de la Beaumelle, tome VII, p. 76-77 et 80-81 ; lettre de l'abbé de Choisy au cardinal de Bouillon, 10 décembre 1709, dans le carton K³ 65, n° 39, aux Archives nationales). Dès le mois de janvier suivant, il put se présenter à Mme de Maintenon et au Roi, marchant avec des béquilles (*Gazette d'Amsterdam*, n° vi ; *Sourches*, p. 136).

6. Comparez une première rédaction à la fin de la grande notice sur les Dangeau insérée dans l'Appendice de notre tome III, p. 456 et 457.

7. Sur sa blessure, son traitement et cette seconde opération, voyez le *Journal de Dangeau*, p. 41, 42, 49, 51-53, 61, 98, 104, et surtout 110. Les *Mémoires de Sourches*, toujours prolixes en détails de chirurgie, disent (p. 161) : « On sut que, les chirurgiens ayant trouvé que la plaie du marquis de Courcillon alloit très mal, et que les chairs étoient si pourries que l'os les excédoit de beaucoup, ils avoient pris le parti de lui recouper la cuisse, sans néanmoins recouper le gros vaisseau,

Dangeau, grand et politique courtisan, et sa femme, que Mme de Maintenon aimoit fort, et qui étoit de tous les particuliers du Roi, tournèrent[1] leur fils pour l'amener à la confession. Cela l'importuna. Il connoissoit bien son père : pour se délivrer de cette importunité de confession, il feignit d'entrer dans l'insinuation, lui dit que, puisqu'il en falloit[2] venir là, il vouloit aller au mieux, qu'il le prioit donc de lui faire venir le P. de la Tour, général de l'Oratoire, mais de ne lui en proposer aucun autre, parce qu'il étoit déterminé à[3] n'aller qu'à celui-là. Dangeau frémit de la tête aux pieds : il venoit de voir à quel point avoit déplu l'assistance du même Père à la mort de M. le prince de Conti et de Monsieur le Prince[4] ; il n'osa jamais courir le même risque ni pour soi-même, ni pour son fils, au cas qu'il vînt à réchapper. De ce moment il ne fut plus de sa part mention de confession, et Courcillon, qui n'en vouloit que cela, n'en parla pas aussi davantage, dont il fit de bons[5] contes après qu'il fut guéri[6]. Dangeau avoit un frère abbé[7], académicien, grammairien, pédant,

mais mettant le feu aux chairs, et même en mettant un bouton dans la moëlle de l'os, qui étoit corrompue de sorte que peu de gens espéroient qu'il en pût revenir. »

1. Même emploi que dans notre tome XVIII, p. 405.

2. *Vouloit* surchargé en *falloit*.

3. Avant cet *à*, Saint-Simon a biffé un *que*, après avoir corrigé *déterminer* en *déterminé*.

4. Tome XVII, p. 256-257. — 5. *Bon*, au singulier.

6. Cependant on pourrait déduire de la lettre de Mme de Dangeau reproduite dans l'Appendice de notre tome XVIII, p. 455, que le patient avait promis à ses parents de s'amender et de revenir à Dieu.

7. Louis de Courcillon, huguenot comme son frère, avait porté les armes et fait une mission en Pologne ; converti par l'*Exposition de la doctrine catholique* de Bossuet, il entra dans les ordres sacrés et fut créé camérier secret du Pape en août 1670, puis acheta en 1671, du président de Périgny, la charge de lecteur du Roi, qu'il revendit à Bonrepaus en 1685, accompagna son frère comme secrétaire, en 1672 et 1673, dans sa mission auprès des princes du Rhin, eut les prieurés de Gournay-sur-Marne et de Renty, fut fait camérier d'honneur en 1676 par Innocent XI, reçut l'abbaye de Fontaine-Daniel en 1680 et le

le meilleur homme du monde, mais fort ridicule[1]. Courcillon, voyant son père fort affligé au chevet de son lit, se prit à rire comme un fou, le pria d'aller pleurer plus loin parce qu'il faisoit en pleurant une si plaisante grimace qu'il le faisoit mourir de rire; de là, passe à dire que, s'il meurt, sûrement l'abbé se mariera pour soutenir la maison, et en fait une telle description en plumet[2] et en parure cavalière[3], que tout ce qui étoit là ne put se tenir d'en rire aux larmes[4]. Cette gaieté le sauva, et il eut la bizarre permission d'aller chez le Roi et partout sans épée et sans chapeau, parce que l'un et l'autre l'embarras-

prieuré de Saint-Maixent-de-Verrines en 1684, prit sans doute alors le titre d'abbé de Dangeau, fut élu à l'Académie française en février 1682, contre Jean de la Fontaine, reçut encore l'abbaye de Notre-Dame-de-Clermont, au pays du Maine, en 1710, et mourut le 1er janvier 1723, à quatre-vingts ans environ. Voyez notre tome III, p. 464, note 6.

1. Saint-Simon reviendra sur son compte avec plus de détails dans la suite des *Mémoires*, tome XVII de 1873, p. 144-145 ; néanmoins, nous devons dire tout de suite que l'abbé était un annaliste très soigneux, qu'on lui doit nombre de recueils manuscrits fort précieux pour l'histoire de la cour de Louis XIV, et très ingénieusement disposés en vue des recherches. La gratitude, tout au moins, nous obligera, quelque jour, à développer ce point dans un appendice, et à faire voir les services que ce pionnier de l'histoire documentaire rend aujourd'hui à l'érudition.

2. Dans une Addition au *Journal de Dangeau* (tome XV, p. 171), il avait dit, au même sens, « amoureux du plumet. » Dans une historiette de Tallemant des Réaux (tome VII, p. 106), le prédicateur Ogier se plaint que la femme de Colletet soit toujours entourée du galant abbé de Richelieu « et je ne sais combien de plumets. »

3. L'adjectif « *cavalier* n'a guère d'usage que dans *l'air cavalier, la mine cavalière, les manières cavalières*, pour dire avoir l'air, la mine, les manières d'un homme d'épée, d'un homme de qualité » (*Académie*, 1718). Ci-après, p. 405.

4. Valincour, dans une lettre au duc de Noailles (*Revue d'histoire littéraire*, avril 1904, p. 143-144), s'égaya de cette idée de *suscitare semen fratri* par le moyen de l'abbé, devenu mirifique avec l'épée, la cravate, une grande perruque, le chapeau retroussé, et une femme : « Si ce changement-là arrive, j'en ferai graver une estampe, et je vous en enverrai une douzaine pour faire des écrans. »

soit[1] avec presque toute une cuisse de bois, avec laquelle il ne cessa de faire des pantalonnades[2].

Mort de la duchesse de Foix.

Il y eut aussi en ce temps-ci plusieurs morts. Celle de la duchesse de Foix[3] arriva la première[4], qui fut regrettée de tout le monde, et beaucoup de M. de Foix[5]. Elle étoit sœur de Roquelaure[6], à qui elle fit écrire, en mourant, pour lui demander de pardonner à sa fille et au prince de Léon[7], ce qu'il accorda[8]. Mme de Foix étoit la plus jolie bossue qu'on pût voir, grande, dansant autrefois en perfection, et ayant tant de grâces, qu'on n'eût pas voulu qu'elle n'eût point été bossue[9]; peu de la cour, fort du grand

1. Le *b* de ce mot corrige un *p*.

2. Nous l'avons déjà vu, au tome XVI, p. 89, se moquer de ses beaux-parents Pompadour. Le 17 août 1710, il alla saluer le Roi en se soutenant sur « ses potences, » et « le Roi le loua beaucoup de sa fermeté de courage, laquelle certainement lui avoit sauvé la vie » (*Sourches*, p. 323).

3. Marie-Charlotte de Roquelaure : tome III, p. 116.

4. Elle mourut avec religion et fermeté le 22 janvier : *Dangeau*, p. 93; *Sourches*, p. 146; *Mercure* d'avril, p. 173-180.

5. Henri-François, duc de Foix-Randan : tome I, p. 191, note 4. Sa femme laissait soixante-dix mille livres au maréchal d'Huxelles ; mais on ne doutait pas que ce ne fût pour les remettre à son mari. Mme de Maintenon la regretta peu et semble avoir été plus touchée de la mort d'une dame de la Salle, accoucheuse de la reine d'Espagne, qui arriva dans le même temps (recueil Bossange, tome II, p. 27).

6. Gaston-Jean-Baptiste-Antoine : tome II, p. 232.

7. Nous avons vu les péripéties de leur mariage dans le tome XVI, p. 94-114.

8. « Elle a écrit à M. de Roquelaure... ; elle lui mande qu'elle meurt avec la consolation de croire qu'il ne lui refusera pas cette grâce-là » (*Dangeau*).

9. Ni belle, ni laide, mais assez aimable, disent les *Mémoires de Sourches*, qui ajoutent qu'elle ne fut jamais aussi bien que sa mère et perdit vite son charme (tome I, p. 193, 276 et 354). Jadis elle avait été assez coquette, et, disait-on, fut courtisée par le comte de Grancey et par Polastron, sous-lieutenant aux gardes (*Histoire amoureuse des Gaules*, tome II, p. 448-451 ; Chansonnier, ms. Fr. 12 692, p. 209). Nous avons son portrait en pied, de la série de 1695, dans la collection Hennin, n°s 6196 et 6210.

monde et du jeu, extrêmement amusante sans la moindre méchanceté, et n'ayant[1] jamais eu plus de quinze ans, à cinquante-cinq ans qu'elle mourut, sans enfants[2].

Mort de Fléchier, évêque de Nîmes.

Celle[3] de l'évêque de Nîmes[4] arriva dans son diocèse[5]. C'étoit Fléchier, qui avoit été sous-précepteur de Monseigneur[6], célèbre par son savoir, par ses ouvrages, par ses mœurs, par une vie très épiscopale[7]. Quoique très vieux[8],

1. *N'ayant* est en interligne, au-dessus d'un premier *n'ayant* biffé, qui corrigeait un autre mot.

2. Il y a de nombreuses lettres à elle adressées dans la correspondance de la mère Agnès Arnauld que publia Prosper Faugère en 1858. En 1685, elle fit une donation aux Carmélites de la rue du Bouloy (Arch. nat., reg. Y 247, fol. 372 v°).

3. La mort.

4. L'évêché de Nîmes valait trente-six mille livres de rente en 1687; il avait été question de le partager en deux, à cause de son étendue (*Dangeau*, tome II, p. 8).

5. Non pas dans son diocèse, mais à Montpellier, le 16 février (*Dangeau*, p. 104-105; *Sourches*, p. 158; *Gazette*, p. 120; *Mercure* de mars, p. 118-128 et 264-266).

6. Esprit Fléchier, né le 1er juin 1632, entra d'abord dans la congrégation de la Doctrine chrétienne, dont son oncle était général, mais en sortit bientôt, et se fit connaître par ses œuvres littéraires, ses panégyriques de saints et ses oraisons funèbres, surtout celle de Turenne. En 1668, associé par Montausier à l'éducation du Dauphin, il écrivit à l'intention de celui-ci la Vie de l'empereur Théodose; il remplaça Godeau à l'Académie française en 1673, devint aumônier de la Dauphine en 1680, reçut en 1684 l'abbaye de Saint-Étienne-de-Baignes et le prieuré de Peyrat, l'évêché de Lavaur en 1685, enfin celui de Nîmes en 1687. Son portrait, peint par Rigaud en 1690, fut gravé par Edelinck en 1698. De nos jours, son histoire a été écrite par M. l'abbé Delacroix.

7. Son éloge a été fait par d'Alembert, dans l'*Histoire des membres de l'Académie françoise*, tomes I, p. 387-429, et II, p. 391-437; par Ménard, dans l'*Histoire de Nîmes*, éd. 1875, tome VI, p. 391-396; par Puech, dans *les Nîmois dans la seconde moitié du XVIIe siècle*, p. 305-307. Les *Mémoires de Sourches* (tome I, p. 321 et 327) font connaître quelle était l'opinion des contemporains sur ce grand prélat, et notre auteur reviendra sur son compte dans la suite des *Mémoires*, tome VIII de 1873, p. 101. Ses Œuvres complètes forment dix volumes; le *Moréri* a donné une liste sommaire de ce qu'elles comprennent.

8. Il n'avait que soixante-dix-huit ans.

il fut fort regretté, et pleuré de tout le Languedoc, surtout de son diocèse[1].

Mort, caractère et testament de l'archevêque de Reims le Tellier.

Un bien plus grand prélat[2] mourut en même temps[3], qui laissa moins de regrets : ce fut l'archevêque de Reims, de qui j'ai parlé plus d'une fois[4]. Il avoit les abbayes de Saint-Remy de Reims[5], de Saint-Thierry près Reims[6], qu'il avoit fait unir à son archevêché[7] pour le dédommagement de l'érection de Cambray en archevêché, auparavant suffragant de Reims, qui n'avoit pas été fait[8], de Saint-Étienne de Caen[9], de Saint-Bénigne de Di-

1. L'auteur des *Mémoires de Sourches* dit (p. 158) qu'il « avoit trouvé moyen de se faire également aimer et honorer des catholiques et des huguenots. »

2. Les premières lettres de *Prélat* surchargent *mour[ut]*, effacé du doigt.

3. Le 22 février (*Dangeau*, p. 106 ; *Sourches*, p. 157). « Il écrivoit des lettres, dit l'annotateur de ces derniers Mémoires, et, en écrivant, il dit qu'il se trouvoit mal : ses gens lui représentèrent qu'il écrivoit trop ; mais, dans le moment, il s'écria disant qu'il étoit fort mal, et tomba mort. » Il y a des détails analogues dans le *Mercure* de février, p. 261-263 ; voyez aussi ci-après, p. 45. M. l'abbé Gillet a publié, en 1881, une notice historique sur ce prélat.

4. Charles-Maurice le Tellier a figuré en dernier lieu dans le tome XVI, p. 263.

5. Cette abbaye bénédictine, fondée dès le sixième siècle, avait le titre d'archimonastère et valait quarante-deux mille livres. On y conservait la sainte ampoule qui servait au sacre des Rois.

6. Tome XVIII, p. 273. — 7. Bulle du 13 septembre 1676.

8. Évêché suffragant de Reims dès le cinquième siècle, Cambray avait été érigé en archevêché par une bulle du 12 mai 1559, qui lui donnait pour suffragants les évêchés d'Arras, Saint-Omer, Tournay, distraits du ressort de Reims comme Cambray même, et de Namur. Le « dédommagement » obtenu par l'archevêque le Tellier n'était donc pas pour compenser, à proprement parler, une diminution de ressort remontant à un siècle et demi ; néanmoins, il engagea une action judiciaire contre l'archevêque de Cambray pour le faire revenir à sa suffragance, et c'est alors que le Roi, afin d'accommoder l'affaire, unit, en avril 1695, l'abbaye de Saint-Thierry à son archevêché (*Dangeau*, tome V, p. 178).

9. Fondée en 1066 par Guillaume le Conquérant, cette abbaye rapportait trente-huit ou quarante mille livres ; Mazarin l'avait possédée jusqu'à sa mort.

jon[1], de Breteuil[2], et quelques autres encore. Il étoit commandeur de l'Ordre, doyen du Conseil[3], maître[4] de la chapelle du Roi[5], proviseur de Sorbonne[6], et le plus ancien archevêque de France[7]. Outre ce que j'ai dit ailleurs[8] de sa fortune et de son caractère, j'ajouterai que, janséniste de nom[9], ennemi des jésuites[10], savant en tout ce qui étoit de son état pour le spirituel et le temporel, c'étoit, avec de l'esprit, un composé fort extraordinaire[11]. Rustre et haut

1. L'abbaye Saint-Bénigne, fondée dans le sixième siècle, et dont l'abbé Chomton a écrit récemment l'histoire, était de la congrégation des bénédictins de Saint-Maur et valait plus de seize mille livres. Une curieuse lettre sur l'état de cette maison au moment de la mort de l'archevêque a été donnée dans la *Correspondance des Contrôleurs généraux*, tome III, n° 819.

2. L'abbaye de Breteuil, du diocèse de Beauvais, fondée au sixième siècle, était aussi de la congrégation de Saint-Maur, et rapportait environ vingt-cinq mille livres.

3. Conseiller d'État d'Église depuis juillet 1679, nous l'avons vu, en 1704, gagner contre la Reynie le décanat du Conseil : tome XI, p. 353-354.

4. Avant *Me*, Saint-Simon a biffé un *et* surchargeant un *p*.

5. Maître de la chapelle-musique : notre tome VII, p. 12. C'est en octobre 1665 que M. le Tellier avait eu cette charge, qui valait soixante mille écus selon le *Journal d'Olivier d'Ormesson*, tome II, p. 398. L'abbé de Choisy (*Mémoires*, tome I, p. 24) raconte une anecdote à ce sujet. Voyez aussi l'*État de la France*, année 1712, tome I, p. 36-50.

6. Ces trois mots sont en interligne. — Le Tellier avait été choisi à la place de l'archevêque Harlay, le 20 août 1695. Voyez notre tome XIV, p. 34.

7. Il avait visé le chapeau de cardinal, et il eut même la nomination de Jacques II en 1690, mais ne put aboutir, peut-être en souvenir de l'outrecuidance que, tout jeune, il avait montrée à Rome même (*Lettres de Mme de Sévigné*, tome IX, p. 482 ; *Mémoires de l'abbé le Gendre*, p. 47 et 69 ; Ch. Gérin, *Louis XIV et le saint-siège*, tome II, p. 283-286, 500 et suivantes).

8. Notamment dans le tome VII, p. 179-180.

9. C'est ce que dit Spanheim dans sa *Relation de 1690*, éd. Bourgeois, p. 444.

10. Voyez notre tome IV, p. 83, et surtout l'épisode de 1697-98 raconté au début du tome V, p. 1-5.

11. Ce portrait est confirmé par Spanheim (*Relation* p. 442-443) et

au dernier point, il étoit humble sur sa naissance à en embarrasser[1]; extrêmement du grand monde, magnifique, et toutefois avare; grand aumônier[2], assez résidant chaque année, gouvernant et visitant lui-même son diocèse[3], qui étoit le mieux réglé du Royaume et le mieux pourvu des plus excellents sujets en tout genre, qu'il savoit choisir, s'attacher, employer, et bien récompenser[4]; avec cela, fort

par l'abbé de Choisy (*Mémoires*, tomes I, p. 96, et II, p. 145). Mme de Sévigné l'appelait « l'Orage » (*Lettres*, tome III, p. 378 et 380), et on le trouve surnommé « le Coquin » dans la *Correspondance de Boileau et Brossette*, p. 558-559.

1. « On parloit avec Mme de Coulanges des cérémonies du marquis de Coislin : « Oh ! ce n'est rien, dit-elle, à qui a vécu avec l'arche-« vêque de Reims » (ms. Nouv. acq. fr. 4529, p. 56). — La famille le Tellier venait d'un meunier, bourgeois de Paris vers 1500, dont le fils fut notaire ou procureur au Châtelet; le fils de celui-là devint maître des comptes et fut le grand-père du Chancelier (*Registres de la Ville*, tome I, p. 16-17; Archives nationales, reg. MM 818, p. 108-109, et MM 828, fol. 13 et 15 v°). Notre auteur avait déjà dit que les Tellier étaient aussi humbles sur leur origine que les Colbert se montraient extravagants sur la leur (nos tomes II, p. 132, XV, p. 244, et XVI, p. 263; *Mémoires de l'abbé de Choisy*, tome I, p. 88); cependant un nouvelliste du temps (Bibl. nat., ms. Nouv. acq. fr. 4037, fol. 7) raconte ainsi les obsèques du prélat : « Il a été porté le 24, au soir, à Saint-Gervais, où il est enterré dans la chapelle où reposent le chancelier le Tellier, son père, et sa mère, qui se nommoit Turpin. L'église étoit tendue de trois lais tout autour, six dans la croisée, et le chœur jusqu'aux vitres. Il y avoit un dais dans le chœur, avec des armoiries, ainsi qu'à tous les cierges de l'autel. A la porte de l'église il y avoit deux rangs de petites armoiries le long de la face du portail. »

2. Adjectif déjà rencontré dans le tome II, p. 338. Lors de la disette de 1709, l'archevêque avait donné deux cent mille livres pour les pauvres (*Sourches*, tome XI, p. 330; Arch. nat., E 1957, fol. 8, arrêt du 10 avril 1710).

3. Les mss. Fr. 6025-6034 de la Bibliothèque nationale contiennent les procès-verbaux de ses visites pastorales pendant les années 1673 et suivantes.

4. Le 5 mai 1704, il fit don au séminaire de Reims de deux mille livres de rente sur les aides et gabelles, pour subvenir aux besoins des prêtres âgés et infirmes du diocèse (Arch. nat., reg. Y 277, fol. 66).

de la cour et du plus grand monde, gros joueur[1], habile en affaires, et fort entendu pour les siennes[2]; lié avec les plus doctes et les plus saints de l'épiscopat[3], aimé et estimé en Sorbonne, qu'il protégeoit et gouvernoit très bien[4]. C'étoit un homme fort judicieux, et qui avoit le talent du gouvernement. Les ducs d'Aumont et d'Humières, frères de père, et le premier fils d'une sœur de ce prélat[5], avoient de grands démêlés d'intérêt qui les avoient longtemps aigris, et qu'ils remirent enfin à décider à l'archevêque de Reims[6], dont la brillante santé étoit un peu tombée depuis quelque temps; il mettoit la dernière main à cette affaire le samedi 22 février, et y travailloit depuis sept heures du matin, lorsque, vers une heure après midi, il dit à son secrétaire qu'il se trouvoit mal, et qu'il sentoit un grand mal de tête: un moment après, il s'étendit dans sa chaise, et mourut, à soixante-neuf ans[7]. La marquise de Créquy, sa nièce[8], arrivoit en même temps pour dîner

1. Il perdit en carrosse, en une demi-heure de temps, deux mille louis au hoca, à ce que raconte Madame (recueil Brunet, tome I, p. 315-316, et recueil Jaeglé, tome II, p. 249).

2. Il était fort riche et, en 1698, avait hérité de huit cent mille livres de sa mère; outre cette fortune, ses bénéfices, paraît-il, lui valaient cent cinquante mille livres, et cela ne le dispensait pas de placer ses fonds à usure chez le financier la Touanne, ni de toucher une des gratifications de six mille livres du clergé (notre tome XI, p. 353; *Sourches*, tomes VI, p. 95, et XII, p. 157; *Dangeau*, tome XIII, p. 92; *Journal de l'abbé Ledieu*, tome I, p. 189).

3. Il avait été choisi pour remplacer Colbert dans la tutelle des gens de lettres. Il protégea Mabillon, auquel il fit faire un voyage en Italie et qui lui dédia sa *Liturgie gallicane* et ses *Annales ordinis Sancti Benedicti* (Emm. de Broglie, *Mabillon*, tomes I, p. 92-96, et II, p. 327-328).

4. Par une donation du 21 janvier 1703, il augmenta de quatre cents livres les émoluments de la chaire de théologie, qui n'étaient jusqu'alors que de cinq cents livres (reg. Y 276, fol. 61).

5. Madeleine-Fare le Tellier: tome XI, p. 36.

6. Arrêt du 12 mars 1708, rendu sur requête de toute la famille: Arch. nat., E 1951, fol. 222-224.

7. Ci-dessus, p. 42, note 3.

8. Anne-Charlotte d'Aumont (tome X, p. 224, note 6), mariée par

avec lui, qui parut peu émue, encore moins attendrie. Son amitié pour elle n'étoit pourtant pas sans scandale[1]. Outre des présents gros et continuels, il défrayoit sa maison toute l'année, et lui en avoit donné une toute meublée[2] : aussi passoit-il sa vie avec elle quand il étoit à Paris[3], à la grande jalousie de tous ses autres héritiers. Ils furent tous mandés sur l'heure avec des notaires, et Mme de Louvois, sa belle-sœur[4]. Arrivés qu'ils furent, on voulut chercher le testament ; on n'en eut pas la peine : la marquise de Créquy enseigna où il étoit. Par la lecture qu'on

contrat du 4 février 1683 (reg. Y 250, fol. 476) à François-Joseph, marquis de Créquy, que nous avons vu périr à Luzzara le 13 août 1702.

1. En 1686, la cour avait beaucoup glosé sur leur départ contraint et forcé de Paris (*Dangeau*, tome I, p. 338 ; *Sourches*, tome I, p. 426). On l'accusa encore de relations criminelles avec la duchesse d'Aumont, seconde femme de son beau-frère (*Relation de Spanheim*, édition Bourgeois, p. 264-265 et 445 ; *Mémoires de l'abbé le Gendre*, p. 284 ; Éd. de Barthélemy, *la Marquise d'Huxelles*, p. 89 ; *Histoire amoureuse des Gaules*, tome III, p. 483, 499, 501 et 502 ; Chansonnier, ms. Fr. 12 690, p. 47). Cette conduite scandaleuse donna lieu à de nombreux libelles, dont le plus connu, aujourd'hui encore, est celui du *Cochon mitré*, imprimé en 1688 (*Archives de la Bastille*, tome VIII, p. 23 et 337 ; *Mémoires du marquis D****, tome I, p. 120-123), mais où tout le monde, les d'Estrées, la duchesse d'Aumont, Mascaron, Mme de Maintenon elle-même, avait aussi son fait, comme dans les chansons du temps, et notre auteur a connu certainement ces textes.

2. Les registres des Insinuations au Châtelet mentionnent deux de ces présents : d'abord, du 13 décembre 1702, le don d'une créance de quinze mille livres (reg. Y 276, fol. 4 v°) ; puis, du 22 août 1708, un autre don de cinquante-trois mille livres pour l'acquisition d'une maison dite l'hôtel de Montargis (reg. Y 281, fol. 77 v°), sans doute celle dont il est parlé ici.

3. La marquise, dont l'inconduite était notoire, se convertit après la mort de son oncle et vécut depuis lors d'une manière édifiante (Addition n° 708, dans notre tome XIV, p. 466 ; *Écrits inédits*, tome VI, p. 165, et suite des *Mémoires*, tome XIV de 1873, p. 361 ; *la Marquise d'Huxelles*, p. 177 ; *Souvenirs* (apocryphes) *de la marquise de Créquy*, tome II, p. 16-18).

4. Anne de Souvré (tome I, p. 83), qui ne mourut qu'en 1715.

fit, on trouva qu'il faisoit la marquise de Créquy sa légatrice[1] universelle[2], et l'abbé de Louvois[3] exécuteur de son testament ; il lui donnoit la magnifique argenterie de sa chapelle et une belle tapisserie[4], aux religieux de Sainte-Geneviève de Paris sa bibliothèque, la plus belle de l'Europe pour un particulier[5], et sa maison de Paris[6]

1. Saint-Simon a hésité au milieu de ce mot, qui est un barbarisme sans exemple, ou un contresens, à supposer que *légateur* fût français. Les lexicographes auraient dû relever le féminin que nous avons ici, et que l'on retrouvera dans les pièces de l'Appendice.

2. *Dangeau*, p. 106 ; *Sourches*, p. 157 et 158. On trouvera à l'Appendice, p. 494-496, des extraits des lettres de la marquise d'Huxelles sur cette succession et le résumé du testament olographe, daté du 5 novembre 1709, qu'il avait déposé dans l'étude du notaire Bellanger. Cette pièce fut imprimée en 1710 par le libraire Coignard ; il y en a un exemplaire dans le ms. Clairambault 1160, fol. 85-87.

3. Camille le Tellier de Louvois, quatrième fils du ministre, né le 11 avril 1675, docteur de Sorbonne en 1700, chanoine de Reims et grand vicaire de son oncle, eut dès 1684 les charges de maître de la librairie, garde de la bibliothèque et intendant des médailles et antiquités du Roi, fut élu à l'Académie française en 1706, devint honoraire de l'Académie des inscriptions en 1708, et mourut de la pierre le 5 novembre 1718, ayant refusé l'évêché de Clermont l'année précédente. Par son testament, il légua à la Bibliothèque royale ses livres et manuscrits.

4. *Dangeau*, p. 106.

5. *Mercure* de mars, p. 202-207 ; lettre du P. Léonard, dans le ms. 904 de Grenoble, tome II, p. 347. Cette bibliothèque comptait plus de vingt mille volumes et était surtout riche en livres liturgiques ; elle forme encore un des fonds principaux de la bibliothèque Sainte-Geneviève ; le catalogue en avait été imprimé à l'Imprimerie royale en 1693, sous le titre de *Bibliotheca Telleriana*. En 1700, la Bibliothèque du Roi avait reçu de l'archevêque plus de cinq cents manuscrits précieux, et ses papiers personnels lui revinrent en 1718, par legs de son neveu (mss. fr. 6901-6907 et 20707-20770) ; l'inventaire de cette dernière série a été publié en 1894, dans la *Revue de Champagne et de Brie*, par feu M. Louis de Grandmaison. Cinquante-huit manuscrits liturgiques qu'il avait gardés revinrent encore à la Bibliothèque quand il fut mort (L. Delisle, *le Cabinet des manuscrits*, tome I, p. 302-304).

6. La maison patrimoniale des le Tellier, rue des Francs-Bourgeois (*Dangeau*, p. 106). Il avait acheté aussi en août 1699 une belle maison bâtie dans la rue de Cléry pour le traitant Berthelot.

aux enfants de feu M. de Louvois, son frère. Il avoit dénaturé son patrimoine en sorte qu'il n'en restoit que cette maison, et, comme il n'avoit pas douté que son testament ne fût attaqué pour peu qu'il pût l'être, il l'avoit si bien[1] fait que, quelque volonté qu'on eût, cela fut impossible[2]. Ainsi la marquise de Créquy en eut deux millions. Ce testament ne contribua pas à lever[3] le scandale, ni le peu d'affliction de la marquise de Créquy à adoucir l'indignation. Il y eut des legs pieux, et d'honnêtes récompenses au domestique[4]. Mme de Louvois alla, le jour même, demander au Roi la charge de la chapelle pour l'abbé de Louvois[5]; mais, par son oncle et par lui-même, il étoit écrit en lettres rouges[6] chez les jésuites, et il n'eut rien de cette grande dépouille. Le cardinal de Noailles fut proviseur de Sorbonne[7], et Marillac devint doyen du Conseil[8].

Cardinal de Noailles proviseur de Sorbonne*.

1. L'initiale de *bien* surcharge une autre lettre.

2. « Ce qui faisoit le bruit ce jour-là (23 février) étoit le testament olographe de l'archevêque de Reims, qui avoit fait la marquise de Créquy, sa nièce, sa légataire universelle, de sorte qu'il ne laissoit à tous ses autres héritiers que ce que la coutume ne lui permettoit pas de leur ôter » (*Mémoires de Sourches*, p. 158). Voyez ci-après l'appendice IV.

3. Au sens d'atténuer, faire oublier. — 4. Ci-après, p. 494.

5. La famille de l'archevêque étant venue annoncer cette mort au Roi, « il leur témoigna la part qu'il prenoit à leur affliction, et la marquise de Louvois lui dit : « Sire, c'est Votre Majesté qui a fait la for« tune de notre famille ; je la supplie très humblement que j'en puisse « encore voir quelques restes par l'honneur que Votre Majesté fera à « l'abbé de Louvois de lui donner la charge de maître de la chapelle. » Le Roi lui répondit honnêtement, mais sans se déterminer à rien. » (*Mémoires de Sourches*, p. 157.) L'abbé de Polignac eut la charge plus tard.

6. Littré a cité l'exemple qui suit, mais sans en dire la source : « Cet homme est écrit sur mon livre en lettres rouges ; il a des torts, des vices et des défauts que je n'oublierai jamais. » Nous disons de même *écrit en lettres de feu* ou *en lettres de sang*.

7. *Gazette*, p. 180 ; *Mercure* d'avril, p. 148-164 et 314-322 ; *Correspondance de Fénelon*, tome I, p. 365.

8. *Dangeau*, p. 108. Cette place procurait cinq mille cent livres

* *Sorbone*, mal écrit.

Le premier écuyer, beau-frère de la marquise de Créquy[1], perdit bientôt après Vassé, son gendre[2], qui étoit fort jeune[3], et qui laissa des enfants[4], et Lassay sa trois ou quatrième femme, bâtarde de Monsieur le Prince[5], dont la tête étoit un peu dérangée[6], et qui lui laissa une fille[7].

Mort de Vassé. Mort de Mme de Lassay.

Mme de Vaubecourt[8], sœur d'Amelot l'ambassadeur en Espagne, etc., mourut aussi en même temps[9], sans en-

Mort de Mme de Vaubecourt.

d'appointements de plus que n'en recevaient les autres conseillers d'État : notre tome IV, Appendice, p. 400-401.

1. Il avait épousé sa sœur, Marie-Madeleine-Élisabeth-Fare d'Aumont, ci-dessus, p. 10.

2. Emmanuel-Armand, marquis de Vassé, dont nous avons vu le mariage en 1701 : tome IX, p. 11. Il mourut le 30 avril (*Dangeau*, p. 145 ; *Sourches*, p. 216-218). Son marquisat était substitué depuis le 21 mai 1709 (reg. Y 282, fol. 155). Dans la liste de gens de la cour auxquels furent attribués des noms de personnages de théâtre, liste que nous avons déjà eu occasion de citer ci-dessus, p. 33, M. de Vassé est LE MARQUIS de Molière.

3. Il n'avait que vingt-sept ans. Il laissait des dettes ; mais le premier écuyer put payer grâce à la munificence du Roi (*Dangeau*, p. 145).

4. Trois fils : Charles-Armand, né en 1706, vidame du Mans, mestre de camp du régiment Dauphin-dragons en 1727, mort le 11 avril 1741 ; Jacques-Emmanuel, qui eut en 1741 le régiment de son frère aîné, et mourut à Prague au mois de juin de l'année suivante, âgé de trente-six ans ; Armand-Mathurin, né le 14 août 1708, vidame du Mans, chevalier puis commandeur de Malte, marquis de Vassé, colonel du régiment de Picardie en 1734, brigadier en 1743, maréchal de camp en 1745, mort le 23 juillet 1782.

5. Mlle de Guénani, qui mourut le 10 mars (*Dangeau*, p. 120), n'était que la troisième femme de M. de Lassay (tome III, p. 29 et 31).

6. Voyez l'Addition n° 143, dans le tome III, p. 343, et *les Cours galantes*, par G. Desnoiresterres, tome II, p. 322-324.

7. Anne-Louise de Madaillan de Lesparre, qui épousa le 21 février 1715 Gabriel-Simon, marquis de Villers d'O, et mourut le 2 octobre 1723.

8. Catherine Amelot de Gournay : tome XIII, p. 43.

9. *Temps* est en interligne. — Elle mourut le 16 avril, et son frère hérita d'elle (*Dangeau*, p. 142). « C'est une grande perte pour M. Amelot : elle étoit toute sa consolation dans sa famille, qui lui a donné de

fants, et veuve de Vaubecourt, lieutenant général tué en Italie[1]. Elle étoit encore belle; elle avoit fait du bruit, et étoit encore fort du grand monde, mais jamais de la cour[2].

Mort de l'abbé de Grandpré; son sobriquet étrange. [*Add. St-S. 192*]

Le vieil abbé de Grandpré[3] mourut aussi[4]. Il étoit frère du feu comte de Grandpré lieutenant général et chevalier de l'Ordre en 1661[5], et du maréchal de Joyeuse. C'étoit une manière d'imbécile, et qui en avoit aussi tout le maintien, mais qui ne laissoit pas de sentir sa naissance, et d'aller partout. Il n'avoit qu'une méchante petite abbaye[6], et n'étoit point dans les ordres. Son corps n'étoit pas comme son esprit: les dames, autrefois, lui avoient donné le nom d'abbé Quatorze, qui lui étoit demeuré, et ce prodige avoit passé en telle notoriété, que sa singularité excuse la honte de le[7] rapporter[8].

Mort de Monsieur le Duc. [*Add. St-S. 913*]

Une autre mort épouvanta le monde, et le mit en même temps à son aise[9]. Monsieur le Duc, tout occupé de son procès[10], dont la plaidoirie devoit commencer le premier lundi de carême, étoit attaqué d'un mal bizarre qui lui causoit quelquefois des accidents équivoques d'épilepsie et d'apoplexie, qui duroient peu, et qu'il cachoit avec tant de soin qu'il chassa un de ses gens pour en avoir parlé à d'autres de ses domestiques. Il avoit depuis quelque temps

grands déplaisirs, » écrivit Mme de Maintenon à la princesse des Ursins (recueil Bossange, tome II, p. 59).

1. Tomes I, p. 264, et XIII, p. 42.

2. Le maréchal de Villeroy avait été amoureux d'elle, et nous l'avons vue assister Ninon mourante (tome XIII, p. 43 et 148, note 3).

3. Les premières lettres de *Grandpré* surchargent *Grdp*, effacé du doigt. — Claude de Joyeuse, dit l'abbé de Grandpré, avait eu l'abbaye d'Élan en 1638, celle de Mouzon en 1658, et mourut le 21 février 1710, âgé de quatre-vingt-huit ans.

4. *Dangeau*, p. 109-110; *Sourches*, p. 159. — 5. Tome XII, p. 259.

6. Cependant celle de Mouzon, de l'ordre des bénédictins, congrégation de Saint-Maur, où il mourut, valait environ vingt mille livres au commendataire.

7. *La* corrigé en *le*. — 8. Voyez l'Addition n° 912.

9. Ci-après, p. 59-61. — 10. Tome XVIII, p. 415-418.

un mal de tête continuel, souvent violent[1]. Cet état troubloit l'aise qu'il sentoit[2] de la délivrance d'un père très fâcheux[3] et d'un beau-frère qui, en bien des sortes, avoit fait continuellement le malheur, et souvent le désespoir de sa vie[4]. Madame[5] la Princesse, pour qui il avoit quelque considération et quelque amitié, le pressoit de penser à Dieu et à sa santé : à force d'exhortations, il lui promit l'un et l'autre, mais après le carnaval, qu'il vouloit donner aux plaisirs. Il fit venir Madame la Duchesse à Paris le lundi gras, pour les sollicitations et les audiences[6], et, en attendant, pour lui donner deux soupers, et à beaucoup de dames, et les mener courre[7] le bal toute la nuit du lundi et du mardi gras. Sur le soir du lundi[8], il alla à l'hôtel de Bouillon[9], et de là chez le duc de Coislin[10], son ami de tout temps, qui étoit déjà assez malade[11] ; il n'avoit point de flambeaux[12], et un seul laquais derrière son car-

1. Il avait eu, en septembre-octobre 1709, une violente attaque de goutte, accompagnée de vomissements, et causée, dit-on alors, par l'abus du vin de Champagne et de la bonne chère (recueil Bossange, tome IV, p. 229 ; *Mémoires de Sourches*, tome XII, p. 93, 94, 99, etc. ; *Dangeau*, tome XIII, p. 46, 47, 51, 53, 61-63 ; notre tome XVIII, p. 13).

2. *S'entoit*, avec apostrophe. — 3. Tome XVII, p. 232, 237 et 249.

4. Le prince de Conti : *ibidem*, p. 131-132. L'un et l'autre sont morts en 1709.

5. *M.*, au manuscrit. — 6. Du procès qui les mettait tous en mouvement.

7. *Coure*, au manuscrit. — 8. Le 3 mars 1710.

9. Les Bouillon avaient d'abord habité un hôtel bâti par Jacques de Brosse dans la rue Vieille-du-Temple, sur la paroisse Saint-Nicolas-des-Champs ; puis, après la Fronde, ils s'étaient installés au coin de la rue des Petits-Pères et de la rue Neuve-des-Petits-Champs, dans la maison qui devint plus tard l'hôtel de Duras. Enfin, en 1676, la duchesse de Bouillon-Mancini acheta la belle demeure que le financier la Bazinière s'était fait bâtir sur le quai Malaquais. G. Desnoireterres, dans *les Cours galantes*, tome I, p. 7 et suivantes, a parlé de ces diverses demeures.

10. Le duc de Coislin habitait, depuis la mort de son oncle le cardinal, l'hôtel de Jars, dans la rue Richelieu, en face des écuries de Mazarin.

11. Nous le verrons mourir ci-après, p. 115.

12. Les carrosses des princes et des gens de qualité étaient ordinairement escortés de laquais porteurs de flambeaux. Sous Colbert, l'abbé

rosse. Passant sur le pont Royal[1] revenant de l'hôtel de Coislin, il se trouva si mal, qu'il tira son cordon[2], et fit monter son laquais auprès de lui, duquel il voulut savoir s'il n'avoit point la bouche tournée, et il ne l'avoit pas, et par qui il fit dire à son cocher de l'arrêter au petit degré de sa garde-robe pour entrer chez lui par derrière, et n'être point vu de la grande compagnie qui étoit à l'hôtel de Condé[3] pour souper. En chemin, il perdit la parole et même la connoissance ; il balbutia pourtant quelque chose pour la dernière fois lorsque son laquais et un frotteur qui se trouva là le tirèrent du carrosse et le portèrent à la porte de sa garde-robe, qui se trouva fermée. Ils y frappèrent tant et si fort, qu'ils furent entendus de tout ce qui étoit à l'hôtel de Condé, qui accourut. On le jeta au lit. Médecins et prêtres, mandés en diligence, firent inutilement leurs fonctions : il ne donna nul autre signe de vie que d'horribles grimaces, et mourut de la sorte sur[4] les quatre heures du matin du mardi gras[5].

Conduite de Madame la Duchesse.

Madame la Duchesse, au milieu des parures, des habits de masque, et de tout ce grand monde convié, éperdue de

napolitain Laudati Caraffa avait organisé des porteurs de flambeaux et de lanternes qui éclairaient les carrosses moyennant cinq sous par quart d'heure, et les piétons pour trois sous.

1. Le seul qui reliât la rive droite à la rive gauche, en aval du Pont-Neuf.

2. Voyez un exemple dans notre tome VIII, p. 432.

3. Rue Neuve-Saint-Lambert. Voyez notre tome XVII, p. 242, etc.

4. L'initiale de *sur* corrige une autre lettre.

5. *Dangeau*, p. 112, avec une lettre de la marquise d'Huxelles ; *Sourches*, p. 163 ; *Mercure* de février, p. 355 ; *Gazette d'Amsterdam*, nos XXI et XXIII ; lettre de Mme de Maintenon à la princesse des Ursins, du recueil Bossange, qu'on trouvera aux Additions et corrections, p. 553-554 ; ms. Chantilly XIXA 427, p. 441-496 ; note de Gaignières, dans le ms. Clairambault 641, fol. 93 ; mémoire du duc du Maine imprimé en 1895 dans l'*Annuaire-Bulletin de la Société de l'Histoire de France* et tiré à part en 1896. Le *Chansonnier Maurepas* dit (tome I, p. 238-244) que sa mort fut causée par ses débauches et par l'abus de la cantharide ; sa dernière maîtresse avait été une Mme de Mussy, femme d'un conseiller au parlement de Bourgogne, qui, d'ailleurs, le trompait avec le comte d'Albert.

surprise et du spectacle, ne perdit sur rien la présence d'esprit[1]. Quoique mal avec M. du Maine, elle en sentit le besoin : ainsi, fort peu après qu'on eut mis Monsieur le Duc au lit, elle envoya le chercher à Versailles, M. le comte de Toulouse, et Mme la princesse de Conti leur[2] sœur, et ne manda rien à M. ni à Mme la duchesse d'Orléans, avec qui elle étoit mal, et du crédit desquels elle n'avoit rien à attendre. On peut juger qu'elle n'oublia pas d'Antin. Elle ne laissa pas de pleurer un peu en les attendant : personne ne crut ses larmes excitées par la tendresse, mais plutôt par un souvenir douloureux qui l'affligeoit en secret depuis un an[3], et d'une délivrance trop tardive[4]. Mme la princesse de Conti, sa belle-sœur[5], avertie de ce qui se passoit, alla à l'hôtel de Condé avec ses enfants, demeura dans les antichambres, parmi les laquais, assez longtemps, retourna dans son carrosse sans sortir de la maison, et revint[6] encore dans les antichambres. La maréchale d'Estrées douairière[7], fort amie de Madame la Duchesse, la trouvant là, la fit entrer malgré elle, disant qu'en l'état où elle étoit avec Monsieur son frère[8] elle n'osoit se présenter. Madame la Duchesse, toujours fort à elle-même après le premier étonnement, lui fit merveilles. Bientôt après, l'autre princesse de Conti arriva de Versailles, qui se mettoit au lit lorsque le message de Madame la Duchesse lui vint[9]. Elle demeura peu à

1. Presque tout ce qui va suivre est précisé davantage dans le mémoire du duc du Maine qui vient d'être indiqué.
2. *Leur* corrige *do[uairière]*.
3. La mort de son cher prince de Conti : ci-dessus, p. 51.
4. « Il n'y a rien de pareil aux pleurs, aux gémissements et aux sanglots de cette princesse à cette occasion (la visite que lui fit le Roi), qui n'étoient qu'une continuation de ce qu'elle avoit fait depuis la mort du prince son époux » (*Sourches*, p. 164).
5. Sœur de Monsieur le Duc.
6. *Revint* est en interligne, au-dessus de *retourna*, biffé.
7. Marie-Marguerite Morin : tome II, p. 130.
8. A cause de leur procès pour la succession de Monsieur le Prince.
9. *Vint* est en interligne, au-dessus d'*arriva*, biffé.

l'hôtel de Condé : Monsieur le Duc venoit de mourir ; elle emmena Madame la Duchesse à Versailles. Vers Chaillot, ils trouvèrent M. du Maine, qui monta dans leur carrosse, et, vers Chaville, M. le comte de Toulouse, qui y monta aussi et s'en retourna avec eux. Le contretemps qui lui arriva fit grand bruit, enfanta des chansons, et ce fut tout. Le courrier de Madame la Duchesse ne le trouva point chez lui, et pas un de ses gens ne put ou ne voulut dire où il étoit, ni l'aller avertir. Il n'étoit pas loin pourtant, dans un bel appartement d'emprunt, avec une très belle dame du plus haut parage, dont le mari étoit dans le même qui en faisoit deux beaux[1], où tout le jour il tenoit le plus grand état du monde, mais qui, malgré ses jalousies quelquefois éclatantes, étoit hors d'état de les aller surprendre, et la dame apparemment bien sûre du secret[2]. Ils se reposèrent tous chez Madame la Duchesse, où ses enfants arrivèrent. Mme la princesse de Conti alla éveiller Monseigneur, et, huit heures du matin approchant, M. et Mme la duchesse d'Orléans, avertis, vinrent chez Madame la Duchesse, où tout se passa entre eux de fort bonne grâce. M. le duc d'Orléans, M. du Maine et M. le comte de Toulouse allèrent au premier réveil du Roi, où Monseigneur arriva un moment après eux. Le Roi, surpris de

Étrange contretemps arrivé à M. le comte de Toulouse.

1. Deux beaux appartements.

2. Notre auteur veut parler de la maréchale de Villars, logée alors provisoirement, avec son mari encore impotent de sa blessure, dans l'appartement du prince et de la princesse de Conti (ci-dessus, p. 2). Nous avons déjà eu occasion de parler des galanteries de la maréchale (tome XI, p. 65) ; la médisante Madame ne se gêne pas pour affirmer le malheur du mari (recueil Jaeglé, tome II, p. 61, et recueil Brunet, tome I, p. 320-321 ; voyez aussi le *Nouveau siècle de Louis XIV*, tome III, p. 351 et 356), et Tessé écrivait en 1710 (recueil Rambuteau, p. 321) : « Elle plaît à beaucoup d'hommes, dont les femmes plaisent à beaucoup d'autres. » Charles Giraud (*la Maréchale de Villars*, p. 36-43) a essayé de réfuter la présente anecdote. Quoi qu'il en soit des relations avec le comte de Toulouse, lorsque celui-ci eut épousé Mme de Gondrin, cette dernière ne ménagea pas à la maréchale ses témoignages de rancune (*Mémoires de Luynes*, tome II, p. 268).

les voir à une heure si peu ordinaire, leur demanda ce qu'il y avoit: M. du Maine porta la parole pour tous[1], et aussitôt le Roi donna à M. le duc d'Enghien le gouvernement, la charge et la pension de Monsieur son père, et déclara qu'il s'appelleroit désormais Monsieur le Duc comme lui[2]. Ils retournèrent chez Madame la Duchesse lui apprendre ces[3] grâces, et tout de suite menèrent le nouveau Monsieur le Duc attendre le Roi dans ses cabinets, à qui ils le présentèrent. Ce prince, dont la sensibilité n'avoit pas édifié[4] à l'hôtel de Condé, avoit plus de dix-sept ans[5]: le Roi permit qu'il fît auprès de lui le service de grand maître; mais il ne voulut pas lui commettre l'exercice réel de cette charge, ni du gouvernement de Bourgogne, et, de concert avec Madame la Duchesse, il

Nom et* dépouille entière de Monsieur le Duc** donnés*** à Monsieur son fils; d'Antin chargé du détail de ses charges, puis de ses biens et de sa conduite.

1. *Tous* corrigé en *touts*.

2. Ses provisions de grand maître de France, de capitaine des chasses d'Halatte et de gouverneur de Bourgogne sont datées du 4 mars (reg. O¹ 54, fol. 31 v°, et X¹ᴬ 8707, fol. 205). Dans les premières, le Roi disait: « La charge de grand maître de France dont étoit pourvu notre fils le duc de Bourbon étant vacante par sa mort, nous ne voulons pas différer de donner à notre très cher et très amé petit-fils Louis-Henri, duc de Bourbon, son fils, des marques de la satisfaction que nous avons des services que les princes ses ayeuls ont rendus en ladite charge, et de lui faire en même temps ressentir les effets de la tendresse que nous avons pour un prince qui nous est si proche, tant par l'illustre branche de la maison royale dont il descend, que par notre fille la duchesse de Bourbon, sa mère, pour qui nous avons toute la tendresse que la nature, et encore plus ses rares qualités nous inspirent pour elle. Nous sommes d'ailleurs persuadé, par les bonnes dispositions qui sont en notredit petit-fils, qu'il s'acquittera dignement de cette charge, et avec la fidélité et l'affection que nous pouvons desirer. » Le jeune prince prêta serment le 24 mars, entre les mains du Roi lui-même, pour ses deux principales charges, mais fut dispensé de cette formalité, pour les autres, par le Chancelier et le grand veneur (*Sourches*, p. 177).

3. *Ses* corrigé en *ces*.

4. La lettre finale d'*édifié* en surcharge une autre.

5. Il était né le 18 août 1692.

* Les mots *Nom et* ont été rajoutés en tête de la manchette.

** Après *Duc*, Saint-Simon a biffé *et le nom de M. le Duc*.

*** *Donné*, sans accord, au manuscrit.

chargea[1] d'Antin du détail de l'un et de l'autre, de ses biens et de sa conduite[2], ce qui se déclara quelques jours après[3]. Madame la Princesse étoit à Maubuisson[4] : elle avoit conservé beaucoup d'affection pour cette maison quoiqu'elle eût perdu sa célèbre tante[5] ; elle vint en diligence, et apprit la mort de Monsieur son fils parce que, malgré ses cris, elle fut menée, non à l'hôtel de Condé, mais chez elle[6], au Petit-Luxembourg, maison qu'elle avoit superbement bâtie depuis la mort de Monsieur le Prince, et qu'elle achevoit encore alors[7]. Elle envoya

1. Avant *chargea*, Saint-Simon a biffé un *en*.
2. Les sept derniers mots ont été ajoutés en interligne.
3. Le 24 mars (*Dangeau*, p. 127-128; *Sourches*, p. 178). Dangeau avait dit, dès le jeudi 20 (p. 127) : « Tout le monde croit ici que M. d'Antin sera chargé par le Roi de travailler sous Monsieur le Duc aux affaires qui regardent la charge de grand maître de sa maison. Ce fut lui que Madame la Duchesse chargea de porter au Roi le portefeuille de Monsieur le Duc où étoient tous les mémoires qu'avoit faits ce prince pour travailler à réformer les abus et les dissipations que quelques officiers faisoient dans la maison du Roi. S. M. avoit déjà voulu charger, il y a quelques jours, M. d'Antin de cette commission-là, dont il avoit prié le Roi de le dispenser. On est persuadé présentement qu'il l'y obligera, ce qu'il est capable de bien faire, et que Madame la Duchesse souhaite fort. »
4. *Sourches*, p. 164.
5. L'abbesse, morte le 11 février 1709 : tome XVII, p. 88-98.
6. Ce détail ne vient point de Dangeau.
7. Le Petit-Luxembourg, bâti par Marie de Médicis sur la partie des jardins du Luxembourg qui borde la rue de Vaugirard, passa du cardinal de Richelieu à la duchesse d'Aiguillon, puis à sa cousine Claire-Clémence de Maillé, princesse de Condé, conformément à la substitution Fronsac. Monsieur le Prince Henri-Jules l'avait donné à sa femme la Palatine, pour l'habiter après sa mort; celle-ci, comme il sera raconté à la fin des *Mémoires*, fit faire de grands embellissements dans le courant de 1710 et 1711, sous la direction de Boffrand ; on construisit, de l'autre côté de la rue de Vaugirard et le long de la rue Garancière, des écuries, des communs et des cuisines, qui communiquaient avec le bâtiment principal par un passage établi sous la rue. Elle fit aussi installer la fontaine qui existe encore de nos jours dans cette dernière rue. Sa petite-fille Mlle de Clermont habita longtemps le Petit-Luxembourg

aussitôt au Roi Xaintrailles, le supplier de vouloir bien mettre la paix dans sa famille : le Roi lui promit d'y travailler, et ordonna à Xaintrailles de demeurer auprès de Monsieur le Duc comme il étoit auprès du père, dont il commandoit l'écurie[1]. C'étoit un homme sage avec de l'esprit, fort mêlé dans la meilleure compagnie, mais qui l'avoit gâté en l'élevant au-dessus de son petit état et qui l'avoit rendu important jusqu'à l'impertinence. C'étoit un gentilhomme tout simple et brave, mais qui n'étoit rien moins que Poton, qui est le nom du fameux Xaintrailles[2].

Xaintrailles et son caractère.

La mort du poète Santeul aux états de Bourgogne[3], l'aventure inouïe du comte de Fiesque à Saint-Maur[4], et

Caractère de Monsieur le Duc.

pendant le règne de Louis XV ; on l'appelait alors le Petit-Bourbon, en souvenir peut-être de ce que la maison du jeune duc de Bourbon s'y était installée en 1676 (H. Chérot, *Trois éducations princières*, p. 240 ; comptes de l'année 1677, aux archives de Chantilly, nos 436-448 ; article de M. L. Batiffol, dans la *Revue de l'art ancien et moderne*, 10 mars 1905, p. 231). C'était une des maisons curieuses de Paris.

1. *Dangeau*, p. 115 ; *Sourches*, p. 178. Sur la situation de Xaintrailles chez les Condés (notre tome XVII, p. 147 et 618), on peut voir l'ouvrage d'Allaire, tomes I, p. 257-258, et II, p. 13-16, 111-112, 240 et 343, et la Notice biographique de la Bruyère donnée par M. Servois en tête des *Œuvres*, p. LXXXIV.

2. Il a déjà parlé de cela, presque dans les mêmes termes, au tome XV, p. 134 et 603-605. On a des études de MM. Ledieu (1887), A. Taussérat (1886) et G. Tholin (1903), sur le Xaintrailles du quinzième siècle.

3. Tome IV, p. 248-251, et appendice X, p. 503-505. — Sur Santeul (ici encore, *Santeuil*), son œuvre et les circonstances de sa mort, on peut ajouter aux références indiquées dans ce tome IV l'ouvrage d'Allaire, *la Bruyère dans la maison de Condé*, tomes I, p. 193-196, et II, p. 334-336, 380-383, 481-483, 607-609 ; la notice de M. Servois sur la Bruyère, p. CXXXVIII-CXLII ; les *Entretiens de M. Colbert avec Bouin*, p. 158 et 160 ; Anquetil, *Galerie de l'ancienne cour* (1788), tome II, p. 212-213 ; Sainte-Beuve, *Causeries du lundi*, tome XII, p. 20 et suivantes ; Heroy, *Santeul poète de la cour de Chantilly* (1856) ; Aubineau, *Notices littéraires sur le XVIIe siècle*, p. 443-457. Son buste, avec l'épitaphe composée par Rollin, fut catalogué par Lenoir dans le *Musée des monuments françois*, no 294.

4. Tome IX, p. 310-311.

d'autres choses encore qui se trouvent ci-devant éparses[1], ont déjà donné un crayon de Monsieur le Duc. C'étoit un homme très considérablement plus petit que les plus petits hommes[2], qui, sans être gras, étoit gros de partout, la tête grosse à surprendre, et un visage qui faisoit peur : on disoit qu'un nain de Madame la Princesse en étoit cause[3]. Il étoit d'un jaune livide, l'air presque toujours furieux, mais en tout temps si fier, si audacieux, qu'on avoit peine à s'accoutumer à lui[4]. Il avoit de[5] l'esprit, de la lecture, des restes d'une excellente éducation[6], de la politesse et des grâces même quand il vouloit ; mais il le vouloit très rarement. Il n'avoit ni l'avarice, ni l'injustice, ni la bassesse de ses pères[7] ; mais il en avoit toute la valeur, et montré[8] de l'application et de l'intelligence à la guerre[9]. Il en avoit aussi toute la malignité, et toutes les adresses pour accroître son rang par des usurpations fines, et plus d'audace et d'emportement qu'eux encore à embler. Ses mœurs perverses lui parurent une vertu, et d'étranges vengeances qu'il exerça plus d'une fois, et dont un particulier se

1. La bastonnade donnée à Termes, la farce faite à d'Antin, les manœuvres contre le duc d'Orléans, la féroce sortie contre les Montesquiou, etc. Comparez l'Addition n° 913.

2. Comme les précédents Condé.

3. Déjà raconté dans le tome VII, p. 234.

4. Outre ce qui a été dit dans nos tomes IV, p. 139, XIII, p. 391, XV, p. 111, XVI, p. 260, XVIII, p. 13 et 209-211, voyez la *Relation de Spanheim*, édit. Bourgeois, p. 193-194, les *Souvenirs de Mme de Caylus*, p. 179-180, la *Correspondance de Madame*, recueil Rolland, p. 230, le recueil de *Portraits et caractères* du Musée britannique, p. 26, *la Bruyère dans la maison de Condé*, par Allaire, tome II, p. 346-347.

5. Le *d* de *de* corrige une *l*.

6. Chérot, *Trois éducations princières*, p. 223 et suivantes.

7. Tome XVII, p. 232. — 8. Et avait montré.

9. L'énumération sommaire de ses services militaires est donnée dans la *Chronologie militaire* de Pinard, tome IV, p. 349-350, et notre auteur a parlé de lui à propos de la campagne de Flandre en 1695 (tome II, p. 285, 315 et 333).

seroit[1] bien mal trouvé[2], un apanage de sa grandeur. Sa férocité étoit extrême, et se montroit en tout. C'étoit une meule toujours en l'air[3], qui faisoit fuir devant elle, et dont ses amis n'étoient jamais en sûreté[4], tantôt par des insultes extrêmes, tantôt par des plaisanteries cruelles en face[5], et des chansons qu'il savoit faire sur-le-champ, qui emportoient la pièce[6], et qui ne s'effaçoient jamais[7] : aussi fut-il payé en même monnoie[8], plus cruellement encore[9]. D'amis, il n'en eut point[10], mais des connoissances plus familières, la plupart étrangement choisis, et la plupart obscurs[11] comme il l'étoit lui-même autant que le pouvoit être un homme de ce rang. Ces prétendus amis le fuyoient : il couroit après eux pour éviter la solitude, et, quand il en découvroit quelque repas, il y tomboit comme par la cheminée, et leur faisoit une sortie de s'être cachés de lui.

1. La première lettre de *seroit* surcharge un *b* ou une *f*.

2. C'est une allusion à l'assassinat de Savary raconté dans notre tome VI, p. 200-203, et dont on accusa lui ou son père.

3. Nous avons déjà eu une comparaison du même genre dans le tome XVIII, p. 353.

4. Il a été parlé à maintes reprises de la férocité de Monsieur le Duc, qualifié de « sanglier, » de « mine toujours prête à sauter, » etc. Dans la liste de personnages de comédie citée plus haut, c'est Grichard du *Grondeur*.

5. On a vu (tome XV, p. 111-112) celle qu'il fit à d'Antin.

6. Tome XVIII, p. 16.

7. Déjà dit dans une Addition au *Journal de Dangeau*, tome XIII, p. 114. Madame la Duchesse ne lui cédait en rien sur ce point.

8. On aura la même locution ci-après, p. 149.

9. Voici un couplet pris dans le Chansonnier, ms. Fr. 12 692, p. 29 :

> Gendre d'une Samaritaine,
> Cocu par un grand capitaine,
> Prince grâce à la Faculté,
> Petit-fils d'une gourgandine,
> D'où diable te vient ta fierté ?
> Seroit-ce de ta bonne mine ?

10. « Il étoit peu accessible à l'amitié » (tome XV, p. 106).

11. Il y a bien *choisis* et *obscurs*, au masculin, dans le manuscrit. *Obscurs* veut dire vivant obscurément, bassement. — Voyez notre tome XVIII, p. 13.

J'en ai vu quelquefois Monsieur de Metz, M. de Castries[1] et d'autres désolés. Ce naturel farouche le précipita dans un abus continuel de tout, et dans l'applaudissement de cet abus qui le rendoit intraitable, et, si ce terme pouvoit convenir à un prince du sang, dans cette sorte d'insolence qui a plus fait détester les tyrans que leur tyrannie même. Les embarras domestiques, les élans continuels de la plus furieuse jalousie, les vifs piquants d'en sentir sans cesse l'inutilité, un contraste sans relâche d'amour et de rage conjugale, le déchirement de l'impuissance dans un homme si fougueux et si démesuré, le désespoir de la crainte du Roi, et de la préférence de M. le prince de Conti sur lui[2] dans le cœur, dans l'esprit, dans les manières de son propre père, la fureur de l'amour et de l'applaudissement universel pour ce même prince tandis qu'il n'éprouvoit que le plus grand éloignement du public, et qu'il se sentoit le fléau de son plus intime domestique, la rage du rang de M. le duc d'Orléans et de celui des bâtards[3] quelque profit qu'il en sût usurper, toutes ces furies[4] le tourmentèrent sans relâche et le rendirent terrible comme ces animaux qui ne semblent nés que pour dévorer et pour faire la guerre au genre humain : ainsi, les insultes et les sorties étoient ses délassements, dont son extrême orgueil s'étoit fait une habitude, et dans laquelle il se complaisoit. Mais, s'il étoit redoutable, il étoit encore plus déchiré. Il se fit un effort, aux derniers états de Bourgogne[5] qu'il tint

1. Tome III, p. 328.
2. Tome XVII, p. 131, et ci-dessus, p. 53.
3. Par exemple, il n'avait pas le droit de coucher dans le corps du château à Marly, tandis que sa femme y était logée comme fille du Roi (*Dangeau*, tome V, p. 301).
4. « *Furie*.... se dit aussi pour signifier l'état le plus violent d'une chose..., *la furie d'un combat, la furie d'un mal, la furie de la fièvre* » (*Académie*, 1718).
5. *Mercure* d'août 1709, p. 220-242. Sur ces états, présidés par les Condé comme gouverneurs de la province, voyez nos tomes IV, p. 247, et XIII, p. 454.

après la mort de Monsieur le Prince, d'y paroître plus accessible : il y rendit justice avec une apparence de bonté, il s'intéressa avec succès pour la province, et il y donna de bons ordres de police[1] ; mais il y traita le parlement avec indignité sur des prérogatives que Monsieur son père n'avoit jamais eues, et qu'il lui arracha après quantité d'affronts[2]. Quiconque aura connu ce prince n'en trouvera pas ici le portrait chargé, et il n'y eut personne qui n'ait regardé sa mort comme le soulagement personnel de tout le monde.

J'appris[3] la mort de Monsieur le Duc à mon réveil à Versailles, où j'étois. J'allai à la messe du Roi, où je sus ce qui s'étoit passé là-dessus, et la[4] disposition de sa dépouille[5]. J'allai ensuite chez M. le duc d'Orléans, qui, après avoir expédié quelques compliments le plus promptement qu'il put, me mena dans un cabinet où Mme la duchesse[6] étoit demeurée à l'attendre qu'il eût vuidé sa chambre de ceux que les compliments y avoient amenés. Là, en tiers avec eux, ils me contèrent ce qui s'étoit passé entre eux et Madame la Duchesse dans la visite qu'ils lui avoient faite ce même matin[7], et ensuite entre le Roi et M. le duc d'Orléans, sur l'affaire de ses filles avec les princesses du sang[8]. Comme, jusqu'ici, je n'en[9] ai dit qu'un mot fort léger et fort en passant[10], il en faut parler avec plus d'étendue sans toutefois entrer dans le fonds que[11] pour le faire entendre, qui se trouvera au long parmi les Pièces[12], c'est-à-dire les mémoires donnés au Roi de

1. Surtout à propos de la disette : il s'appliqua à faire venir des blés, dépeignit la misère générale en termes touchants, et demanda des soulagements et des remises d'impôts (*Correspondance des Contrôleurs généraux*, tome III, nos 487 et 492).

2. Tome XIII, p. 433-434.

3. La plume change. — 4. *Sa* corrigé en *la*. — 5. Ci-dessus, p. 55.

6. La duchesse d'Orléans. — 7. Ci-dessus, p. 54. — 8. Ci-après, p. 67.

9. *En* est en interligne. — 10. Tome XVII, p. 287.

11. Après *que*, Saint-Simon a biffé un second *que*.

12. En marge, dans le manuscrit : « Voir les Pièces, p. ... »

part et d'autres, et les lettres écrites à lui et à Mme de Maintenon, le jugement rendu par le Roi, les considérations[1] et réflexions, toutes choses qui feroient ici une trop longue disgression[2]. Il faut donc savoir que Mme la duchesse d'Orléans étoit peut-être ce qu'il y avoit dans le monde de plus orgueilleux, et la personne aussi qui avoit le plus de vues et le plus de suite dans l'esprit et de tenacité dans ses volontés[3]. Née ce qu'elle étoit, elle auroit dû être contente de se voir dans un rang aussi distingué au-dessus de celui de ses sœurs, mariées pourtant les premières de leur naissance à des princes du sang[4]. Toutefois, ce rang de petite-fille de France qui se bornoit à elle ne lui servoit que d'aiguillon à usurper, comme elle voyoit incessamment faire à ses frères et aux princes du sang sur tout le monde. La pensée que ses enfants ne seroient que princes du sang lui étoit insupportable, et, de leur desirer un rang séparé au-dessus des princes du sang à en former le projet, il n'y eut point d'intervalle. Elle imagina donc un troisième état entre la couronne et les princes du sang sous le nom d'arrière-petit-fils[5] de France, et se mit en tête de le former, et de

Orgueil extrême de Mme la duchesse d'Orléans; sa prétention* de préséance pour ses filles sur les femmes des princes du sang; mesures sur cette dispute, et sa véritable cause. [*Add. St-S. 914*]

1. *Consideratins,* au manuscrit.

2. Ci-après, p. 65 et 70. Toutes les pièces dont parle ici Saint-Simon existent aux Affaires étrangères, dans le volume 37 de ses Papiers (aujourd'hui vol. *France* 192), n°s 1 à 23, comme on le verra ci-après, appendice V.

3. Notre auteur est d'accord en cela avec Madame, belle-mère de la princesse, qui la qualifie d'orgueilleuse, égoïste et méchante, et raconte que son mari l'appelait « Madame Lucifer » (*Correspondance de Madame,* recueil Brunet, tomes I, p. 303, et II, p. 23); mais on doit se rappeler que Saint-Simon n'a eu pour elle que des éloges en racontant, dans notre tome XVIII, leurs premières relations des années 1709 et 1710.

4. Comparez deux Additions de Saint-Simon au *Journal de Dangeau,* tome XVII, p. 134 et 159, et notre tome XIV, p. 410.

5. *Arrieres petitfils,* dans le manuscrit. Comparez notre tome XVII, p. 287.

* Saint-Simon a écrit ici : *prétension.*

le faire passer. M. le duc d'Orléans, à qui elle en parla, trouva d'abord cela ridicule. Il étoit alors comme enterré avec Mme d'Argenton, et, comme cela ne regardoit ni sa maîtresse, ni son genre de vie, sa négligence et sa facilité naturelle l'entraînèrent peu à peu à laisser tenter ce qu'il désapprouvoit, et, à la fin, de s'y laisser embarquer lui-même. L'enfance[1] de M. le duc de Chartres ôtoit toute occasion de montrer des prétentions à son égard ; mais leur fille aînée devenoit d'âge, et encore plus de figure, à être ce qu'on appelle présentée, et mise à la cour et dans le monde[2]. Le premier pas pour arriver à un rang supérieur aux princes du sang étoit d'en être distinguée, et, pour cela, il falloit au moins commencer par les précéder. A l'égard des filles[3], nulle difficulté par l'aînesse de la branche d'Orléans ; mais, pour les femmes des princes du sang et[4] leurs veuves, ce qui étoit la même chose, c'est où étoit l'embarras. Point d'exemple, en nulle condition, en France, où, entre personnes de même rang et de même condition, les femmes ne passassent partout devant les filles, et cet[5] usage s'étoit toujours observé parmi les princesses du sang de toutes les branches[6]. Il ne parut pas prudent de lever tout d'un coup le masque sur la prétention d'un nom et d'un rang nouveaux et inconnus[7] d'arrière-petits-fils[8] de France. Mme la duchesse d'Orléans

1. *La* corrigé en *l'e*.

2. Nous l'avons vue admise, en 1707, à manger au grand couvert (tome XV, p. 253), où ne figuraient point les princesses du sang, mais les seules filles et petites-filles de France, et on sait que ces princesses n'étaient connues officiellement du Roi que quand elles avaient été présentées dans les formes (*Mémoires de Sourches*, tome XI, p. 317, note 2). Comparez notre tome XVIII, p. 343.

3. Des princesses du sang filles.

4. Ici, *de*, dans le manuscrit. — 5. *Cett[e]* corrigé en *cet*.

6. Dans le volume déjà cité des Papiers de Saint-Simon (vol. *France* 192), il y a, n° 17, un recueil d'exemples établissant la continuité de cet usage.

7. Le manuscrit porte : *nouveau et inconnus*.

8. Ici, *arrierepetitsfils*.

eut peur d'effaroucher par trop ; mais, voulant le former peu à peu, et aller par degrés d'une prétention à l'autre, elle commença à prétendre que ses filles précédassent les femmes des princes du sang à titre seulement d'aînesse[1], pour, ce point gagné, venir au reste par échelons[2]. Ainsi, elle ne présenta, ni ne montra sa fille, pour avoir le temps de se tourner. Elle la fit appeler Mademoiselle tout court au Palais-Royal, n'y en ayant plus de ce nom depuis le mariage de Mme de Lorraine[3]. Du Palais-Royal cette dénomination[4] gagna Paris, et le monde s'y accoutuma[5], les princes du sang plus que les autres, ravis qu'une princesse du sang succédât à un nom qui n'avoit jusque-là été usité que pour deux petites-filles[6] de France[7] ; dans la suite il s'établit tout à fait : le Roi n'en dit rien, et[8] laissa faire, après quoi Mme la duchesse d'Orléans auroit trouvé fort mauvais si quelqu'un avoit appelé sa fille autrement. Le délai de la produire, et quelques petites simagrées observées chez elle, quoique[9] dans le plus petit

1. Vers 1708, le duc d'Orléans avait déjà fait dresser par Dubois un mémoire, appuyé sur des recherches du généalogiste Daniel de la Roque, d'où il ressortait que ses filles étaient arrière-petites-filles de Louis XIII, tandis que, pour les Condés, il fallait remonter à la treizième ou quatorzième génération. Dans un autre mémoire, il répondait à l'argumentation des Condé que les rangs étaient en effet à la disposition du Roi, mais à condition de ne pas renverser l'ordre établi par ses prédécesseurs (comte de Seilhac, *l'Abbé Dubois*, tome I, p. 116-117).

2. Ici, et plus loin, p. 91, *échellon*. — « Échelon se dit aussi figurément de ce qui sert à mener d'un rang plus bas à un plus haut » (*Académie*, 1718). Nous avons déjà eu cet emploi au figuré dans le tome XVIII, p. 96.

3. Tome XVII, p. 294-296.

4. Avant ce mot, Saint-Simon a biffé un premier *déno*.

5. Dans le tome XVII, p. 295, il a dit, au contraire, que le monde n'eut pas à « se ployer à cet usage, » parce qu'elle « ne paroissoit point » et qu'on « ne la nommoit pas beaucoup. » Cependant Dangeau la qualifiait ainsi depuis 1698 (*Journal*, tomes VI, p. 397, VIII, p. 138, etc.).

6. Ici, *Petittefilles*, dans le manuscrit.

7. La Grande Mademoiselle et la duchesse de Lorraine.

8. *Et* est en interligne, au-dessus d'*en*, biffé.

9. La première lettre de *quoique* surcharge un *d*.

particulier où on la tenoit renfermée, et dont on ne s'accommoda pas, commença à faire marmuser[1], et, comme cela perça, les princes du sang se réveillèrent et se tinrent en garde sans mot dire. Enfin il se présenta des contrats de mariage de particuliers à signer. Mademoiselle, quoique non présentée ni dans le monde, étoit d'âge à les[2] lui faire signer, et ce fut là où la prétention de préséance éclata. Mme la duchesse d'Orléans ne voulut pas qu'elle signât après les femmes des princes du sang, qui s'en émurent fortement : ainsi Mademoiselle, pour ne leur point céder, ne signa aucun de ces contrats, et la prétention se trouva ainsi formée[3]. Cela fit grand bruit, et mit une grande aigreur entre Mme la duchesse d'Orléans et Madame la Duchesse[4], où leurs amies se mêlèrent assez mal à propos. La chose éclatée, il la fallut soutenir : il se fit des mémoires de part et d'autre ; ils doublèrent en réponses et en réplique avec fort peu de mesure[5]. Les

1. Ce verbe n'a été relevé ni dans le *Dictionnaire de l'Académie,* ni dans celui de Furetière, non plus que dans les dictionnaires modernes de Littré et d'Hatzfeld. Le *Glossaire de Ménage* l'orthographiait *marmouser,* en le rapprochant de *marmoter,* et le *Dictionnaire de Trévoux* disait : « Vieux mot ; remuer les lèvres comme les marmots, les singes ; il est inusité. » Nous le retrouverons ci-après, p. 277.

2. *Le* corrigé en *les.*

3. Mme de Maintenon parle dès le mois de mars 1709 de ces prétentions pour les filles de Mme d'Orléans (recueil Bossange, tome I, p. 395 et 406) ; voyez aussi les dépêches de l'ambassadeur vénitien, ms. Ital. 1929, fol. 222. Dangeau écrivait, le 10 février 1710, à propos du contrat de mariage de son petit-fils le duc de Luynes (ci-dessus, p. 30) : « Nous le fîmes ensuite signer, comme on a accoutumé de faire, à toute la maison royale. Il y a deux embarras dans ces occasions-là : le premier, sur Mademoiselle, parce que son rang n'est pas encore réglé avec les princesses du sang mariées, et elle ne se trouve pas en lieu public où il puisse y avoir de la cérémonie.... » En décembre précédent, il avait déjà parlé (p. 77) d'une dispute lors des visites pour la naissance de la nouvelle fille de la duchesse d'Orléans.

4. Voyez notre tome XVIII, p. 63.

5. Ci-dessus, p. 62 et 63. Ces pièces sont dans le dossier du volume 192 des Papiers de notre auteur ; mais on en trouve aussi dans le ms.

choses en étoient là lorsque Monsieur le Duc mourut, et le Roi différoit toujours de décider, par son aversion naturelle, et par la crainte de fâcher ceux qu'il condamneroit[1]. Il y avoit une autre noise dans la maison de Condé. Mme la duchesse du Maine conservoit son rang de princesse du sang[2] ; mais elle n'avoit point pris de brevet qui le lui accordât, comme avoit fait Mme de Longueville[3], et les autres princesses[4] du sang mariées à d'autres qu'à des princes du sang. Sa raison intérieure étoit d'appuyer le rang extérieur de prince du sang dont son mari jouissoit[5], et de venir à prétendre qu'il étoit prince du sang, et[6] de tourner son rang de princesse du sang fille en celui de princesse du sang mariée, c'est-à-dire en femme de prince du sang. Comme il est le même en tout excepté les préséances entre elles, cette transition étoit facile à entreprendre. Elle passoit sans difficulté après Mlle de Condé, sa sœur aînée, tant qu'elle vécut. Avec Mlle d'Enghien, sa sœur cadette, point de difficulté à la précéder ; mais, lorsque Madame la Duchesse présenta ses filles et les mit à la cour et dans le monde, il fallut que la prétention éclatât : ainsi Mme du Maine évita de se trouver avec elles, et, comme elle avoit déjà secoué le joug de la cour, et qu'elle s'étoit tournée toute aux fêtes, aux plaisirs, à ne bouger de Sceaux[7], à ne vivre que pour soi, elle évita assez longtemps la concurrence sans[8] qu'on s'en aperçût trop ; mais

Adroite prétention * de la duchesse du Maine de précéder ses nièces comme tante.

Clairambault 719, p. 181-244, dans le registre des Archives KK 601, p. 1123-1152, dans le volume F 232 du recueil Cangé, à la Bibliothèque nationale, dans la collection de M. le duc de la Trémoïlle, etc.

1. Remarque déjà faite p. 7. — 2. Ci-après, p. 511-512.

3. Brevet du 19 février 1642 : Papiers de Saint-Simon, même volume *France* 192, n° 19.

4. Le *P* de *Psses* corrige une *f*.

5. Depuis 1694, il précédait les autres pairs non princes du sang (tome II, p. 104-107).

6. *Et* est en interligne, au-dessus d'*et que son ra[ng]*, biffé.

7. Tome XVIII, p. 421-422. — 8. L'initiale de *sans* surcharge un *c*.

* Encor ici, *pretenxon*.

les contrats de mariage des particuliers la décelèrent, comme ils avoient fait Mme la duchesse d'Orléans pour Mademoiselle[1]. Néanmoins, elle n'osa parler du rang de M. du Maine ; mais, laissant à part qu'elle fût ou non femme d'un prince du sang, elle s'avisa d'alléguer qu'étant sœur de Monsieur le Duc, elle ne devoit pas céder à ses filles, sur lesquelles elle avoit un degré de parenté paternelle[2], et ne signa plus aucun contrat de mariage[3]. La prétention étoit inouïe, et tout cela étoit d'autant plus mal cousu[4], que, tant qu'elle avoit signé les contrats de mariages[5], elle les avoit toujours signés au-dessus de[6] son mari, ce qui n'eût pas été s'il eût été prince du sang, comme M. le prince de Conti les signoit tous au-dessus[7] de Madame sa femme, qui étoit fille aînée de Monsieur le Prince[8].

Pour revenir à l'affaire de Mademoiselle, tout ce qui s'étoit passé avant la mort de Monsieur le Duc s'étoit fait avant que j'eusse vu Mme la duchesse d'Orléans[9], et M. le duc d'Orléans en étoit si peu occupé, qu'à peine m'en avoit-il dit quelque mot en passant, que j'avois encore moins ramassé. Ce matin-là donc de la mort de Monsieur le Duc, étant seul avec M. et Mme la duchesse d'Orléans,

1. Dangeau avait écrit, le 9 janvier 1708, à propos de la signature du contrat de mariage de Cany (tome XII, p. 54) : « Il y eut une petite difficulté, l'après-dînée, entre les princesses, sur la signature de ce mariage ; Mlle de Bourbon avoit signé après Madame la Duchesse, et Mme du Maine ne voulut point signer au-dessous de Mlle de Bourbon, le Roi n'ayant pas encore décidé laquelle des deux doit marcher devant. » Voyez ci-dessus, p. 65, note 3.

2. Nous avons déjà eu cette façon de parler au tome XV, p. 137.

3. *Dangeau*, tome XIII, p. 99. — 4. Cela se tenait mal.

5. Ici, mais non plus haut, *mariages* est bien au pluriel.

6. Les mots *au dessus de* sont en interligne, au-dessus d'*avant*, biffé, et, devant *au dessus*, Saint-Simon a biffé un *et*.

7. Avant ce second *au dessus*, Saint-Simon a encore biffé *avant* et une lettre.

8. Voyez ci-après, appendice VI, des extraits de la correspondance du duc du Maine.

9. Tome XVIII, p. 369, 400 et suivantes.

après m'avoir conté combien leur visite à Madame la Duchesse s'étoit bien passée[1], ils me dirent qu'ils étoient d'avis de se servir de cette occasion pour faire finir la dispute du rang de leurs filles, qui duroit depuis trop longtemps; que, dans cet esprit, M. le duc d'Orléans avoit, dès ce même matin, parlé au Roi, et représenté qu'il étoit de son équité de prononcer, et de sa bonté de le faire dans une occasion où toutes les inimitiés suspendues pouvoient demeurer éteintes, si le bois qui entretenoit ce feu étoit ôté; qu'il ne falloit rien espérer entre eux de solide tant que cette querelle les irriteroit; que leur état ne comportoit aucun autre sujet de division; que ce qu'il venoit de se passer entre eux feroit recevoir avec une soumission douce quelque jugement qui pût intervenir; que le Roi, paroissant touché de ses raisons, lui avoit dit qu'il prît garde, et qu'il pourroit bien le condamner: à quoi il n'avoit répondu que par une continuation d'instances pour être jugé. Ce fut la matière de la délibération: mon avis fut qu'il n'y avoit rien de pis pour eux que de n'être point jugés, parce que[2] la provision[3] étoit contre eux, fondée sur l'usage de tout temps; qu'ainsi, sans être jugés, ils demeuroient condamnés, puisque Mademoiselle ne pouvoit se trouver nulle part avec les femmes des princes du sang parce qu'elle ne pourroit les précéder, et que, par la même raison, elle ne signoit aucun contrat de mariage. J'ajoutai que, quelque jugement qui intervînt, ils se retrouveroient toujours sur leurs pieds, parce qu'en perdant même leur prétention pour leurs filles, ce même jugement décideroit la préséance de Mme la duchesse d'Orléans sur les filles qu'auroit M. le duc de

1. Ci-dessus, p. 54.

2. *Parce que* est en interligne, au-dessus de *ma raison estoit que*, biffé.

3. « *Provision* se dit, en termes de Palais, en parlant de ce qui est adjugé préalablement à une partie en attendant le jugement définitif, et sans préjudice des droits réciproques au principal » (*Académie*, 1718).

Berry. Je crus aussi, en quoi je me trompai lourdement, que, quoique le Roi eût dit à M. le duc d'Orléans qu'il pourroit bien le condamner, il ne le feroit pas, parce que, s'il avoit eu à le faire, il n'auroit pas résisté à toutes les instances que Monsieur le Prince et Monsieur le Duc lui avoient faites de juger dans le temps que M. le duc d'Orléans étoit le plus mal avec lui; et ce fut aussi l'avis de M. et de Mme la duchesse[1] d'Orléans. Nous convînmes donc, selon que je le leur proposai, que M. le duc d'Orléans en iroit dire seulement un mot à Mme de Maintenon, pour se la concilier et ne la pas fatiguer, et un autre encore au Roi avant qu'il se mît à table. Aussitôt après dîner, je retournai chez eux savoir où ils en étoient. Mme la duchesse d'Orléans s'étoit mise au lit pour recevoir les compliments sur la mort de Monsieur le Duc[2], et M. le duc d'Orléans et moi, seuls dans sa ruelle, discutâmes avec elle ce qu'il restoit à faire. Il me dit qu'il n'avoit pu voir Mme de Maintenon, qui ne dînoit pas chez elle, et que le Roi ne lui avoit pas paru éloigné de juger. Nous conclûmes qu'il falloit concilier et rafraîchir la mémoire à Mme de Maintenon par une lettre : nous la fîmes tous trois, moi tenant la plume[3], et je passai après, avec M. le duc d'Orléans, dans son cabinet, pour la lui dicter. Il l'écrivit et l'envoya sur-le-champ, et moi, je mis par curiosité le brouillon dans ma poche, qui se trouvera[4] parmi les Pièces[5]. J'allai de là rendre l'état des choses à M. de Beauvillier, qui me promit de parler à Mgr le duc de

1. Saint-Simon avait d'abord écrit : *de M. le Duch d'Orl.;* il a ajouté *et de Me* en interligne, puis *d'* après *Duch,* mais oublié de corriger *le* en *la.*

2. Il a été parlé à diverses reprises de l'usage de recevoir des visites sur le lit, et notamment au tome V, p. 127 ; voyez ci-après, p. 70 et 87.

3. Comme pour la rupture avec Mme d'Argenton (tome XVIII, p. 394-395) et, bientôt, pour le mariage de la duchesse de Berry (ci-après, p. 224.

4. Ici, encore, *trouverra.*

5. En marge : « Voir les Pièces, p.. ...» Ce brouillon ne se trouve

Bourgogne, chez lequel M. le duc d'Orléans alla dans l'après-dînée, et l'entretint longtemps. Ce prince lui dit qu'il étoit d'avis de juger, mais qu'il ne pouvoit l'assurer s'il seroit pour lui. Après, ils se parlèrent avec amitié sur le mariage de M. le duc de Berry avec Mademoiselle[1].

Le Roi, après sa messe, avoit été voir Madame la Duchesse, dolente à merveille dans son lit, et lui avoit fort parlé d'achever d'éteindre toute aigreur entre Mme la duchesse d'Orléans et elle, et d'en saisir cette occasion touchante où M. et Mme la duchesse d'Orléans avoient si bien fait pour elle, et de si bonne grâce. Le Roi se trouvoit mal à l'aise de leur division : son desir de la voir finir lui fit prendre pour un retour de bonne foi ce que la seule bienséance avoit fait dire et faire des deux côtés en cette journée[2]. Touché[3] d'ailleurs par ce que lui avoit dit M. le duc d'Orléans sur une décision, plus encore de sa lettre à Mme de Maintenon, qu'il avoit vue, il crut ne pouvoir trouver de conjoncture plus favorable, puisqu'il falloit bien en venir un jour à décider, et que, dans ces premiers moments de rapprochement, les parties seroient plus traitables et recevroient plus doucement sa décision qu'en aucun autre temps. Rempli de cette pensée, il entra[4] sur le soir chez Mme la duchesse de Bourgogne, avant de passer chez Mme de Maintenon, comme il faisoit plusieurs[5] fois tous les jours depuis qu'elle étoit en couche du Roi d'aujourd'hui[6], et, contre sa coutume, après les premiers moments, il en fit sortir tout le monde. Il ne demeura[7] dans la chambre que Mme de Maintenon, Monseigneur,

Jugement du Roi entre les princesses du sang mariées et filles en faveur des premières, où il fait d'autres décisions concernant son sang.

pas parmi les documents du volume *France* 192, tandis que nous y avons deux mémoires et une lettre du prince.

1. Ci-après, p. 189.

2. Selon le duc du Maine, le Roi finit par croire à la sincérité de cette douleur.

3. La fin de *touché* surcharge des lettres illisibles.

4. Avant *entra*, Saint-Simon a biffé une lettre illisible.

5. La deuxième lettre de *plusieures* corrige un *o* ou un *r*.

6. Ci-dessus, p. 29. — 7. *Resta* corrigé en *demeura*.

Mgr le duc de Bourgogne, et la princesse dans son lit, dont tous s'approchèrent tandis que le Roi envoya querir M. le duc de Berry. Le Roi exposa le fait, ce que M. le duc d'Orléans lui avoit dit dans la journée, Mme de Maintenon ce qu'il lui avoit écrit: ils convinrent tous qu'il falloit décider. Le Roi, qui n'avoit pas relu les mémoires, étoit plein d'un dernier que feu Monsieur le Duc lui avoit donné depuis peu de jours[1]. Il en avoit voulu donner la communication à M. le duc d'Orléans et la liberté d'y répondre : sa paresse et sa négligence lui persuadèrent que l'un et l'autre étoit inutile, que ce ne pouvoit être que des redites, et qu'il n'avoit pas besoin de rien ajouter aux mémoires qu'il avoit donnés. Ainsi, il ne vit point ce dernier mémoire, qui pourtant avoit persuadé le Roi contre la prétention de Mademoiselle. Il montra un peu ce penchant; mais il laissa toute liberté de discuter l'affaire, et d'opiner, parce que, dans la vérité, il ne se soucioit guères qui de ses deux bâtardes l'emportât. Monseigneur, de longue main bien instruit, de nouveau recordé[2], qui haïssoit M. le duc d'Orléans à ne s'en pas contraindre, qui y étoit sans cesse entretenu, qui aimoit Madame la Duchesse, opina de toute sa force pour les femmes des princes du sang. Mgr le duc de Bourgogne, sur lequel de plus anciens et de plus solides principes que ceux des mémoires respectifs faisoient impression, appuya le même avis. On peut ne pas douter[3] que M. le duc de Berry n'en ouvrit pas un autre. La décision arrêtée, le Roi considéra qu'en ayant fait une pour la préséance de ses filles sur Madame, qu'il ne vouloit pas changer, et, desirant aussi donner quelque consolation à Mme la duchesse d'Orléans, fit l'honnêteté à M. le duc de Berry de lui demander s'il n'auroit point de peine de céder aux filles de Mgr le duc de Bourgogne, qui, tout de suite, répondit

1. Sans doute la pièce 9 du volume *France* 192, fol. 78-81.
2. Même emploi qu'au tome XVII, p. 247.
3. Ainsi au manuscrit.

qu'il n'en auroit point. Ainsi il fut arrêté que les filles de France non mariées précéderoient, excepté la Dauphine ou la fille de France directe, les femmes de leurs frères cadets, mais que les petites-filles de France filles seroient précédées par les femmes des fils de France, par[1] conséquent Mme la duchesse d'Orléans seroit assurée de précéder les filles de M. le duc de Berry; et que les femmes des princes du sang précéderoient toutes les filles des petits-fils de France et des princes du sang aînés de leurs maris. Après cela vint l'article de Mme la duchesse du Maine, que le Roi voulut décider en même temps. Pour cela, il fut réglé que le jugement[2] dénommeroit que les princesses du sang filles se précéderoient suivant leur aînesse, ce qui sapoit la nouveauté prétendue par Mme du Maine de précéder comme tante les filles de feu Monsieur le Duc son frère non mariées, parce qu'elle avoit un degré sur elles[3], et que les petites-filles de France qui épouseroient un prince du sang, ou un qui ne le seroit pas, et les princesses[4] du sang qui épouseroient un autre qu'un prince du sang ne conserveroient point leur rang sans un brevet qui le leur accordât. Ainsi[5] tomboit le manège de Mme du Maine en faveur de son mari, qui, avec tout son extérieur de prince du sang, ne l'étoit pas, et le Roi dit qu'il feroit expédier un brevet à Mme la duchesse du Maine en cas qu'elle n'en eût pas déjà un pour conserver son rang. Ainsi elle fut déclarée ce qu'elle étoit, c'est-à-dire princesse du sang fille quoique mariée, et marchant au rang de son aînesse après ses nièces. Tout fut consulté entre eux, excepté l'article des filles de France, que le Roi ne mit pas en délibération après l'honnêteté faite à M. le duc de Berry, et la différence qu'il voulut mettre entre les filles et les petites-

1. Avant *par*, Saint-Simon a biffé un premier *par* surchargeant *co*^e^ *M*.
2. Il a écrit : *jugem*, sans signe d'abréviation. — 3. Ci-dessus, p. 67.
4. Le *P* de *P*^sses^ corrige une *f*.
5. La troisième lettre d'*ainsy* corrige une *s*.

filles[1] de France pour relever d'autant les premières, et gratifier Mme la duchesse d'Orléans, dont M. le duc de Berry ne s'aperçut pas, et que les deux autres princes n'osèrent relever. Tout étant ainsi unanimement convenu et résolu, le Roi imposa le secret jusqu'à la déclaration qu'il en feroit après son souper. Pour mieux entendre ce qui s'y passa, il faut expliquer en deux mots la mécanique de l'après-souper de tous les jours[2]. Le Roi, sortant de table, s'arrêtoit moins d'un demi-quart d'heure le dos appuyé contre le balustre de sa chambre. Il trouvoit là en cercle[3] toutes les dames qui avoient été à son souper, et qui l'y venoient attendre un peu avant qu'il sortît de table[4], excepté les dames assises, qui ne sortoient qu'après lui, et qui, à la suite des princes et princesses qui avoient soupé avec lui, venoient une à une faire une révérence, et achevoient de former le cercle debout, où les autres dames avoient laissé un grand vuide pour elles, et tous les hommes derrière. Le Roi s'amusoit à remarquer les habits, les contenances, et la grâce des révérences, disoit quelque mot aux princes et aux princesses qui avoient soupé avec lui, et qui fermoient le cercle auprès de lui des deux côtés, puis faisoit la révérence aux dames à droit et à gauche, qu'il faisoit encore une fois ou deux en s'en allant[5], avec une grâce et une majesté non pareille, parloit quelquefois, mais fort rarement, à quelqu'une en passant, entroit dans le premier[6] cabinet, où il s'arrêtoit

Mécanique des après-soupers du Roi.

1. *Petittefilles*, en un seul mot, et sans accord.

2. Notre auteur a déjà parlé de la « mécanique » des après-soupers dans les tomes XV, p. 354, et XVI, p. 103 et 198; il y reviendra encore dans la suite des *Mémoires*, tome XIII de 1873, p. 285-286.

3. Après *cercle*, Saint-Simon a ajouté, sans doute par mégarde, un *de* en interligne, peut-être pour *debout*.

4. Le souper avait lieu à dix heures, et les dames arrivaient vers dix heures trois quarts; mais le Roi les faisait parfois attendre jusqu'à onze heures et demie (notre tome VIII, p. 326, note 3).

5. Les mots *en s'en allant* ont été ajoutés en interligne.

6. Il a ajouté après coup ce p^{r}.

pour donner l'ordre, et s'avançoit après dans le second cabinet, les portes du premier au second demeurant toutes ouvertes[1]. Là, il se mettoit dans un fauteuil; Monsieur, quand il vivoit, dans un autre; Mme la duchesse de Bourgogne, Madame, mais seulement depuis la mort de Monsieur, Mme la duchesse de Berry après son mariage, et les trois bâtardes, Mme du Maine, quand elle étoit à Versailles, sur des tabourets, des deux côtés en retour; Monseigneur, Mgr le duc de Bourgogne, M. le duc de Berry, M. le duc d'Orléans, les deux bâtards, feu Monsieur le Duc, comme mari de Madame la Duchesse, quand il vivoit, et, depuis, les deux fils de M. du Maine[2], quand ils furent un peu grands, et d'Antin, depuis qu'il eut les bâtiments, tous debout[3]; et M. d'O, comme ayant été gouverneur de M. le comte de Toulouse, avec les quatre premiers valets de chambre[4], Chamarande, qui en avoit conservé les entrées[5], les quatre premiers valets de garderobe[6], les premiers valets de chambre de Monseigneur et des deux princes ses fils[7], le[8] concierge de Versailles[9] et

1. Il a déjà été parlé plusieurs fois des deux cabinets du Roi; pour leur situation, on peut se reporter à l'ouvrage de Dussieux, *le Château de Versailles*, tome I, p. 222-230. Le second s'appeluit le cabinet des Termes ou des Perruques : tome V, p. 258, note 1.

2. Le prince de Dombes et le comte d'Eu : ci-après, p. 554.

3. *Dangeau*, tome XIV, p. 441 ; *Correspondance de Madame*, recueil Jaeglé, tome I, p. 135, 250 et 254 ; notre tome II, p. 188. Jamais un étranger n'entrait dans ce cercle de famille ; c'est par exception, et comme parent, que nous y avons vu admettre l'électeur de Cologne en 1706 (tome XIV, p. 99).

4. Nyert, Blouin, Boutemps et Quantin de Champcenetz.

5. *État de la France*, éd. 1712, tome I, p. 254. C'est ce qu'on appelait les grandes entrées du cabinet (suite des *Mémoires*, tome XIII de 1873, p. 285-286).

6. Bachelier, Jean Quantin, Louis Quantin son fils, et Bontemps fils.

7. Thomassin, premier valet de chambre du Dauphin, du Chesne, au duc de Bourgogne, et Chesnedé, au duc de Berry.

8. *Le* surcharge un *et*.

9. C'était Michel le Bel, un des trente-deux valets de chambre ordinaires du Roi.

les garçons bleus, étoient dans le cabinet des Chiens[1], qui flanquoit celui où étoit le Roi, la porte entre-deux toute ouverte, dans laquelle les principaux se tenoient, dont[2] quelques-uns demeuroient dans le premier cabinet avec les dames d'honneur des Princesses qui étoient avec le Roi, les deux dames du palais de jour de Mme la duchesse de Bourgogne[3], les[4] dames d'atour des filles de France. Ainsi on voyoit et on entendoit de ce premier cabinet et de celui des Chiens ce qui se disoit et faisoit dans celui où étoit le Roi, qui, en arrivant, y trouvoit les princes et les princesses qui avoient cette entrée, et qui ne mangeoient[5] pas avec lui. Le nouveau Monsieur le Duc et M. le prince de Conti, depuis son mariage, eurent cette entrée, l'un comme fils[6] de Madame la Duchesse, l'autre comme son gendre[7]. Partout cela étoit de même, suivant la disposition des lieux, sinon qu'à Marly les dames que Mme la duchesse de Bourgogne amenoit se tenoient les après-soupers[8] dans le cabinet[9] du Roi avec les dames d'honneur, et qu'à Fontainebleau il n'y avoit qu'un seul cabinet fort grand[10], où

1. Le cabinet des Chiens se trouvait à la suite du second cabinet ou cabinet des Perruques (ci-dessus, p. 74, note 1), en retour sur la cour de Marbre. Sous Louis XV, il fut réuni au cabinet du Billard et à d'autres petites pièces, pour former la nouvelle chambre à coucher du Roi (Dussieux, *le Château de Versailles*, tome I, p. 313).

2. Le *d* de *dont* surcharge un *et*.

3. Tout ce qui précède, depuis *les deux dames*, est en interligne.

4. *Et* a été biffé avant un *des* corrigé en *les*, et, plus loin, avant *filles*, Saint-Simon a biffé *deux*.

5. Avant *mangeoient*, notre auteur a biffé *soupoi[ent]*, qu'il avait commencé à surcharger d'une *m*.

6. Avant *fils*, il a biffé *petit*.

7. Toute cette phrase, depuis *Le nouveau*, a été ajoutée en interligne et sur la marge, avec un signe de renvoi.

8. Ici, Saint-Simon n'a plus mis le pluriel à *souper*.

9. *La* a été corrigé en *le*, et *cabinet* est en interligne, au-dessus de *chambre*, biffé. — Il a déjà été parlé du cabinet du Roi à Marly dans le tome VIII, p. 317.

10. Tomes XV, p. 254, et XVI, p. 198.

tout ce qui vient d'être nommé demeuroit avec le Roi, les dames d'honneur duchesses assises joignant les princesses et tout de suite, les autres debout ou par terre sur le parquet, où même on ne donnoit point de carreau à la maréchale de Rochefort[1]. Les valets s'y tenoient peu, et peu à la fois, par discrétion. Cela entendu, le Roi, entré dans le second cabinet, appela M. et Mme la duchesse d'Orléans et M. le comte de Toulouse, et, au lieu de s'asseoir à l'ordinaire, les alla attendre à un coin du cabinet, où il leur dit ce qu'il avoit décidé[2]. M. le duc d'Orléans, peu capable de prendre les choses à cœur, et qui s'étoit laissé entraîner en cette affaire plutôt qu'il n'y étoit entré, se contenta aisément; pour Mme la duchesse d'Orléans, elle ne répondit pas un seul mot. De là, le Roi, se faisant suivre par le comte de Toulouse, alla à un autre coin, où il appela Mme[3] la princesse de Conti sa fille, la seule d'entre les princesses du sang qui fût là, et lui dit aussi le jugement, qui parut surprise et fort aise. Enfin, le Roi, toujours avec M. le comte de Toulouse, passa à un autre endroit, où il appela M. et Mme la duchesse du Maine, à qui il dit aussi ce qui les regardoit, et qui[4] en parurent fort mortifiés. Ensuite le Roi s'alla asseoir à l'ordinaire, et le temps du cabinet jusqu'au coucher s'acheva fort sérieusement. Le lendemain, mercredi des Cendres, le Roi déclara son jugement le matin, au Conseil[5], qui y fut fort applaudi, et ensuite du public. Il ajouta qu'il l'avoit tout écrit de sa main, mais qu'il y vouloit retou-

Le Roi déclare son jugement aux parties, puis au Conseil, et ne le rend public que quelques jours après, sans le revêtir d'aucunes formes.

1. Il sera parlé encore de cette position des dames dans la suite des *Mémoires*, tomes VIII de 1873, p. 251, XIII, p. 286, et XIX, p. 175; comparez l'Addition à Dangeau nº 174, une autre Addition dans le tome I du *Journal*, p. 351, et les *Mémoires de Sourches*, tome XII, p. 15. C'était une coutume espagnole: nos tomes VIII, p. 175, et IX, p. 202.

2. Cette scène se passa donc le 4 mars. Notre auteur est seul à en donner les détails.

3. L'article *la* surchargé en *Me*.

4. *Et* surcharge *à*, et *qui* a été répété deux fois, par mégarde.

5. *Journal de Torcy*, p. 147-148; *Dangeau*, p. 115; *Sourches*, p. 165.

cher quelque chose[1]. Il le dressa de manière que les enfants en directe[2], quoique non enfants des Rois, furent déclarés fils et filles de France[3], ce qui, par exemple, regardoit M. le duc de Berry, et il confirma tacitement le nouvel état et rang de petit-fils et petites-filles[4] de France. Tout demeura encore comme secret jusqu'au 12 du même mois de mars[5], que le Roi donna son jugement, écrit de sa main en onze articles, à Pontchartrain, comme ayant la maison du Roi dans son département de secrétaire d'État, qui l'expédia[6] et le signa seul. Le Roi n'y voulut point d'autre forme, ni même sa signature[7],

1. Nous n'avons pas cette minute de la main de Louis XIV; mais le règlement fut transcrit sur les registres du secrétariat de la maison du Roi, reg. O¹ 54, fol. 38 v°, et il en existe de nombreuses copies : cartons K 122, n° 8¹, K 570, n° 138, K 1712, n° 11, et O¹ 281, 1er dossier; registre de Desgranges, ms. Mazarine 2745, fol. 192-193; Dépôt des affaires étrangères, vol. *France* 1173, fol. 94-96. D'ailleurs, Dangeau l'a reproduit dans son *Journal*, tome XIII, p. 115-117, et il est aussi dans les Papiers de Saint-Simon, vol. *France* 192, n° 23, suivi de réflexions. On le trouvera ci-après, p. 510-512.

2. Le *Dictionnaire de l'Académie* de 1718 donnait seulement *en ligne directe*.

3. C'est le deuxième article du règlement : « Par le mot de *fils* et *fille de France*, S. M. entend non seulement les enfants du Roi, mais aussi tous ceux qui sont de la ligne directe aînée et héritière présomptive de la couronne. »

4. Il y a bien, dans le manuscrit, *petitfils*, au singulier, et *petittes-filles*, au pluriel.

5. En effet, le 8 mars, la duchesse du Maine adressa encore au Roi un mémoire sur ses droits, et, le 10, elle fit la malade pour ne pas venir en cérémonie chez le Roi ave cses nièces, « de peur d'être obligée de leur céder le pas » (*Mémoires de Sourches*, p. 168, note). On trouvera dans l'appendice VI, p. 512-514, le mémoire du 8 mars, d'après le registre de correspondance du duc du Maine; il n'est pas dans les Pièces de Saint-Simon. Le carton des Archives K 122 (n° 8 2-21) renferme les brouillons des mémoires et répliques de la maison de Condé.

6. *L'expedia* corrige *le d.*

7. Il semble que notre auteur se trompe sur ce détail. En effet, si nous ne possédons pas l'original, la copie authentique délivrée en 1734 par M. de Maurepas, aujourd'hui dans le carton K 1712, n° 11, porte la signature du Roi : Louis, apposée avant celle du secrétaire d'État.

pour que sa décision ainsi toute nue, sans sceau, sans signature des[1] autres secrétaires d'État, sans vérification au Parlement, tînt plus de sa toute-puissance : c'est au moins toute la raison qu'on en put imaginer. En même temps, Pontchartrain eut ordre d'expédier pour la duchesse du Maine le brevet de conservation de rang et honneurs de princesse du sang fille[2], qu'elle n'avoit eu garde de demander, et dont elle se seroit si volontiers passée[3].

Brevet de conservation de rang de princesse du sang fille à la duchesse du Maine*.

Il ne laissa pas d'être remarquable que le jour de la mort de Monsieur le Duc eût, par cela même, fait éclore ce que tout son crédit et celui de Monsieur le Prince, toute leur ardeur et leur empressement, et toutes les adresses de Madame la Duchesse n'avoient pu obtenir de son vivant. Elle oublia un peu son état si récent de veuve dans la sensibilité très marquée de ce qu'elle venoit de gagner[4], en quoi Mme la princesse de Conti sa sœur parut beaucoup plus modérée. Madame la Duchesse en reçut même les compliments de ses familiers, ce[5] qui fut imité à Paris par Madame la Princesse et Mme la princesse de Conti.

Le lendemain de ce jugement, je vis sortir M. le duc d'Orléans du cabinet du Roi comme j'entrois dans sa chambre ; je l'attendis, et lui demandai où il en étoit. « Nous sommes condamnés, me dit-il à l'oreille ; » et, me

1. Avant ce *des*, Saint-Simon a effacé du doigt une virgule.

2. Brevet du 13 mars 1710 (reg. O[1] 54, fol. 40 ; ms. Clairambault 719, p. 165-167 ; vol. *France* 192, fol. 141 ; *Écrits inédits de Saint-Simon*, tome II, p. 45-46 ; ci-après, p. 514-515). Il faut comparer ce brevet avec ceux de 1622 et de 1662, que Saint-Simon a insérés aussi dans son dossier de Pièces, fol. 122 et 125.

3. Après *passée*, Saint-Simon a effacé du doigt les mots *Il ne laissa pas*, pour les reporter à l'alinéa suivant.

4. A noter cet emploi de *sensibilité de quelque chose*, que ne donnait pas *l'Académie*.

5. *Ce* est en interligne.

* Cette manchette, dans le manuscrit, est deux lignes trop haut.

prenant par le bras : « Venez-vous-en, ajouta-t-il, voir Mme d'Orléans. » Je la crus outrée, et n'y voulois point aller ; mais il m'y traîna. Nous la trouvâmes dans la niche[1] de sa petite chambre obscure sur la galerie, une table devant elle avec du café. Dès que je l'envisageai, ses larmes, qui n'avoient guères tari, redoublèrent. Je me tins à la porte pour sortir doucement : elle le sentit aussitôt, me rappela, et me força de m'asseoir. Là, nous nous lamentâmes à l'aise ; puis, elle me fit lire une lettre de sa main à Mme de Maintenon, par laquelle elle lui exposoit ses peines, et insistoit sur le mariage de Mademoiselle avec M. le duc de Berry pour être au moins accordé et déclaré[2], si, dès à présent, on ne vouloit pas encore passer outre. Je n'ai jamais vu une lettre si forte, si belle, écrite avec tant de justesse, de délicatesse, de tour, ni, dans son éloquence, d'un air plus simple et plus naturel. M. le duc d'Orléans me conta comment le jugement avoit été rendu, puis, au cabinet, la veille, leur avoit été déclaré. Il ajouta à Mme la duchesse d'Orléans et à moi qu'il venoit de toucher un mot au Roi du mariage de Mademoiselle qui le consoleroit de tout : sur quoi, pour toute réponse, le Roi lui avoit dit un *Je le crois bien*[3]*!* d'un ton sec, et avec un sourire amer et moqueur, ce qui acheva de nous affliger. Mme la duchesse d'Orléans feignit une migraine pour ne voir personne, pas même Mademoiselle, qu'un moment sur le soir, qu'elle renvoya aussitôt, et qu'elle fit tenir enfermée dans sa chambre. Le lendemain, elle alla fuir le monde à Saint-Cloud, et ne vit Madame la Duchesse que le troisième jour. La douleur fut telle, que tout le monde la vit, et qu'elle fut incapable de conseil et de contrainte. Outre le chagrin d'avoir été condamnée et le dépit[4] de voir Madame la Duchesse l'emporter, elle en sentoit un autre plus intime, et dont elle n'osoit faire semblant :

Premiers pas directs pour le mariage de Mademoiselle avec M. le duc de Berry. Désespoir et opiniâtreté de Mme la duchesse d'Orléans du jugement du rang entre les princesses du sang femmes et filles.

1. Comme celle de Mme de Maintenon : tome XV, p. 242.
2. *Declarer* corrigé en *declaré*. — 3. Non souligné dans le manuscrit.
4. *Le despit* surcharge *de vo[ir]*.

c'étoit de voir, par ce seul coup, avorter tous ces[1] projets de nom et de rang d'arrière-petits-fils de France[2], et de voir ses enfants bien et solidement constitués et déclarés princes du sang, sans nulle distinction des autres princes du sang; et c'est ce qui la poignoit[3] dans le plus intime de l'âme. Elle résolut de bouder, de s'éloigner du Roi, de tenir plus que jamais Mademoiselle cachée, et de céder en tout au désespoir qui la possédoit, qu'elle couvrit d'un voile de politique pour embarrasser le Roi, disoit-elle, et l'obliger à en venir au mariage qu'elle desiroit. M. le duc d'Orléans, infiniment moins fâché, et, pour cette fois, beaucoup plus raisonnable qu'elle, combattoit son opinion, à laquelle il fallut pourtant céder pour quelque temps. On étoit en carême, le Roi alloit trois fois la semaine au sermon, où les princesses étoient en rang : elle s'opiniâtra à ne vouloir point que Mademoiselle s'y trouvât. Pour achever de suite cette matière, elle voulut faire un voyage à Paris, tant[4] pour s'éloigner du Roi d'une manière plus marquée et moins accoutumée, que pour chercher consolation dans la pleine jouissance du Palais-Royal, et d'une cour dans Paris, pour la première fois de sa vie, par la défaite de Mme d'Argenton. Le succès passa ses espérances : elle y régna sur la cour de M. le duc d'Orléans, qui auparavant la regardoit à peine, et[5] ses appartements ne désemplirent point de tout ce qu'il y eut de plus distingué. Transportée d'un état si brillant, et si nouveau pour elle, elle me témoigna souvent combien elle étoit sensible à tout ce que j'avois fait. La bienséance qui, si tôt après la mort de Monsieur le Duc, les empêchoit de

1. Ce *ces* démonstratif est peut-être un *lapsus* de plume.

2. Ci-dessus, p. 62-64.

3. « *Poindre*, au sens de piquer, n'a guère d'usage que dans cette phrase proverbiale : *Oignez vilain, il vous poindra; poignez vilain, il vous oindra* » (*Académie*, 1718). Nous en trouverons bientôt un autre exemple dans la suite des *Mémoires*, tome VIII de 1873, p. 390.

4. *Tant* est en interligne.

5. *Et* est aussi en interligne.

se montrer à l'Opéra en public, lui procura un nouveau plaisir : elle y alla dans la petite loge faite exprès pour Mme d'Argenton[1], de qui elle triompha en toutes les façons, et M. le duc d'Orléans et elle m'obligèrent d'y aller avec eux. Huit jours se passèrent dans cette pompe, après lesquels il fallut retourner à Versailles, où ce voyage ne fut pas désapprouvé. Cependant Mme la duchesse d'Orléans n'en devint pas plus traitable ; la duchesse de Villeroy y échoua, et Mme la duchesse de Bourgogne, qui résolut de lui parler, et qui le fit avec beaucoup d'esprit, d'amitié et d'adresse, n'en eut pas plus de contentement. Elle voyoit que cette conduite gâtoit tout pour le mariage de Mademoiselle avec M. le duc de Berry, et elle le desiroit pour les raisons qui s'en verront en leur temps[2]. Mme la duchesse d'Orléans demeuroit ferme à gagner Pâques sans montrer Mademoiselle, temps après lequel il n'y avoit[3] plus de lieux publics où les princesses fussent en rang. M. le duc d'Orléans, qui sentoit le poids de cette conduite par rapport à ce mariage, lui en parla un jour, en ma présence, plus fortement qu'à l'ordinaire, et peu à peu il s'échauffa, contre son ordinaire, jusqu'à lui toucher sa naissance d'une manière à l'affliger[4] et à m'embarrasser

1. La duchesse d'Orléans, ne pouvant ni avoir un tapis à l'Opéra comme les filles de France, ni aller toujours dans la loge de sa belle-mère, en avait loué une petite comme en *incognito*, et les princesses du sang avaient fait de même (*Pièces intéressantes et peu connues*, tome II, p. 79).

2. Madame écrivait alors (recueil Jaeglé, tome II, p. 101-102) que tous les princes étaient ligués contre le duc d'Orléans, de peur que le Roi ne prît sa fille pour le duc de Berry au lieu de la fille de Madame la Duchesse, mais que la duchesse de Bourgogne, pour ramener son mari, avait fait un pacte secret avec la duchesse d'Orléans. Elle ajoutait : « C'est une plaisante comédie d'intrigues enchevêtrées, et je pourrais dire avec la chanson : « Si on ne mouroit pas de faim, il en faudroit « mourir de rire. » Nous l'avons déjà vue citer ce dicton.

3. *Avoit* est en interligne, au-dessus d'*a*, biffé, et, plus loin, *fussent* est aussi en interligne, au-dessus de *soyent*, également biffé.

4. *Affiger*, dans le manuscrit.

beaucoup. Mon parti fut le silence, et de saisir le premier moment que je pus de passer de ce cabinet dans celui de M. le duc d'Orléans; il y vint peu après, encore tout en colère, et moi, qui y étois aussi, j'osai le gronder tout de bon. Je fus forcé d'aller le lendemain matin chez Mme la duchesse d'Orléans pour raisonner seul avec elle : elle me fit souvenir des propos de la veille ; je lui avouai tout ce que j'en avois dit à M. le duc d'Orléans immédiatement après. A peu de jours de là, M. de Beauvillier, qui s'intéressoit fort aussi au mariage, m'arrêta dans la galerie pour me représenter combien il importoit à cette affaire que Mademoiselle parût; qu'il étoit bien informé que toute cette opiniâtreté retomboit, avec un grand venin, sur Mme la duchesse d'Orléans ; qu'on se servoit de cela pour faire craindre au Roi, et jusqu'à Mme la duchesse de Bourgogne, cette même opiniâtreté et sa hauteur ; qu'il savoit que l'impression en étoit commencée ; qu'il n'y avoit pas un moment à perdre pour l'en avertir, et qu'il me conjuroit de le faire à l'heure même, sans le nommer. Je lui racontai à quel point la chose étoit entrée de travers dans la tête de Mme la duchesse d'Orléans, les tentatives inutiles même de Mme la duchesse de Bourgogne, et qu'après ce que je lui en disois, je croyois tout inutile, et que je ne ferois que me rendre désagréable. Quoi que je pusse dire, il persista tellement, que j'obéis à l'heure même. Je trouvai Mme la duchesse d'Orléans seule : elle me laissa tout dire, me remercia froidement, et, avec un dépit étouffé par la politesse, me dit que cela ne l'ébranleroit pas. Quatre jours après, Mme la duchesse de Bourgogne envoya chercher Mademoiselle, lui représenta avec une bonté de mère ce qu'elle risquoit pour un vain dépit de sa mère qui ne changeroit pas la décision faite, la conjura de se servir de tout son esprit et de tout son crédit auprès d'elle pour en obtenir de paroître. Ce dernier effort eut tout son effet : je fus tout étonné que Mademoiselle alla au premier sermon d'après cette semonce, habillée en rang[1]. J'allai ce même jour chez M. le duc d'Orléans, qui me mena chez Mme la duchesse d'Orléans : nous la trouvâmes au lit, tout[2] en larmes ; et ne cessa de pleurer tout le jour. Elle ne voulut point voir Mademoiselle que déshabillée, et fut longtemps à s'accoutumer à son grand habit[3]. Toutefois, elle l'alla présenter aux personnes royales : après quoi, elle l'envoya chez les princesses du sang. Madame la Duchesse eut la bonté de la manger de caresses[4] ; Mme la princesse de Conti en usa avec elle avec une légèreté très polie. Depuis cela, Mademoiselle parut quelquefois, pour conserver le mérite de céder au jugement du Roi. Ainsi, cette décision, précipitée par des conjonctures qui persuadèrent le Roi qu'elle finiroit toute division entre ses filles, ne fit qu'augmenter l'aigreur[5] entre les deux sœurs, que leurs prétentions à M. le duc de Berry pour leurs filles portèrent[6] bientôt au comble. Mme la duchesse d'Orléans reviendra si souvent dans la suite par différentes occasions principales, que j'ai cru me devoir étendre sur des faits qui, mieux que des paroles, commencent à la faire connoître.

Obsèques de Monsieur le Duc.

On trouva, à l'ouverture de Monsieur le Duc, une espèce d'excrescence[7] ou de corps étrange dans la tête, qui, parvenu à une certaine grosseur, le fit mourir. Le Roi ordonna que sa pompe funèbre fût[8] en tout beaucoup

1. C'est-à-dire en grand habit et à son rang de princesse. — Ni Dangeau, ni les *Mémoires de Sourches* ne signalent la présence de Mademoiselle au sermon pendant tout le reste du carême ; ces derniers Mémoires mentionnent seulement, au 13 avril, fête des Rameaux (p. 210), une indisposition de la duchesse sa mère pendant le sermon du jour ; cela a-t-il quelque rapport avec l'état d'esprit que notre auteur va dépeindre ?

2. Le manuscrit porte bien : *tout,* sans accord. — 3. Tome XII, p. 299.

4. « On dit figurément *manger de caresses,* pour dire faire de grandes caresses » (*Académie,* 1718).

5. Il y a au manuscrit *ne fit que l'augmenter l'aigreur.*

6. *Porta,* au singulier, dans le manuscrit.

7. Latinisme déjà rencontré dans le tome X, p. 323.

8. *Fut* corrigé en *fust.*

moindre que celle de Monsieur le Prince, qui avoit la qualité de premier prince du sang[1]. M. le prince de Conti, sa queue portée par le marquis d'Hautefort[2], et accompagné du duc de la Trémoïlle, sa queue portée par un gentilhomme, alla de la part du Roi donner l'eau bénite avec les cérémonies qui ont été décrites ailleurs[3]. Les mêmes parents conviés à celle de Monsieur le Prince[4] accompagnèrent Monsieur le Duc pour recevoir M. le prince de Conti, et le cœur aux Jésuites. Le corps fut porté à Vallery[5] sans cérémonie, où Monsieur le Duc seul se trouva, et coucha en chemin à Saint-Ange, belle et singulière maison de Caumartin[6] où feu Monsieur le Duc avoit couché de même en rendant, moins d'un an auparavant, le même devoir à Monsieur son père. De service, ni d'oraison funèbre, il n'y en eut point[7] : personne ne se soucia assez de Monsieur le Duc pour s'importuner de l'un, et la matière de l'autre eût été fort difficile[8]. Au retour de ce voyage, le Roi mit Monsieur le Duc sous la tutelle de d'Antin pour la gestion de ses biens, comme il y étoit déjà pour ses charges[9], de concert avec Madame

1. Elles furent semblables à celles du prince de Conti ; on peut en voir le détail dans le *Mercure* de mars, p. 339-343, dans le ms. Clairambault 641, fol. 101 et suivantes, surtout dans le registre de Desgranges, ms. Mazarine 2745, fol. 175-192.

2. Tome III, p. 237, et tome XVII, p. 143-144.

3. Tome XVII, p. 141 et 262. — 4. *Ibidem*, p. 266-267.

5. *Ibidem*, p. 268. — Ici, *Vallery* est bien écrit.

6. Sur la commune actuelle de Villecerf, dans le canton de Moret. Après les le Charron dits de Saint-Ange, M. de Caumartin, leur parent par sa grand'mère Choisy, y avait dépensé plus d'un million, et cette prodigalité avait compromis sa fortune (*Souvenirs du président Joly de Blaisy*, p. 100-101 ; nos tomes IV, p. 6, note 1, et VI, p. 263, note 4). La principale « singularité » venait des ruines de l'ancien Château de la duchesse d'Étampes et de ses terrasses superposées derrière l'édifice.

7. *Dangeau*, p. 122.

8. On a cependant un éloge latin prononcé par le P. François Oudin, jésuite, au collège de Dijon, le 4 juillet.

9. Ci-dessus, p. 55.

la Duchesse, et lui défendit de découcher des lieux où il seroit sans sa permission[1]. Il eut l'entrée du cabinet l'après-souper, comme fils de Madame la Duchesse[2], et d'Antin fut aussi chargé d'avoir l'œil sur sa conduite. Ce fut par lui que Madame la Duchesse envoya au Roi le portefeuille de feu Monsieur le Duc qui regardoit la maison du Roi[3], où il projetoit de réformer beaucoup d'abus et de pillages[4]. D'Antin, peu ami du duc de Beauvillier[5], y travailla seul avec le Roi plusieurs [fois], qui cassa et interdit plusieurs maîtres d'hôtel et régla quantité de choses[6]. Ainsi[7] Livry, premier maître d'hôtel, y courut un grand risque, quoique, pour tout ce qui est de la bouche, sa charge, depuis les Guises grands maîtres, ne dépendît plus de celle-là[8]; mais le duc de Beauvillier, dont il avoit épousé la

Réformations où d'Antin pousse. Livry, premier maître d'hôtel, sauvé avec hauteur par le duc de Beauvillier. [*Add. St-S. 915*]

1. Le *Journal de Dangeau*, qui ne donne pas ce dernier détail, ne parle que des deux charges de grand maître et de gouverneur de Bourgogne (p. 127 et 128), et ne dit rien de la gestion des biens personnels du nouveau duc. On lit dans les *Mémoires de Sourches*, au 25 mars (p. 178) : « Le Roi nomma effectivement le marquis d'Antin pour administrateur de sa maison pendant la minorité du duc de Bourbon, ce qui ne laissoit pas d'être assez sensible pour le marquis de Livry, son premier maître d'hôtel ; mais le Roi, après avoir eu quelques explications avec lui, ne laissa pas de faire la chose, disant même qu'il en seroit mieux servi. »

2. Ci-dessus, p. 75. Le Roi lui donna aussi le justaucorps bleu qu'avait son père (reg. O[1] 54, fol. 62 v°).

3. Le portefeuille de la charge de grand maître. Voyez *Trois princes de Condé à Chantilly*, p. 77.

4. *Dangeau*, p. 127.

5. Tout ce commencement de phrase est en interligne, au-dessus d'*il*, biffé.

6. Dangeau dit, le 11 mars (p. 121) : « Le Roi a trouvé dans les papiers de Monsieur le Duc quelques abus dans les officiers de sa maison, dont Monsieur le Duc étoit grand maître. Il a cassé deux maîtres d'hôtel, dont il fait vendre les charges moins qu'elles ne valent, et en a interdit un troisième, qui n'a que la survivance de son père. »

7. *Ainsy* est en interligne.

8. Déjà dit aux tomes VIII, p. 162, et XVI, p. 30. Trois Guise avaient été successivement grands maîtres de France : le duc François en 1559, son fils Henri le Balafré en 1563, et son petit-fils Charles en 1588. Celui-ci se démit de la charge en 1594, et elle fut alors donnée au comte de Soissons

sœur[1] pour rien, le prit si haut et si ferme, contre son ordinaire, qu'il en fut quitte pour quelques réformations[2] légères, après la peur d'être chassé avec deux maîtres d'hôtel qui eurent ordre de vendre leurs charges[3].

Pension de 90 000 ₶ à Madame la Duchesse.

Madame la Duchesse étoit retombée dans une affliction qui surprit tout le monde. Elle disoit à ses familières que l'humeur de Monsieur le Duc à son égard étoit fort changée depuis quelque temps[4], et, à d'autres moins intimes, elle ne se cachoit pas, pour que cela revînt, qu'elle le perdoit en des conjonctures si fâcheuses par rapport à son bien et à l'état de ses affaires et de celui de ses filles, qu'elle ne savoit que devenir, dont elle fit bien sonner[5] la pauvreté. Elle avoit eu un million en mariage, quantité de pierreries, et vingt-cinq mille livres de douaire[6], etc., avec quoi elle trouvoit n'avoir pas de quoi vivre. On[7] verra dans la suite combien énormément elle et les siens y ont

1. Marie-Antoinette de Beauvillier : tome XII, p. 86.
2. *Réformation* et *réforme* s'employaient l'un pour l'autre.
3. Tout ce qui précède, depuis *legeres*, a été ajouté après coup à la fin du paragraphe et en interligne. — Il y eut, de cassés, non pas deux maîtres d'hôtel, mais trois : MM. de Cambray fils, d'Estanchau et Aubry d'Armanville. Les deux premiers, convaincus de malversations légères, furent rétablis presque aussitôt; mais le dernier, qui, prétendait-on, n'avoit pas été à confesse depuis six ans, fut remplacé, le 25 novembre suivant, par Pierre du Mans (*Journal de Dangeau*, p. 121, avec citation de lettres de la marquise d'Huxelles; *Mémoires de Sourches*, p. 168; reg. O[1] 54, fol. 151 v°). Sur les douze charges de maître d'hôtel ordinaire, le Roi s'en était réservé huit, et le grand maître avait la libre disposition, en cas de vacance, des quatre autres, qui se vendaient chacune plus de vingt-cinq mille écus (*Sourches*, tomes I, p. 216, IV, p. 316, VI, p. 263, et X, p. 60, note 3).
4. Ci-dessus, p. 59-60.
5. La première lettre de *sonner* corrige une lettre illisible.
6. Avant *doüaire*, Saint-Simon a biffé ces quatre mots : *pension. Avec ses manieres*, qu'il va répéter plus loin. — En prenant ce détail à Dangeau (p. 128), il a oublié les cent mille livres de pension annuelle. Le contrat de mariage, du 23 juillet 1685, est exposé au musée des Archives nationales, n° 885.
7. Ici, la plume change.

su pourvoir. Avec ces manières larmoyantes, elle arracha du Roi, et assez malgré lui[1], tardivement et de mauvaise grâce, trente mille écus de pension[2]. Monseigneur, transporté de joie, lui en alla apprendre la nouvelle[3] : alors les larmes s'essuyèrent, et la belle humeur revint tout à fait. Elle vit tout le monde en cérémonie. Elle étoit sur son lit, en robe de veuve bordée et doublée d'hermines[4], pareil[5] à celui des duchesses veuves[6], et, comme elles, ayant le couvre-chef[7] : c'est une coiffure[8] singulière, basse, de simple toile de Hollande[9], qui enveloppe[10] la tête sans rien autre par-dessus, qui tombe amplement sur les épaules, qu'elle enveloppe aussi, et qui est fort longue, mais plus courte de beaucoup que la queue herminée de la robe, et dont la longueur est proportionnée sur celle de la

Visites en cérémonie. [*Add. St-S.* 916]

1. La première lettre de *luy* surcharge un *a*.

2. Dangeau n'a enregistré cette nouvelle que le 23 mars (p. 128); mais le brevet original est du 5 (Arch. nat., K 543, n° 119, et O[1] 54, fol. 35). La pension était ainsi portée à cent quatre-vingt-dix mille livres, « pour lui donner les moyens de soutenir la dépense à laquelle son rang l'oblige. »

3. Ce détail n'est pas dans Dangeau.

4. Le deuil des veuves se portait en blanc, par les dames de qualité, depuis le milieu du dix-septième siècle; la bordure d'hermine était réservée aux princesses et aux duchesses, quoique des femmes de la simple noblesse, et même de la robe, en eussent usurpé l'usage (Quicherat, *Histoire du Costume*, p. 520-521 ; *Écrits inédits de Saint-Simon*, tome III, p. 135-137 ; voyez ce qui a été dit du deuil de Madame dans notre tome VIII, p. 362).

5. *Pareil* est bien sans accord, soit par mégarde, soit pour le rattacher à l'idée de *costume*.

6. On a vu, dans notre tome II, p. 274, que l'appartement et les meubles des duchesses veuves étaient tendus de noir et de gris.

7. Le *Dictionnaire de l'Académie* de 1718 définissait ce mot : « Sorte de coiffure de toile que portent les paysannes. » Notre auteur va décrire le couvre-chef des duchesses veuves, comme il l'avait déjà fait dans l'Addition placée ci-contre, en forme de critique de Dangeau, qui avait parlé de chaperon au lieu de couvre-chef; voyez aussi les *Écrits inédits*, tome III, p. 136.

8. Ici, *coeffure*. — 9. Voyez la note ci-après, p. 554.

10. Le second *e* surcharge un *a*.

queue[1]. Les duchesses sont les dernières qui aient droit de l'une et de l'autre. La queue de la Reine est d'onze aunes, les filles de France en ont neuf, les petites-filles de France sept, les princesses du sang cinq, les duchesses trois. L'invention du rang de petites-filles de France a fait croître la queue de la Reine et celle des filles de France, chacune de deux aunes. Les queues sans deuil, aux mariages du Roi et autres pareilles cérémonies, sont de la même longueur pour les mêmes, qui, alors, au lieu du couvre-chef des mêmes en veuves, ont une mante, qui est une gaze ou un réseau[2] d'or ou d'argent attaché au derrière de la tête, qui se rattache sur les épaules, tombe à terre sur la queue et la dépasse un peu, mais bien plus
[Add S^t^S. 917] étroite, et qui même ne cache pas la taille[3]. Monsieur le Duc, en manteau, reçut aussi les visites dans l'appartement de feu Monsieur le Duc[4]. Il y avoit à la porte de l'un et de l'autre des piles de mantes de deuil et de manteaux longs, desquels personne ne fut exempt. Ceux qui

1. Il a déjà été parlé dans le tome IV, p. 309, de la queue des robes de princesses et de duchesses aux références indiquées en cet endroit on peut ajouter les *Mémoires de Mademoiselle*, tome III, p. 476, les *Mémoires de Luynes*, tome I, p. 102, une lettre du prince de Condé à Seignelay, dans le registre KK 601, p. 227-230, les *Notices littéraires*, par Aubineau (1859), p. 202-203, les *Mémoires de la Société historique du Bourbonnais*, année 1901, p. 102.

2. *Raisau* corrigé en *raiseau*. *L'Académie* donnait l'orthographe *reseau* ou *rezeau*.

3. Il faut distinguer cette mante de cérémonie de la mante de deuil dont il a été mainte fois question, et, en dernier lieu, dans le tome XVII, p. 262. La première, réservée aux seules princesses et duchesses, était en usage dès le règne d'Henri IV (*Œuvres de Malherbe*, tome III, p. 93 et 114); nous la verrons portée par la duchesse de Berry à son mariage (ci-après, p. 348). Sous Louis XV, on dut l'interdire aux gens de qualité inférieure (*Mémoires de Luynes*, tome X, p. 166).

4. Ces visites à la princesse et à son fils se firent le 6 avril (*Dangeau*, p. 134; *Sourches*, p. 191; lettre de Mme de Maintenon, dans le recueil Bossange, tome II, p. 56; cérémonial de Desgranges, ms. Mazarine 2745, fol. 187 v° et 188).

en avoient de chez[1] eux, et ceux qui n'en prirent qu'à la porte, hommes et femmes, en usèrent avec la même affectation d'indécence qu'on avoit marquée[2] aux visites de la mort de Monsieur le Prince[3]. Monsieur le Duc ni Madame la Duchesse ne firent pas semblant de s'en apercevoir. Monsieur le Duc reçut tout le monde debout, et conduisit exactement tous les ducs et tous les princes étrangers jusqu'à la dernière extrémité de son appartement; M. du Maine de même, qu'on vit aussi en manteau, et Mme du Maine en mante, et qui furent aussi légers sur l'indécence affectée des accoutrements que Monsieur le Duc et Madame la Duchesse. Mesdemoiselles ses filles[4], en mante, étoient dans sa chambre, qui conduisirent toutes les duchesses et les princesses étrangères à la porte de la chambre, et Mme de Laigle[5], dame d'honneur de Madame la Duchesse, au bout de l'antichambre.

Ma conduite avec Madame la Duchesse.

Depuis l'affaire de Mme de Lussan[6], je n'avois eu aucun lieu de me plaindre de Madame la Duchesse. Ce qui lui étoit échappé alors, elle l'avoit hautement nié; elle avoit fort affecté de faire toutes sortes d'honnêtetés à Mme de Saint-Simon, lorsque nous ne la voyions point, toutes les fois qu'elle l'avoit rencontrée, et à elle et sur[7] moi. Lorsque nous la vîmes sur la mort de Monsieur le Prince, elle en avoit redoublé[8]. Elle n'avoit eu aucune part à la noirceur de feu[9] Monsieur le Duc sur[10] moi absent, lors de la

1. *Cheux* corrigé en *chez*. — 2. *Marqué*, sans accord.
3. Tome XVII, p. 260-262.
4. Les filles de Madame la Duchesse. Mme du Maine n'en avait qu'une, âgée de trois ans seulement.
5. *Me* corrige une *l*. — C'était Marie-Charlotte de Lancy-Raray : tome IV, p. 33. Nous avons conservé l'orthographe *Laigle*, qui est encore celle de la localité ; mais, aujourd'hui, le nom de famille s'écrit : *l'Aigle*.
6. Tome XV, p. 76-81, et tome XVIII, *passim*.
7. *Sur* est en interligne, au-dessus d'un premier *sur*, surchargeant un *à* et biffé.
8. Tome XVII, p. 270. — 9. *Feu* a été ajouté en interligne.
10. *Sur* est en interligne, au-dessus de *lors*, biffé.

mort de Monsieur le Prince et de l'affaire des manteaux[1], qui nous avoit fait cesser encore une fois de les voir. Nous crûmes donc devoir laisser toute l'iniquité sur feu[2] Monsieur le Duc seul, et nous priâmes Mme de Laigle de lui dire que ç'avoit été sur le compte de feu Monsieur le Duc que nous ne l'avions point vue à sa dernière couche[3], avec les propos convenables. Mme de Laigle étoit fille de M. de Raray[4], qui, avec toute sa famille[5], avoit toujours un grand attachement d'amitié pour mon père et pour mon oncle[6]. Son mari[7] étoit de même de tout temps avec mon père, et son voisin à la Ferté. Elle étoit extrêmement de nos amies, et avec confiance surtout, et femme de beaucoup de sens et d'esprit, et qui se faisoit fort considérer : elle fut ravie de la commission, et, de cette façon, nous vîmes Madame la Duchesse, qui y parut fort sensible. Nous la vîmes toujours aux occasions depuis, Mme de Saint-Simon fort rarement davantage, et nous n'eûmes[8] plus nulle occasion de nous plaindre d'elle. J'ai voulu achever tout de suite ce qui la regardoit sur son veuvage[9] et à mon égard, pour n'avoir plus à y revenir.

1. Déjà dit bien des fois, en dernier lieu au tome XVIII, p. 92 et 386-387.
2. Ce *feu* est encore en interligne.
3. Celle du comte de Clermont : tome XVII, p. 271.
4. Henri de Lancy, marquis de Raray : tome IV, p. 33. Il mourut le 15 mars 1679, à soixante-seize ans. Notre auteur écrit toujours : *Raré*.
5. La terre de Raray, entre Senlis et Pont-Sainte-Maxence, baronnie vassale de l'évêché de Senlis, appartenait aux Ligny depuis le quinzième siècle, lorsqu'elle fut achetée, vers 1600, par Nicolas de Lancy, trésorier général de l'extraordinaire des guerres et chambellan du duc d'Orléans. Son fils Henri (ci-dessus), en janvier 1654, fit ériger les terres de Raray et de Néry en marquisat de Raray. Le château, bâti à l'époque de la Renaissance, était célèbre par cette particularité qu'une partie du couronnement des murs de la cour d'honneur représentait d'un côté une chasse au cerf, de l'autre côté une chasse au sanglier. C'est là que Malebranche acheva les *Méditations* et écrivit la *Morale* et les *Entretiens sur la métaphysique*.
6. Déjà dit au tome IV, p. 33, comme ce qui suit.
7. Louis des Acres, marquis de Laigle : *ibidem*.
8. Mot corrigé. — 9. *Veufage*, au manuscrit.

Rang pareil à celui de M. du Maine donné sans forme à ses enfants.

M. du Maine, outré du règlement entre les princesses du sang, qui renversoit l'échelon que Madame sa femme lui préparoit adroitement pour s'élever jusqu'à être prince du sang lui-même, dont ce règlement et le brevet de conservation de rang à Mme du Maine le faisoit tomber[1], imagina qu'il pouvoit profiter de la foiblesse du Roi pour sa douleur. Il trouva l'occasion belle, parce que le tapis se trouvoit nettoyé[2]. La mort de M. le prince de Conti, de Monsieur le Prince et de Monsieur le Duc ne laissoit que des enfants dont le plus vieux avoit dix-sept ans[3], venoit d'être comblé, et se trouvoit sous la main de d'Antin[4]; M. le duc d'Orléans, peu soucieux, négligent, mal averti, à peine raccommodé avec le Roi et avec Madame sa femme, plus bâtarde de cœur et d'affection que lui-même : ainsi, point d'intéressés directs, et plus grands que lui, qui pussent l'embarrasser, et, à l'égard des fils de France, ce n'étoit rien au Roi que les sauter à joint pied[5], sans que pas un d'eux, à commencer par Monseigneur, osât dire une parole. Pour tout le reste du monde c'étoit une cour anéantie, accoutumée à toute sorte de joug, et à se surpasser les uns et les autres en flatteries et en bassesses. Il songea donc à tirer sur le temps, et à obtenir tout d'un

1. Comparaison déjà employée plus haut, p. 64, et à la même occasion ; mais, ici, *échelon* est bien écrit.

2. Terme de jeu que ne donnait pas le *Dictionnaire de l'Académie* de 1718, mais qui, selon Littré, signifierait gagner, râfler tout ce qu'il y a d'argent sur la table. — *Nettoyé* est en interligne, au-dessus d'un premier *netto[yé]*, biffé.

3. Dans la branche de Condé, les enfants existants, desquels il a tous été parlé, étaient : Louis-Henri, qui vient de succéder à son père dans le titre de Monsieur le Duc, né le 18 août 1692, et de qui il s'agit ici ; puis, le comte de Charolais et le comte de Clermont, l'abbesse de Saint-Antoine, la princesse de Conti, Mlle de Charolais, Mlle de Clermont, Mlle de Vermandois et Mlle de Sens. Dans la branche de Conti : Louis-Armand, prince de Conti, né le 10 novembre 1695, la future duchesse de Bourbon, née le 18 avril 1689, et Mlle de la Roche-sur-Yon, née le 2 novembre 1696.

4. Ci-dessus, p. 84-85. — 5. Même expression qu'au tome XIII, p. 129.

coup, pour ses enfants[1], tout ce qu'il avoit obtenu[2] d'honneurs et de rang à la longue, par insensibles degrés, et par tant de degrés entés l'un sur l'autre, par des usurpations, des introductions d'usages, des confirmations verbales, enfin par des réalités existantes, comme sa séance au
[Add. StS. 918] Parlement telle qu'il l'y avoit[3]. Son grand ressort étoit Mme de Maintenon, qui l'avoit élevé, à qui il avoit sacrifié Mme de Montespan[4], qu'il avoit toujours depuis ménagée avec tout l'art où il étoit grand maître, laquelle aussi l'aimoit plus tendrement qu'aucune mie, ni qu'aucune nourrice, et avec un plus entier abandon. C'étoit par elle qu'il s'étoit poulié du néant à la grandeur en laquelle il se voyoit, et qu'une Mme Scarron, devenue reine, trouvoit merveilleusement juste. Par les mêmes motifs, elle entra dans ses desirs pour la grandeur de ses enfants, et dans la facilité qu'il lui en montra par la nullité des princes du sang morts ou enfants, et par celle d'une cour entièrement débellée et asservie. Il n'eut pas de peine à lui persuader qu'il n'y avoit aucune difficulté à craindre de la part des fils de France, ni de M. le duc d'Orléans, au moindre signe de la volonté du Roi. Quelque foiblesse qu'il eût pour ses bâtards, et pour celui-ci sur tous les autres, quelque absolu qu'il fût et qu'il se piquât d'être, on a pu remarquer qu'excepté les mariages de ses filles et les gouvernements et les charges de ses fils, ce qu'il fit d'ailleurs pour eux ne fut que peu à peu, sans forme, sans rien d'écrit, par une usurpation d'usages à reprises, et toujours entraîné au delà de ce qu'il sentoit, jusqu'à ce que, le procès de M. de Luxembourg ayant excité celui de M. de Vendôme[5], il fut poussé à remettre en vigueur l'édit mort-né d'Henri IV[6], comme ne faisant rien de

1. Le prince de Dombes et le comte d'Eu dont les notices seront données ci-après, p. 554, aux Additions et corrections.
2. Le manuscrit porte : *obtenus*, au masculin pluriel.
3. Tome II, p. 107-112. — 4. Tome XV, p. 90-91. — 5. Tome II, p. 101.
6. Déclaration du 15 avril 1610, donnant aux enfants naturels

nouveau, et qu'ayant affermi ses deux fils, par le simple usage, dans tout l'extérieur des princes du sang au dedans de sa cour, il le leur donna de même dans ses armées, et voulut enfin y soumettre les ambassadeurs[1], ce qui ne s'acheva pas sans une résistance qui subsiste encore dans les nonces qui deviennent cardinaux[2], et qui a été enfin vaincue dans tous les autres, mais toujours sans rien écrire et sans formes. Rien n'est si précis que la répugnance qu'il eut au mariage de M. du Maine par la raison qu'il en[3] allégua[4], et que ce qu'il dit au maréchal de Tessé allant[5] en Italie, où il devoit trouver M. de Vendôme à la tête d'une armée[6]. Toutes ces choses se trouvent remarquées ici en leur temps, et de quelle façon et combien, après, il s'écarta, dans tous ces faits, comme malgré soi, à des grandeurs nouvelles en leur faveur, et en celle [de] M. de Vendôme à cause d'eux. Ce fut en cette occasion la même chose : même résistance, même vue de l'énormité qui lui étoit proposée, et, pour fin, même entraînement comme malgré lui, et toujours presque sans forme. Le combat ne fut pas long, puisqu'il ne fut commencé qu'après le 4 mars, jour de la mort de Monsieur le Duc et de la décision du rang des princesses du sang entre elles, et qu'il finit le 16 du même mois par la victoire de M. du Maine[7]. Quand elle fut résolue entre le Roi, Mme de Maintenon et lui, il fut question de la déclarer[8], et cette

d'Henri IV un rang immédiat après les princes du sang, et dont il a été parlé au tome II, p. 103 ; voyez aussi les *Écrits inédits,* tome V, p. 455.

1. Tome II, p. 113.

2. Notamment le nonce Delfini en 1700 : tome VII, p. 8-11.

3. *On* surchargé en *il en*. — 4. Tome I, p. 99.

5. L'initiale d'*allant* surcharge *se*. — 6. Tome XI, p. 308-309.

7. Il y a divers mémoires sur le rang des enfants du duc du Maine dans le ms. Clairambault 719, p. 167 et 249-267, dans un manuscrit du cabinet de M. le duc de la Trémoïlle, et dans le volume 37 des Papiers de Saint-Simon, aujourd'hui *France* 192, déjà indiqué. Voyez aussi les Papiers du baron de Breteuil, ms. Arsenal 3863, p. 491-494, et ceux mêmes du duc du Maine, ci-après, appendice VII.

8. *Déclaré* corrigé en *déclarer*.

déclaration produisit la scène la plus nouvelle et la plus singulière de tout ce long règne pour qui a connu le Roi et quelle étoit l'ivresse de sa toute-puissance. Entrant le samedi au soir 15 mars dans son cabinet, après souper, à Versailles, et l'ordre donné à l'ordinaire, il s'avança gravement dans le second cabinet[1], se rangea vers son fauteuil sans s'asseoir, passa lentement les yeux sur toute la compagnie, à qui il dit, sans[2] adresser la parole à personne, qu'il donnoit aux enfants de M. du Maine le même rang et les mêmes honneurs dont M. du Maine jouissoit; et, sans un moment d'intervalle, marcha vers[3] le bout du cabinet le plus éloigné, et appela Monseigneur et Mgr le duc de Bourgogne. Là, pour la première [fois] de sa vie, ce monarque si fier, ce père si sévère et si maître, s'humilia devant son fils et son petit-fils : il leur dit que, devant tous deux régner successivement après lui, il les prioit d'agréer le rang qu'il donnoit aux enfants du duc du Maine, de donner cela à la tendresse qu'il se flattoit qu'ils avoient pour lui, et à celle qu'il se sentoit pour ces enfants et pour leur père ; que, vieux comme il étoit, et considérant que sa mort ne pouvoit être éloignée, il les leur recommandoit étroitement, et avec toute l'instance dont il étoit capable; qu'il espéroit qu'après lui ils les voudroient[4] bien protéger par amitié pour sa mémoire. Il prolongea ce discours touchant assez longtemps, pendant lequel les deux princes, un peu attendris, les yeux fichés à terre, se serrant l'un contre l'autre, immobiles d'étonnement et de la chose et des discours, ne proférèrent pas une unique parole. Le Roi, qui, apparemment, s'attendoit à mieux, et qui vouloit les y forcer, appela M. du Maine, qui arrivant à eux de l'autre bout du cabinet, où tout étoit cependant dans le plus profond silence, le Roi le

Scène très singulière de la déclaration du rang des enfants du duc du Maine, le soir, dans le cabinet du Roi.

1. Ci-dessus, p. 73.
2. Il a biffé une apostrophe après l'initiale de *sans*.
3. *Au* corrigé en *vers*.
4. *Il* est au singulier, et *voudroient* au pluriel.

prit par les épaules, et, en s'appuyant dessus pour le faire courber au plus bas devant les deux princes, le leur présenta, leur répéta en sa présence que c'étoit d'eux qu'il attendoit après sa mort toute protection pour lui, qu'il la leur demandoit avec toute instance, qu'il espéroit cette grâce de leur bon naturel et de leur amitié pour lui et pour sa mémoire ; et il finit par leur dire qu'il leur en demandoit leur parole. En cet instant, les deux princes se regardèrent l'un l'autre, sans presque savoir si ce qui se passoit étoit un songe ou une réalité, sans toutefois répondre un mot, jusqu'à ce que, plus vivement pressés encore par le Roi, ils balbutièrent je ne sais quoi, qui ne dit rien de précis. M. du Maine, embarrassé de leur embarras, et fort peiné de ce qu'il ne sortoit rien de net de leur bouche, se mit en posture de leur embrasser les genoux[1]. En ce moment, le Roi, les yeux mouillés de larmes, les pria de le vouloir bien embrasser en sa présence, et de l'assurer, par cette marque, de leur amitié. Il continua de là à les presser de lui donner leur parole de n'ôter point ce rang qu'il venoit de déclarer, et les deux princes, de plus en plus étourdis d'une scène si extraordinaire, bredouillèrent encore ce qu'ils purent, mais sans rien promettre. Je n'entreprendrai pas ici de commenter une si grande faute, ni le peu de force d'une parole qu'ils auroient donnée de la sorte ; je me contente d'écrire ce que je sus mot à mot du duc de Beauvillier, à qui Mgr le duc de Bourgogne conta tout ce qui s'étoit passé le[2] lendemain, et que ce duc me rendit le jour même[3]. On le sut

1. Cette locution, que nous retrouverons p. 275, est à rapprocher de celle d'*embrasser la cuisse*, qu'on a eue au tome XV, p. 432. D'ailleurs, *l'Académie* la donnait.

2. *Ce* corrigé en *le*.

3. Dangeau a écrit (p. 124) : « Le Roi donne aux enfants de M. le duc du Maine le même rang qu'il a donné à ce prince, et a fait entrer dans cela Monseigneur et Mgr le duc de Bourgogne. Le Roi, en accordant cette grâce-là à M. du Maine, lui a tenu les discours les plus sages et les plus tendres qu'on puisse tenir. »

aussi par Monseigneur, qui le dit à ses intimes, en ne se cachant pas d'eux combien il étoit choqué de ce rang : il n'avoit jamais aimé le duc du Maine, il avoit toujours été blessé de la différence du cœur du Roi et de sa familiarité, et il y avoit eu des temps de jeunesse où le duc du Maine, sans de vrais manquements de respect, avoit peu ménagé Monseigneur, tout au contraire du comte de Toulouse, qui s'en étoit acquis l'amitié. Pour le pauvre Mgr le duc de Bourgogne, je ne fus pas longtemps sans savoir bien ce qu'il pensoit de cette nouvelle énormité, et l'un et l'autre ne furent point fâchés qu'on les devinât là-dessus, autre bien étrange faute. Après celle de ce dernier bredouillement[1] informe de ces deux princes, le Roi, à bout d'en espérer davantage, sans montrer toutefois aucun mécontement, retourna vers son fauteuil, et le cabinet reprit aussitôt sa forme accoutumée. Dès que le Roi fut assis, il remarqua promptement le sombre qui y régnoit : il se hâta de dire encore un mot sur ce rang, et d'ajouter qu'il seroit bien aise que chacun lui en marquât sa satisfaction en la témoignant au duc du Maine, lequel, incontinent accueilli de chacun, fut assez sérieusement félicité jusque par le comte de Toulouse, son frère, que le même honneur regardoit à son tour, mais à qui il fut aussi nouveau qu'à tous les autres. La différence d'âge[2] et d'esprit, qui donnoit au duc du Maine une grande supériorité sur le comte de Toulouse, n'avoit pas contribué à une union intérieure bien grande : ils se voyoient rarement chez eux ; les bienséances étoient gardées, mais l'amitié étoit froide, la confiance nulle, et M. du Maine avoit toujours fait sa grandeur, et conséquemment la sienne, sans le consulter, et même sans lui en parler. Le bon sens, l'honneur et la droiture de cœur de celui-ci lui rendoit la

Les deux frères bâtards comment ensemble.

1. « *Bredouillement*, défaut d'une personne qui prononce mal, qui articule mal et peu distinctement » (*Académie*, 1718). Nous avons eu, dix-neuf lignes plus haut, dans le même récit, *bredouiller*.

2. Il y avait huit ans entre les deux frères.

conduite de la duchesse du Maine insupportable ; elle s'en étoit bien aperçue : aussi ne l'aima-t-elle pas, et ne contribua pas à rapprocher le comte de Toulouse, qu'elle craignoit auprès du duc du Maine, dont il n'approuvoit pas les complaisances, qui, pour elle, étoient sans bornes, et dont, avec cela, il n'évitoit pas les hauteurs. Le reste du cabinet fut court et mal à l'aise.

La nouvelle éclata le lendemain[1], et on sut que tout ce qu'il y en auroit d'écrit étoit une simple note sur le registre du maître des cérémonies, en l'absence du grand maître, qui servoit cet hiver sur la frontière, en ces mots :

« Le Roi, étant à Versailles, a réglé que dorénavant « les enfants de M. le duc du Maine auront, comme petits- « fils de S. M., le même rang, les mêmes honneurs, et les « mêmes traitements dont a joui jusqu'à présent mondit « sieur le duc du Maine ; et S. M.[2] m'a ordonné d'en « faire la présente mention sur mon registre[3]. » Cela dit tout, et ne dit rien, et n'exprime quoi que ce soit, sinon que cela renvoie[4] à l'usage dans lequel on voyoit le duc du Maine, et sans expliquer ni quel ni à quel titre, mais insinue beaucoup en causant[5] comme petits-fils de S. M.,

1. Dangeau l'enregistre en effet le 16 (p. 124), tandis que les *Mémoires de Sourches* n'en parlent que le jour suivant (p. 172) : « On apprit que le Roi avoit donné aux enfants du duc du Maine le rang de princes du sang, et les courtisans coururent en foule chez ce prince et chez la duchesse du Maine, pour faire leurs compliments. »

2. Les lettres *S. M.* surchargent *sa Mté*.

3. *Registres* corrigé du doigt en *registre*. — Ce texte est copié sur celui que donnait Dangeau, si ce n'est que notre auteur a omis *légitimé de France* après les mots *le duc du Maine*. D'ailleurs, il est conforme à celui du registre de Desgranges (ms. Mazarine 2745, fol. 194) et à celui du registre du secrétariat de la maison du Roi O¹ 54, fol. 40 v°, sinon que les mots *les mêmes honneurs* ne se trouvent pas dans ces deux derniers. Notre auteur a reproduit le sens des réflexions qui vont suivre dans ses *Écrits inédits*, tome III, p. 78-79.

4. *Renvoya* corrigé en *renvoye*.

5. Au sens de motiver, comme dans notre tome IV, p. 74.

et par ce terme absolu de petits-fils, sans y rien ajouter.

Triste accueil public à ce rang.

Jamais chose ne fut reçue du public d'une manière si morne. Personne, à la cour, n'osa en dire un mot tout haut; mais chacun s'en parloit à l'oreille, et chacun la détesta. On n'étoit pas encore accoutumé au rang de M. du Maine, qu'on le vit passer à ses enfants. De représentations là-dessus, on vit bien qu'elles seroient non seulement inutiles, mais criminelles, et, dès que ce qui s'étoit passé à la déclaration[1] du cabinet eut percé, et qu'on sut que le Roi avoit invité à féliciter M. du Maine, il n'y eut personne qui osât s'en dispenser[2]. On avoit éclaté contre les premiers rangs donnés à M. du Maine; à ce comble-ci qui que ce soit n'osa dire un seul mot, et la foule courut chez lui avec le visage triste et une simple révérence, qui sentoit plus l'amende[3] honorable que le compliment. J'étois tout nouvellement raccommodé avec le Roi, et, dans l'audience que j'en avois eue, il m'avoit fort exhorté à me mesurer fort sur ce qui regardoit mon rang[4]. Il étoit cruellement blessé par ce que le Roi venoit de faire. Jamais je n'avois été chez les bâtards sur aucun de ceux[5] dont le Roi les avoit accrus: je vis ducs, princes étrangers, et tout indistinctement, y aller; je compris que me distinguer en n'y allant pas ne diminueroit ni leur rang ni leur joie, et me perdroit de nouveau, bien plus que je ne l'avois été. Je me résolus donc à ce calice[6], et j'allai comme les autres, et le plus que je pus parmi beaucoup d'autres, faire à M. et à Mme du Maine une sèche révérence, et tournai court aussitôt. Tant de gens y étoient à

Ma conduite sur ce rang.

1. *Declartion,* au manuscrit.
2. C'est ce qu'attestent les *Mémoires de Sourches*.
3. *Amande,* dans le manuscrit, comme toujours.
4. Tome XVIII, p. 388-389.
5. Des rangs. — Le *d* du *dont* qui suit surcharge un *q*.
6. « On dit figurément et proverbialement *boire le calice, avaler le calice,* pour dire souffrir contre son gré quelque chose de fâcheux et de rude » (*Académie,* 1718). Ci-après, p. 329.

la fois, qu'ils ne savoient à qui entendre, et, tandis qu'ils en complimentoient et conduisoient les premiers sous leur main, les autres s'écouloient, parmi lesquels je m'échappai. La bassesse et la terreur firent aviser d'aller aussi chez le comte de Toulouse, et les mêmes réflexions qui m'avoient mené chez M. et Mme du Maine me conduisirent chez lui. Je ne le trouvai point, et, comme je traversois en revenant la petite cour de Marbre[1], je rencontrai d'O, que je priai de dire à M. le comte de Toulouse que je venois de chez lui pour les compliments. « Sur quoi, Monsieur, des compliments ? » me répondit d'O avec son froid et son importance. Je répliquai que ce qui venoit d'être fait pour M. du Maine le regardoit d'assez près pour y prendre part. « Comment ? reprit d'O avec un air froncé[2], de ce qu'il passera désormais après les enfants de M. du Maine ? » Dans ma surprise, je lui dis qu'il me sembloit qu'il y gagnoit assez pour les siens pour passer volontiers après ses neveux. Alors, d'O, s'avançant à moi, et me regardant fixement comme un homme pressé de faire une déclaration : « Monsieur, me dit-il, soyez persuadé que M. le comte de Toulouse[3] n'a point de part à ce que M. du Maine a obtenu ; que M. le comte de Toulouse n'a point d'enfants, et ne prétend rien pour ceux qu'il aura ; qu'il est content de son rang, et qu'il n'en veut pas davantage. » Je quittai d'O dans une[4] extrême surprise. C'étoit un homme avec qui je n'avois pas la moindre habitude[5], et que je ne voyois jamais nulle part ; je n'en avois pas davantage avec sa femme, ni Mme de Saint-Simon non plus. C'étoit un pharisien[6] dédaigneux, tout au

Conduite du comte de Toulouse sur ce rang.

1. Tome VI, p. 225. — L'initiale de *petitte* surcharge un *c*.
2. Tomes XII, p. 399, XVIII, p. 298, et ci-après, p. 191 et 221.
3. Les mots *que M. le C. de Tolose* sont en interligne.
4. Le manuscrit porte : *dans avec un*, les lettres *av* du second mot ayant été simplement corrigées en *un*.
5. Comparez le portrait du ménage d'O dans le tome XVIII, p. 96-97.
6. Tome III, p. 204.

plus à monosyllabes, et qui m'avoit paru saisir avec empressement l'occasion de s'expliquer à moi de ce que je ne lui demandois point, et de me dire une chose si étonnante. Je la fus rendre à l'instant au duc et à la duchesse de Villeroy, amis du mari et de la femme. Ce qui combloit ma surprise, c'est que, quelque attachement personnel et d'emploi qu'eût d'O pour M.[1] le comte de Toulouse, il étoit encore plus l'homme de Mme de Maintenon, et même de M. du Maine. Le duc et la duchesse de Villeroy m'expliquèrent l'énigme ; mais je ne crois pas qu'ils en eussent la véritable leçon[2] : je dirai après ma conjecture. Ils me contèrent que, le duc ayant parlé de son dessein à son frère, il n'avoit pu le persuader ; que le comte de Toulouse avoit même fait ce qu'il avoit pu pour le lui faire quitter, soit par son éloignement présent du mariage et la petitesse de son rang personnel avec ses neveux, soit qu'il sentît que la chose étoit si forte qu'elle pourroit un jour entraîner leur rang à eux-mêmes. Ce qu'il y a de certain est que cette affaire mit un froid marqué entre eux[3]. Ce que j'en crus après, car, en ce moment, je ne le savois pas encore, c'est que la chose étoit revenue entre deux fers[4] par ce qui va être raconté : ce qui, joint à une déclaration si hors d'œuvre et si empressée, d'un homme si peu empressé de parler[5], et à un autre qu'il ne connoissoit que de nom et de visage, et qui ne lui faisoit ni question

1. *M.* surcharge une *m* minuscule.

2. Au sens de version.

3. A propos des sentiments mutuels des deux frères, on peut se reporter à l'édition de 1873, tomes IX, p. 270, et XV, p. 413-415 et 437.

4. « On dit communément, d'une pièce de monnoie qu'on a mise dans la balance pour être pesée, qu'*elle est entre deux fers*, pour dire qu'elle ne trébuche point ; on dit aussi figurément qu'*une chose est entre deux fers*, pour dire qu'elle est fort équivoque » (*Académie*, 1718). Nous rencontrons la même expression dans une lettre de Mme de Sévigné (tome VI, p. 222), et notre auteur l'emploiera encore au tome IX de 1873, p. 82.

5. *Parlé* corrigé en *parler*.

ni raisonnement, me fit croire que c'étoit politique, et que le comte de Toulouse vouloit laisser son frère seul dans la nasse[1], sans la partager avec lui. Voici donc ce qui arriva. De l'un à l'autre, on ne tarda pas à savoir les sentiments de Monseigneur et de Mgr le duc de Bourgogne ; eux-mêmes comblèrent une si terrible faute en ratifiant ce qu'on en disoit, jusque-là qu'il échappa à la pauvre Mme la duchesse de Bourgogne que ce rang ne tiendroit pas sous Monseigneur, et moins encore, s'il se pouvoit, sous eux, quand ils seroient les maîtres. La cour, suffoquée du silence qu'elle avoit gardé d'abord, sentant un tel appui, se lâcha au murmure, et en un moment le murmure devint général, public, et fort peu mesuré. Tout fut coupable d'après les deux héritiers de la couronne : ainsi, personne ne craignant le châtiment par l'universalité des complices[2], la licence alla fort loin.

Repentir du Roi, prêt à révoquer ce rang ; adresse de M. du Maine et de Mme de Maintenon, qui se servent de mon nom, dont Mme la duchesse de Bourgogne me fait demander l'explication*.

Le Roi étoit trop appliqué[3] à être informé des moindres choses pour ignorer ce déluge de discours, beaucoup moins le chagrin de Monseigneur et de Mgr le duc de Bourgogne, malgré tout ce qu'il avoit employé de si nouveau auprès d'eux : le sombre et le repentir le saisirent. M. du Maine en trembla, et Mme de Maintenon avec lui, qui le virent au moment de rétracter ce qu'il venoit de faire : ils se mirent donc hardiment à faire contre[4], à vanter au Roi[5] l'obéissance, même intérieure, qu'il s'étoit acquise, jamais mieux marquée que par l'empressement de la foule à lui faire des compliments, par[6] la joie que tout le monde marquoit de la grâce qu'il venoit de faire, et les applaudissements publics qu'elle recevoit. Avec cet artifice, il[7] profita des hommages arrachés à une cour esclave, en flattant le Roi sur ce qui lui étoit le plus sensible, et le mit à ne

1. Tome XIII, p. 11. — 2. Les complices étant tout le monde.
3. Ce mot surcharge d'autres lettres. — 4. Tome X, p. 41.
5. Les mots *au Roy* ont été ajoutés en interligne.
6. Le *p* de *par* surcharge un *et*. — 7. Le duc du Maine.

* Cette manchette, dans le manuscrit, est sept lignes trop haut.

savoir plus que croire. Le lendemain de mes visites aux bâtards, et trois jours après la déclaration, j'allai le matin chez Mme de Nogaret, qui m'avoit envoyé dire qu'elle avoit un mot à me dire dans la matinée. Je fus bien étonné quand elle me dit que Mme la duchesse de Bourgogne l'avoit chargée de savoir[1] de moi, et de sa part à découvert, ce qui formoit ma liaison si intime avec M. du Maine, et qu'elle desiroit savoir aussi ce qu'il me sembloit du rang qui venoit d'être donné à ses enfants. A mon tour, je fus curieux où Mme la duchesse de Bourgogne avoit pris cette liaison, et ce qui la pouvoit mettre en doute sur ce que je pensois sur ce rang. Mme de Nogaret me dit que, veillant le soir précédent chez Mme la duchesse de Bourgogne encore en reste de couche du Roi[2], et parlant de ce rang avec le scandale qu'il mérite, elle lui avoit dit que le Roi, peiné de sentir combien peu elle goûtoit cette nouveauté, lui avoit exagéré l'approbation unanime, que le duc du Maine étoit comblé des honnêtetés de la cour, et que, prenant ensuite un air plus ouvert et d'entière complaisance, il avoit ajouté qu'enfin moi-même j'avois visité le duc du Maine, et l'avois assuré du plaisir que je ressentois de sa satisfaction. Je souris avec un dépit amer de la prostitution de mon nom pour soutenir celle de toute la France. Je contai à Mme de Nogaret ce qui m'étoit arrivé avec Mme la duchesse d'Orléans et M. du Maine avant la mort de Monsieur le Duc, sur le procès de la succession de Monsieur le Prince, la conduite de M. et de Mme du Maine avec Mme de Saint-Simon et avec moi, et la nôtre avec eux[3]. De là, je m'expliquai avec elle de ce que je pensois et sentois d'un rang que je détestois dans le père, à plus forte raison continué dans ses enfants ; je m'étendis sur ce qu'elle et les deux princes héritiers en marquoient, et sur les raisons qui m'avoient

1. Les premières lettres de *scavoir* surchargent *me*.
2. Louis XV : ci-dessus, p. 29.
3. Tome XVIII, p. 419-429, et ci-dessus, p. 89.

forcé à aller chez M. et Mme du Maine à cette occasion pour la première de ma vie de cette sorte, où, quoi que le Roi en crût, M. du Maine n'avoit pu entendre le son de ma voix ; et je priai Mme de Nogaret de rendre toute cette conversation à Mme la duchesse de Bourgogne, ce qu'elle fit fort exactement. Cependant la princesse [1], pressée par Mme de Maintenon sur ce rang, demeura ferme, et la surprit d'autant plus qu'elle [2] ne se doutoit pas qu'elle sût rien de ces matières-là, et qu'elle la trouva instruite de fort bonnes raisons, et qui l'embarrassèrent. Elle voulut absolument savoir d'elle ce qui s'en disoit effectivement dans le monde, et Mme la duchesse de Bourgogne ne la trompa point. Le Roi et elle demeurèrent donc fort en peine, et tellement, que ce rang fut sur le point d'être rétracté ; mais enfin il étoit donné, déclaré, publié : le Roi ne voulut pas paroître céder. Il chercha à se repaître des artifices flatteurs de M. du Maine, et le rang demeura. La prise de possession ne tarda pas, et, pour que le scandale en fût complet, ce fut au sermon [3]. Le comte de Toulouse, qui avoit été voir ses neveux en cérémonie, qui ne lui donnèrent pas la main, à la manière des [4] princes du sang entre eux [5], s'absenta des sermons pour n'y être pas après eux, et n'y revint que par une espèce de négociation. Madame la Princesse et Mme la princesse de Conti [6] sa fille vinrent en ce [7] même temps à Versailles, recevoir la visite du Roi sur la mort de Monsieur le Duc. Madame la Princesse le remercia des grâces qu'il avoit faites à son petit-fils, et, non sans rougir, ajouta ses remerciements sur celles qu'il venoit de faire aux enfants de Mme du

1. *La P^sse* a été ajouté en interligne, et Saint-Simon a oublié de biffer *elle* avant *demeura*, à la ligne suivante.
2. L'abréviation de *que* surcharge d'autres lettres.
3. Le 19 mars (*Sourches*, p. 174). Dès le 18, M. de Dombes avait présenté au Roi la serviette et la chemise (*Dangeau*, p. 126).
4. Le *d* de *des* surcharge une autre lettre. — 5. *Dangeau*, p. 126.
6. Les deux mots *de Conti* ont été ajoutés en interligne.
7. *Ce* surcharge une autre lettre.

Maine, qui les égaloit à ceux de son fils[1]. J'éclaircirai encore d'un mot ce qui me regarde sur cet étrange rang, en expliquant comment Mme la duchesse de Bourgogne comprit que j'étois si lié avec M. du Maine. Le Roi et Mme de Maintenon étant à parler de ce rang dans la ruelle de cette princesse, tous trois seuls, et Mme de Maintenon employant tout son art pour soutenir son ouvrage contre le repentir que le Roi en avoit pris, et qu'il lui reprochoit, lui persuadoit comme elle pouvoit le concours chez[2] M. du Maine et la joie des compliments, et ajouta que, jusqu'à moi, j'avois été lui témoigner la mienne. Le Roi le lui fit répéter, et, sur ce qu'elle l'assura que M. du Maine le lui avoit dit, ce fut alors que le Roi prit cet air de sérénité et de complaisance, et que, se tournant à Mme la duchesse de Bourgogne, [il] lui dit que, puisque celui-là y avoit été, il falloit bien qu'à ce qu'il avoit fait il n'y eût[3] pas tant à redire, comme en se consolant. Mme la duchesse de Bourgogne ne répondit rien, et Mme de Maintenon continua ses propos pour le raffermir. Ce détail, Mme de Nogaret me le fit le lendemain de sa question, en me disant le compte qu'elle en avoit rendu de ma part à Mme la duchesse de Bourgogne. Je ne sais pourquoi elle ne me l'avoit pas conté la veille. Je sus d'elle que Mme la duchesse de Bourgogne avoit entendu avec plaisir ce qu'elle lui avoit dit de ma part, et qu'elle étoit bien aise de ne s'être pas trompée sur le jugement qu'elle avoit porté de moi sur ce rang.

Survivances des charges de M. du Maine données à ses enfants.

Achevons tout de suite ce qui regarde M. du Maine et ses enfants. Ce qu'il venoit d'obtenir pour eux, beaucoup plus encore la façon si surprenante dont le Roi avoit parlé en leur faveur et en la sienne aux deux princes ses fils et petit[4]-fils, et si étrangement éloignée de son caractère,

1. C'est le 7 mars que le Roi avait fait cette visite à la princesse de Condé (*Sourches*, p. 167) : elle n'avait donc pu le remercier d'une grâce, ce semble, qui ne fut accordée que dix jours plus tard.

2. *Chez* surcharge *et la*. — 3. *Eut*, à l'indicatif. — 4. *Petits*, au pluriel.

lui montrèrent ses forces, et par lui-même et par Mme de Maintenon, au delà de tout ce qu'il auroit pu croire. Il en profita donc, et sut, et par elle et par soi-même, faire valoir au Roi la froideur de ces deux princes, pour n'en rien dire de plus, parmi des discours si touchants et si nouveaux pour eux, et la juste crainte qu'il en devoit concevoir, qu'il sut persuader au Roi que, pour montrer qu'il ne se repentoit pas de ce qu'il venoit de faire, et pour consolider le rang et les honneurs qu'il donnoit à ses enfants, il étoit nécessaire de leur donner de l'autorité et de la puissance, qu'il obtint, cinq semaines après, c'est-à-dire, le jeudi de Pâques 24 avril[1], la survivance de sa charge de colonel général des Suisses et Grisons[2] pour le prince de Dombes, son fils aîné, âgé de dix ans, et, pour le comte d'Eu, qui en avoit six, celle de grand maître de l'artillerie[3]. Ce fut un grand et prompt renouvellement de scandale et de murmure, mais qui ne diminua rien de la servitude. Toute la cour alla chez M. et Mme du Maine[4], qui eurent en même temps le bel appartement du feu archevêque de Reims au château, une[5] singularité encore fort éclatante aucun prince du sang, ni les enfants même de Monsieur, n'en ayant eu que dans un âge bien plus avancé[6]. Je fus donc, comme les autres, un matin chez

1. *Dangeau*, p. 143; *Sourches*, p. 215. — 2. Tome VI, p. 316.

3. Tome XVI, p. 28. — Les lettres de survivance, datées du 16 mai, furent enregistrées au Parlement le 13 juillet (reg. X¹ᴬ 8707, fol. 439 v°). On trouvera à l'Appendice, n° VII, des fragments de la correspondance du duc du Maine.

4. Dangeau raconte (p. 143) que « cela a été accompagné de discours les plus obligeants du monde, dans lesquels le Roi a fait entrer Monseigneur et Mgr le duc de Bourgogne. » Et les *Mémoires de Sourches* (p. 215) : « Tous les courtisans coururent à l'envi témoigner leur joie au duc et à la duchesse du Maine. »

5. Avant *une*, Saint-Simon a biffé *qui fut*.

6. Cette fin de phrase montre que ce n'est pas du duc du Maine que Saint-Simon veut parler, mais de ses enfants. En effet, c'est à eux que le Roi avait donné dès le 13 mars (*Dangeau*, p. 122; *Sourches*, p. 158) l'appartement qu'occupait l'archevêque, juste au-dessus de leur

M. du Maine, comptant bien, comme l'autre fois, n'y faire qu'une apparition, et m'enfuir à la faveur de la foule : je le trouvai environné de prélats de l'assemblée du clergé, et, dès que j'eus paru, je me retirai. A l'instant, M. du Maine pria ces prélats de trouver bon qu'il me dît un mot, vint clopinant à moi de façon que je [ne] pus éviter ses gens, qui me le dirent et me le montrèrent. Je revins donc à lui, et il me mena à la cheminée au fonds de sa chambre, d'où tout le monde sortit, et où nous demeurâmes seuls. Là, il me dit qu'il y avoit bien longtemps qu'il cherchoit une occasion de me témoigner toute sa reconnoissance de tout ce qu'il me devoit sur la manière dont j'avais bien voulu répondre à ce que Mme la duchesse d'Orléans m'avoit [dit] sur[1] le procès de la succession de Monsieur le Prince[2] ; qu'il me supplioit de compter qu'il n'oublieroit jamais cette grâce qu'il avoit reçue de moi, et qu'il n'y avoit point d'occasion qu'il ne cherchât avec empressement pour me témoigner à quel point il y étoit sensible ; que je lui devois la justice d'être persuadé qu'il m'avoit toujours regardé avec une estime très singulière, et constamment desiré l'honneur de mon amitié ; que Mme la duchesse du Maine étoit dans les mêmes sentiments ; qu'il desireroit, sur toutes choses, que nous nous pussions voir quelquefois librement. Puis, retombant tout à coup sur Mme de Saint-Simon pour lui et pour Madame sa femme, il n'y eut[3] sortes de choses qu'il ne me dît, mais avec des termes si pleins, si forts, si expressifs, et surtout si étrangement polis, que je vis l'heure que je n'aurois ni le moment ni le moyen d'y répondre : je le fis néanmoins au mieux que je le pus, en l'assurant aussi que je n'ou-

Propos à moi du duc du Maine.

père, et qu'avaient eu antérieurement le duc de Berry, puis la maréchale de la Motte, l'archevêque n'en jouissant que depuis janvier 1705 (*Dangeau*, tome X, p. 235).

1. Le mot *dit* a été omis dans le manuscrit ; par contre, *sur* est répété deux fois.

2. Ci-dessus, p. 102. — 3. Il a écrit, par mégarde : *eust*.

blierois point son procédé et celui de Mme la duchesse du Maine lors de l'affaire de Mme de Lussan[1]. Je crus en être quitte en finissant par là et me voulant retirer : ce fut de nouvelles louanges sur Mme[2] de Saint-Simon, de nouveaux desirs de Mme du Maine et de lui d'une amitié comme la sienne, combien ils[3] s'en tiendroient honorés, car aucun terme ne fut ménagé ni pour elle ni pour moi, tout ce que Mme du Maine avoit fait pour la mériter, et, après, pour se la conserver, touchant[4] obliquement l'affaire de Mme de Lauzun[5], et qu'il étoit si pressé que je susse tous ces sentiments-là, qu'il avoit prié Mme la duchesse d'Orléans de me les témoigner en attendant qu'il pût le faire lui-même. Elle n'en avoit rien fait, ou par oubli, ou plutôt parce que tout[6] cela tendoit à lier commerce et amitié avec nous, et que, dès la première fois qu'elle m'en avoit parlé, elle avoit bien senti que nous ne voulions ni de l'un ni de l'autre. Je me tirai à grand peine d'avec M. du Maine, à force[7] de verbiages[8], de compliments vagues, et de propos les plus polis que je pus, sans toutefois rien de précis, sans[9] entrer en quoi que ce fût, encore moins dans aucun engagement de[10] liaison, sur quoi je me tins fort en garde, et je sortis enfin, accablé des politesses les plus vives et les plus pressantes. J'évitai celles[11] que j'imaginai que Mme la duchesse du Maine me préparoit, qui étoit environnée de monde, et qui me vou-

1. Ci-dessus, p. 89. — 2. Il a écrit, par mégarde : *M.*
3. Le manuscrit porte : *il*, au singulier.
4. La première lettre de *touchant* surcharge une *n*.
5. Tome XVIII, p. 422-428. — 6. L'initiale de *tout* surcharge un *d*.
7. Il a écrit : *fore*, par mégarde.
8. « *Verbiage*, abondance de paroles qui ne disent presque rien, qui contiennent peu de sens » (*Académie*, 1718). *L'Académie* ajoute qu'il est du style familier, et elle ne donne d'exemples qu'au singulier, non plus que le *Littré*. Nous avions eu *verbiager*, au tome VIII, p. 352, et nous aurons encore *verbiage* ci-après, p. 263.
9. Ce second *sans* a été ajouté en interligne.
10. Il y a *d liaison* au manuscrit, sans *e* entre les deux mots.
11. *Ceux* corrigé en *celles*.

lut faire approcher d'elle, dont je m'excusai pour ne point déranger les dames, et, tout de suite, je m'en allai. Mme de Saint-Simon trouva M. et Mme du Maine ensemble[1], qui, à qui mieux mieux, l'accablèrent à son tour, et n'oublièrent rien de pressant, et même d'embarrassant, pour lier avec nous : elle s'en tira comme j'avois fait, avec bien de la peine. A ces façons, nous n'en eûmes point à juger que rien ne leur faisoit perdre de vue le dessein et le desir si extraordinaire et si suivi de lier avec nous, et nous confirma dans nos anciennes résolutions là-dessus. Je ne les en[2] vis pas davantage, c'est-à-dire aux occasions de morts, mariages, et autres pareilles indispensables, et fort rares, et Mme de Saint-Simon presque pas plus souvent[3]. On verra dans la suite que je ne me suis pas étendu inutilement sur ces poursuivantes recherches[4] de M. et de Mme la duchesse du Maine, pour lesquels une si énorme extension d'un rang déjà si odieux ne pouvoit guères me donner d'amitié.

Villars reçu pair au Parlement.

Finissons cette triste matière par une autre aussi peu consolante, qui est la réception de Villars[5] au Parlement[6], lequel, contre le plus continuel usage, ne prit aucun pair pour témoin de ses vie[7] et mœurs[8], et qui, par cette singularité, donna lieu à cette dissertation publique s'il l'avoit fait par respect, ou par honte, ou par la crainte d'être

1. *Ensemble* a été ajouté en interligne. — 2. *En* est aussi en interligne.
3. C'est ce qu'il a déjà dit pour les Condé, p. 90.
4. Cet emploi de l'adjectif verbal *poursuivant* est à remarquer.
5. Ci-dessus, p. 2-7.
6. Cette réception eut lieu le lundi 7 avril (*Dangeau*, p. 134; *Sourches*, p. 191 ; *Gazette*, p. 180 ; *Mercure* d'avril, p. 135-144). Le procès-verbal original est dans le carton du Parlement X^{1B} 8893. Le maréchal n'en parle pas dans ses *Mémoires*.
7. Il y a *vies*, au pluriel, dans le manuscrit.
8. L'information de vie et mœurs, datée du 4 avril, est dans le carton des Archives K 617, n° 9, avec d'autres pièces relatives à la réception ; elle fut signée par M. de la Chétardye, curé de Saint-Sulpice, par les maréchaux de Matignon et de Châteaurenault, et par le lieutenant général d'Alègre.

refusé[1]. J'eus peine à me résoudre à me trouver à une si humiliante cérémonie. J'y fus témoin d'une malice du duc de la Meilleraye[2], qui poussa M. du Maine de questions pourquoi M. le comte de Toulouse, qui venoit toujours au Parlement avec lui, y étoit venu cette fois séparément. M. du Maine, avec tout son esprit, en fut embarrassé à l'excès, et l'autre, qui s'en amusoit, et qui n'ignoroit pas le froid que le rang des enfants avoit mis entre eux[3], en donnoit aussi le plaisir à la compagnie. Dès que la réception fut faite, et que le Parlement alla à la buvette[4], je m'en allai, et ne pus demeurer à la grande audience[5]. Villars invita tous les pairs à dîner chez[6] lui ; je le fus comme les autres, et je m'en excusai ; je sus après que presque aucun n'y avoit été.

Vendôme*, demandé de nouveau pour général par

Ces mois de mars et d'avril furent heureux pour les bâtards. L'Espagne pressa de nouveau pour obtenir M. de

1. Sur la liste des témoins indiquée par le postulant (K 617, n° 9), il y avait eu d'abord les trois maréchaux d'Estrées, de Matignon et de Châteaurenault ; le nom du premier a été biffé, et celui de M. d'Alègre, simple lieutenant général, resta le dernier.

2. Paul-Jules de la Porte-Mazarin : tome III, p. 15.

3. Ci-dessus, p. 100.

4. Dès l'origine, des buvettes ou buffets avaient été établis près des cours de justice pour permettre aux magistrats de venir prendre quelque réfection pendant les longues audiences qui duraient de sept heures du matin à midi. A Paris, il y en eut d'abord à la grand'chambre et à la Tournelle ; les enquêtes n'en eurent une qu'à partir de 1524. Celle de la grand'chambre, à l'époque de Louis XIV, communiquait avec la salle d'audience par une porte placée au fond dans le coin de droite, à l'opposé du « coin du Roi. » Notre auteur indiquera cette disposition lorsqu'il donnera le plan de la grand'chambre en 1714 (suite des *Mémoires*, tome X de 1873, p. 439) ; mais il dira ailleurs (tome XI, p. 368) qu'il n'approchait seulement pas de la buvette. Il se sert de la vieille orthographe *beuvette*, qui était encore admise, avec celle de *buvette*, par le *Dictionnaire de l'Académie*.

5. Tome XVII, p. 225.

6. Le *c* de *chez* surcharge un *j*.

* *Vendosme* est en interligne, au-dessus de *Villars*, biffé.

l'Espagne, épouse tristement Mlle d'Enghien. [Add. S^tS. 919 et 920]

Vendôme[1], qui, se voyant sans ressource en ce pays-ci et confiné fort solitairement à Anet[2], brûloit d'envie d'obtenir la permission d'y aller, qu'il avoit négociée, comme on l'a dit ailleurs[3], avec la princesse des Ursins, et sur laquelle il faisoit insister. En attendant, se voyant délivré de Monsieur le Prince et de Monsieur le Duc, il espéra qu'il n'y auroit plus d'obstacle à son mariage avec Mlle d'Enghien, à qui M. et Mme du Maine l'avoient mis dans la tête, mais dont ils n'avoient pu venir à bout tant que Monsieur le Prince, et même Monsieur le Duc, avoit vécu[4]. Elle avoit trente-trois ans, elle étoit extrêmement laide[5]; sa vie s'étoit passée au fonds de l'hôtel de Condé dans la plus cruelle gêne, ce qui lui avoit fait desirer, pour en sortir, quelque mariage que ce fût[6]. La gêne avoit fini avec Monsieur le Prince; mais l'ennui subsistoit avec Madame la Princesse, de chez qui elle ne pouvoit sortir

1. Sur les instances d'Alberoni, et dès le 3 janvier 1710, Philippe V avait écrit à son grand-père pour lui demander M. de Vendôme, et la reine elle-même avait insisté avec son mari, le 10 janvier. Ces lettres furent remises à Louis XIV, le 27, par le duc d'Albe; mais le Roi retarda sa décision (Dépôt des affaires étrangères, vol. *Espagne* 203, fol. 14, 47 et 106; Rapport du P. Baudrillart, p. 33-35; *Journal du marquis de Torcy*, p. 122 et 126). C'est seulement plusieurs mois après, dans le prochain volume, que nous verrons Vendôme autorisé à aller en Espagne.

2. Voyez la fin du récit de Bellerive dans l'Appendice de notre tome XVIII, p. 492, et le même volume, p. 304-305.

3. Tome XVII, p. 327-328. — 4. *Ibidem*, p. 236-237 et 497.

5. En outre, elle avait eu la petite vérole en septembre 1706 (*Sourches*, tome X, p. 183); mais, selon Madame, Vendôme ne l'avait jamais vue que de loin et sans lui parler. Les *Mémoires de Sourches* la disent très courte, replète et apoplectique, et elle paraît ainsi dans les portraits gravés. M. de Vendôme avait énormément grossi, lui aussi, depuis 1708.

6. Tome XVII, p. 236. En 1703, elle avait espéré épouser le duc de Mantoue (tome XI, p. 339), et, au commencement de la même année, le duc de la Trémoïlle avait fait sonder Monsieur le Prince pour proposer le jeune prince de Tarente, son fils; mais Monsieur le Duc et le prince de Conti s'y étaient opposés (Papiers du P. Léonard, Arch. nat., MM 828, fol. 51).

qu'en se mariant. M. du Maine vouloit une princesse du sang pour M. de Vendôme, et décorer de plus en plus la bâtardise. M. de Vendôme, qui n'avoit jamais voulu se marier[1], fut touché de l'honneur de devenir gendre de Monsieur le Prince; piqué de n'avoir pu en être accepté, ni même de Monsieur le Duc pour beau-frère, par sa disgrâce, toutes ces raisons le pressèrent de faire ce mariage[2] après eux. Ce fut l'ouvrage de M. du Maine[3]. Le Roi y consentit, et le mariage fut déclaré le 26 avril[4]. S'il falloit de l'ambition pour se résoudre à épouser Mlle d'Enghien, il falloit un grand courage pour épouser M. de Vendôme presque sans nez, et manqué deux fois par les plus experts[5]; mais tout leur fut bon à l'un et à l'autre, à elle pour avoir du bien et de la liberté[6], à l'autre

1. En premier lieu, au dire du ministre Pomponne (*État de l'Europe en 1680*, p. 356), on avait songé à l'héritière du duché de Zell, qui devint bien plus tard reine d'Angleterre; puis ce furent Mlle d'Armagnac, Mlle de Bouillon, dont les parents suivirent ce projet fort longtemps (*Gazette d'Amsterdam*, 1695, n° LII; ci-après, appendice VIII), Mlle de la Trémoïlle, Mlle de Clérambault (*Gazette d'Amsterdam*, 1694, p. 348 et 412), mais surtout Mlle d'Elbeuf, de 1701 à 1704, c'est-à-dire dans le temps que le duc était aux mains des chirurgiens ou en sortait à peine : voyez notre tome XII, p. 229.

2. Les mots *ce mariage* sont en interligne, et, avant *faire*, Saint-Simon a biffé *le*.

3. Ce prince le raconte au long dans le Mémoire que j'ai publié en 1895.

4. *Dangeau*, p. 143-144; *Sourches*, p. 216-217; *Mercure* d'avril, p. 326-342; *Gazette d'Amsterdam*, n° XXXIX; lettres de Mme de Maintenon à la princesse des Ursins, dans le recueil Bossange, tome II, p. 61, 67, 70 et 72; *Lettres intimes d'Alberoni*, p. 117-119; *Lettres du maréchal de Tessé*, du recueil Rambuteau, p. 346; Bertin, *les Mariages dans l'ancienne société*, p. 33-35; Desnoiresterres, *les Cours galantes*, tome IV, p. 74-88.

5. Cela a été raconté dans nos tomes IV et VI-VIII. Comparez, dans la *Revue des Deux Mondes*, 1er avril 1887, p. 612-613, les fiançailles de la margrave de Bayreuth avec le roi Auguste, en 1728.

6. En se mariant, il promit toute liberté à sa femme (*Correspondance de Madame*, recueil Jaeglé, tome II, p. 126-127). Dans le *Parallèle* (p. 103), notre auteur dira : « Vendôme, tout perdu qu'il étoit,

par la vanité de se montrer encore assez grand, dans l'état de santé et de disgrâce où il étoit, pour[1] épouser une princesse du sang, qu'il acheta de tout son bien, qu'il lui donna par leur contrat de mariage, s'il mouroit avant elle sans enfants[2], comme toutes les apparences y étoient, et comme cela arriva en effet. Madame la Princesse et Madame la Duchesse n'apprirent ce mariage que par M. du Maine, et comme arrêté, et comme le Roi le voulant. Madame la Princesse se mit à pleurer, allégua vainement la mémoire peu comptée de Monsieur le Prince, et, ne pouvant rien empêcher, laissa tout faire sans en vouloir plus ouïr parler. Madame la Duchesse se rengorgea[3], se fâcha; mais ce fut tout. Elle n'avoit point d'autorité sur sa belle-sœur; M. du Maine se chargea de tout, du contrat de mariage, de la publication des bans[4], de la noce. La manière dont tout s'y passa montra à quel point M. de Vendôme étoit perdu : il eut peine à obtenir permission d'aller en parler au Roi à Versailles[5]; ce fut à condition

et dans une santé à rendre le mariage contagieux, épousa une princesse du sang; car un bâtard n'en pouvoit épouser d'autres. » Tessé en écrivit à Mme des Ursins (recueil Rambuteau, p. 315-316) : « Mon Dieu! Madame, que je vous ai plainte dans la maladie d'aventure dont je suis ravi que vous soyez guérie, et que j'aime encore mieux, sans comparaison, que vous ayez essuyée, que celle dont vous saurez présentement que Mlle d'Enghien va tenter le hasard! M. de Vendôme l'épouse : la cérémonie s'en fera à Sceaux, pendant les derniers jours du voyage de Marly, et je ne sais en vérité lequel fait le mieux d'elle ou de lui; mais, dans les principes où je suis, je ressens que je ne voudrois être dans la peau de l'un ni de l'autre. » Ci-après, p. 554.

1. L'abréviation p^r surcharge un *d*.

2. On trouve le contrat original aux Archives nationales, dans le carton K 543, nos 121-122, et une copie dans le registre du Châtelet coté Y 283, fol. 103. Il fut signé par toute la famille royale, sauf par les jeunes princesses d'Orléans.

3. Nous avons eu, dans le tome XVIII, p. 365 et 384, *rengorgé*, au même sens.

4. Il y a *bancs* dans le manuscrit.

5. Dangeau enregistra ce bruit le 25 avril (p. 143) : « M. de Vendôme est ici depuis trois jours, et il a déjà eu trois petites audiences

de se tenir beaucoup dans sa chambre, de n'y voir personne; et personne presque ne s'y présenta. Sa conversation avec le Roi fut sèche et courte, et il retourna tout aussitôt à Anet. Il n'eut pas la liberté de venir faire signer son contrat de mariage : M. du Maine, tout seul, le présenta à signer sans être accompagné de personne d'aucun côté[1], et le Roi voulut qu'on prît le temps d'un voyage de Marly pour faire le mariage à Sceaux sans fête, sans bruit, dans la plus grand obscurité, et ne voulut point ouïr parler de fiançailles dans son cabinet. Le contrat de mariage fut donc signé à Marly, le 13 mai, de cette façon clandestine[2]; M. de Vendôme vint droit d'Anet à Sceaux, le jeudi 15 mai, fut, le soir même, fiancé, marié, et couché avec Mlle d'Enghien[3], Madame la Princesse, Monsieur le Duc, M. le comte de Charolois son frère, Mme la princesse de Conti, Monsieur son fils et Mesdemoiselles[4] ses filles, M. et Mme du Maine et Messieurs leurs enfants, présents, avec quelques domestiques, et qui que ce soit autre. Dès que la messe fut[5] dite à minuit, tous les princes et princesses du sang s'en allèrent, et ne revinrent plus. M. de Ven-

du Roi dans son cabinet. On croit qu'il s'agit du mariage de ce prince avec Mlle d'Enghien, et que le Roi y a consenti. »

1. Ces trois derniers mots ont été ajoutés en interligne. — Voyez le *Journal de Torcy*, p. 180.

2. *Dangeau*, p. 153. Deux jours après, le Roi accorda à la nouvelle duchesse un brevet de conservation de son rang de princesse du sang (registre du secrétariat de la maison du Roi O[1] 54, fol. 73 v°, et registre des Cérémonies, ms. Mazarine 2745, fol. 195; ms. Clairambault 719, p. 169; Affaires étrangères, vol. *France* 1173, fol. 135-136).

3. *Dangeau*, p. 154; *Sourches*, p. 225; *Mercure* de mai, p. 225-233. Mme de Maintenon écrivit à la princesse des Ursins, le 19 mai (recueil Bossange, tome II, p. 67) : « La noce s'est faite à Sceaux, d'où il est revenu bien des particularités de la malpropreté de M. de Vendôme, de son étonnement d'avoir mis deux chemises blanches dans un jour, et de son embarras d'avoir du point de France sur son estomac à celle qu'on lui donna pour la nuit. On prétend que Madame sa femme est fort propre; je ne sais si c'est pour rendre tous ces contes meilleurs. »

4. Le manuscrit porte *M*[es]. — 5. L'initiale de *fut* surcharge un *d*.

dôme demeura le lendemain vendredi à Sceaux, avec M. et Mme du Maine, leurs enfants et leurs domestiques uniquement, et la nouvelle mariée, et, le samedi, M. de Vendôme l'y laissa, et s'en retourna à Anet. Ni l'un ni l'autre ne reçurent aucun compliment de la part du Roi, ni de pas une des personnes royales[1]; on ne parla pas seulement de ce mariage : ce fut comme chose non avenue[2]. M. du Maine revint dès qu'il le put à la cour, et Mme de Vendôme retourna chez Madame la Princesse jusqu'à ce que la maison du Grand Prieur au Temple[3] fût prête, qui étoit en grand désarroi[4], et le Grand Prieur hors du Royaume[5]. Quel eût été l'éclat de cette noce quelques années plus tôt,

1. Cependant l'électeur de Bavière en avait fait compliment par aux lettre du 10 mai (ms. Fr. 14178, fol. 365 v°); nous donnerons une Additions et corrections, p. 556, la lettre du cardinal de Bouillon.

2. Les familiers de Sceaux, Chaulieu et Malézieu, firent, l'un un épithalame, l'autre une chanson sur ce mariage (*Œuvres de Chaulieu*, tome I, p. 246; ms. Clairambault 290, p. 285; Chansonnier, ms. Fr. 12694, p. 547). Mme Dunoyer (lettre LII) cite cette chanson composée par Madame la Duchesse :

> Qu'on prépare sur les musettes,
> Pour Vendôme, des chansonnettes.
> Il veut tâter du sacrement :
> L'épouse sera bien baisée,
> S'il est sur elle aussi souvent
> Qu'il est sur sa chaise percée.

Un autre épithalame parut dans le *Mercure* de mai, p. 105-108, et l'on fit courir nombre de couplets satiriques ou licencieux.

3. L'hôtel du Grand Prieur au Temple, qui a subsisté jusqu'en 1853, avait été élevé à partir de 1666, pour le commandeur de Souvré, sous la direction du grand Mansart; la façade en fut dessinée par Étienne le Hongre. A l'époque de Philippe de Vendôme, il était précédé d'une cour en fer à cheval, entourée d'une colonnade, qui fut démolie par le fils naturel du Régent; par derrière s'étendait un jardin. Barillet, dans ses *Recherches historiques sur le Temple* (1809), et M. Henri de Curzon, dans *la Maison du Temple de Paris*, p. 137-142, en ont donné des descriptions; Marot en grava des estampes.

4. La marquise d'Huxelles écrivait, le 14 mai : « M. de Vendôme vient ce soir, et se mariera demain. Le Temple est préparé magnifiquement pour son logement, par les soins et les avances de M. Crozat. »

5. Voyez, en dernier lieu, notre tome XVII, p. 414-415.

et quel contraste avec les retours si radieux de M. de Vendôme d'Italie ! On remarqua que M. de Vendôme, qui n'avoit point vu tous ces princes et princesses du sang qui se trouvèrent à son mariage, ne leur y fit pas le moindre compliment : il fut là comme à la noce d'un autre, et depuis, à Anet, comme s'il avoit oublié qu'il étoit marié[1].

Mort du duc de Coislin ; son caractère *. [Add. St S. 921]

Le duc de Coislin ne survécut pas longtemps à son ami Monsieur le Duc[2]. C'étoit le seul homme qui l'eût subjugué, qui ne lui passoit rien, et qui lui lâchoit quelquefois des bordées[3] effroyables, sans que Monsieur le Duc osât souffler. C'étoit un homme de beaucoup d'esprit[4], extraordinaire au dernier point, et qui se divertissoit à le paroître encore plus qu'il ne l'étoit en effet ; plaisant en sérieux et sans chercher à l'être, toujours salé, fort amusant, méchant aussi et dangereux, qui ne se refusoit rien, qui méprisoit la guerre, qu'il avoit quittée il y avoit longtemps[5], et la cour, où il n'alloit presque jamais, par con-

1. Mme de Maintenon écrivait, quelques jours plus tard, à la princesse des Ursins (recueil Bossange, tome II, p. 70) : « M. de Vendôme est très content d'être marié ; il est charmé de l'esprit de Madame sa femme, il se remet à elle de toutes ses affaires, il lui a donné tout son bien par contrat de mariage. Il veut désormais être plus assidu à la cour, et que Mme de Vendôme y demeure toujours. »

2. Il mourut le 7 mai : ci-après, p. 120.

3. « *Bordée,* la décharge de tous les canons rangés d'un des côtés du vaisseau, » dit le *Dictionnaire de l'Académie* de 1718, qui ne donnait pas alors d'emploi de ce mot au figuré, et ne l'a admis que depuis l'édition de 1762. Comparez ci-après, p. 308.

4. Il avait été élu à l'Académie française, en place de son père, au mois d'octobre 1702, et l'on a son discours de réception du 11 décembre (Arch. nat., MM 824, fol. 61). Son portrait de l'Académie est au musée de Versailles, n° 2948.

5. Il n'avait jamais eu qu'un régiment de cavalerie, et l'avait vendu dès 1691.

* Ces deux derniers mots ont été ajoutés après coup, au-dessus de cette phrase : « Hoquet inouï fait par le Roy à l'Evesq. de Metz pour succeder à la dignité de son frere ; occasion, cause, fin de ce hoquet. » Elle a été biffée et reportée plus loin (p. 120), mais en d'autres termes.

séquent mal avec le[1] Roi, dont il ne se mettoit guères en peine[2]; fort du grand monde, qu'il cherchoit moins qu'il en étoit recherché, et de la meilleure compagnie. Il se piquoit de ne saluer jamais personne le premier[3], et le disoit si plaisamment, qu'on ne pouvoit qu'en rire. Quand le Roi eut achevé Trianon comme il est aujourd'hui, tout le monde s'empressa de l'aller voir; Roquelaure demanda au duc de Coislin ce qu'il lui en sembloit, qui lui dit qu'il ne lui en sembloit rien, parce qu'il ne l'avoit pas vu. « Je sais bien pourquoi, lui répondit Roquelaure; c'est que Trianon ne t'est pas venu voir le premier. » Il faut encore que je dise ce trait du duc de Coislin. La fantaisie lui prit, au duc de Sully, son[4] beau-frère[5], et à M. de Foix[6], d'aller au Parlement, et ils me pressèrent tant d'y aller avec eux, que je ne pus le refuser, et c'est l'unique fois que j'y aie été sans nécessité. M. de Foix, qui étoit paresseux, et qui passoit les nuits en compagnie[7], n'y vint point, de sorte que je m'y[8] trouvai assis entre les deux beaux-frères. Lenain, doyen alors du Parlement, et un des plus estimés pour sa probité, son exactitude et ses lumières[9], rapporta un procès considérable, où il y avoit pour quarante mille francs de dépens, qu'il conclut à compenser[10]. Les premiers avis furent conformes à celui du rapporteur. C'étoit à huis[11] clos, à la petite audience[12]: ainsi, nous en-

1. *Mal* a été ajouté après coup, et les mots *avec le* surchargent *à la cour*.
2. Déjà dit dans le tome X, p. 282, note 5.
3. Comparez les *Écrits inédits*, tome VI, p. 260.
4. La première lettre de *son* corrige une *l'*.
5. Maximilien-Pierre-François-Nicolas de Béthune, marié depuis le 10 avril 1689 à Madeleine-Armande du Cambout. Né le 25 septembre 1664, il avait eu la lieutenance générale du Vexin français et les gouvernements de Mantes et de Jargeau en 1694, à la mort de son père. Il mourut le 24 décembre 1712, sans enfants.
6. Henri-François, duc de Randan-Foix : tome I, p. 191.
7. Tome XVI, p. 424. — 8. Au manuscrit, *n'y*. — 9. Tome XVII, p. 222.
10. Voyez la note, p. 556. — 11. Il écrit : *huys*.
12. Par opposition à la grande audience, ci-dessus, p. 108-109. Le *Dic-*

tendions tout parce qu'on opinoit de sa place sans se lever. Le Meusnier, vieux conseiller clerc[1] aussi fort habile, mais de réputation plus que louche, ouvrit[2] l'avis de faire payer les dépens : plusieurs le suivirent, et d'autres non, car, pour le fond du jugement, il fut tout d'une voix de l'avis du rapporteur. Voilà le duc de Coislin qui se met à rire, et à me dire qu'il faut faire un partage[3], et que cela sera plaisant de voir la grand chambre s'aller faire départager[4] à une chambre des enquêtes[5]. Je crus qu'il plaisantoit ; mais, comme je le vis attentif à suivre et à compter les voix de part et d'autre, et à me presser de partager, c'est-à-dire de prendre l'opinion la moins nombreuse, je lui demandai s'il n'avoit point de honte de vouloir coûter quarante mille livres à des gens pour se divertir ; qu'ignorants comme nous l'étions, il falloit aller à l'avis le plus doux, surtout avec la garantie d'un homme exact, éclairé et intègre comme étoit Lenain, qui avoit

tionnaire de l'Académie disait en 1718 : « *Huis clos* est vieux et n'a plus d'usage que dans cette phrase de pratique : *tenir l'audience a huis clos*..., lorsque le Parlement est dans les bas sièges. »

1. René le Meusnier, sieur de Taignières, reçu au Parlement le 9 février 1664, ne mourut qu'en décembre 1720, à soixante-quinze ans, riche de quarante mille livres de rente et ayant en caisse plus de cinq cent mille livres en espèces, malgré les défenses édictées alors (*Journal de Buvat*, tome II, p. 195).

2. Avant *ouvrit*, Saint-Simon a effacé du doigt une *f*.

3. « *Partage* se dit lorsque, dans une compagnie de juges, il y a eu autant de voix d'un côté que de l'autre pour le jugement d'une affaire » (*Académie*, 1718).

4. « *Départager*, terme de Palais qui se dit lorsque, dans une chambre de juges, deux avis différents étant appuyés par un égal nombre de voix, on a recours à une autre chambre pour juger le partage » (*Académie*, 1718).

5. On a déjà dit, au tome IV, p. 259, note 1, que les cinq chambres des enquêtes, où les présidents n'étaient que de simples conseillers commissionnés, jugeaient en première instance les causes dont l'appel devait aller à la grand'chambre. Voyez aussi ce qu'en dit le greffier Dongois dans la notice que nous avons reproduite au tome X, p. 373.

bien examiné l'affaire. Il se moqua de moi, et dit toujours que cela seroit plaisant, et qu'il ne le manqueroit pas. De pitié pour ces parties, dont nous ne connoissions aucune, je m'assurai du duc de Sully, qui blâma son beau-frère, et qui convint avec moi[1] qu'il seroit pour compenser les dépens. Nous opinâmes les derniers, et tous trois tînmes parole : le duc de Coislin, qui, par son calcul, avoit vu qu'il partageroit en prenant l'avis de le Meusnier, en fut; je me rangeai après à celui de Lenain, et, après moi, le duc de Sully. Le premier président Harlay, qui avoit compté aussi, et qui vit le partage, se met à regarder les présidents à mortier, à leur dire qu'il y a partage, puis à remontrer à la Compagnie l'indécence de cet inconvénient dans un tribunal comme la grand chambre ; qu'il falloit tâcher de se réunir à une opinion ; que la sienne étoit de compenser les dépens, et qu'il alloit reprendre[2] les voix. Pendant qu'on opinoit, le duc de Coislin crevoit de rire; et moi de l'exhorter à se contenter du plaisir qu'il s'étoit donné et de ne pas pousser l'affaire à bout. Jamais il n'y voulut entendre, bien résolu de changer d'avis, ou non, suivant que cela serviroit au partage. Il fut encore de l'avis de le Meusnier, le duc de Sully et moi de celui du rapporteur, le premier président aussi ; et encore partage. Voilà le premier président fort fâché, qui harangua près d'un quart d'heure, qui tâcha de piquer d'honneur Messieurs d'éviter la honte de s'aller faire départager aux enquêtes[3], qui dit qu'il va reprendre pour la troisième fois les avis, et que, pour abréger, parce que les raisons sont suffisamment entendues, il suffira que chacun opine qu'il

1. Ces trois mots sont en interligne, au-dessus de *m'asseura*, biffé.
2. La seconde *r* corrige une autre lettre.
3. Les ordonnances de 1539 et de Blois (1579) avaient réglé la procédure à suivre en cas de partage des avis dans les tribunaux ; mais elles ne spécifiaient pas qu'on dût avoir recours à une autre chambre pour se « départager. » Nous donnerons un texte aux Additions et corrections, p. 556-557.

est de l'avis du rapporteur ou de le Meusnier. Le diable voulut que le partage subsista quoique plusieurs conseillers eussent changé d'avis suivant qu'ils comptoient jusqu'à eux, pour éviter le partage ; et toujours M. de Coislin pour payer les dépens. Le malheur fut qu'avec une voix de plus pour le Meusnier, il n'y avoit plus partage. Harlay, qui l'avoit bien compté, et qui regardoit noir[1] le duc de Coislin, dont la seule voix fit en dernier lieu ce désordre, exposa le cas à la Compagnie, tâcha de la toucher en faveur des parties perdantes, à qui une seule voix coûteroit[2] un partage injurieux pour la Compagnie, ou quarante mille livres de[3] plus. Il eut beau dire ; personne ne répondit à ses semonces réitérées : tellement que, comme il vit qu'il falloit enfin prononcer, il préféra l'honneur prétendu de la grand chambre à la bourse de ces[4] pauvres parties, dit que, pour éviter[5] le partage, il revenoit à l'avis de le Meusnier, et prononça l'arrêt avec la condamnation aux dépens. Je pouillai le duc de Coislin tant que je pus, qui étoit ravi et mouroit de rire. Il étoit notoirement impuissant[6], et, pour cela même, se ruinoit avec une comédienne qui le gouverna jusqu'à sa mort, et à qui sa famille, et tout ce peu de gens qui pouvoient avoir affaire à lui, faisoient leur cour[7]. Il étoit veuf depuis longtemps de la sœur d'Alègre[8] depuis mort maréchal

1. Le *Dictionnaire de l'Académie* de 1718 ne donnait pas cette locution. Littré, outre l'exemple de notre auteur, en cite un du comte de Caylus, et « rêver noir, » de Mme de Sévigné.

2. *Coustreroit*, au manuscrit.

3. L'initiale de *de* surcharge une *f*, après le sigle ᵗᵗ.

4. *Des* corrigé en *de ces*.

5. Le *v* d'*eviter* surcharge une lettre illisible.

6. Tome IV, p. 122.

7. C'était Mlle Duclos, de la Comédie, comme le raconte la marquise d'Huxelles dans une des lettres qui seront reproduites ci-après ; comparez le Chansonnier, ms. Fr. 12692, p. 246. Le musée Condé possède un beau portrait de cette actrice, peint par Largillière.

8. Louise-Marie d'Alègre, mariée le 6 mai 1683, et morte le 15 septembre 1692.

Hoquet inouï fait par le Roi à l'évêque de Metz sur* sa succession à la dignité de son frère ; occasion, cause et fin de ce hoquet**.

de France[1], qu'il avoit rendue fort malheureuse. Monsieur de Metz et la duchesse de Sully[2], son frère et sa sœur, étoient ses héritiers[3]. Il mourut à[4] Paris dans le temps du mariage de M. de Vendôme, pendant que le Roi étoit à Marly, où j'étois ce voyage[5] : on y apprit cette mort entre midi et une heure[6]. La dignité passoit de plein droit à Monsieur de Metz, son frère unique, et cela fit la conversation. Le comte de Roucy[7], qui, sans avoir le sens commun, mais beaucoup de brutalité, d'assiduité et de bassesse, étoit de tout à la cour de Monseigneur, et, quoique sans estime, depuis Hochstedt surtout[8], point trop mal avec le Roi, étoit aussi, avec un air de bon homme et sans façon avec tout le monde, et particulièrement avec les valets, à qui cela plaisoit fort, le plus envieux[9] de tous les hommes, et en dessous le plus sottement glorieux, se trouva choqué que Monsieur de Metz devînt duc et pair. Il alla chez Monseigneur, à qui il dit que l'évêque de Metz seroit plaisant à voir en épée et en bouquet[10] de plume[11], et, comme il avoit affaire à un aussi habile homme

1. En 1724.
2. Madeleine-Armande du Cambout : tome IV, p. 302.
3. Voyez, aux Additions et corrections, p. 557-558, trois lettres inédites de la marquise d'Huxelles.
4. Avant *à*, Saint-Simon a biffé *pendant*.
5. *Dangeau*, p. 147 ; *Sourches*, p. 220 ; *Gazette*, p. 228.
6. Le procès-verbal d'apposition des scellés est aux Archives nationales, dans le carton T 1507[1].
7. En dernier lieu, tome XVII, p. 267.
8. Tome XII, p. 188-189. Saint-Simon, en intervenant auprès de Chamillart, lui avait alors « sauvé des choses fâcheuses. »
9. L'initiale d'*envieux* est une majuscule corrigée en minuscule.
10. Ici, *boucquet*, et plus bas *bouquet*.
11. Même raillerie que sur l'abbé de Dangeau, ci-dessus, p. 39. Pour le chapeau à plumes des pairs et pour leur costume de cérémonie, on peut voir nos tomes IX, p. 235, note 3, X, p. 50, et la suite des

* *Sur* surcharge *pour*.
** Cette manchette, ramenée de plus haut, est trois lignes trop bas dans le manuscrit.

que lui, il l'infatua, par ces sottises-là, que Monsieur de Metz, étant prêtre et évêque, ne pouvoit être duc et pair, comme si, pour l'être, il falloit porter une épée et un bouquet de plume, et qu'il n'y eût pas des évêques-pairs séants au Parlement avec un habit qui leur est particulier[1]. De là, il alla à la fin du dîner de Mgr et de Mme la duchesse de Bourgogne, avec les mêmes propos, qui ne les persuadèrent pas si facilement : Mgr le duc de Bourgogne se moqua de lui et de ses fades et malignes plaisanteries, et voulut bien démontrer, ce qui fut court et aisé, que Monsieur de Metz pouvoit et devoit recueillir la dignité de son frère[2], puisqu'il en héritoit de droit, qu'il étoit fils de celui pour qui l'érection avoit été faite, et qu'il n'étoit mort au monde par aucun crime, ni par aucun vœu religieux[3]. Les envieux et les ignorants dont les cours sont pleines, il s'en trouva en nombre qui firent chorus[4] avec le comte de Roucy, sans que pas un pût alléguer quoi que ce fût que ce ridicule inepte d'épée et de bouquet de plume, qui à peine auroit pu surprendre les petits enfants. Monsieur de Metz n'étoit point mal avec le comte de Roucy, et il n'y en avoit jamais eu d'occasion entre eux ; mais il avoit aussi sa portion de cadet d'extraordinaire[5], n'étoit pas bon, n'étoit pas aimé de tout le monde, et sa fortune ecclésiastique avoit révolté contre lui beaucoup de gens de cet état[6], quoique la plupart hors de portée d'un siège tel que Metz, et d'une charge comme la sienne[7]. Toute la journée se passa dans cette dispute

Mémoires, édition 1873, tomes IX, p. 454, XII, p. 197, XV, p. 472, XVI, p. 54. Nous aurons lieu d'en reparler plus longuement.

1. Voyez, à ce sujet, ce que dit l'annotateur des *Mémoires de Sourches*, p. 221, note 2.

2. *Freres*, au pluriel, ramené au singulier.

3. La première lettre de *religieux* corrige une *R*. — 4. Tome X, p. 26.

5. C'est-à-dire que, tous les Coislin étant extraordinaires (ci-dessus, p. 115), il en avait sa portion de cadet.

6. Tome IV, p. 121-123.

7. Il était premier aumônier du Roi : *ibidem*.

dans les compagnies et dans le salon ; mais, le soir, l'étonnement fut grand quand on apprit que le Roi y faisoit de la difficulté, que[1] Monseigneur l'avoit fort appuyée dans le cabinet après le souper, et que Mgr le duc de Bourgogne y avoit aussi solidement qu'inutilement plaidé pour Monsieur de Metz. Le lendemain, il eut défense du Roi, par Pontchartrain, de prendre ni titre, ni marque, ni rang, ni honneur de duc, jusqu'à ce que le Roi se fût fait rendre compte de son affaire[2]. Monsieur de Metz eut beau presser du moins que quelqu'un en fût chargé : il n'en put venir à bout, et, las d'attendre dans un état aussi triste, il fit ôter ses armes[3] de sa vaisselle, de ses carrosses et de partout où elles étoient, parce qu'il n'osoit porter le manteau ducal, et qu'il ne vouloit pas s'en abstenir ; et, de dépit, il s'en alla brusquement dans son diocèse[4]. Il n'avoit garde d'obtenir que quelqu'un fût chargé de son affaire pour en rendre compte au Roi, encore moins d'être entendu lui-même : le Roi, quoique peu instruit, savoit très bien qu'il n'y avoit nulle difficulté, et qu'il étoit duc et pair de plein droit à l'instant de la mort

1. Avant *que*, l'auteur a biffé un *et*.

2. *Mémoires de Sourches*, p. 220-221 ; *Journal du marquis de Torcy*, p. 184 ; *Écrits inédits de Saint-Simon*, tome VI, p. 266 ; Oroux, *Chapelle du Roi*, tome II, p. 566 et suivantes ; *Histoire de l'Académie des inscriptions*, tome IX, p. 249-250 ; lettre de Valincour au duc de Noailles, dans la *Revue d'histoire littéraire*, avril 1904, p. 148. Torcy raconte que l'explication fut vive entre M. de Coislin et le Roi, qui lui gardait rancune de « quelques discours inconsidérés, » et, comme S. M. niait qu'il y eût eu des exemples, l'évêque rappela le cas du cardinal de Richelieu, connu de tout le monde. Dans la lettre indiquée ici, Valincour alléguait aussi le cas du P. Ange de Joyeuse ayant fait fonction de duc quoique prêtre ; il eût pu ajouter le cas du cardinal Mazarin, et celui du duc de Ventadour : voyez l'*Histoire généalogique*, tomes III, p. 839, et IV, p. 9-10, 32, 354-358 et 807.

3. De gueules à trois fasces échiquetées d'azur et d'argent, de deux traits chacune.

4. Saint-Simon, après avoir mis *brusquemt* après *diocese*, l'a biffé pour l'ajouter en interligne après *alla*.

de son frère ; mais il étoit outré contre Monsieur de Metz, il l'étoit de façon à ne vouloir pas le montrer, et il fut ravi de cette sottise du comte de Roucy et du bruit qu'elle fit dans un peuple ignorant et jaloux de tout. Il la saisit, et, ne pouvant faire pis à Monsieur de Metz, il le châtia cruellement de la sorte, sous prétexte de ne rien précipiter, et d'un éclaircissement qu'il n'avoit garde de prendre, mais dont il pouvoit faire durer le prétexte tant qu'il lui plairoit, et par conséquent le désespoir de Monsieur de Metz, qui en tomba malade, et à[1] qui, réellement et de fait, la tête en pensa tourner, et en fut fort près. Son fait, que voici, étoit double. Le Roi, après avoir fort aimé le cardinal de Coislin et eu pour lui jusqu'à sa mort une estime déclarée qui alloit, et très justement, jusqu'à la vénération[2], se laissa depuis aller au P. Tellier, qui, pour fourrager[3] à son plaisir le diocèse d'Orléans, de concert en cela avec Saint-Sulpice, persuada[4] au Roi que ce cardinal étoit janséniste, et qu'il avoit mis en place dans son diocèse tous gens qu'il en falloit chasser. C'étoient des hommes du premier mérite en tout genre, et connus et goûtés comme tels, et qui étoient fort attachés au cardinal. Ils furent chassés, et quelques-uns exilés. Tout le diocèse cria[5]. Cela aigrit les persécuteurs, qui avoient Fleuriau, évêque d'Orléans[6], à leur tête : ils firent ôter la

1. *A* est en interligne.

2. Tome XIII, p. 255. « Le plus honnête et le meilleur homme du monde, écrivait la princesse des Ursins à la maréchale de Noailles (recueil Geffroy, p. 71) ; s'il parloit italien, on le feroit pape, tant il a l'estime de tout le monde. » Le cardinal était alors, juin 1700, à Rome.

3. « *Fourrager* se prend aussi pour ravager, et alors il est actif » (*Académie*, 1718).

4. Le manuscrit porte : *persuaderent*.

5. Déjà dit au tome XIII, p. 256-258 ; comparez les *Écrits inédits*, tome VI, p. 264-265.

6. Louis-Gaston Fleuriau, frère cadet du conseiller d'État Armenonville : tome XIII, p. 257.

tombe du cardinal parce qu'on s'étoit accoutumé à y aller prier, et on empêcha avec[1] violence ce pieux usage qui avoit commencé dès sa mort, et qui n'étoit qu'une suite de la constante réputation de toute sa vie[2]. Monsieur de Metz, qui avoit protégé tant qu'il avoit pu ces ecclésiastiques chassés et exilés, perdit toute patience à l'enlèvement de la tombe de son oncle, surtout après en avoir fortement et inutilement parlé au Roi : il s'échappa en propos qui furent rapportés, et envenimés par ceux qu'ils regardoient le plus, et qui mirent le Roi de part[3] dans leur querelle et dans leur ressentiment. L'autre point de Monsieur de Metz fut que, s'étant trouvé un jour, avec le duc de la Rocheguyon, le duc de Villeroy et MM. de Castries[4], qu'on commençoit à découvrir tout à fait la nouvelle chapelle qui étoit achevée[5], ils allèrent la voir,
[*Add. St-S.* 922] et y menèrent Fornaro avec eux. Ce Fornaro étoit un prétendu duc sicilien[6] de beaucoup d'esprit, que M. de la

1. Avant *avec*, Saint-Simon a effacé du doigt une *l*.

2. Voyez le Chansonnier, ms. fr. 12 694, p. 429 et 433, les lettres du P. Léonard conservées dans le ms. Grenoble 904, tome II, p. 87, et une pièce imprimée du temps : *Lettre de M. l'E. à Mme B.*, avec la date du 12 juin 1709, qui raconte que le Roi, dans sa discussion avec Monsieur de Metz, n'admit pas que celui-ci fît l'éloge des prêtres pris par le défunt cardinal pour grands vicaires et pour supérieurs de ses séminaires quoique suspects, prétendait-on, de donner dans les doctrines nouvelles. À la suite, on trouve le texte, en latin, puis traduit, de l'épitaphe d'Orléans : ci-après, p. 558-559. — Le cercueil lui-même fut violé sous la Révolution, le 3 décembre 1793.

3. Nous avons eu *entrer en part* dans le tome XI, p. 144, et *avoir part à* dans le tome VI, p. 256, note. Le *Dictionnaire de l'Académie* de 1718 ne donne pas d'exemple de *part* suivi de la préposition *dans ;* mais nous en trouvons un dans la *Correspondance des Contrôleurs généraux*, tome III, p. 253, 1re colonne. Voy. ci-après, p. 208 et 427.

4. Saint-Simon a écrit ici : *Castriés*. — Ce sont Joseph-François, marquis de Castries (tome III, p. 328), et son frère l'abbé (tome IV, p. 350).

5. Nous en aurons l'inauguration ci-après, p. 384.

6. Ferdinand-François Fornari-Colonna, se disant duc de Fornari, venu en France en 1678, comme notre auteur va le conter, et naturalisé en juin 1687. Vers 1707, à l'occasion de la naissance du premier

Feuillade avoit ramené avec lui de Sicile[1], où il n'avoit osé retourner depuis l'amnistie[2], parce qu'il étoit accusé d'avoir empoisonné sa femme[3]. Il demeura chez M. de la Feuillade tant qu'il vécut, suivant son[4] fils, dans sa jeunesse, comme un gouverneur, et je l'ai vu chez moi, avec lui, sur ce pied-là ; et néanmoins, il tiroit quelque chose du Roi, que M. de la Feuillade lui avoit fait donner[5]. Après la mort de M. de la Feuillade, il trouva moyen de se fourrer chez M. de la Rochefoucauld, mais sans loger chez lui, et ce fut là, dont il ne bougea, qu'il commença à faire l'homme de qualité. Il dessinoit en perfection, et il avoit beaucoup de connoissance de l'architecture, et un goût exquis pour toutes sortes de bâtiments, surtout pour les grands édifices[6]. Il fit un degré charmant à Liancourt[7]

prince des Asturies suivant la retraite des troupes espagnoles de Naples, il fit paraître un *Mémoire sur la Sicile* (Bibl. nat., Lb³⁷ 4881), pour engager le Roi à entreprendre la conquête de cette île.

1. En 1678 : tomes II, p. 148, et XV, p. 468.

2. L'amnistie de 1702 (*Sourches*, tome VII, p. 289) : « Le soir (du 4 juin), on vit le duc Fornari rendre grâces au Roi de ce qu'il avoit eu la bonté de procurer une amnistie générale à tous les bannis de Messine, avec restitution de leurs biens à la réserve de ceux qui avoient été vendus. »

3. Mme Fornari ne nous est pas connue.

4. *Son* surcharge *ap*[*rès*]. — 5. Ci-contre, p. 126, note 2.

6. En 1704, le conseiller au Parlement Gorge de Roise, frère du duc de Falary et de la duchesse de Béthune, lui avait demandé le projet de son hôtel de la rue de Varenne, qui passa ensuite au Grand Prieur, puis au marquis de Maubourg et à la duchesse Mazarin (*Piganiol de la Force*, tome VII, p. 103-104), et le maréchal de Tessé, l'ayant fait venir dans ses terres du Maine, en 1711 (*Annales fléchoises*, tome III, p. 361 et suivantes), écrivit, le 25 octobre 1711, à Torcy (ms. Nouv. acq. fr. 20 274, fol. 83 v°) : « Encore faut-il vous rendre compte de votre ami M. de Fornaro, que nous travaillons à naturaliser manceau, et qui n'a vu ni champ ni maison qu'il n'ait arpenté ! Il fait des mémoires de tout, et vous en profiterez : je compte de le faire conduire dans peu de jours dans votre royaume [au château de Sablé].... »

7. Tome IV, p. 93. Une description du château est dans la *Gazette* de 1671, p. 435, et le Cabinet des estampes possède des vues gravées par Aveline, Mauperché, Langlois, Poilly et Silvestre.

dans un emplacement où on n'en avoit jamais pu mettre même un vilain. Cela lui donna de la réputation, M. de la Rochefoucauld s'en engoua et le prôna[1]; il le fit aller à Marly, et sur la liste comme les autres courtisans. Le Roi lui parloit quelquefois de ses bâtiments et de ses fontaines, au point que Mansart en prit jalousie et peur. Il fut accusé de rapporter, et en effet M. de la Rochefoucauld le chassa de chez lui pour quelque chose qui y avoit été dit entre trois ou quatre personnes, dont aucun autre que Fornaro ne pouvoit être soupçonné, et que le Roi sut et reprocha à M. de la Rochefoucauld, et tout de suite doubla la pension de Fornaro[2], qui demeura à Versailles mieux avec le Roi que devant, et allant plus souvent à Marly, mais fui et méprisé de tout le monde. Monsieur de Metz, allant donc voir la nouvelle chapelle avec ces Messieurs, comme je l'ai dit[3], et Fornaro pour voir ce qu'il

1. L'annotateur des *Mémoires de Sourches*, tome V, p. 52, dit, à l'occasion de ce que Fornari prévint une chute du Roi dans le grand escalier de Versailles, en 1695 : « Il avoit eu la protection du défunt maréchal de la Feuillade, et ensuite, après sa mort, le duc de la Rochefoucauld l'avoit pris en amitié. Il étoit très habile homme en musique et en architecture, et d'ailleurs homme de bon commerce. »

2. Une fois qu'il eut été naturalisé, le Roi lui donna, en septembre 1687, une pension de quatorze cents livres, puis la porta à quinze cents livres, à trois mille, enfin à cinq mille en 1702 (Arch. nat., reg. O[1] 46, fol. 128 et 134). En 1708 (*ibidem*, reg. O[1] 52, fol. 163), il lui accorda l'aubaine d'un Messinois nommé Thomas Guerrero de Vintimille ; mais Fornari fut accusé en Parlement d'avoir usé de captation, et même condamné le 7 avril 1710 (Arch. nat., reg. X[1A] 6853); il fallut évoquer la cause au conseil privé (Arch. nat., reg. E 1955, fol. 225-234). En 1709, également, nous voyons le Roi recommander le fils Fornari pour servir comme officier dans l'escadre espagnole de Sicile, et promettre ses bons offices pour les aider à « raccrocher » certains domaines qui avaient été confisqués sur eux dans ce pays-là, lors de la révolte (*Lettres de Louis XIV à Amelot*, tome II, p. 155 ; *Mémoires de Sourches*, tome XII, p. 16, note 1). Un certain nombre de lettres autographes de Fornari se trouvent dans les Papiers du Contrôle général, G[7] 543; nous en donnerons une aux Additions et corrections, p. 559-560.

3. Ci-dessus, p. 124.

en jugeroit et la mieux considérer avec lui, aigri des affaires d'Orléans, et frappé de la quantité, de la magnificence, et de l'éclat de l'or des peintures et des sculptures, ne put s'empêcher de dire[1] que le Roi feroit bien mieux, et une œuvre bien plus agréable à Dieu, de payer ses troupes, qui mouroient de faim, que d'entasser tant de choses superbes aux dépens du sang de ses peuples, qui périssoient de misère sous le poids des impôts[2] ; et il alloit paraphraser encore cette morale, sans M. de Castries[3], aussi considéré qu'il étoit imprudent, qui le retint et lui fit peur de Fornaro ; mais il en avoit bien assez dit, et, dès le soir même, le Roi le sut mot pour mot. Les lettres[4] que Monsieur de Metz écrivit à ses amis, étant à Metz, depuis ces affaires d'Orléans, ne furent pas plus discrètes. Depuis le fatal secret trouvé par M. de Louvois pour violer la foi publique et celle des lettres[5], le Roi en vit toujours les extraits, et c'étoient de nouveaux sujets de colère, qui le[6] piquoient d'autant plus que, retenu par la nature des voies qui l'informoient, il ne vouloit pas la montrer[7] : aussi se plut-il, pendant près d'une année complète, à se venger cruellement de Monsieur de Metz en suspendant son état sans en vouloir ouïr parler, et à se moquer de lui après. Quand il crut enfin que cela ne se pouvoit soutenir davantage sans une iniquité trop déclarée, il fit dire un matin par Pontchartrain à Monsieur de Metz qu'il n'avoit pas besoin d'éclaircissement sur son affaire, qu'il n'avoit

1. Comparez l'Addition n° 922 et les *Écrits inédits*, tome VI, p. 265.
2. On a vu, dans le tome XVI, p. 44, que M. de Coislin n'était pas seul à critiquer la nouvelle chapelle ; le Roi se plaignit d'avoir été censuré à ce propos : ci-après, p. 384, note 5.
3. Encore ici, *Castriés*. — 4. *Lettre*, au singulier, dans le manuscrit.
5. *Le Secret de la poste sous Louis XIV*, article publié dans l'*Annuaire-Bulletin de la Société de l'Histoire de France*, année 1890, p. 229-245. Voyez nos tomes II, p. 187, III, p. 142, VIII, p. 216, 352, etc.
6. Il a ajouté *le* en interligne.
7. Nous verrons Torcy communiquer à notre auteur les recueils d'extraits de cette nature conservés au Cabinet noir.

jamais douté qu'il ne fût duc et pair de plein droit par la mort de son frère, qu'il avoit eu des raisons pour en user comme il avoit fait, mais qu'il trouvoit bon maintenant qu'il prît le titre, les marques, le rang et les honneurs de duc et pair, et qu'il lui permettoit aussi[1] de se faire recevoir au Parlement en cette qualité quand il voudroit[2]. Il étoit lors à Versailles, et moi aussi : à l'instant, il me le manda, parce qu'il me savoit grand gré de la manière dont j'avois pris sa défense. Une heure après, il fut remercier le Roi ; mais il n'en put tirer quoi que ce fût sur les raisons qu'il avoit eues : il fut reçu honnêtement, et ce fut tout[3]. Aussitôt il prit tout ce qu'il auroit dû prendre dès l'instant de la mort de son frère, et se disposa à se faire recevoir au Parlement. Il y trouva un hoquet[4] auquel il n'avoit pas lieu de s'attendre : son habit[5] fut contesté par les magistrats, et même par des ducs, dont beaucoup ne savent rien et ne veulent rien apprendre, qui prétendirent qu'il ne pouvoit paroître qu'en rochet et camail, parce qu'il étoit pair par soi, et non par son siège. Cette difficulté étoit d'autant plus absurde, que pair ecclésiastique n'est qu'un nom, et n'est[6] pas une chose, puisque, quant à la dignité, il n'y a différence quelconque entre les ecclésiastiques et les laïcs, et que l'habit des uns et des autres, par conséquent, ne peut être que le même pour tous suivant la profession ecclésiastique ou laïque[7]. Ainsi, après

Habit et manière de signer de Monsieur de Metz. Évêques d'Espagne devenus grands par succession ne portent plus le nom de leur évêché.

1. *Aussy* est en interligne.
2. C'est seulement le 25 mars 1711 que le Roi donna cette permission à l'évêque (*Dangeau*, tome XIII, p. 367 ; *Sourches*, tome XIII, p. 68).
3. Les deux journaux ne mentionnent pas le remerciement au Roi.
4. Terme déjà relevé en ce sens dans le tome XII, p. 137.
5. Ci-dessus, p. 120-121.
6. *Et* est en interligne ; *n'est* surcharge des lettres illisibles.
7. Les pairs ecclésiastiques, qui siégèrent au sacre de Philippe-Auguste à côté des premiers pairs laïques, étaient, comme ceux-ci, au nombre de six : l'archevêque de Reims, les évêques de Langres et de Laon, titrés ducs et pairs ; les évêques de Beauvais, de Noyon et de Châlons, titrés comtes et pairs.

quelques disputes et quelques jours de délai, la raison, à la fin, l'emporta, et Monsieur de Metz fut reçu[1] en habit de pair ecclésiastique, et n'en a point porté d'autre[2]. Il signa aussi d'abord « le duc de Coislin, év. de Metz. » Bientôt après, il supprima « év. de Metz, » et ne signa plus que « le duc de Coislin[3]. » Les évêques s'en scandalisèrent : il s'en moqua ; mais le bruit qu'ils en firent l'engagea à ajouter « év. de Metz » quand il écrivoit à des évêques, ce qu'il ne faisoit en aucune autre lettre, et souvent même il le supprima en leur écrivant, et les y accoutuma. Je ne sais pourquoi il ne se fit pas appeler le duc de Coislin ; les évêques d'Espagne n'y manquent pas quand il arrive qu'ils deviennent grands par héritage, et il n'y en a point par siège[4], comme je l'ai vu de l'évêque de Cuenca[5], qu'on n'appeloit que le duc d'Abrantès. Je pense que, se sentant mal avec le Roi, il[6] n'osa l'hasarder, ni, étant le premier exemple d'un évêque devenu duc par succession, la nouveauté d'en porter le nom.

Mort, aventures, caractère et

La maréchale de la Meilleraye[7] mourut en ce même temps, à quatre-vingt huit ans[8]. Elle étoit tante paternelle

1. L'évêque ne perdit point de temps, et le Parlement ne fit pas une longue résistance : dès le 27 mars 1711, M. de Coislin adressait sa requête à la Cour ; l'information de vie et mœurs était faite le lendemain 28, et c'est le 31 qu'eut lieu la réception, dont nous avons les pièces : Arch. nat., K 616, nº 15. Dans le procès-verbal (Arch. nat., X^{B1} 8894), il y a cette mention inusitée : « ayant sa robe de pair de France, » ce qui confirme les dires de notre auteur.

2. Voyez la suite des *Mémoires*, tome X de 1873, p. 446.

3. En effet nous avons dans le carton Arch. nat., G^7 543, deux lettres de 1712 et 1713, au contrôleur général, signées : « LE DUC DE COISLIN. »

4. Les neuf derniers mots ont été ajoutés en interligne. Ils signifient que la grandesse n'était attachée à aucun siége comme la pairie en France.

5. Tome VIII, p. 139. Nous avons écrit là : *Cuença*, comme fait Saint-Simon ; mais l'orthographe espagnole est *Cuenca*.

6. *Et d* surchargé en *il*. — 7. Marie de Cossé : tome I, p. 207.

8. Le 14 mai (*Dangeau*, p. 155 ; *Sourches*, p. 225 ; *Gazette*, p. 252). Elle avait été ondoyée le 9 décembre 1621 et baptisée le 15 avril 1637.

singularités de la maréchale de la Meilleraye *. Maison de Cossé. [Add. St-S. 923]

de la maréchale de Villeroy et du duc de Brissac mon beau-frère, à l'occasion de quoi j'ai parlé, p. 20[1], de sa folie sur sa maison, et de l'imagination de ce bonnet qu'elle lui fit prendre à ses armes, qui a été imité de quelques-uns je ne sais pas pourquoi[2]. On peut ignorer aussi la cause de cette prodigieuse ivresse de sa maison[3]. Elle a fort

1. Pages 208 et 209 du tome I.

2. Aux références indiquées à propos du bonnet d'armoiries des ducs et des princes, dans le commentaire de notre tome I, on peut ajouter : Gélyot, *Science du Blason*, p. 207, les *Projets de gouvernement du duc de Bourgogne*, p. 125, la *Gazette* de 1732, p. 423, et enfin la notice Brissac qui, en 1893, a été publiée dans le dernier volume des *Écrits inédits de Saint-Simon*, p. 344-347. Comparez le bonnet des la Trémoïlle, *ibidem*, p. 204. Un bonnet de prince, à peu près semblable à celui des princes d'Allemagne, figurait parmi les ornements du mausolée que le cardinal de Bouillon avait fait élever à Cluny, et dont il sera parlé dans le prochain volume.

3. Il a déjà été parlé, dans le tome I, p. 207-208, de la prétention chimérique des Cossé à descendre de l'empereur Cocceius Nerva (ans 25-98) par les Cossa de Naples (*Naples françoise*, par Lhermitte de Soliers, p. 130 et suivantes). Outre les réfutations de Jean le Laboureur et d'Imhof, on peut citer : un extrait du Mémoire de d'Hozier sur les pairs, qui sera donné à l'Appendice, n° IX ; les *Historiettes de Tallemant des Réaux*, tomes II, p. 221-225 et 231, et IV, p. 431 ; l'Addition n° 828, dans notre tome XVI, p. 509 ; les *Écrits inédits de Saint-Simon*, tomes III, p. 211-212, et VIII, p. 345-347 ; les *Mémoires du duc de Luynes*, tome III, p. 171 ; les épigrammes du ms. Arsenal 4129, p. 471, et du ms. la Rochelle 672, fol. 139 ; et surtout, la *Généalogie nouvelle de la maison de Cossé inventée et faite à plaisir par M. le duc de Brissac*, dans le ms. Arsenal 5049, fol. 57-60. Le maréchal de la Meilleraye, en transformant l'ornementation d'une des chambres de l'Arsenal, où il habitait, s'y fit représenter en costume romain, ayant près de lui son beau-père Cossé vêtu en descendant de Cocceius Nerva. La maréchale, en faisant donation à son petit-neveu Timoléon-Charles-Louis de Cossé, comte de Brissac, d'un collier de perles fines, de l'hôtel de Cossé à Paris et des maisons y attenantes (reg. Y 268, fol. 56 v°, 27 juin 1665), inséra dans l'acte que, « persuadée qu'un des soins les plus importants des gens d'une naissance illustre est de maintenir la grandeur de leur nom dans leur famille et de la transmettre à leur postérité autant qu'il leur est possible, elle auroit cru ne pouvoir faire un meilleur usage d'une partie

* La première *l* de *Mellleraye* surcharge un *i*.

brillé sous François Ier et sous ses enfants par les hommes illustres qu'elle[1] a produits et les grands emplois qu'ils ont exercés ; mais, si on va au delà, on trouvera que le maréchal de Gonnor[2] et son frère aîné le maréchal de Brissac[3], si célèbre par les guerres de Piémont[4], père du comte de Brissac si fameux pour son âge[5], et du premier duc de Brissac maréchal de France de la Ligue, puis confirmé

des biens qui lui appartiennent, que de les employer à mettre ses neveux en état de conserver la splendeur de sa maison, etc. »

1. L'abréviation de *que* surcharge l'abréviation d'*et*.

2. Artus de Cossé (tome I, p. 208), comte de Secondigny et seigneur de Gonnor, gouverneur d'Anjou, Touraine et Orléanais, eut aussi le gouvernement de Metz en 1552, et la charge de grand panetier de France en 1563, devint surintendant des finances en 1564, fut nommé maréchal de France en 1567, reçut l'ordre du Saint-Esprit en 1579, et mourut le 15 janvier 1582. Ce personnage et ceux qui suivent ont tous leur place dans la notice du duché de Brissac, publiée au tome VIII des *Écrits inédits de Saint-Simon*, et, de plus, Gonnor a un curieux article dans les Chevaliers du Saint-Esprit (vol. *France* 189, fol. 63 v°). Brantôme avait parlé longuement des Brissac du seizième siècle dans ses Grands capitaines (tome IV de ses *Œuvres*, édition Lalanne).

3. Charles Ier de Cossé, comte de Brissac (tome I, p. 208), élevé enfant d'honneur auprès de François Ier, devint grand fauconnier de France en 1540, exerça par commission la charge de colonel de l'infanterie française au delà des monts en 1541, eut en 1542 celle de colonel général de la cavalerie légère, fut nommé grand maître de l'artillerie et grand panetier de France en 1547, maréchal de France en août 1550, eut le gouvernement de Picardie en 1559, et mourut le 31 décembre 1563, à cinquante-sept ans. Son portrait, par un peintre de l'école de Clouet, est conservé au musée du Louvre. Tallemant des Réaux (*Historiettes*, tomes II, p. 222, et VII, p. 453) prétend qu'il partagea avec François Ier les faveurs de la duchesse d'Étampes et fit sa fortune par les femmes.

4. Tous les historiens du temps ont raconté ses exploits en Piémont entre 1550 et 1555, et ses négociations avec les princes italiens pendant la même période ont été étudiées de nos jours, d'après les documents italiens, par M. l'abbé Marchand.

5. Timoléon de Cossé (tome I, p. 208), premier panetier, colonel de l'infanterie française en Piémont en 1562, gouverneur d'Angers, grand fauconnier de France après son père en 1563, fut tué au mois de mai 1569, âgé de vingt-six ans, et enterré aux Célestins. Le poète Desportes fit son épitaphe.

tel en recevant Henri IV dans Paris[1], ont fait valoir par leurs talents la faveur de leur mère[2], sœur du grand maître[3] et du cardinal de Boisy[4] et de l'amiral de Bonnivet[5], qui pouvoient tout sur François Ier, desquels Anne de Montmorency, depuis grand maître et connétable de France, étoit cousin germain[6]. Cette Gouffier qui avoit épousé leur père, si connu sous le nom du gros Brissac[7], fut gouvernante des enfants de France, et fit son mari ensuite leur gouverneur, grand panetier et grand fauconnier, et gouverneur d'Anjou et du Maine. Tout cela est illustre; mais

1. En effet, Charles II de Cossé (tomes I, p. 208, et VI, p. 69) fut créé maréchal de France par Mayenne en septembre 1593, quoique l'*Histoire généalogique* ne le dise pas, et Henri IV, après la reddition de Paris, dont il avait été le premier fauteur, le nomma gouverneur le 24 janvier 1594.

2. Charlotte Gouffier, mariée avant 1502 à René de Cossé (ci-dessous), fut gouvernante des enfants de François Ier, comme notre auteur va le dire.

3. Artus Gouffier, seigneur de Boisy, bailli de Vermandois en 1503, chambellan du Roi en 1512, bailli de Valois en 1513, capitaine de Chinon en 1514, devint grand maître de France en 1515, gouverneur du Dauphiné en 1516, et mourut à Montpellier en mai 1519.

4. Adrien Gouffier, doyen de Thouars en 1503, abbé de Cormery, de Bourgueil, de Fécamp, de Saint-Florent de Saumur et de Saint-Nicolas d'Angers, évêque de Coutances en 1510, cardinal en décembre 1514, grand aumônier de France et évêque d'Albi en 1519, mourut le 24 juillet 1523.

5. Guillaume Gouffier, seigneur de Bonnivet (ici, *Bonivet*), chambellan ordinaire du Roi, fut nommé amiral de France en 1517, gouverneur de Dauphiné et du Dauphin en 1519, ambassadeur extraordinaire en Angleterre la même année, gouverneur de Guyenne en 1521, et fut tué à la bataille de Pavie, le 24 février 1524. Feu R. de Maulde (*Louise de Savoie et François Ier*, p. 203-215) a narré les épisodes de son roman amoureux avec Marguerite de Valois.

6. Guillaume Gouffier, père de M. de Boisy, du cardinal et de l'amiral de Bonnivet, avait épousé Philippe de Montmorency, tante paternelle du connétable Anne.

7. René de Cossé, bailli de Melun en 1491, premier panetier du Roi en 1492, grand fauconnier en 1516, eut le gouvernement de l'Anjou et du Maine, la charge de gouverneur des enfants de France, et mourut en 1539 ou 1540.

il ne faut pas remonter plus haut : le père et le grand-père de ce gros Brissac[1], qui étoit un gausseur[2] et un homme d'esprit, de manège et de bonne chère, étoient au bon roi René, l'un gouverneur du château de Beaufort[3], l'autre sénéchal de Provence[4], leurs femmes des plus médiocres[5], leurs terres rien[6], et, par delà, rien de suivi, et, dans cela même, rien que des écuyers avec les plus petits emplois,

1. Notre auteur a mal lu l'*Histoire généalogique* (tome IV, p. 321), qui ne donne que le père du gros Brissac, mais place avant celui-ci un frère aîné, mort sans enfants. Le père, Thibaud, seigneur de Cossé, gouverneur de Beaufort-en-Vallée pour Jeanne de Laval la veuve du roi René, vivait encore en 1503 ; c'est le frère du gros Brissac, Jean de Cossé, conseiller et chambellan du roi René, qui aurait reçu de ce prince la charge de sénéchal de Provence et serait devenu plus tard lieutenant général de Jean de Calabre en Sicile.

2. « *Gausseur*, de gausser, se moquer, railler ; il est bas » (*Académie*, 1718). Nous aurons *gausseries* dans la suite des *Mémoires*, éd. 1873, tome XVIII, p. 241, et *gausseur* se trouve aussi dans les *Écrits inédits*, tome VII, p. 184.

3. Beaufort-en-Vallée, dép. Maine-et-Loire, arr. Baugé, était le chef-lieu d'un comté important, qui fut réuni au duché d'Anjou en 1461 et appartint ensuite à Louise de Savoie.

4. C'est ce que dit l'*Histoire généalogique* ; mais elle renvoie aux *Mémoires de Comynes*, qui parlent (tomes II, p. 17-18, et III, p. 502 et 562) d'un Jean Cossé (ou plutôt Cosse), issu d'une famille napolitaine du nom de Cossa ou Coscia, qui mourut à Tarascon en 1476, et qui ne doit pas être le même que notre Cossé. Il y a aux Archives nationales, dans le carton R[3] 520, n° 13, l'original d'une donation de la terre de Grimaud faite par le roi René, le 20 avril 1441, audit Jean Cossa, de Naples ; cette pièce avait peut-être passé par l'officine suspecte de Baluze. — La charge de sénéchal de Provence était très importante au moyen âge, ayant l'entière direction des finances, de la justice et des troupes de la province, le droit d'assembler les états et de les séparer, même celui d'aliéner le domaine du prince. Elle fut divisée en deux par le roi Louis II d'Anjou. Le dernier sénéchal fut M. de Gordes, qui se démit en 1660 ; on créa alors autant de sénéchaux qu'il y avait de sièges royaux.

5. Thibaud de Cossé avait épousé Félice de Charno, et son fils Lionne du Four.

6. Ils ne possédaient alors que la terre de Cossé, aujourd'hui Cossé-le-Vivien, chef-lieu de canton du département de la Mayenne.

sans filiation connue, et qui ne passent pas l'an[1] 1386[2] : cela ne fait pas une grande origine ; les dernières alliances des ducs de Brissac des deux branches, pitoyables[3], et eux-mêmes, depuis le dernier maréchal, aussi pitoyables qu'elles. Ce mot de remarque m'échappe parce que je ne vois autre chose, depuis la mort du Roi, que des gens qui, par des noms de personnages de ces temps-là, dont ils sont, ou dont ils se font, et de plus anciens encore, mais qui, depuis eux, n'ont eu que des lacunes en tout genre, chaussent le cothurne[4], éblouissent les sots, et prennent des airs tout à fait ridicules. L'antiquité, la suite, les fiefs, les alliances, les emplois, au moins avec quelque durée dans les premiers temps connus, constituent une grandeur effective, et non des choses modernes, passagères, et, pour ceux dont je parle, depuis lors sans suite et sans trace de l'homme illustre dont ils font bouclier[5], duquel, le plus souvent, ils
[Add. St-S. 924] ne descendent même pas. Mais revenons à la maréchale de la Meilleraye. On parloit devant elle de la mort du chevalier de Savoie[6] frère du comte de Soissons et du

1. Après *l'an*, Saint-Simon a biffé *née*.

2. *Histoire généalogique*, tome IV, p. 320.

3. Le premier maréchal avait épousé Charlotte d'Esquetot, et le second, Judith d'Acigné, puis Louise d'Ongnies. Son fils François eut pour femme Guyonne Ruellan, fille de traitant ; mais les deux derniers ducs de la branche aînée contractèrent des alliances plus relevées, l'un avec Marguerite de Gondy, l'autre avec la propre sœur de notre auteur. Dans la branche cadette, le duc que nous venons de voir mourir en 1709 était veuf d'une Béchameil et fils d'une le Charron ; le duc de 1710 est marié à une Pécoil de Villedieu, et c'étaient là des alliances bien inférieures (*Mémoires du duc de Luynes*, tome V, p. 321 ; Bertin, *les Mariages dans l'ancienne société*, p. 561-562).

4. « On dit *chausser le cothurne*, pour dire faire des tragédies » (*Académie*, 1718). — « *Chausser le cothurne* se prend aussi en mauvaise part, pour dire enfler son style » (*Académie*, 1878). Nous retrouverons cette expression.

5. Tome XVIII, p. 22, etc.

6. Louis-Jules, chevalier de Savoie (tome X, p. 261, note 4), né à Toulouse le 2 mai 1660, gouverneur de la principauté de Saluces en août 1678, colonel d'un régiment de dragons impériaux en 1682, mort

fameux prince Eugène, mort fort jeune, fort brusquement, fort débauché, et fort plein de bénéfices[1], et on moralisoit là-dessus. Elle écouta quelque temps ; puis, avec un air de conviction et d'assurance : « Pour moi, dit-elle, je suis persuadée qu'à un homme de cette naissance-là, Dieu y regarde à deux fois à le damner. » On éclata de rire ; mais on ne la fit pas revenir de son opinion[2]. Sa vanité fut cruellement punie. Elle faisoit volontiers des excuses d'avoir épousé le maréchal de la Meilleraye[3], dont elle fut la seconde femme[4] et n'en[5] eut point d'enfants. Après [*Add. St-S. 925*] sa mort, emmourachée, devant ou après, de Saint-Ruth[6], qu'elle avoit vu page de son mari, elle l'épousa, et se garda bien de perdre son tabouret en déclarant son mariage[7].

le 13 juillet 1683, à Vienne, d'une chute de cheval selon Litta, ou en Hongrie, dans une rencontre avec les Turcs, d'après la *Gazette*, p. 367 et 391.

1. Nous ne voyons pas qu'il ait possédé des bénéfices ; notre auteur doit faire confusion avec son frère aîné Philippe, abbé de Corbie, de Saint-Médard de Soissons et de Notre-Dame-du-Gard (notre tome X, p. 261, note 4).

2. Cette anecdote se retrouve dans les *Annales de la cour*, tome I, p. 67-68. On en a une autre, sur la maréchale, dans une lettre de la princesse des Ursins à Mme de Maintenon, recueil Bossange, tome III, p. 347-348.

3. Les la Porte dits de la Meilleraye étaient très peu de chose, le premier connu un simple avocat au Parlement qui vivait au milieu du seizième siècle.

4. Le maréchal avait épousé, en février 1630, Marie Ruzé, fille du maréchal d'Effiat, morte à l'Arsenal le 22 avril 1633, âgée de vingt ans. C'est à cette occasion que l'académicien Philippe Habert composa son unique poème : *le Temple de la Mort*.

5. *N'eut* surchargé en *n'en*.

6. Charles Chalmot de Saint-Ruhe, selon l'orthographe de sa signature : tome II, p. 168. Sainte-Rue, ainsi écrit dans le *Dictionnaire des Postes* moderne, est un écart de la commune de Saint-Médard, dép. Deux-Sèvres.

7. *Mémoires de la Fare*, p. 295-296 : « La maréchale de la Meilleraye, vieille folle, s'étoit entêtée de lui du vivant de son époux, dont il étoit page, et, après la mort du maréchal, elle en fit son mari de conscience. »

Saint-Ruth étoit un très simple gentilhomme[1] fort pauvre, grand et bien fait, et que tout le monde a connu, extrêmement laid[2] : je ne sais s'il l'étoit devenu depuis son mariage. C'étoit un fort brave homme, et qui acquit de la capacité à la guerre, et qui parvint avec distinction à devenir lieutenant des gardes du corps et lieutenant général[3]. Il étoit aussi fort brutal, et, quand la maréchale de la Meilleraye lui échauffoit les oreilles, il jouoit du bâton et la rouoit de coups. Tant fut procédé, que la maréchale, n'y pouvant plus durer[4], demanda une audience du Roi, lui avoua sa foiblesse et sa honte, lui conta sa déconvenue, et implora sa protection. Le Roi, avec bonté, lui promit d'y mettre ordre : il lava la tête à Saint-Ruth dans son cabinet, et lui défendit de maltraiter la maréchale. Cela fut plus fort que lui. Nouvelles plaintes de la maréchale : le Roi se fâcha tout de bon, et menaça Saint-Ruth. Cela le contint quelque temps ; mais l'habitude du bâton étoit si forte en lui, qu'elle prévalut encore. La maréchale retourna au Roi, qui, voyant Saint-Ruth incorrigible, eut la bonté de l'envoyer en Guyenne, sous prétexte de commandement, dont il n'y avoit aucun[5] besoin que celui de la maréchale d'en être séparée[6]. De là, le Roi l'envoya

1. Il appartenait à une famille noble et protestante de la Rochelle (*Inventaire des archives de la Charente-Inférieure*, série E, nos 14 et 16 ; Beauchet-Filleau, *Dictionnaire des familles du Poitou*, nouv. édition, tome II, p. 216 ; *Bulletin de la Société du Protestantisme*, année 1905, p. 335 et 346-348), mais se convertit de bonne heure et, après la révocation de l'édit de Nantes, il se signala par ses rigueurs contre les huguenots du Dauphiné et des Cévennes (*Sourches*, tome I, p. 296 ; Papiers du P. Léonard, Arch. nat., TT 464, no 31 ; *Histoire de Louvois*, tome III, p. 453-456 ; Benoît, *Histoire de l'édit de Nantes*, tome V, p. 656 et 672 ; *Mémoires de Vordac*, p. 143-144 ; Bulhière, *Éclaircissements*, p. 249-250).

2. C'est ce que dit Mme de Sévigné (*Lettres*, tome II, p. 198-199).

3. Pinard, *Chronologie militaire*, tome IV, p. 341.

4. *Duré* corrigé en *durer*.

5. Les deux premières lettres d'*aucun* surchargent la préposition élidée *d'*, effacée du doigt.

6. Nommé commandant en Dauphiné le 24 août 1685, Saint-Ruhe y

en Irlande, où il fut tué[1], et il n'eut point d'enfants. La maréchale de la Meilleraye avoit été parfaitement belle[2], et avoit beaucoup d'esprit. Elle tourna la tête au cardinal de Retz, jusqu'à ce point de folie de vouloir tout mettre sens dessus [dessous] en France, à quoi il travailla tant qu'il put, pour réduire[3] le Roi en tel besoin de lui qu'il le forçât d'employer tout à Rome pour obtenir dispense pour lui, tout prêtre et évêque sacré qu'il étoit, d'épouser la maréchale de la Meilleraye, dont le mari étoit vivant[4], fort bien avec elle[5], homme fort dans la confiance de la cour, du premier mérite, et dans les plus grands emplois. Une telle folie est incroyable, et ne laisse pas d'avoir été[6].

resta jusqu'au 10 mai 1686; il passa de là en Guyenne, et n'en revint qu'en septembre 1689, pour aller servir en Savoie dès le mois de juin suivant. Sur son commandement en Guyenne, on peut voir les *Archives historiques de la Gironde*, tome I, p. 127-130.

1. Le 22 juillet 1691.

2. Un portrait d'elle, d'après l'estampe de Moncornet, fut inséré dans le tome XVI de l'édition de 1840 de nos *Mémoires*. Mme de Motteville (*Mémoires*, tome II, p. 414) parle aussi de sa beauté.

3. *Réduire* est en interligne, au-dessus de *mettre*, biffé.

4. Il ne mourut qu'en 1664.

5. C'est ce que dit aussi Mme de Motteville (*Mémoires*, tome II, p. 414), et Colbert (*Lettres*, tome I, p. 303) reconnaît l'influence réelle qu'elle avait sur le maréchal bien qu'il fût notoirement d'humeur violente et tyrannique. Tallemant raconte encore ceci (tome II, p. 225) : « Elle disoit qu'elle rendoit grâces à Dieu de deux choses : l'une, d'être née princesse, et l'autre, d'être la femme de M. le maréchal de la Meilleraye ; « car, disoit-elle, si je ne l'avois épousé, je ne pourrois « pas m'empêcher de l'aimer d'amour. » Elle ment comme tous les diables ; c'est un petit homme mal fait et jaloux, et je sais bien qu'un jour, à Bourbon, une de ses femmes de chambre lui ayant essayé en riant le bandeau d'une veuve qui étoit là, et lui ayant dit : « Madame, « que cela vous siéroit bien ! » elle se mit à rire, et lui dit : « Que tu « es folle ! » Sans la peur du diable, elle l'auroit fait mille fois, etc. »

6. Retz, qui était son parent et allié, prétend, dans ses *Mémoires* (tome I, p. 129-137 et 177), qu'il l'eut aussi pour maîtresse à l'époque même où le cardinal de Richelieu la poursuivait de très près, et il la trouvait supérieure en charmes à la Vénus de Médicis ; mais, dans ce temps-là, il n'était encore question de rien qui ressemblât à

Je retourne à Marly bien avec le Roi.

Les couches de Mme la duchesse de Bourgogne[1], suivies du carême, avoient tenu le Roi plusieurs mois à Versailles sans faire de voyages à Marly[2]. Il y alla le lendemain du dimanche de Quasimodo, 28 avril, jusqu'au samedi 17 mai[3]. J'étois allé faire un tour à la Ferté[4]; Mme de Saint-Simon se présenta pour ce voyage : c'étoit le premier que le Roi y[5] faisoit depuis l'audience qu'il m'avoit donnée[6]. Nous fûmes de ce voyage. J'arrivai à Marly de la Ferté, et, depuis, je n'en ai manqué qu'un[7] jusqu'à la mort du Roi, même de ceux dont[8] Mme de Saint-Simon ne put être, et je remarquai, dès ce premier-là, que le Roi me parloit et me distinguoit plus qu'il[9] ne faisoit aux gens de mon âge sans charge ni familiarité avec lui. C'est dans l'espace de ce voyage que le contrat de mariage de M. de Vendôme fut signé, qu'il se maria à Sceaux, et que le duc de Cois-

la Fronde, ni même qui la fit pressentir. Il est à remarquer que les contemporains, Mme de Motteville, Mademoiselle, Tallemant, Bussy, ne disent mot de « l'incroyable folie » que rapporte notre auteur, ici comme dans l'Addition n° 923, et dont, sans doute, la légende lui venait de sa sœur Brissac. On regrette que les éditeurs de Retz, Feuillet ou Chantelauze, connaissant ce passage de Saint-Simon, n'en aient pas fait quelque intéressant commentaire. Dans les contemporains, je n'ai retrouvé autre chose qu'un passage des *Mémoires de Mme de Motteville* (tome IV, p. 44) où il est insinué que la maréchale, en gratitude de l'amour passé, aida le cardinal à s'évader du château de Nantes.

1. Ci-dessus, p. 29.

2. L'auteur des *Mémoires de Sourches* (tome XII, p. 129) dit, le 21 décembre 1709 : « Le Roi revint de Marly à Versailles, et, comme il y avoit eu des temps très fâcheux, il dit au marquis d'Antin une chose toute nouvelle, qui étoit qu'il étoit obligé d'avouer qu'il partoit de Marly avec plaisir; aussi ajoutoit-on qu'il n'y retourneroit pour y séjourner de plus de trois mois. »

3. *Dangeau*, p. 144 et 156; *Sourches*, p. 217-226.

4. Comme toujours à Pâques, et sans doute pour pousser jusqu'à la Trappe : voyez nos tomes XV, p. 78, XVIII, p. 387, et ci-après, p. 214.

5. *Y* surcharge *il*, effacé du doigt.

6. Tome XVIII, p. 376 et 382-391.

7. *Au*[*cun*] surchargé en *qu'*. — 8. *Dont* surcharge *ou*.

9. L'abréviation de *que* est répétée deux fois avant *il*.

lin et la maréchale de la Meilleraye moururent, ainsi que je l'ai rapporté[1]. Rendu ainsi[2] à mon genre de vie accoutumé, je raisonnois souvent avec les ministres de mes amis, et des courtisans principaux qui en étoient, du triste état des affaires, qu'ils ne me dissimuloient pas, et sur lesquelles ils pensoient comme je faisois. Quelques jours après le retour à Versailles, j'allai passer une journée à Vaucresson[3], ce qui m'arrivoit souvent, où le duc de Beauvillier s'étoit ajusté la plus jolie retraite du monde où[4] d'ordinaire il passoit le jeudi et le vendredi de chaque semaine, et qu'il avoit rendue inaccessible à tout le monde excepté à sa plus intime famille, et à quatre ou cinq amis, au plus, qui avoient la liberté d'y aller[5]. Causant tête à tête avec lui dans son jardin, nous tombâmes insensiblement sur Mgr le duc de Bourgogne, et je ne lui célai point ce que je pensois de sa conduite[6]. Quoi[que] cette matière eût été souvent traitée entre le duc de Beauvillier et moi, le hasard avoit fait que ce n'avoit jamais été avec tant d'étendue, ni qu'il eût été si frappé de mes sentiments là-dessus. La conversation se tourna ensuite sur autre chose, et nous ne sortîmes du jardin et de ce long tête-à-tête que lorsque le dîner fut servi. En sortant de table, le duc de Beauvillier, qui avoit réfléchi sur notre conversation, me pria de faire encore[7] un tour de jardin avec lui, de[8] lui redire encore sur Mgr le duc de Bourgogne[9] les mêmes

Propos sur Mgr le duc de Bourgogne entre le duc de Beauvillier et moi, qui en exige un discours par écrit.

1. Ci-dessus, p. 109-115 et 129.
2. Les mots *rendu ainsy* sont en interligne, au-dessus de *revenu*, biffé.
3. Tome VIII, p. 5. — 4. *Et* surchargé en *où*.
5. Déjà dit, mais plus brièvement, au tome XI, p. 5; voyez aussi une conversation analogue dans notre tome XIII, p. 219-220.
6. Après *conduitte*, Saint-Simon a biffé ces mots : « que j'avois eu loisir de mieux remarquer pendant ce long Marly dont nᵉ sortions. »
7. *Encore* a été ajouté en interligne.
8. Avant *de*, Saint-Simon a biffé un *et*.
9. Il a essuyé du doigt une goutte d'encre tombée sur la fin de cette ligne et de la suivante.

choses dont je l'avois entretenu avant le repas, et d'y ajouter ce qui me pourroit venir avec plus de temps et de loisir que nous n'en avions eu le matin. Je m'en défendis parce qu'il ne pouvoit pas l'avoir oublié, et que je croyois avoir dit à peu près tout ce qu'il y avoit à dire : il me pressa, et j'obéis. La conversation fut fort longue et peu contredite ; lorsqu'elle fut épuisée, il me proposa de mettre par écrit ce qu'il me sembloit de la conduite de ce prince, et ce que j'estimois qu'il y dût corriger et ajouter. La proposition me surprit. Il me pressa : je m'en défendis, et je lui demandai ce qu'il prétendoit faire. Il me répondit qu'un discours de cette nature pourroit faire grand bien à Mgr le duc de Bourgogne, ou au moins lui être utile à lui-même (duc de Beauvillier) en parlant à ce prince. Je m'en défendis encore davantage, et je me retranchai sur le danger de découvrir à ces gens-là qu'on les connoît si bien. Il me rassura, là-dessus, tant qu'il put sur la vertu et la manière de penser de Mgr le duc de Bourgogne, et, finalement, nous capitulâmes, moi[1] que j'écrirois, lui qu'il ne feroit aucun usage de mon écrit que de mon consentement. Nous nous séparâmes de la sorte pour rejoindre la compagnie dans la maison, moi toujours dans la surprise de ce qu'il exigeoit de moi, résolu néanmoins de lui obéir par un discours ostensible[2] à Mgr le duc de Bourgogne. J'y travaillai peu de jours après. J'en fis à peu près la moitié dans ce dessein qu'il pût être montré au prince ; mais[3] la plume me tourna après dans les doigts[4], par la nécessité de n'omettre pas des choses très nécessaires. Je m'y abandonnai alors, mais dans la résolution d'en ôter plusieurs traits au cas que M. de Beauvillier voulût le lui faire lire, lesquels toutefois me paroissoient indispensables. J'en

1. Saint-Simon a, par erreur, corrigé *moy* en *luy*.
2. Qui fût en état d'être montré. Comparez les *Mémoires sur Fouquet*, par Chéruel, tome II, p. 156.
3. *Mai*, dans le manuscrit.
4. Le *Dictionnaire* de 1718 ne donnait pas cette expression au figuré.

gardai un double, que, bien qu'un peu long[1], je ne renverrai point parmi les Pièces, mais que j'insérerai ici, parce qu'il donne une grande connoissance de Mgr le duc de Bourgogne. Il est adressé au duc de Beauvillier; les premières lignes en marquent l'occasion, et, s'il s'y trouve des raisonnements, des[2] exemples et des comparaisons du goût de peu de gens, c'est qu'un discours fait pour persuader Mgr le duc de Bourgogne devoit être accommodé à son goût et à son esprit, à celui encore du duc de Beauvillier, qui, bien plus sûr et plus libre de scrupules que celui du prince ne l'étoit encore pour lors, étoient l'un et l'autre plus susceptibles d'être frappés par cette sorte de raisonnement que par d'autres plus à la convenance de tout le monde[3].

DISCOURS SUR MGR LE DUC DE BOURGOGNE, 25 MAI 1710, ADRESSÉ A M. LE DUC DE BEAUVILLIER, QUI ME L'AVOIT DEMANDÉ[4].

« Puisque notre conversation de Vaucresson vous a paru

1. Saint-Simon a ajouté ces cinq mots sur la marge, après avoir, auparavant, corrigé par erreur l'abréviation de *que* en *qui*.

2. Les mots *raisonnem^ts, des* ont été ajoutés sur la marge, en fin de ligne.

3. On pourrait le rapprocher de divers passages du *Télémaque*, de certaines maximes quiétistes, et aussi de bien des homélies ayant pour sujet l'éducation des enfants ou les devoirs d'un prince. A l'occasion de l'*Institution d'un prince* que Duguet composa à la demande du duc de Savoie, j'ai indiqué (tome VIII, p. 88-89) quelques-uns des ouvrages connus en ce genre. Outre ceux-là, il y avait eu une *Institution du prince*, faite en 1609 pour le futur Louis XIII, par son médecin Jean Héroard, et le recueil en trois parties, intitulé : *De l'éducation d'un prince*, mis au jour en 1670 sous un pseudonyme de Chanteresne qui couvrait les noms de Pascal et de Nicole. Enfin, nous savons que Mme de Maintenon demanda à l'abbé Gobelin, en 1682, un pareil traité pour le duc du Maine. M. Lacour-Gayet a groupé dans le chapitre II de son *Éducation politique de Louis XIV* (1898), p. 22-94, des analyses de toutes les *Institutions* qui, de 1643 à 1653, furent publiées à l'intention du jeune Roi par Godeau, Fortin de la Hoguette, Péréfixe, le P. Caussin, etc.

4. En publiant, en 1880, l'*Éloge inédit du duc de Bourgogne* écrit

mériter assez d'attention pour desirer de la voir étendue au delà des bornes ordinaires d'un entretien à l'ombre de vos arbres, qui s'efface aisément en rentrant dans la maison, j'en ferois d'autant moins de difficulté que, s'agissant d'un Prince sur lequel j'ose disputer de respect, d'attachement tendre, et d'admiration pour ses rares vertus intactes au siècle[1], avec vous-même, rien de tout ce que je pense ne pourra vous blesser, et, l'épanchement secret de mon zèle pour sa personne, inséparable parce[2] qu'il est né du bien de l'État, se bornant avec vous seul, je me soulagerai en vous obéissant, en vous représentant nuement ce que je pense.

« Je suis fermement persuadé que peu de siècles ont produit de Prince en[3] qui Dieu ait si libéralement répandu tant de vertus solides et tant de grands talents qu'on en voit en Mgr le duc de Bourgogne. Un esprit vif, vaste, juste, appliqué, pénétrant, laborieux, naturellement porté aux sciences difficiles, curieux de tout rechercher, et plein de bonne foi en ses recherches, c'est le riche champ qui vous a été présenté à cultiver, et duquel, aidé par la plus habile main[4] en tout genre, et singulièrement formée par le Ciel pour l'art d'instruire un Prince, vous avez heureusement formé celui-ci à tout ce qu'on en pouvoit attendre pour réparer les profonds malheurs du[5] plus beau royaume de l'Europe, destiné à lui obéir un jour. La nature, qui se plaît à mille jeux différents, avoit mêlé son tempé-

en 1712 par notre auteur, j'ai indiqué six autres portraits ou éloges rédigés par Saint-Simon, et j'ai donné une bibliographie des textes du même genre relatifs au prince.

1. Emploi vieilli de l'adjectif *intact* avec un régime indirect. Le mot lui-même n'entra qu'en 1798 au *Dictionnaire de l'Académie*.

2. En deux mots dans le manuscrit.

3. Il a effacé du doigt le pluriel mis d'abord à *Princes*, pour le remplacer par l'initiale d'*en*.

4. Ici, il y a dans le manuscrit un appel de note *a*, et, en marge : « *A*. Fenelon Arch. de Cambray son Precepteur. »

5. L'auteur a corrigé *de* en *du*, et effacé une virgule auparavant.

rament d'une ardeur qui, dans la jeunesse d'un Prince de ce rang, avoit paru longtemps redoutable[1]; mais la Grâce, qui se plaît aussi à dompter la nature, a tellement opéré en lui, que son ouvrage peut passer pour un miracle par l'incroyable changement qu'elle a fait en si peu de temps au milieu des plus impétueux bouillons de la jeunesse[2], et à travers tous les obstacles sans nombre que l'âge, le rang et la situation particulière sembloient avoir rassemblés[3] pour lui disputer une victoire qui, raffermie par plusieurs années sans qu'aucun de tous ces dangereux obstacles toujours subsistants aient pu l'entamer, ôte toute inquiétude sur sa durée et sa solidité. Dans cet état, il n'y auroit rien à desirer, si tout ce qu'il y a de grand, de rare, de merveilleux, d'exquis en lui en tout genre, se montroit aussi à découvert qu'il lui seroit aisé de le faire, et si des bagatelles laissées aux plus grands hommes pour faire souvenir les autres qu'ils ne sont que des hommes[4], et les préserver de l'idolâtrie, paroissoient moins. Je ne m'arrêterai donc pas à vous faire un portrait de ce Prince qui surpasseroit les forces des meilleurs peintres, et qui vous est si parfaitement connu. Je me contenterai seulement d'en toucher quelques traits, et lorsque la matière m'y obligera pour la mieux éclaircir, et pour mieux exposer à vos yeux le[5] fond de mes pensées par rapport aux choses en elles-mêmes, et par rapport aux sentiments du monde, dans lequel la nécessité et la triste oisiveté de mon état me laisse plus répandu que vous, et plus exposé à ses sottises.

« Les devoirs d'un Roi étant infinis, il ne semble pas que

1. Ci-après, p. 179.

2. « On dit figurément *dans les premiers bouillons de sa colère*, pour dire dans les premiers mouvements, dans les premiers transports de sa colère » (*Académie*, 1718). Voyez ci-après, p. 200.

3. *Rassemblés* surcharge deux lettres illisibles, peut-être *ré*.

4. Psaume 38, verset 6 : *Universa vanitas omnis homo vivens.*

5. *Le* est répété deux fois avant *fond*, en fin de ligne et au commencement de la ligne suivante.

ce soit un bonheur pour ceux que Dieu appelle au trône par le droit de leur naissance d'y monter de bien bonne heure, et, puisque, dans les[1] états même de toutes les conditions, la[2] vie privée doit former aux emplois, et ne s'occuper que de se rendre digne de ceux auxquels porte naturellement la profession où on se trouve engagé, puisqu'il seroit également inutile, et trop immense pour la portée de l'esprit humain, de tendre tout à la fois à se rendre capable de tous les emplois possibles, il paroît qu'un Prince que la couronne d'un grand État regarde ne doit occuper, tous les moments qu'il ne la porte pas encore, qu'à se rendre capable de ce poids par toutes les connoissances qu'il exige, et, comme leur nombre est infini, à faire un juste choix des plus importantes, certain que leur acquisition suppléera de reste[3] à toutes les autres, et que le point capital ne consiste qu'en la sagesse de ce discernement, et, après l'avoir fait, en une application continuelle à s'instruire de ce qu'on s'est proposé de savoir parfaitement; mais il ne semble pas moins nécessaire d'ajouter une seconde partie à cette première, et c'est de faire un tel usage de cette sorte d'étude, qu'un Prince ne se contente pas de se rendre capable de l'autorité souveraine, s'il n'arrive encore à persuader à ceux qui seront un jour ses sujets qu'il est déjà, et qu'il deviendra de plus en plus digne de leur commander.

« Rien n'embrasse mieux tout à la fois ces deux points de vue si principaux, que de joindre à la connoissance des sciences qui ouvrent d'abord l'esprit, qui l'aiguisent dans la suite, et, ce qui est bien plus important à un Prince, celle de l'histoire de son pays, ce qui renferme bien des

1. Avant *les*, Saint-Simon a biffé *tous*.
2. Avant *la*, il a biffé un premier *la Vie*, qui surchargeait *privées*.
3. « Plus qu'il n'est nécessaire pour ce dont il s'agit, » disait en 1718 le *Dictionnaire de l'Académie*, qui donne en 1878 la même définition de la locution *de reste*.

choses, d'y joindre, dis-je, la connoissance des hommes, sans laquelle l'esprit le plus éminent et le plus éclairé, ni les précautions les plus exactes, ni les plus vigilantes, ne peuvent garantir des ténèbres les plus épaisses, qui, répandues dans tout par l'ignorance des instruments de tout, qui sont les hommes, précipitent en des erreurs dont rien ne peut préserver, auxquelles nulle autre connoissance ne peut suppléer, et dont toutes les suites deviennent des abîmes en tout genre. Ce n'est donc pas un médiocre avantage à un Prince qui doit régner de vivre assez longtemps sujet en âge de discernement pour pouvoir connoître les hommes par une sorte de familiarité et de communication avec eux, qu'écarte ou qu'obscurcit d'ordinaire l'éclat du diadème, et de profiter d'un intervalle de temps dont l'incertitude de la durée ne sert pas peu à lui laisser voir les hommes à peu près tels qu'ils sont, puisque, ne pouvant guères espérer pour le présent, et pour le futur qu'avec incertitude, d'un Prince encore éloigné de la distribution des grâces, et néanmoins approchant souvent et familièrement de lui, la liberté et l'impatience naturelle des hommes, ne se trouvant point captivée par la vivacité des vues présentes, et se rencontrant souvent dans l'occasion, résistent difficilement à la longue à les montrer à découvert tels qu'ils sont, et, par ce moyen, instruisent infiniment un Prince d'eux-mêmes et des autres.

« Ce raisonnement, mal expliqué, mais à la vérité duquel il se trouveroit, je crois, peu de contradicteurs, me conduit à me plaindre de deux choses, l'une réelle, l'autre de l'effet qu'elle produit : c'est que Mgr le duc de Bourgogne ne peut connoître les hommes à la vie qu'il mène, que, conséquemment, il ne peut en être connu, et qu'il ne l'est point en effet. Son temps n'est partagé qu'en deux sortes d'occupations, dont les unes, conformes à son goût, le renferment dans le sérieux et la solitude cachée de son cabinet, les autres, présentées par les liens de son état, sont par lui tournées de manière à ne l'éloigner pas moins que les premières de cette double connoissance des hommes si recommandable, et base unique du bon usage de toutes les autres. Il est un temps qui doit être principalement consacré à l'instruction particulière des livres, et ce temps ne doit pas être borné à l'âge qui affranchit du joug des précepteurs et des maîtres : il doit s'étendre des années entières plus loin, afin d'apprendre à user des études qu'on a faites, à s'instruire par soi-même, à digérer avec loisir les nourritures qu'on a prises, à se rendre capable de sérieux et de travail, à se former l'esprit au goût du bon et du solide, à s'en faire un rempart contre l'attrait des plaisirs et l'habitude de la dissipation, qui ne frappent jamais avec tant de force que dans les premières années de la liberté ; mais ce second temps d'étude a déjà été si heureusement rempli, que le pousser au delà de ses justes bornes est un larcin fait à d'autres sortes d'applications pour lesquelles celles-là n'ont dû servir que de préparations. Il est donc un temps d'amasser, et il est un temps de répandre[1], et c'est ce dernier qui est déjà arrivé depuis longtemps sans que Mgr le duc de Bourgogne semble le reconnoître, et qui lui échappe avec un dommage infini. Si l'enfance d'un Prince étoit capable de percer les raisons des leçons diverses qui lui sont successivement données, il reconnoîtroit que l'intention de ses maîtres n'est que de lui donner une connoissance des différentes sciences également nécessaires pour lui ouvrir l'esprit, lui donner de l'application et de la solidité, le former au travail et au sérieux, le préserver d'une ignorance fâcheuse, mais que leur dessein n'est rien moins que de le pousser dans la suite à ces sciences, et de lui faire perdre un temps destiné aux plus grandes fonctions de l'esprit humain, à devenir un maître lui-même en ces sciences, par elles-mêmes inutiles à tout ce qu'il doit être, et sans contredit nuisibles, si, porté à les suivre par son

1. *Ecclésiaste*, III, 15 : *Tempus spargendi, et tempus colligendi.*

goût et par sa facilité, il continuoit à les cultiver dans la suite, puisque, les jours étant limités à un certain nombre d'heures, et l'esprit à une certaine mesure d'application, il pervertiroit dangereusement l'ordre de son état et de sa destination en mettant les sciences à la place des autres choses qui doivent uniquement l'occuper. Ce que l'enfance d'un Prince n'est pas capable de pénétrer, la maturité de l'âge le doit faire, et, dès qu'il a atteint une connoissance suffisante des sciences, il doit entrer en garde contre leur attrait, et, pesant désormais leur estime à une juste balance propre à son état, content de s'en être servi à l'usage pour lequel elles lui ont été proposées, il ne doit plus regarder la continuation de l'étude que comme un obstacle aux grandes fonctions où [1] son esprit est appelé, et comme un amusement peu digne de sa naissance, se réservant d'estimer les sciences en elles-mêmes, et les particuliers qui, étant nés pour elles, y ont fait d'heureux et d'utiles progrès, également différent de ceux qui se dédommagent de leur ignorance par un mépris insensé des sciences et superbe des savants, et de ceux aussi qui, n'ayant, par leur état, que l'oisiveté à combattre, remplissent excellemment la leur par les plus précieux moyens d'orner et d'occuper leur esprit.

« Quelque modestie qu'ait conservée [2] Mgr le duc de Bourgogne parmi un si grand nombre de connoissances vastes et profondes, dans lesquelles il surpasse de bien loin tous ceux qui n'en ont pas fait de longues études particulières, il ne peut néanmoins s'empêcher de reconnoître qu'il en a acquis infiniment au delà de son besoin, par conséquent qu'il doit porter sa curiosité et son application à ces autres choses pour lesquelles il est né, et pour lesquelles seules il a dû s'instruire. C'est un ouvrier qui, ayant un ouvrage de main [3] à exécuter, s'est fait lui-même tous les

1. *Où* est en interligne, au-dessus de *de*, biffé.
2. *Conservé*, masculin, au manuscrit.
3. « On appelle *ouvrage de bonne main, ouvrage de main de*

outils et tous les instruments dont il peut avoir besoin pour travailler à son ouvrage, auquel il se doit mettre sans délai sitôt qu'il s'est fourni de tout ce dont il avoit affaire, et qui différeroit vainement et nuisiblement de travailler, si, ayant achevé tous ses outils, il vouloit encore s'en faire d'autres semblables sans qu'il en eût de nécessité.

« On peut, ce semble, rapporter à cette comparaison le trop grand attachement de Mgr le duc de Bourgogne dans son cabinet, et sa trop grande complaisance pour le goût qu'il conserve de l'étude des sciences, et pour le plaisir d'en parler[1]. Quelques mots rares, dans des occasions convenables, sont bienséants dans la bouche d'un Prince qui sait, et qui veut exciter et honorer les sciences et les savants ; mais il est aisé, quand on en est plein et qu'on s'y plaît trop, d'excéder en cela, et de donner lieu au murmure d'une cour ignorante, mais instruite pourtant que ce n'est pas le fait d'un grand Prince, et que cela le distrait par trop de ce qui doit faire son application principale.

« Il seroit donc à desirer que Mgr le duc de Bourgogne, moins assidu dans son cabinet après y avoir rempli les devoirs du christianisme, n'occupât toute sa solitude qu'à la lecture des Histoires[2], et des choses qui se rappor-

maître, un ouvrage qui a de grandes beautés, qui est très bien fait » (*Académie*, 1718) ; mais peut-être ici n'avons-nous que le sens d'*ouvrage manuel*.

1. Sur le goût du duc de Bourgogne pour les observations astronomiques, on peut voir le *Journal de Dangeau*, tomes XI, p. 100, note, et XII, p. 21, le livre de l'abbé Proyart, tome II, p. 219-220, et notre tome XIII, p. 216, note 6. Dans une lettre à Mme de Maintenon, du 13 août 1708, le prince s'excuse de cette préférence et avoue, en général, rechercher volontiers les conversations instructives. En 1705, Boissière avait édité un *Précis des éléments de géométrie de Mgr le duc de Bourgogne*, qui était un résumé des leçons de Maléezieu, et Vauban écrivit pour lui un traité de l'attaque et de la défense des places fortes, qui est aujourd'hui conservé au musée Condé, ms. n° 1290.

2. Si l'on en croit l'abbé de Choisy (*Mémoires*, p. 8-9), le prince ne négligeait pas ce genre d'instruction, puisqu'il aurait lu jusqu'à quatre fois l'*Histoire de Charles V*, par le même Choisy.

tent à ce que les livres peuvent contribuer à la connoissance des hommes, à [1] la science du gouvernement, et à quelques remarques là-dessus courtes, mais pleines, et qu'il regardât cette sorte d'occupation comme son unique affaire, comme la seule pour laquelle il lui est permis de se dérober à la vue de la cour, et j'ajouterai sans crainte, comme une sorte de prière, qui, dans un homme de son rang, n'est pas moins précieuse devant Dieu que la meilleure prière de ceux dont l'état ne les en distrait point. Rempli de la sorte par cette étude si conforme à l'humanité, et à laquelle elle se porte plus naturellement qu'à aucune autre, Mgr le duc de Bourgogne trouveroit un remède qui lui est nécessaire contre les distractions que les sciences abstraites [2] nourrissent, et que le monde passe si difficilement aux plus grands hommes, bien moins encore à ceux qui doivent devenir les maîtres de tous, et dont, par conséquent, le monde et chaque particulier regarde les distractions comme un larcin de leur bien acquis, je veux dire d'une application à eux, à leur parler, à leur répondre, simplement même à les remarquer, à les distinguer au moins de l'air et par les manières, enfin à s'apercevoir d'eux, monnoie [3] si utile aux Princes, ressort si puissant sur les sujets, espèce de dette que l'amour-propre exige avec tant de rigueur, et qu'il est si avantageux aux Princes qui soit ainsi exigée, mais que

1. Avant *à*, Saint-Simon a biffé un *et*.

2. « *Abstrait*, terme dogmatique, n'a guère d'usage que dans *terme abstrait*, qui se dit d'une qualité considérée toute seule et détachée du sujet; on dit aussi qu'*un discours est abstrait* quand il est trop métaphysique, trop éloigné des idées communes. » (*Académie*, 1718.) Ce dictionnaire ne donnait pas l'expression *sciences abstraites*, que nous avons déjà eue au tome XVI, p. 332, et qui se rencontre dans Bouhours et dans Bourdaloue.

3. « On dit proverbialement, d'un homme qui, ayant reçu ou quelque service ou quelque déplaisir d'un autre, lui rend ensuite la pareille, qu'*il l'a payé en même monnoie ;* mais cela se dit plus ordinairement d'un homme qui se venge d'une injure, que de celui qui reconnoît un bienfait » (*Académie*, 1718). Voyez ci-dessus, p. 59, et plus loin, p. 344.

les distractions abolissent[1] en lui ôtant au moins son cours avec peu de grâce, qui s'interprète encore plus mal parmi le monde, qui en est si avide, par le peu qu'il comprend qu'elle doit coûter au Prince.

« Moins de temps donné au cabinet, et plus précieusement employé, comme je viens de le dire, en fourniroit beaucoup plus pour la vie publique, qui forme si uniquement les liens réciproques d'un Prince et d'une cour qu'il doit regarder comme un abrégé de l'État, et, par là même, plus d'occasions et de moyens de connoître les hommes par eux-mêmes, ce qui ne s'acquiert que par leur fréquentation. Plus Mgr le duc de Bourgogne a de devoirs à remplir par la jouissance que Dieu lui accorde encore de la vie précieuse du Roi et de Monseigneur, plus il doit être bon ménager du temps qu'il doit donner au monde aux dépens de son cabinet, pour pouvoir fournir à ses devoirs de sujet et de fils, et à ceux où l'engage sa naissance envers la cour et le monde, puisqu'il doit faire assiduement deux cours, et cependant en tenir une soigneusement lui-même. Il a cet avantage de voir dans la conduite de Monseigneur envers le Roi ce que lui-même doit faire envers l'un et l'autre, et il s'y porte si naturellement à souhait, que, s'il vouloit ajouter au respect et à l'assiduité du sujet un peu plus de la liberté du fils et du petit-fils, il augmenteroit la dignité et la bienséance de ses manières avec eux, et ne leur plairoit pas moins en leur donnant lieu à un épanchement plus doux avec lui, qui, sans rien ajouter à l'amitié et à la confiance, qui ne peuvent être desirées plus entières, attireroit peut-être davantage ce qu'on ne peut bien exprimer que par dire se trouver bien à son aise, et les flatteroit plus sensiblement par cette sorte de respect plein d'onction qui n'est permis qu'aux enfants des Rois. C'est un remède délicat et doux contre une ti-

1. « *Abolir*, annuler, mettre hors d'usage, mettre à néant » (*Académie*, 1718), au même sens qu'*anéantir*, qui se présentera plus loin, p. 160. Nous n'avons eu *abolition* qu'au sens d'amnistie officielle.

midité dont cette naissance et la tendresse des traitements doivent défendre, et à laquelle l'entrée dans les conseils, et ce qui les suit d'intime pour la communication des affaires, n'auroit pas dû laisser de ressource il y a longtemps. Mgr le duc de Bourgogne vient d'en faire un essai en la dernière promotion d'officiers généraux[1], qui n'a pas été moins douce pour[2] le Roi que pour lui-même, qui lui a fait un honneur infini parmi ce petit nombre de ceux qui l'ont su, et qui doit lui être un exemple agréable pour le fortifier dans cette conduite multipliée avec sa sagesse ordinaire à l'avenir.

« Ce qui vient d'être dit sur les deux grands devoirs de Mgr le duc de Bourgogne doit s'étendre avec encore plus de force sur d'autres devoirs indirects que ceux-là lui imposent, par lesquels il achève de remplir si agréablement les principaux, que cela seroit complet pour lui et pour les personnes[3] qu'ils regardent, s'il vouloit prendre un soin plus libre de s'en approcher de plus en plus, et de le faire avec un naturel qui achèveroit de charmer, et qu'il se peut dire qu'il doit aux choses passées, et au souvenir de ce qui s'est passé ici pendant le cours de la dernière campagne et de l'hiver qui l'a suivi[4].

« Entre tant de grâces si radieuses dont le Ciel a comblé ce Prince, il se peut avancer qu'il n'y en a aucune dont il doive ressentir plus de joie et de secours que de la Princesse avec laquelle il se trouve uni par les liens les plus saints et les plus tendres. Comme il n'est question ici que

1. Ici, dans le manuscrit, il y a un appel de note *b*, et Saint-Simon a écrit en marge : « *B.* Aucenis, qui est aujourdhuy le Duc de Bethune, alors M^{e} de camp du Reg^{t} de Bourg^{e}, fait Brigadier à sa seule priere. Mgr n'en a de sa vie tant obtenu. » C'était la promotion du 29 mars 1710 (*Dangeau*, p. 131 ; *Sourches*, p. 187).

2. Le *p* de *p*^{r} surcharge une autre lettre.

3. Troisième appel de note marqué *c*, et en marge : « *C.* Me de Maintenon et Mlle Choin. »

4. Ici, quatrième appel de note *d*, dans le manuscrit, et en marge « *D.* la disgrace de M. de Vendosme ». — *Suivi* est bien sans accord.

de Mgr le duc de Bourgogne, je retiendrai l'effusion de mon cœur et la pente naturelle de mon esprit sur Mme la duchesse de Bourgogne; je ne parlerai d'elle que par rapport à son époux, et je ne craindrai point, après tout ce que j'ai dit de grand et d'élevé de lui, de la lui proposer en plus d'une chose pour exemple. Et, pour ajouter encore ce mot à ce qui vient d'être dit des devoirs, de quelle grâce n'accompagne-t-elle pas tous les siens, et de quel réciproque[1] n'en est-elle pas, en cela même, récompensée? Le desir qu'elle a d'être aimée lui inspire un noble soin et une attention qui lui a gagné tous les cœurs. Vive, douce, accessible, ouverte avec une sage mesure, compatissante, peinée de causer le moindre malaise[2], dignement remplie d'égards pour tout ce qui l'approche, elle en fait les constantes délices, et les desirs même désintéressés de tout ce qui en est le plus éloigné: c'est ce qui ne se peut qu'avec beaucoup d'esprit, mais à quoi beaucoup d'esprit ne suffit pas, et c'est pour cela que Mgr le duc de Bourgogne, qui en a tant lui-même, pourroit considérer ces dons dans son épouse, et n'en pas dédaigner l'imitation et les grâces en tout continuelles.

« C'est un si grand bonheur que de savoir goûter celui que l'on possède, qu'on doit voir avec ravissement combien le Prince se plaît avec la Princesse; mais il seroit à desirer aussi que, lui donnant tout le temps dont tous deux doivent être contents et si jaloux, et qu'ajoutant à leur entier particulier ce que la bienséance en exige encore pour sa cour particulière, un milieu plus compassé[3] entre la gravité et la bonté, la liberté des privances et les familiarités trop usurpées, se continssent par son propre exemple, et lui fissent rendre par les jeunes dames[4] le respect

1. Au masculin, comme toujours et, en dernier lieu, au tome XVII, p. 260; voyez ci-après, p. 169.
2. *Mal aise*, en deux mots, comme on l'a eu dans le tome XVIII.
3. Emploi déjà relevé au tome V, p. 256.
4. Ici, appel de note *e*, corrigeant un *d*, et en marge: « *E*, les trois

qu'elles lui doivent en tout lieu et en tout temps, et dont nulle gaieté n'excuse qui en sort, ni qui l'endure, bien moins qui y accoutume[1]. Un peu d'attention à les remettre peu à peu dans ce devoir par un air froid et surpris lorsqu'elles s'en écartent, par quelques airs graves, mais toujours polis, quand il en est à propos, par une petite affectation de silence et de sérieux un peu continuée à l'égard de celles qui en auroient besoin, qui[2], en même temps, instruiroit les autres qui en seroient témoins, les[3] corrigeroit bientôt toutes, et feroit un bien plus excellent effet qu'on ne se l'imagine peut-être.

« S'il est vrai que ces bagatelles intérieures sont vraiment importantes, combien l'est-il plus de prendre garde qu'il n'échappe au dehors des mouvements peu dignes de l'âge et du rang ! Je ne me lasse point de m'indigner du pernicieux usage que le monde en fait, et je gémis sans cesse de voir encore des mouches étouffées dans de l'huile[4], des grains de raisin écrasés en rêvant, des crapauds[5] crevés avec de la poudre, des bagatelles de mécaniques, une[6] paume et des volants[7] déplacés sans y prendre garde[8], des propos trop badins, soutenir avec un[9] audacieux poids

sœurs Noailles touttes 3 dames du Palais. » C'étaient la maréchale d'Estrées, la duchesse de la Vallière et la marquise de Gondrin.

1. Ci-après, p. 190, note 3. — 2. Avant *qui*, l'auteur a biffé *et*.

3. Avant *les*, il y a un *et* biffé, et *corrigeroient* a été rectifié en *corrigeroit*.

4. Il a été dit aussi que Louis XV, jeune, s'amusait à tuer des mouches sur les vitres. Nous trouvons ce couplet dans le Chansonnier, ms. Fr. 12 694, p. 363 :

> On voit aux Pays-Bas
> Un nouveau Louis treize
> Qui se tient sur une chaise
> Et tue des mouches à tas.
> Ne m'entendez-vous pas ?

5. Il écrit : *crapaux*. — 6. La première lettre d'*une* surcharge un *d*.

7. Appel de note *f*, et en marge : « *F*. pendant Lille ».

8. Voyez notre tome XVI, p. 332.

9. *Un* est en interligne.

les attentats de Flandres, et le trop continuel amusement de cire fondue, et surtout de desseins[1] griffonnés, augmenter les insolences par des problèmes scandaleux[2]. Plus ces bagatelles sont petites et paroissent innocentes, plus elles blessent profondément, et plus elles enfantent de blasphèmes. C'est une vérité qui ne peut être suffisamment inculquée, et qui doit marcher de front avec les vérités les plus solides et les plus essentielles, puisque tel est le joug de la suprême grandeur que tout se grossit en elle, et que les plus simples inadvertances[3] sont aussitôt tournées en symptômes qui retentissent aisément de tous côtés, encore plus quand les fréquences[4] de ces bagatelles peuvent passer pour des habitudes, que[5] le Prince qui

1. Ici, dans le manuscrit, appel de note *g*, et en marge : « *G.* ces figures de l'abbé Genest. » — Charles-Claude Genest, fils d'une sage-femme, né le 17 octobre 1639, fit d'abord le commerce de pacotille, puis parvint à entrer comme secrétaire dans la maison du duc de Nevers. C'est alors qu'il se lia avec les beaux esprits du temps, et notamment avec Pellisson, qui le fit connaître à Bossuet et aux autres précepteurs du Dauphin ; il se faufila dans l'entourage de Mme de Montespan et chez les Condé, obtint en novembre 1688 l'abbaye de Saint-Wulmer de Boulogne, celle d'Ahun en 1704, et fut élu à l'Académie française le 11 août 1704, en place de l'abbé Boileau. Malezieu l'introduisit auprès du duc du Maine, qui le nomma son secrétaire pour le Languedoc, et il mourut le 19 novembre 1719. Possesseur d'un nez immense, cette difformité l'exposait aux lazzis de toute la cour, et les jeunes princes ne furent pas les derniers à en faire des caricatures. D'Alembert a écrit son éloge dans l'*Histoire des membres de l'Académie françoise*, tome III, p. 437-464, et il y a sur lui des notes du P. Léonard dans le carton M 758, 4e volume des AUTEURS. Voyez aussi Sainte-Beuve, *Causeries du lundi*, tome III, p. 213-214, et G. Desnoiresterres, *les Cours galantes*, tome III, p. 130-172. Le catalogue de la vente faite en 1884 des autographes appartenant à Monmerqué indiquait, sous le nº 71, un certain nombre de lettres de l'abbé Genest adressées à Mlle de Scudéry entre 1679 et 1699.

2. Le désordre habituel des vêtements de l'abbé donnait lieu à toutes sortes de plaisanteries graveleuses.

3. *Inadvertences*, au manuscrit.

4. *La* corrigé en *les*, et le pluriel ajouté ensuite à *fréquence*.

5. Avant *que*, Saint-Simon a biffé un *et*.

s'y laisse échapper[1] se rend d'ailleurs difficile à se faire voir par l'arrangement de ses journées, et qu'il demeure par là effectivement inconnu.

« Cet arrangement des journées est tel dans Mgr le duc de Bourgogne, qu'on ne peut pas contester que sa vie ne s'écoule dans son cabinet, ou parmi une troupe de femmes. Le monde, indulgent aux vices qu'il éprouve, passeroit même difficilement cette unique compagnie de femmes à un Prince qui y seroit porté par ses plaisirs. Combien la trouve-t-il donc surprenante dans Mgr le duc de Bourgogne, dont il ne connoît que trop l'exactitude des mesures, qu'il n'est pas capable d'admirer !

« C'est donc cet arrangement qu'il seroit le plus important de rompre comme mauvais et nuisible en soi-même, et comme obstacle[2] encore à ce qu'il y a de meilleur, je veux dire à cette connoissance si essentielle des hommes, à laquelle[3] cette assiduité parmi des femmes, qui, au moins, n'apprend rien, et perd cependant un temps précieux, sert de barrière continuelle ; et, pour venir à quelque détail que cette grande matière demande, il seroit infiniment à souhaiter que Mgr le duc de Bourgogne ne se contentât pas de tenir une cour mêlée par un jeu qu'il a néanmoins été excellent d'établir, et qu'il est très à propos d'entretenir pour avoir occasion de parler et de gracieuser le monde, mais qu'il s'accoutumât aussi à un commerce d'hommes plus familier et plus instructif, ce qui ne se peut que par des conversations particulières qui lui concilieroient les esprits et les cœurs, qui les lui feroient pénétrer, et qui le feroient connoître effectivement aux autres[4]. Les occasions en seront continuelles, pourvu

1. Le *Dictionnaire de l'Académie* de 1718 dit que *s'eschapper* signifie « s'emporter inconsidérément à dire ou à faire quelque chose contre la raison ou la bienséance ». — Nous l'aurons encore p. 157.

2. Avant *obstacle*, l'auteur a biffé l'élision *l'*.

3. *Laquelle* corrige *l'a[ssiduité]*.

4. Fénelon demandait qu'il étudiât les hommes plutôt que les livres,

qu'une volonté de bonne foi soit le fruit de la persuasion de l'extrême importance et nécessité de le faire. Il aime à se promener : pourquoi se fera-t-il une prison du gros qui l'y accompagne, et pourquoi n'en prendra-t-il point quelqu'un, tantôt un lieutenant général distingué, et puis un autre qui le sera moins, mais qui sera instruit à fonds des faits obscurs d'une campagne ? une autre fois, un seigneur qui aura en soi autre chose que son nom ? ensuite, un personnage de plume[1] qui aura négocié ? en un mot, une fois des uns, une autre fois des autres, mais presque toujours quelqu'un avec lequel il s'avançât seul hors de sa cour, et, se faisant suivre par son officier des gardes hors de portée de l'entendre, il discoure[2] avec celui qu'il aura pris, et le fasse encore plus discourir lui-même, prenant soin de le mettre à son aise, et surtout en sûreté, et de payer d'attention les moindres choses qu'il lui dira ? C'est ainsi que les Princes tirent du sein des hommes, avec application, art et discernement, des vérités grandes et petites, mais toujours plus ou moins importantes ; qu'ils apprennent à distinguer à quoi ils sont propres, à profiter de leurs lumières, de leurs humeurs, de leurs intérêts, à démêler les choses d'avec les apparences, à tempérer une discrète croyance par une discrète défiance, à se tenir en garde contre les surprises, les artifices, les circonventions[3], pièges continuels des Princes, qui n'ont que ce moyen d'échapper, de savoir ce qu'eux seuls bien souvent ignorent, d'éviter le poison en multipliant les canaux qui conduisent jusqu'à eux, de découvrir la portée, les goûts[4], les amis, les ennemis, les cabales des hom-

pour « découvrir leurs finesses, étudier leurs talents, pour savoir s'en servir malgré leurs défauts.... » (*Correspondance*, tome I, p. 486).

1. « *La plume* s'est dit aussi des emplois de l'administration, » dit Littré, Plume 8°, en citant le présent passage.

2. Il écrit : *discourre*.

3. Tomes XII, p. 246, et XVIII, p. 406.

4. Ces mots *les gousts* semblent surcharger *des gens*.

mes, de saisir les instants où la force de toutes ces diverses choses les fait, malgré eux, s'échapper à eux-mêmes dans le tissu d'une conversation[1], de les pousser alors d'une manière insensible au nuage de la passion qui s'échauffe en eux, et, en ne les rebutant sur rien, d'attirer et de profiter de leur confiance, qui se refuse si difficilement à un Prince qui ne dédaigne pas de la rechercher. Quand on ne parle qu'à un seul homme[2], l'idée de favori épouvante aussitôt; mais, lorsqu'on multiplie les conversations dont on couvre le choix d'un air d'indifférence, qu'on est surtout soigneux d'entretenir les gens de parti ou de sentiment opposé, la crainte cesse, l'humanité, l'accès attire, la bonté charme, les vertus, les connoissances, tout l'esprit, tout le grand sens, tout l'usage qu'on en fait se découvre, et, en se découvrant, se[3] fait admirer, confond l'ignorance et la friponnerie, s'insinue[4] des uns aux autres à qui ces conversations de l'un à l'autre reviennent; et, par cette voie si facile, un Prince connoît et est connu, et, profitant du desir public de l'approcher, se gagne le cœur et l'esprit de ceux à qui il parle, et, par eux, de ceux encore à qui il ne parle pas, devient difficile à se tromper et à se méprendre, compte juste sur tout, et, par une attentive combinaison de tout ce qu'il entend, il porte sa vue sur le bon et sur le vrai autant qu'il est donné de le découvrir ici-bas, et se guérit surtout de l'opinion mortelle[5] que la vérité est impénétrable aux Princes, dont la[6] condition seroit dès là trop déplorable, s'ils ne

1. « On dit figurément le *tissu d'un discours* pour dire ce qui fait principalement l'ordre et l'œconomie d'un discours » (*Académie*, 1718). Nous aurons encore, p. 169, le « tissu d'une vie. »

2. L'abréviation *ho*^e a été ajoutée en interligne.

3. Avant *se*, Saint-Simon a biffé un second *et en se decouvrant*.

4. *S'insinuent*, au pluriel, dans le manuscrit.

5. « *Mortel*, qui cause la mort, ou qui paroît la devoir causer; il signifie quelquefois extrême, excessif dans son genre, et il ne se dit jamais qu'en mal » (*Académie*, 1718).

6. *La* surcharge un premier *la* effacé du doigt.

pouvoient jamais agir qu'à tâtons. Par là encore, moins[1] d'espérance et de hardiesse, et plus de danger à les tromper, moins d'attentats et de possibilité à les gouverner, plus d'émulation à se rendre capable et à bien faire : en un mot, source féconde de tout bien sans aucun péril à craindre, un temps toujours bien employé quelque stérilité qui se rencontrât quelquefois en quelques-unes de ces conversations, dont il n'est pas possible qu'il n'y eût toujours quelque chose à recueillir, et qui toutes s'allongent et s'abrègent aisément, se remettent même au gré du Prince, mais qui, toutes aussi, doivent avoir un objet ou proposé à découvert, ou amené dans la conversation avec adresse ; et surtout, ne pas parler toujours à un homme de son métier, et, tant pour apprendre que pour le sonder, le mettre diverses fois sur les affaires présentes, sur la politique, le gouvernement intérieur et extérieur, le commerce, la guerre de terre et de mer, les divers personnages, en un mot sur une matière toujours considérable, pousser les raisonnements, et quelquefois les aiguiser en entretenant doucement quelque dispute. C'est un grand abus que de se persuader que des hommes ne soient pas souvent fort instruits de bien des choses qui ne sont pas de la profession à laquelle ils se sont particulièrement voués[2] : l'esprit et le bon sens portent à tout et sur tout, et, encore que cela soit un dérèglement[3], il n'est pas rare de trouver des hommes, médiocres dans le métier qu'ils font, meilleurs et plus instructifs à entendre sur d'autres choses, quelquefois même excellents. C'est donc à la patience du Prince à ne se rebuter pas pour tâcher, en développant les hommes, de tirer d'eux tout ce qui se peut sur toutes matières, à son bon esprit à en faire le discernement, et à son bon sens à ne se laisser pas trop facilement frapper des choses, et surtout à se

1. *Moins* surcharge *mo*. — 2. *Voies* corrigé en *voüés*.

3. « *Dérèglement* se dit aussi de ce qui est hors du cours, du train ordinaire des choses de la nature et de l'art » (*Académie*, 1718).

bien persuader que son temps ne peut être plus excellemment employé qu'en ces recherches qui produisent en lui la science des sciences et le fondement des bons conseils à prendre après avec lui-même en résumant ce qu'il a appris, et en démêlant bien toutes choses. Quelquefois encore, Mgr le duc de Bourgogne feroit très convenablement d'appeler dans son cabinet tantôt un homme, et tantôt un autre ; mais cela semble devoir être beaucoup plus rare, et réservé à des personnages principaux, ou à ceux qui reviennent de quelque emploi considérable de guerre ou de négociation. J'ajouterai encore que la liberté du tête-à-tête y fera trouver un plus grand profit que dans les conversations de deux ou trois ensemble, qui paroissent bonnes seulement pour le salon de Marly et pour des lieux publics de la sorte, dont l'oisiveté se peut mettre de cette manière à profit. Les nouvelles et les occasions, qui peu à peu se font naître les unes les autres, peuvent aisément servir d'ouverture, et comme d'introduction à ces conversations diverses ; mais surtout un secret profond, jusque des choses les plus indifférentes qui s'y diroient, en doit être l'âme et le fidèle sceau, sans quoi elles deviendroient pires qu'inutiles[1]. Mgr le duc de Bourgogne est depuis si longtemps en habitude d'en garder, et sa sûreté est même si connue, que ce n'est pas là une difficulté pour lui. A l'égard des autres, leur intérêt y seroit tout entier, et les différentes conversations avec différentes personnes un bon moyen de voir si elles y seroient fidèles, et de se conduire conformément avec elles, ou avec plus de réserve, ou par l'exclusion de qui y auroit manqué ; mais, comme le dessein de ces conversations ne doit être rien moins pour un Prince que de s'y répandre, et qu'il y doit veiller incessamment à demeurer aussi fermé qu'il se peut sans trop rebuter, il ne peut jamais courir aucun risque. Il n'est pas nécessaire de dire

1. Saint-Simon, ayant d'abord écrit : *presqu'inutiles*, a biffé les lettres *pres* et écrit : *pires*, au-dessus, en interligne.

que la flatterie, toujours poison mortel, le deviendroit doublement en ces conversations, et qu'un Prince qui les lie ne peut jamais être assez en garde contre elle, ni la bannir trop sévèrement par des réponses même dures, sitôt qu'il s'en apercevroit[1]; et j'en dis presque autant d'une complaisance trop poussée. Le temps étant donc partagé de cette manière, Mgr le duc de Bourgogne, qui a tant et de si bon esprit, de sens, de justesse, de lumières et de connoissances, occuperoit une partie de ses journées agréablement avec une infinie et double utilité. Quand la promenade manque, à laquelle cette conduite attireroit bientôt tout ce qu'il y a de meilleur, il peut prendre un homme à part au coin d'une chambre, du salon de Marly, de la galerie à Versailles, y en appeler deux, quelquefois trois ensemble, les mettre aux mains, les faire discourir, les échauffer un peu avec art, et recueillir, comme les abeilles, le meilleur suc de ces différentes fleurs; mais, sur toutes choses, il faudroit bannir de ces entretiens toute science, toutes mécaniques, toutes chasses et toutes bagatelles, qu'il faut réserver pour les entretiens et les propos publics, et ne se proposer, dans ceux-ci, que la double, mais centuple utilité que j'ai tâché de représenter.

« Que si cette pratique, qu'on ne peut assez relever, et qui se lit encore partout avoir été celle de tous les grands hommes chargés de quelque gouvernement, ou qui y étoient destinés par leur naissance, a paru depuis assez longtemps s'anéantir en France, on sait qu'il y a des voies de grands saints moins proposées à suivre qu'à admirer, et que la conduite secrète des grands rois doit, en quelques rencontres, être respectée par un silence et une vénération qui tient quelque chose du religieux, et qui, pour cela même, est au-dessus de l'imitation. Je reviens donc à dire que, par cette communication fréquente

1. *Apperçoit* corrigé en *appercevroit*.

et familière, on découvre où va le général et le gros du raisonnement et des sentiments du monde, et sur quels fondements; et le profit qui s'en tire est infini. Le Prince montre une estime et une facilité qui, peu à peu, malgré les hommes à qui il parle, lui rend en quelque façon leur poitrine transparente [1], tandis que le respect, qui retient les questions et la trop grande liberté des autres, lui conserve, à leur égard, tous ses voiles sur la sienne. Des hommes qui se croient consultés s'abandonnent aisément à prendre un vif intérêt au Prince et aux choses de l'État, et cette disposition se répand des uns dans les autres. Ceux même qui sont le moins à portée de ces conversations ne peuvent que difficilement s'en défendre, flattés en autrui, dès là que plusieurs y arrivent, de ce qu'ils aimeroient pour eux-mêmes, et il ne faut pas penser que cet intérêt d'affection ne soit pas un appui, pour l'État, infiniment utile jusque dans les temps de la plus grande prospérité.

« Mais il se présente une grande difficulté dans l'exécution si importante de ces conversations, qui est la crainte qu'une trop scrupuleuse piété inspire à Mgr le duc de Bourgogne de tout entretien qui ne roule pas absolument sur les sciences et les bagatelles, et qui met sa langue et ses oreilles dans de continuelles entraves, et son esprit dans une pénible contrainte, qui le raccourcit, et qui lui en empêche les principaux usages qu'il ne tiendroit qu'à lui d'en faire. Son attention à la charité du prochain le conduit à une ignorance entière de ses défauts, et souvent aussi de ses vertus, et la frayeur de la [2] blesser en quoi que ce soit, ou d'y donner occasion, va jusqu'à une terreur que les supérieurs des plus saintes maisons regarderoient comme dangereuse en eux pour le petit et simple gouvernement dont ils se trouvent chargés pour un

1. Au mot TRANSPARENT, Littré cite ces mots de Jean-Jacques Rousseau : « Son cœur transparent comme le cristal. » Voyez ci-après, p. 188.
2. La charité.

temps. Dieu, qui permet les défauts et les vices dans les hommes, et qui défend la calomnie, et même la médisance, leur a cependant donné des yeux pour voir et des oreilles pour entendre[1], et sa Providence, dont la sagesse[2] est ineffable, et qui a si diversement ordonné des diverses sortes de fonctions de l'esprit humain, commande souvent aux uns ce qu'elle défend aux autres, et forme une harmonie merveilleuse par cette diversité, qui tend également à sa gloire et au bien de la société des hommes, qui sont les États. Si donc le commun des hommes ne doit voir et entendre qu'à travers la charité, qui croit tout, et qui souffre tout[3], et si l'exacte exécution de ce devoir forme la paix et la concorde, pourroit-on attendre le même fruit de cette même conduite fidèlement gardée par ceux qui maintenant sont commis à quelque sorte de gouvernement, et dans ceux encore entre les mains desquels est ou sera remise[4] un jour la souveraine administration du Royaume ? La confusion, le chaos, les maux extrêmes, les pièges, les méprises grossières, les artifices, les énormes ignorances, en un mot les désordres sans nombre qui en résulteroient sautent si vivement aux yeux, qu'il est superflu de s'amuser aux preuves, et qu'il faut conclure que cette vigilance, si fort recommandée à ceux qui sont en place, consiste très principalement à être bien instruits de ce que valent les hommes : à quoi il est impossible qu'ils puissent parvenir sans s'en informer, sans en parler, sans qu'on leur en dise le bien et le mal dans toute leur étendue ; et c'est après à eux à rechercher la vérité par des informations multipliées, et par un examen où ils apportent tout le discernement dont, quelque esprit et quelque justesse qu'ils aient, ils ne peuvent être capa-

1. Psaume 113, versets 5 et 6.

2. Les mots *dont la sagesse* sont en interligne, au-dessus de *qui*, biffé.

3. *Charitas omnia suffert, omnia credit* (1re épître de saint Paul aux Corinthiens, chapitre XIII, verset 7).

4. *Remis*, au manuscrit.

bles que par ouvrir toutes leurs oreilles au bien et au mal, et leur bouche à toutes les questions et à tous les propos indirects qui les peuvent conduire par divers chemins à la connoissance de la vérité. Que si des places subalternes donnent, je ne dis pas simplement cette espèce de dispense dans l'usage du précepte de la charité pour la charité même, puisqu'elle est[1] due au public aux dépens du particulier, mais si ces places imposent cette loi nécessaire et indispensable, on doit conclure qu'elle oblige bien plus étroitement ceux dont les emplois sont plus élevés, et à proportion de leur emploi et de leur importance, et, plus que tous ceux-là, les Princes qui sont par leur naissance destinés à régner, surtout quand leur âge est devenu capable de porter leurs devoirs, et qu'ils se trouvent appelés aux affaires. C'est l'évidence et la force de cette juste considération qui doit, non pas affranchir Mgr le duc de Bourgogne de ses scrupules sur la charité du prochain, mais les lui faire changer en d'autres, et l'obliger à porter cette lampe, dont il se sert si soigneusement pour éclairer tous les replis de son cœur et de sa conscience, non plus à l'examen[2] rigoureux de ce trop scrupuleux plus ou moins qui lui sera échappé sur quelqu'un, ou aux autres en sa présence, mais bien sur tout ce qu'il auroit dû savoir, et qui lui est échappé par ce dangereux change[3] de scrupules, et dont l'ignorance ne va à rien moins qu'à ce qui vient d'être dit plus haut, et à la perte de[4] ce temps si précieux pour acquérir la connoissance des hommes, et leur communiquer la sienne, avant que Dieu lui[5] en di-

1. La première lettre d'*est* surcharge une *s* ajoutée par mégarde à *elle*.

2. Les premières lettres de *l'examen* surchargent *ce tr[op]*, et ensuite, avant *rigoureux*, il y a *de ce trop*, biffé.

3. Au sens usité en vénerie : tome VI, p. 86.

4. Cette préposition, écrite en fin de ligne, a été répétée au commencement de la ligne suivante.

5. Avant *luy*, Saint-Simon a biffé *ne*.

minue les moyens en l'appelant à la couronne, comme j'ai tâché de l'expliquer au commencement de ce discours[1].

« Cette maxime si sûre, que la charité est due au public aux dépens du particulier, ne peut donc être assez méditée par Mgr le duc de Bourgogne. Il y découvrira que ce qui est défendu à la plupart des hommes entre eux, en qualité de discours inutiles, vains, dissipés, légers, de médisance, de calomnie, de prévarication de charité[2], que tout cela, dis-je, sont les viandes immondes de l'Ancienne Loi[3], permises dans la Nouvelle, commandées en certains cas : je veux dire que l'usage de tout cela, réglé par la droiture de son intention, par[4] la nécessité et la charge de son état, lui est permis et commandé, et permis et commandé aux autres[5] envers lui, à qui ils doivent toute vérité et toute information par respect pour ce qu'il est, et par la charité qu'ils doivent au public et à l'État au timon[6] duquel Dieu même l'a[7] mis, et qu'il ne peut tenir avec un bandeau sur les yeux sous aucun prétexte, pour saint qu'il paroisse, sans en devenir à l'instant responsable à l'État, et comptable au Roi des Rois[8], qui l'a revêtu d'honneur et de gloire à condition expresse d'en acquitter toutes les charges et les devoirs, dont le plus important et le plus continuel est d'être bien instruit des hommes pour se servir d'eux bien à propos. Je sens qu'un Prince très délicat sur la charité du prochain pourroit s'effaroucher aisément de ce qui est dit un peu cruement, par rapport à sa délicatesse, par la comparaison des viandes

1. Ce dernier membre de phrase a été ajouté après coup.

2. Au sens de manquement contre la charité, comme dans notre tome XVIII, p. 36.

3. Les Israélites ne mangeaient pas la chair de certains animaux considérés comme impurs. Tout le chapitre XI du Lévitique est consacré à l'énumération de ces viandes immondes et aux prescriptions religieuses qui y avaient rapport.

4. Avant ce *par*, il a biffé *et*. — 5. Ici, il a biffé *à son égard*.

6. Notre tome IX, p. 41. — 7. *La*, sans apostrophe, au manuscrit.

8. Première épître de saint Paul à Timothée, chapitre VI, verset 15.

immondes devenues permises, et quelquefois commandées; mais il ne doit pas séparer de cette expression la réflexion du sens auquel elle est proposée, qui, réservant aux délations et aux mauvais offices toute l'horreur qui les doit toujours poursuivre et proscrire, conserve également une sage et nécessaire liberté de vérité et de lumière qui doit être le motif des instructions qu'il faut rechercher, et l'âme de l'usage qui s'en doit faire.

« Cette matière des conversations, m'ayant comme insensiblement conduit à ce qui leur pouvoit être opposé par la considération de la charité du prochain, me fournit une occasion si naturelle de dire ce que je pense de la dévotion de Mgr le duc de Bourgogne, que je ne croirois pas remplir ce que je me suis proposé, si, tout profane[1] que je suis, je n'hasardois d'en découvrir aussi mes pensées. Ce don de Dieu si grand, si saint, si utile, même pour bien gouverner les choses de ce monde pour le bonheur temporel de ce monde même, ce don si rare, si desirable en tout homme, l'est encore davantage à proportion de leur puissance et de leur élévation : c'est un don qui apprend avec une singulière excellence aux grands rois qu'ils ne sont faits que pour le bien et le bonheur de leurs peuples[2], et que rien n'est plus particulièrement fait pour eux que pour le dernier de leurs sujets. C'est encore ce don qui leur enseigne à pratiquer éminemment cette justice qui s'étend à tout, et dont ils sont si étroitement redevables à Dieu et aux hommes, qui leur apprend à découvrir leur petitesse parmi tant de grandeur, et à exercer l'humilité[3] avec une majestueuse douceur qui augmente leur suprême dignité jusque devant les hommes, et qui leur attire l'hommage de leurs cœurs avec une bénédiction du Ciel plus abondante. On ne peut donc regarder sans folie avec des yeux indifférents ce grand don dans

1. Le second *p* de *prophane* corrige une *h*.
2. Ce sont les propres paroles de Mentor dans le livre v du *Télémaque*.
3. Le commencement de ce mot surcharge *avec u[ne]*.

Mgr le duc de Bourgogne, sur lequel il y a, outre les raisons générales, des grâces infinies à rendre à Dieu pour le merveilleux effet qu'il a produit en lui, comme il a été remarqué au commencement de ce discours, et sans lequel les plus libertins auroient pu admirer ses grandes qualités également, mais les aimer moins, et les redouter davantage[1]. Je suis donc bien éloigné, non seulement de ceux qui n'ont pas honte de s'en[2] plaindre, mais de ceux encore qui lui en desireroient moins, et je tiens fermement qu'il n'est aucun sujet de ce Royaume qui, à ne regarder même que son bien temporel, ne doive autant, ou presque autant, rendre grâces à Dieu de la piété de Mgr le duc de Bourgogne, que ce Prince lui-même ; mais cette puissante conviction de mon esprit ne le ferme pas aux réflexions qui se peuvent faire sur l'austérité qui y est jointe, et qui pourroit être comparée à quelque petite âpreté d'un fruit très délicieux. Pour expliquer cette importante matière, il est nécessaire de se permettre quelque détail, après avoir posé quelques principes qui puissent être facilement reçus.

« On n'en doit point chercher ailleurs ici que dans le Saint-Esprit même, parmi les divines Écritures, où on trouve écrit qu'*il faut que les forts supportent*[3] *les foibles*[4], ordonnance si conforme à la charité du prochain dont il étoit mention tout à l'heure, et[5] ailleurs, qu'*il faut être*

1. Fénelon eût souhaité (*Correspondance*, tome I, p. 456-457) que son prince, non seulement se montrât ouvert, prévenant, accessible et sociable, mais se contentât d'être régulier dans l'intimité, et ne fît point craindre une réforme trop sévère, au-dessus des forces du commun des gens. Voyez, aux Additions, p. 560, des vers de 1709.

2. Les mots *n'ont pas honte de s'en* sont en interligne, au-dessus de *luy en desireroient moins*, biffé.

3. *Supportent* a été écrit en interligne, au-dessus de *soustiennent*, biffé. Nous avons eu le même emploi au tome VII, p. 296.

4. Épître de saint Paul aux Romains, chapitre xv, verset 1 : *Debemus autem, nos firmiores, imbecillitatem infirmorum sustinere.* — Saint-Simon a souligné sa traduction.

5. Cet *et* est surchargé et douteux.

sage avec sobriété[1]. Sage ici doit, ce semble, comprendre piété[2], bonnes œuvres, et tout ce qui appartient enfin à cette sagesse qui renferme tout ce qui l'est devant Dieu. Pour peu que l'on médite ces deux passages, on verra bientôt combien ils se soutiennent tous deux, et combien de rapport ils ont l'un à l'autre. Que les forts supportent les foibles, n'est-ce pas ne les point effrayer par des maximes trop sèches, et par une conduite trop à la lettre[3] et trop attachée au scrupule, et à une certaine exactitude que tous ne peuvent pas porter? Et garder la sobriété jusque dans la sagesse, n'est-ce pas ne la pas porter au delà de ce que l'ordinaire des hommes et les foibles peuvent aisément faire ? Ainsi un sage supérieur est en garde contre le zèle de ses religieux, et, en même temps qu'il a les yeux ouverts sur tout ce qui est du précepte véritable de la Règle, il les ferme sur un grand nombre de bagatelles qui la rendent plus dure, qui se sont introduites par degrés et en diverses rencontres, et, sans y renoncer formellement, parce qu'elles sont pieuses, quoique venues d'ailleurs que de l'Instituteur[4], il est charitablement soigneux de n'y être pas trop exact pour lui-même, de peur de mortifier par son exemple, jusqu'au trouble, les foibles de sa communauté, qui, atteignant à peine les observances[5] prescrites et nécessaires, encore qu'ils y soient fidèles, viendroient à s'en dégoûter par ce surcroît qui n'en fait point[6] partie, et dont l'accablement leur feroit peur. Voilà donc cette sagesse sobre qui supporte les foibles, et cette force qui ménage ceux qui en

1. Épître aux Romains, chapitre XII, verset 3 : *Non plus sapere quam opportet sapere, sed sapere ad sobrietatem.*

2. Avant *piété*, l'auteur a biffé *pieux*, ou un autre mot dont les lettres sont illisibles.

3. Nous avons eu, dans notre tome XIV, p. 404, *aider à la lettre.*

4. « *Instituteur*, celui qui institue, qui établit » (*Académie*, 1718).

5. « *Observance*, pratique de la règle d'un ordre religieux » (*ibidem*). Nous avons eu « gênantes observances » au tome X, p. 13.

6. *Point* est en interligne, au-dessus de *pas*, biffé.

ont besoin jusque dans les monastères, qui fait les plus excellents supérieurs ; et, pour peu qu'on ait eu occasion, par hasard, de fréquenter quelques maisons religieuses, on y aura trouvé bien des exemples très loués, et très recommandables par leur succès, de ce que j'ose en avancer[1]. S'il en est donc ainsi parmi des victimes de pénitence cachées dans le secret de la face de Dieu, et que rien ne détourne de tendre à lui de toutes leurs forces, de quelle indulgence ne sont donc pas redevables aux mondains les exemples qui, en caractérisant celui qui doit être leur maître pour toujours, le leur rendent âprement ou doucement vénérable, les attirent ou les intimident, et les repoussent par des considérations[2] diverses, ou les invitent par une puissante facilité !

« A ces vérités il s'en doit ajouter une autre : c'est que la dévotion, qui est de tous les états, doit être différemment pratiquée par tous les états, et qu'elle devient d'autant plus parfaite qu'elle se trouve plus proportionnément mesurée, non en elle-même, mais en sa pratique et en ses effets, à l'état auquel on est appelé. Qu'un religieux ne doive faire un autre usage de sa piété qu'un autre religieux[3] d'un autre ordre ou qu'un autre du sien même, cela est constant, puisque les divers Instituts[4] sont diversement appliqués à l'action et à la contemplation, à la solitude et à l'instruction des autres, et les divers particuliers qui en sont, à gouverner les autres en divers degrés d'emplois, et à être gouvernés : d'où il résulte que, si tous exerçoient leur dévotion en la même manière, que les jésuites voulussent être solitaires, les chartreux enseigner, ainsi du reste, et les supérieurs s'anéantir dans l'hu-

1. C'est sans doute une allusion à ses divers amis de la Trappe.

2. La lettre *é* surcharge une autre lettre.

3. Les premières lettres de *Religieux* surchargent *Rel^x d*, effacé du doigt.

4. « *Institut*, constitutions données à un ordre religieux au temps de son établissement » (*Académie*, 1718). « Se dit quelquefois de l'ordre même » (1878). Voyez ci-dessus, p. 167, *instituteur*.

milité, et les inférieurs veiller sur leurs frères et les reprendre, une source si sainte ne laisseroit couler que le poison d'une confusion étrange, qui ne contribueroit à rien moins qu'à la gloire de Dieu et au salut des hommes. Que s'il est donc vrai que les divers Instituts et les divers offices[1] des maisons religieuses doivent y diriger diversement la dévotion, cette même nécessité se trouve encore plus formelle dans les divers états du siècle, dont les[2] devoirs et les fonctions, étant si différents, doivent tourner aussi la dévotion de chacun si différemment. Or, celle d'un Prince, et si proche du sceptre, le doit porter à tout ce qui l'en peut rendre digne et le faire paroître tel à tout le monde, dont la voie la plus importante et la plus assurée est cette double connoissance des hommes par tous les moyens qui la peuvent acquérir, et une impression d'estime et de vénération qui se tire également de toutes les actions du Prince, et qui s'y reporte en même temps : en sorte qu'il est très vrai de dire que ce réciproque est tel qu'un Prince devient recommandable à proportion du mérite de ses actions, et les actions du Prince recommandables aussi à proportion de son propre mérite. Il ne peut donc prendre garde de trop près à ce qui forme le tissu de sa vie, et, tout grand, tout sublime, tout au-dessus qu'il puisse être du commun des hommes par des vertus extraordinaires, il doit ménager leur foiblesse en s'abaissant à garder quelque proportion avec eux, et, puisqu'il est appelé à être un jour l'image de Dieu, il ne doit pas dédaigner de voiler sa face devant eux, de peur que l'éclat de la lumière dont elle brille ne les épouvante, et ne les fasse mourir, comme il est écrit que, pour cette raison, Dieu même s'est voilé[3] ainsi en se découvrant à quelques-uns de son peuple[4] ; et, comme

1. « *Office*, charge, emploi avec juridiction » (*Académie*, 1718).
2. Ce *les* est répété deux fois.
3. *Voilé* surcharge un premier *voilé* écrit insuffisamment.
4. *Exode*, chapitre XXXIII, versets 20-23.

Dieu n'y perdit rien de son immutabilité[1], le Prince aussi, par cette sage et nécessaire condescendance, ne doit pas craindre aucun affoiblissement de ses vertus[2]. Ainsi donc une assiduité moins exacte à l'office divin tous les dimanches et toutes les fêtes de l'année n'ôteroit rien devant Dieu[3], à Mgr le duc de Bourgogne, des chastes délices qu'il trouve à ouïr chanter ses louanges, et, en se rapprochant plus de l'ordinaire des hommes, il les rendroit plus capables d'admirer en lui les choses principales qui forment l'essence de la religion. Ainsi une fuite moins rigoureuse de certaines fêtes[4] qui, dans tous les siècles, ont été nécessaires pour l'amusement et la majesté des grandes cours, rendroit en lui la piété plus aimable, je n'ose dire moins terrible. Ainsi un front plus serein, un air plus aisé, quelque chose de plus leste en de certaines occasions, dilateroient les cœurs que la vue du contraire resserre avec crainte. Ainsi un art plus onctueux et plus doux d'allier la haute piété avec les bienséances de l'âge et du rang, avec les convenances de grand Prince, dirois-je de fils en quelques rencontres, ajouteroit[5] au mérite de l'intention la victoire sur les répugnances, celui de la conformité à son[6] état, de la douce et charitable condes-

1. « *Immutabilité*, qualité de ce qui est immuable » (*Académie*, 1718).

2. Fénelon cherchait aussi à rendre la piété du jeune prince plus éclairée et moins sauvage, lui écrivant en 1708 (tome I, p. 260-261) : « Vous devez, Monseigneur, faire honneur à la piété et la rendre respectable dans votre personne. Il faut la justifier aux critiques et aux libertins ; il faut la pratiquer d'une manière simple, douce, noble, forte et convenable à votre rang ; il faut aller tout droit aux devoirs essentiels de votre état par le principe de l'amour de Dieu ; il faut vous faire tout à tous, afin de les gagner tous. »

3. Les mots *devant Dieu* ont été ajoutés en interligne.

4. Nous avons eu, au tome XVI, p. 229, *la fuite de la punition*. L'*Académie* de 1718 donnait cette définition de *fuite* : « Action par laquelle on se retire, on s'éloigne d'une chose mauvaise. »

5. Ce verbe est au pluriel dans le manuscrit.

6. *Son* est en interligne, au-dessus d'un premier *son*, qui surchargeait *l'estat*, biffé.

cendance pour les autres, de ce voile enfin sur la splendeur de sa face que les hommes supportent si difficilement sans cela, pour ne pas dire qu'ils ne le peuvent, et donneroit à la vertu une grâce et une douceur qui ne la rabaisseroit pas devant Dieu, et qui la rehausseroit infiniment devant les hommes, en les rendant capables de l'admirer et de l'aimer avec transport, affranchie alors de ces rides austères, de ces presque involontaires froncements[1], de cette gêne de précisions[2] qui ne sont pas la vertu, et qui, entées sur elle, font tout fuir en sa présence, et creusent chez les hommes qui en dépendent les plus profondes dissimulations. Elles y sèment une horrible et abondante hypocrisie, et toutes les autres si dangereuses transformations qu'opèrent l'intérêt et l'ambition dans les courtisans, et dans ceux qui veulent ou arriver, ou au moins plaire. De là s'élève un mur entre le Prince et les hommes, qui devient d'autant plus impénétrable que sa nature, la plus épaisse de toutes, se trouve aidée de cette crainte de blesser la charité qui supprime avec sécurité tous moyens de percer les masques[3], par quoi périt, avant de pouvoir naître, cette double connoissance des hommes, devoir toutefois si grand et si principal d'un Prince[4].

« Mais il ne me suffit pas d'avoir tâché d'expliquer l'excellence et la nécessité du devoir d'un Prince de connoître les hommes, si je ne m'efforce de représenter aussi l'excellence et la nécessité du devoir d'un Prince de se faire connoître aux hommes, ce qui n'a pu, jusques ici, être assez fortement touché. Il n'est personne qui ne convienne que de l'idée qui se conçoit d'un Prince par l'effet

1. Tome XVIII, p. 400. Ici, c'est le sens propre de *froncement*.

2. Terme déjà rencontré dans le tome XVII, p. 247, et plusieurs fois depuis : ci-après encore, p. 199.

3. Le signe du pluriel a été ajouté après coup à *le* et à *masque*.

4. Fénelon se plaignait (*Correspondance*, tome I, p. 430-431) qu'il fût trop faible aux puérilités, aux plaisirs d'intérieur, comme celui de la table, et se renfermât dans une vie obscure au point d'en vouloir à sa femme, si elle essayait de le tirer de cette retraite végétative.

des regards curieux qui le percent, et des réflexions que l'application y ajoute, ne se forment toutes les démarches d'une cour, et, par elle, d'un État, qui ont rapport à lui en quelque genre que ce puisse être ; que chacun ne s'anime ou ne se ralentisse à bien faire sur la mesure, je parle du gros, qui est l'important, sur la mesure d'utilité ou d'inutilité qu'il y voit pour son intérêt, et qu'il ne s'accoutume au travail, ou ne se contente de l'apparence, suivant ce qu'il juge qu'il faut, ou qu'il suffit ; que, mesurant son respect et son zèle sur ce qu'il pense du Prince, l'un et l'autre ne soit vif ou éteint, et leurs effets de même, suivant ce que son opinion ou l'expérience lui enseigne être le plus profitable, et que de ce principe de tout bien ou de tout mal, qui est le respect et l'opinion d'un Prince, ne coulent pour lui tous les déportements de tous ceux qui, en tout genre, composent l'État qui le regarde. Ces vérités si grandes et si solides, que la raison et l'expérience de tous les siècles rendent telles, n'ont besoin que d'un peu de méditation pour en faire sentir tout le poids et toute l'étendue, sans avoir recours à une plus grande explication, et ne demandent qu'un peu d'application à Mgr le duc de Bourgogne, laquelle me force à un court examen qui m'a souvent coûté bien des réflexions amères. Pour y entrer utilement tout d'un coup, il seroit infiniment à desirer que ce Prince, qui n'a point changé, et qui, si constamment, est digne que l'on ne change point pour lui, fît quelque comparaison de lui-même pendant ses deux premières campagnes et tout le temps qui les a[1] suivies jusqu'à son départ pour la dernière, avec lui-même pendant cette dernière campagne et depuis. Jamais le fameux prince de Galles dont toute l'Europe plaint encore aujourd'hui, avec les mêmes élans que l'Angleterre, le sort trop promptement tranché[2], ne fit

1. *On[t]* surchargé en *a*.

2. Henri-Frédéric, prince de Galles, fils du roi Jacques Ier et d'Anne de Danemark, né en 1594, mort prématurément le 10 octobre 1612, et dont

plus véritablement les délices des siens, le plus doux espoir de son pays, l'admiration la plus attentive de tous les grands hommes de son temps et de toutes les terres étrangères, que Mgr le duc de Bourgogne dans ces premiers temps. Tout ce qui respire encore en est témoin, et ses modestes yeux n'ont pu refuser de s'en apercevoir eux-mêmes. Qu'est-il donc arrivé depuis qui ait pu affoiblir tant de lustre, et qui ait rendu cet éclat moins vif dans tous les lieux, même les plus reculés, et qu'il[1] avoit pénétrés[2] ? une pratique de piété la plus sainte qui soit conseillée par la Vérité même, mais si contraire à l'état de Mgr le duc de Bourgogne, que je crois pouvoir avancer sans témérité que, de cette pratique de vertu, le comble de toutes les autres pour le commun des hommes, il ne doit pas être sans crainte d'en compter un jour devant Dieu. Je me garderai bien de tomber dans un détail cruel qui rouvriroit en moi des plaies encore sanglantes, de ce que j'ose nommer également des deux côtés des attentats, en l'un d'impudence, en l'autre de patience, et dont le châtiment est trop pesamment tombé de ce dernier côté, sans que celui qui est tardivement arrivé à l'autre ait rien produit de solide que les acclamations les plus fortes et les plus tendres des cœurs, l'espérance et l'admiration la plus vive, la gloire la plus brillante, mais la plus solide, qui suivront toujours la jeune mais vénérable princesse qui, si continuellement et si constamment sensible à la gloire de son époux, a triomphé seule, également grande devant Dieu et devant les hommes, par un changement[3] inattendu que seule elle a produit[4] : action si conforme à l'état

les talents et la popularité naissante faisaient ombrage au roi son père. Sir Ch. Cornwallis fit paraître dès 1626 une histoire de ce prince qui eut diverses éditions.

1. L'élision *qu'* surcharge *où*.
2. *Penetré,* sans accord.
3. Ici, appel de note *d,* et en marge : « *D.* la chutte sans retour du Duc de Vendosme. »
4. Tome XVII, p. 318-327.

où la Providence l'a placée, et qui en a si dignement rempli tous les divers et plus importants devoirs. C'est de ces mêmes devoirs que ceux[1] de Mgr le duc de Bourgogne le devoient[2] presser de se souvenir, et de ce qu'ils exigeoient de lui pendant tout le cours de cette campagne dans le rang et la place où il étoit, dont la conservation du respect et des droits sacrés de sa naissance lui étoient si étroitement recommandés[3] par tout ce que la piété bien entendue a de plus indispensable, et auxquels il a donné lieu et audace de penser qu'il ne songeoit pas alors ni depuis. Les conséquences de cette omission sont telles, que la plus grande application de Mgr le duc de Bourgogne doit se porter incessamment sur elles, comme sur ce qu'il a et qu'il aura jamais de plus important, puisqu'il n'y a rien qui expose un Prince à de plus grands, ni à de plus continuels dangers, que le malheur de s'être rendu soi-même évidemment complice de l'opinion publique du dedans et du dehors, ou qu'il n'est pas sensible, ou qu'il s'est fait une religion de ne l'être pas. J'irois trop loin, si j'en disois davantage ; mais l'importance extrême de cette matière, qui ne peut être assez comprise, m'a forcé d'aller aussi avant que je fais, et que je n'ai au moins pu me dispenser de faire.

« C'est cet amour de l'ordre qui conserve à chaque état ce qui lui appartient, non par attachement, par goût, par amour-propre, mais par respect pour la volonté de Dieu énoncée par la parole muette, mais toujours existante, des devoirs respectifs des divers états, et par amour pour cette justice distributive qui doit veiller sans cesse, qui est tant recommandée à ceux qui se trouvent revêtus de puissance, et sans lequel toute l'harmonie des États se défigure et se renverse peu à peu d'une étrange[4] ma-

1. Les devoirs.
2. *Le devoient* est en interligne, au-dessus de *devoit estre,* biffé.
3. Les mots *estoient* et *recomandés* sont bien au masculin pluriel dans le manuscrit.
4. Le qualificatif *estrange* a été ajouté en interligne.

nière, et jusqu'à un point pernicieux. La négligence de le maintenir remarquée dans un Prince, par quelque considération que ce soit, devient bientôt un mobile puissant de trouble qui dégénère en destruction, et il n'est point de motif, pour saint qu'il soit en soi, qui y puisse servir d'excuse devant Dieu ni devant les hommes. Mais il faut mettre des bornes à l'abondance et à l'importance de cette matière, qui est intarissable[1], et qui se présente presque à tous moments à un grand Prince par les occasions continuelles de méditation et de pratique.

« Une des choses du monde que doit le plus soigneusement éviter[2] un Prince destiné à régner est l'opinion, parmi les autres, que, frappé trop fortement de quelque chose, il ne mesure toutes ses connoissances et tous ses choix que là-dessus, et que l'impression que le monde a reçue de la grande dévotion de Mgr le duc de Bourgogne ne[3] continue à le persuader que ce prince ne juge de l'aptitude et de la capacité même des hommes que par ce qu'il leur croit de piété, et qu'il ne préfère un homme de bien pour tout emploi, sans nulle autre raison que celle de sa vertu. Il suffit de présenter cette pensée toute nue pour en faire apercevoir les suites funestes en réalité, si cette opinion étoit fondée, et que l'exécution en fût réelle, ou même qu'étant fausse[4], elle ne cessât point de prévaloir parmi les hommes. C'est aussi ce qui mérite[5] tous les soins et toute l'attention possible, pour ôter au monde une impression si dangereuse et si aisément féconde en toutes sortes de grands inconvénients.

« On ne peut exagérer assez la funeste croyance qu'a trouvée partout cette prétendue consultation faite en Sor-

1. *Est* a été écrit en interligne, au-dessus de *sont*, biffé, et le pluriel biffé à *intarissables*.

2. *Éviter* a été ajouté en interligne.

3. *Ne*, ajouté en fin de ligne et répété au commencement de la ligne suivante, a été biffé la première fois.

4. *Estant fausse* a été ajouté en interligne.

5. Il a biffé un accent sur la lettre finale de *merite*.

bonne, au moins à plusieurs docteurs particuliers, par ordre de Mgr le duc de Bourgogne : savoir si, dans les conjonctures présentes, il est, ou il n'est pas permis de faire la guerre au roi d'Espagne[1]. Nier ce fait à Paris et dans les provinces : on s'élève avec impétuosité, et on ne souffrira pas, dit-on, qu'on en impose ; le nier à la cour, aux personnages de l'un et de l'autre sexe : on sourit, et on change dédaigneusement de propos. Si on est plus libre avec eux, ils déclarent leur compassion pour les[2] dupes qui ne le veulent pas croire, et ils finissent souvent par l'indignation. Leur opiniâtreté se soutient par la fréquence et la longueur des entretiens de Mgr le duc de Bourgogne avec son confesseur[3], auquel on souhaite longue vie parce qu'on l'estime, et qu'on en craindroit un autre. On regarde cette place comme la première dans le Conseil du Prince, et, à l'avenir, dans le Conseil du Roi qu'il sera un jour.

1. Ni Dangeau, cela va sans dire, ni l'abbé Proyart, dans sa *Vie du Dauphin*, ne parlent de cette consultation ; mais Valincour dit, dans sa lettre du 3 juillet 1709 au duc de Noailles, que « la question s'était émue », et voici ce qu'on lit dans les *Mémoires de Sourches*, au 20 mars 1710 (tome XII, p. 174) : « Le bruit couroit que le Roi avoit fait consulter en Sorbonne s'il pouvoit donner du secours aux ennemis contre le roi d'Espagne, et que tous les docteurs avoient opiné qu'il ne le pouvoit pas faire en conscience. » D'ailleurs, Torcy s'en explique formellement dans son *Journal*, p. 168, à la date du 23 avril suivant : « Il fut question, dans le conseil du 23e, de plusieurs bruits répandus à Paris des consultations qu'on prétendoit que le Roi, de son côté, et Mgr le duc de Bourgogne, du sien, avoient faites en Sorbonne sur la justice ou l'injustice de faire la guerre à l'Espagne pour donner la paix à la France. Ces prétendues consultations furent également désavouées. Elles s'étoient bornées aux deux confesseurs ; encore le Roi n'avoit pas consulté le sien, mais il lui avoit seulement parlé des bruits répandus. » Nous n'en trouvons pas mention dans les gazettes de Hollande, et, quelques pages plus loin, p. 185, notre auteur va dire que le prince affirma à son grand-père qu'il « n'y avoit pas seulement pensé. » Dans le prochain volume, nous verrons encore la Sorbonne consultée sur l'établissement de l'impôt du dixième.

2. Ce *les* est en interligne, au-dessus d'un premier *les* qui surchargeait des lettres illisibles.

3. Le P. Martineau.

On pense avec angoisse que le ministère ne sera plus séparable de la théologie, que les affaires, que les grâces, que tout enfin deviendra point de conscience et de religion, et on jette tristement les yeux sur les derniers princes de la maison d'Autriche qui ont porté la couronne d'Espagne[1]. A ces frayeurs des bons se joignent les réflexions malignes des fripons : toute réplique est exclue, proscrite, inutile ; et voilà de ces inconvénients profonds qu'un Prince ne soit pas connu des hommes.

« C'est ce qui doit puissamment convier le nôtre de ne perdre plus un seul instant à travailler de toutes ses forces à parvenir à cette double connoissance des hommes si souvent répétée, à y arriver par tous les moyens possibles, à s'en faire une loi par principe de religion, et à renfermer tellement la sienne dans la justesse de ce qu'elle lui impose par rapport à son état, qu'il s'affranchisse de tout ce qui n'en est pas l'essence par cette douce liberté des enfants de Dieu[2], qui de l'intérieur se répand aux choses extérieures. Qu'il cesse de mettre sous le boisseau cette pure et brillante lumière que Dieu même, en l'en revêtant, a placée sur le plus haut chandelier[3] ; qu'il paroisse donc tout ce que véritablement il est, et, pour ne point tomber dans la répétition des justes éloges qui ont commencé et qui doivent finir ce discours, qu'il s'assure qu'il paroîtra, comme autrefois Tite, les délices du genre humain[4], et que, sans rien perdre de la sainteté de saint Louis, il se montrera aussi grand que les derniers Rois ses illus-

1. De Philippe II à Charles III.

2. *Épître aux Romains*, VIII, 21 : *In libertatem gloriæ filiorum Dei.*

3. « L'Évangile dit qu'il ne faut pas mettre le chandelier sous le boisseau, pour dire qu'il ne faut pas enfouir les talents qu'on a reçus de Dieu » (*Académie*, 1718). Le texte est : *Neque accendunt lucernam et ponunt eam sub modio, sed super candelabrum, ut luceat omnibus qui in domo sunt* (Évangile selon saint Mathieu, chapitre v, verset 15). Comparez notre tome XVIII, p. 240.

4. Titus Vespasianus, empereur romain de 79 à 81 après J.-C., fut surnommé les « Délices du genre humain, » dit Suétone.

tres et magnanimes pères ; que, pour cela, il n'a qu'à le bien vouloir, puisqu'il ne s'agit que d'en développer la vérité et la réalité au monde, lesquelles sont avec tant d'abondance en Mgr le duc de Bourgogne.

« Vous avez si absolument voulu que je vous écrivisse mes pensées sur Mgr le duc de Bourgogne, et qu'en même temps je vous rendisse compte de celles qui ont prévalu dans le monde sur ce Prince, que je n'ai pas cru qu'il me fût permis de rien omettre des miennes, ni de celles du public. J'ai remarqué, en commençant, que l'oisiveté, devenue l'apanage de mon état, me répand plus que vous dans le monde, et m'y expose à entendre ses sottises. Vous m'êtes témoin combien souvent et vivement elles m'ont irrité par rapport à Mgr le duc de Bourgogne, et, outre le public, que je n'ai pas redouté sur cela, j'en ai autant de témoins que d'amis particuliers, et ce qu'il y a de personnes principales des deux sexes avec lesquelles je vis en privance. C'est maintenant à votre profonde sagesse et votre judicieux discernement à juger de ce que vous m'avez contraint d'exposer sous vos yeux, et à moi à m'y abandonner sans réserve. La matière en est telle, qu'il ne faut pas un moindre, ni un moins ancien respect que celui que je vous ai voué, pour vous donner cette marque si singulière de mon entière obéissance. L'usage en sera pour vous seul, s'il vous plaît, et la confiance qu'une longue et douce habitude me commande d'avoir en vous, jointe à celle que vous avez de garder impénétrablement les plus grands secrets de l'État, me fait compter sans crainte que vous ne me garderez pas celui-ci moins religieusement que vous faites ceux-là, puisque vous jugez bien vous-même qu'il m'est d'une importance infinie[1]. »

Crayon

Une[2] courte anatomie[3] de ce discours ne sera pas inu-

1. Après ce texte, une longue barre en indique la fin.

2. Saint-Simon devant faire un portrait complet du prince en 1712, lors de sa mort, c'est alors que sera placé le commentaire détaillé.

3. « *Anatomie* se dit figurément de toute sorte de discussion parti-

tile pour la suite. Il faut dire d'abord que Mgr le duc de Bourgogne étoit né avec un naturel à faire trembler. Il étoit fougueux jusqu'à vouloir briser ses pendules lorsqu'elles sonnoient l'heure qui l'appeloit à ce qu'il ne vouloit pas, et jusqu'à s'emporter de la plus étrange manière contre la pluie, quand elle s'opposoit à ce qu'il vouloit faire. La résistance le mettoit en fureur : c'est ce dont j'ai été souvent témoin dans sa[1] première jeunesse[2]. D'ailleurs, un goût ardent le portoit à tout ce qui est défendu au corps et à l'esprit. Sa raillerie étoit d'autant plus cruelle qu'elle étoit plus spirituelle et plus salée, et qu'il attrapoit tous les ridicules avec justesse. Tout cela étoit aiguisé par une vivacité de corps et d'esprit qui alloit à l'impétuosité, et qui ne lui permit jamais, dans ces premiers temps, d'apprendre rien qu'en faisant deux choses à la fois. Tout ce qui est plaisir, il l'aimoit avec une passion violente, et tout cela avec plus d'orgueil et de hauteur qu'on n'en peut exprimer. Dangereux de plus à discerner[3] et gens et choses, et apercevoir le foible d'un raisonnement, et à raisonner plus fortement et plus profondément que ses maîtres ; mais aussi, dès que l'emportement étoit passé, la raison le saisissoit et surnageoit à tout : il sentoit ses fautes, il les avouoit, et quelquefois avec tant de dépit, qu'il rappeloit la fureur. Un esprit vif, actif, perçant, se roidissant contre les difficultés, à la lettre transcendant en tout genre. Le prodige est qu'en très peu de temps la dé-

de Mgr le duc de Bourgogne pour lors.

culière et exacte de quelque sujet que ce soit » (*Académie*, 1718). On trouve des exemples dans Brantôme, Aubigné, Mme de Sévigné, etc.

1. *La* corrigé en *sa*.

2. Déjà dit, avec moins de détails, dans notre tome XI, p. 229 ; comparez une Addition au *Journal de Dangeau*, tome XIV, p. 90, et l'*Éloge inédit* que j'ai publié en 1880. Voyez aussi le livre de l'abbé Proyart, tome I, p. 14-17, et une lettre de Mme de Maintenon, dans le recueil Geffroy, tome II, p. 146. Saint-Simon reviendra sur ce sujet dans la suite des *Mémoires*, tome IX, p. 209.

3. Le manuscrit porte, par mégarde : *discernerner*. — *Discerner* signifiant différencier, distinguer, était le premier sens donné par l'*Académie*.

votion et la grâce en firent un autre homme, et changèrent tant et de si redoutables défauts en vertus parfaitement contraires. Il faut donc prendre à la lettre toutes les louanges de ce discours. Ce Prince, qui avoit toujours eu du goût et de la facilité pour toutes les sciences abstraites[1], les mit à la place des plaisirs, dont l'attrait, toujours subsistant en lui, les lui faisoit fuir avec frayeur, même des plus innocents : ce qui, joint à cet esclavage de charité du prochain, si on ose hasarder ce terme, dans un novice qui tend d'abord en tout à la perfection, et qui ignore les bornes des choses, et à une timidité qui l'embarrassoit partout faute de savoir que dire et que faire à tous les instants entre Dieu, qu'il craignoit d'offenser en tout, et le monde, avec lequel cette gêne perpétuelle le mettoit de travers, le jeta dans ce particulier sans bornes, parce qu'il ne se trouvoit en liberté que seul, et que son esprit et les sciences lui fournissoient de reste de quoi ne s'y pas ennuyer, outre que la prière y occupoit beaucoup de son temps[2]. La violence qu'il s'étoit faite sur tant de défauts, et tous véhéments, ce desir de perfection, l'ignorance, la crainte, le peu de discernement qui accompagne toujours une dévotion presque naissante, le faisoit excéder[3] dans le contre-pied de ses[4] défauts, et lui inspiroit une austérité qu'il outroit[5] en tout, et qui lui donnoit un air contraint, et souvent, sans s'en apercevoir, de censeur, qui éloigna Monseigneur de lui de plus en plus[6], et dépitoit le Roi même[7]. J'en dirai un trait, entre mille, qui, parti d'un excellent principe, mit le Roi hors des gonds[8], et révolta

1. Ci-dessus, p. 149. — 2. Ci-dessus, p. 161-165.

3. Emploi d'*excéder* au neutre, dans le sens de passer les bornes, tomber avec excès dans quelque chose, que Littré a relevé. Voyez ci-dessus, p. 148, et le tome XVI, p. 119.

4. *Ces* corrigé en *ses*. — 5. *Qu'il outroit* surcharge *qui l*.

6. Après *plus*, Saint-Simon a biffé un second *de luy*.

7. Nos tomes XIV, p. 399, et XVII, p. 391-392.

8. « Mettre tellement en colère quelqu'un, qu'il soit comme hors de lui-même » (*Académie*, 1718).

toute la cour deux ou trois ans auparavant[1]. Nous étions à Marly, où il y eut un bal le jour des Rois. Mgr le duc de Bourgogne n'y voulut seulement pas paroître, et s'en laissa entendre assez tôt pour que le Roi, qui le trouva mauvais, eût le temps de lui en parler, d'abord en plaisanterie, puis plus amèrement, enfin en sérieux, et piqué de se voir condamné par son petit-fils[2]. Mme la duchesse de Bourgogne, ses dames, M. de Beauvillier même, jamais on n'en put venir à bout : il se renferma à dire que le Roi étoit le maître, qu'il ne prenoit pas la liberté de blâmer rien de ce qu'il faisoit, mais que, l'Épiphanie étant une triple fête[3], et celle des chrétiens en particulier par la vocation des Gentils[4] et par le baptême de Jésus-Christ, il ne croyoit pas la devoir profaner en se détournant de l'application qu'il devoit à un si saint jour pour un spectacle tout au plus supportable un jour ordinaire. On eut beau lui représenter qu'ayant donné la matinée et l'après-dînée aux offices de l'Église[5], et d'autres heures encore à la prière dans son cabinet, il en pouvoit et devoit donner la soirée au respect et à la complaisance de sujet et de fils : tout fut inutile, et, hors le temps de souper avec le Roi, il fut enfermé tout le soir seul dans son cabinet[6]. Avec cette austérité, il avoit conservé de son éducation une

1. Il a écrit : *auparavent*. — 2. Comparez notre tome XVII, p. 391.

3. L'Église célèbre en effet ce jour-là l'adoration de l'enfant Jésus par les rois mages, son baptême par saint Jean-Baptiste, et sa manifestation aux Gentils par le premier miracle accompli aux noces de Cana.

4. On appelle *Gentils* les païens idolâtres, et *vocation des Gentils* « les moyens dont Dieu s'est servi pour appeler ces peuples à la vraie religion » (*Académie*, 1718).

5. *Eglises* corrigé en *Eglise*.

6. Cette scène se passa sans doute le 6 janvier 1706 : la cour était à Marly, et il y eut un bal auquel assistèrent tous les princes, mais non le duc de Bourgogne (*Dangeau*, tome XI, p. 4-5). Il en fut ainsi encore le 5 janvier 1708, au bal donné à Versailles pour la même fête (*ibidem*, tome XII, p. 49, citation du *Mercure*). Comparez les *Mémoires de Sourches*, tomes X, p. 5, et XI, p. 7-8.

précision et un littéral[1] qui se répandoit sur tout, et qui gênoit lui et tout le monde avec lui, parmi lequel il étoit toujours comme un homme en peine et pressé de le quitter comme ayant toute autre chose à faire, qui sent qu'il perd son temps, et qui le veut mieux employer. D'un autre côté, il ressembloit fort à ces jeunes séminaristes qui, gênés tout le jour par l'enchaînement de leurs exercices, s'en dédommagent à la récréation par tout le bruit et toutes les puérilités qu'ils peuvent, parce que toute autre chose de plaisir est interdite dans leurs maisons. Le jeune prince étoit passionnément amoureux de Mme la duchesse de Bourgogne[2]; il s'y livroit en homme sévèrement retenu sur toute autre[3], et toutefois s'amusoit avec les jeunes dames de leurs particuliers[4], souvent en séminariste en récréation, elles en jeunesse étourdie et audacieuse. On trouvera donc, dans cette courte exposition, les raisons de bien des traits du discours qu'on vient de lire, qu'on ne comprendroit pas aisément sans cet éclaircissement, et surtout celle qui m'a fait étendre en raisonnement de piété pour tourner un peu plus au monde la piété de ce prince, qui n'étoit pas susceptible d'écouter, bien moins de se rendre par d'autres raisons que par celles de la piété même. Ses deux premières campagnes lui avoient été extrêmement favorables, en ce qu'étant éloigné des

1. Nous avons déjà rencontré ce mot, mais employé comme adjectif, dans le tome IV, p. 230. Pris substantivement, Littré n'en cite que le présent exemple de notre auteur; mais il reparaîtra encore ci-après, p. 199.

2. Nos tomes XII, p. 272, et XVI, p. 473-475; *Correspondance de Madame,* recueil Brunet, tome I, p. 224; *Dangeau,* tome VIII, p. 496; ms. Clairambault 290, p. 579. Mme de Maintenon écrivait (*Correspondance générale,* tome V, p. 368): « On ne peut appeler autrement (que fureur) la passion qu'il a pour elle, et je ne crois pas qu'on en ait jamais vu une si désagréable pour celle qui la cause, et pour les spectateurs. »

3. *Correspondance de Madame,* recueil Jaeglé, tome II, p. 112.

4. Ci-dessus, p. 152-153. Voyez, dans ses *Lettres* publiées par M. le marquis de Vogüé, les badinages avec Mme de Montgon.

objets de son extrême timidité, et de celui de son amour, il étoit plus à lui-même et se montroit plus à découvert, délivré des entraves de la charité du prochain par les matières de guerre et de tout ce qui y a rapport, qui[1], dans le cours de ces campagnes, faisoit[2] le sujet continuel des discours et de la conversation : tellement qu'avec l'esprit, l'ouverture, la pénétration qu'il y fit paroître, il donna de soi les plus hautes espérances. La troisième campagne lui fut funeste, comme je l'ai raconté en son lieu[3], parce qu'il sentit de bonne heure, et toujours de plus en plus, qu'il avoit affaire, chose également monstrueuse et vraie, à plus fort que lui à la cour et dans le monde, et que l'avantageux Vendôme, secondé des cabales qui ont été expliquées, saisit le foible du prince, et poussa l'audace au dernier période[4]. Ce foible du prince fut cette timidité si déplacée, cette dévotion si mal entendue, qui fit si étrangement du[5] marteau l'enclume, et de l'enclume le marteau, dont il ne put revenir ensuite. C'est, en peu de mots, ce qui forme toute la matière de mon discours, par lequel, après les louanges méritées, et ailleurs encore entrelacées pour faire passer ce qui le[6] suit, je tâche de faire voir quel est l'usage que Mgr le duc de Bourgogne doit tirer[7] de son cabinet, l'abus qu'il en fait, et dont il ne sort rien de ce qu'il y fait peut-être de plus convenable à son état pour son instruction particulière. Après avoir essayé à faire voir[8]

1. La première lettre de *qui* surcharge un *d*.
2. Après *faisoit*, Saint-Simon a biffé *la matiere*.
3. A l'année 1708, dans notre tome XVI.
4. D'après *l'Académie* de 1718, « on dit figurément qu'une chose est à son plus haut période, pour dire qu'elle est au plus haut point où elle puisse être. » C'est dans ce sens que ce terme était du masculin ; nous en avons déjà noté un emploi un peu différent au tome VIII, p. 260.
5. Avant *du*, il y a *lenclume*, biffé, dans le manuscrit, et, ensuite, *de* a été ajouté en interligne.
6. *Les* corrigé en *le*.
7. *Tirer* est en interligne, au-dessus de *faire*, biffé.
8. Le *Dictionnaire de l'Académie* de 1718 donnait comme exemple *essayer à marcher*, au sens de faire ses efforts pour marcher.

ce qu'il y doit faire en beaucoup moins de temps qu'il n'y en donne, je viens à combattre sa timidité, et, si cette expression se peut hasarder, ce pied gauche[1] où il est avec le Roi et Monseigneur, avec le monde, par[2] tout ce qu'il m'est possible, et encore avec Mme de Maintenon et Mlle Choin, choses toutes si principales, enfin à combattre son éternel particulier avec Mme la duchesse de Bourgogne, et seule, que je loue avec sincérité, et avec ce fatras de femmes[3] qui abusent avec indécence de sa bonté, de ses distractions, de sa dévotion, et de ses gaietés peu décentes qui sentent si fort le séminaire. Après avoir parlé des indécences des autres à son égard, je viens aux siennes, et c'est où la plume me tourne dans les doigts[4], frappé des énormes abus qui se sont faits en Flandres, et de là partout, de ces sortes de fautes, dont la continuité y ajoute un fâcheux poids. Je m'y arrête néanmoins tout aussi peu qu'il est possible, et je viens à l'objet principal de mon discours, qui est la connoissance des hommes ; je m'y étends avec une liberté égale à la nécessité, et j'entre dans un détail de moyens par le besoin d'y conduire comme par la main le prince, et de lui ôter occasion et prétexte de ne savoir comment s'y prendre. En même temps, je sens très bien que ce que je propose avec tant de force et d'étendue est entièrement contraire à l'usage du Roi, auprès duquel les anciens ministres, et les nouveaux après eux, n'ont rien craint davantage[5], ni détruit avec plus de soin, d'application et d'industrie : ainsi, je pallie cela comme je puis en me jetant dans l'apothéose, à travers laquelle on peut sentir que je ne suis pas con-

1. Expression déjà relevée dans le tome VIII, p. 333.
2. Avant *par*, Saint-Simon a biffé *et*.
3. « *Fatras*, terme qui se dit par mépris d'un amas confus de choses qu'on regarde comme frivoles et inutiles » (*Académie*, 1718). On n'a pas cité d'exemple s'appliquant aux personnes.
4. Expression relevée ci-dessus, p. 140.
5. La première lettre de *davantage* surcharge une *n*.

vaincu par cet exemple. Jusque-là, ce discours est à la portée de tous les gens du monde. La manière de penser de Mgr le duc de Bourgogne, si austère et si littérale, et la dévotion du duc de Beauvillier, quoique tout autrement formée et raisonnable, m'ont forcé de me jeter ici dans une discussion du goût de peu de gens, mais sans laquelle ce qui précède n'auroit[1] pu entrer dans la tête du Prince, ni si aisément dans l'esprit de son ancien gouverneur. J'avois besoin de quelque discussion sur la médisance pour apprivoiser le prince au raisonnement avec les hommes, et sur la dévotion, pour le préparer par des comparaisons monacales à m'écouter sur sa conduite en Flandres pendant sa dernière campagne et à son retour encore, et pour en sentir tous les profonds inconvénients. Cette préparation m'étoit absolument nécessaire pour oser toucher ceux de l'opinion qu'il a donné lieu de prendre qu'il n'estime et ne mesure rien que par la dévotion, et que tout devient pour lui cas de conscience. On se persuada tellement, en effet, qu'il avoit fait consulter la guerre d'Espagne, pour, sur l'avis des docteurs, former le sien au Conseil, que le Roi lui demanda[2] ce qu'il en étoit, et qu'il ne fut pas peu surpris de la réponse nette et précise du prince qu'il n'y avoit pas seulement pensé[3]. C'est ce qui m'a obligé à traiter en deux mots la messéance de ses longs et fréquents entretiens avec son confesseur, et, comme j'avois loué le précepteur pour mieux faire recevoir dès l'entrée tout ce que j'avois à dire, louer aussi ce confesseur pour ne pas choquer le pénitent, et lui mieux faire entrer dans la tête la considération des réflexions et de la comparaison des règnes des derniers rois d'Espagne; et je reviens, par tout cela, aux grands inconvénients de n'être pas connu des hommes. Les louanges terminent le discours comme elles l'ont commencé : c'est un adoucisse-

1. Après *n'auroit,* Saint-Simon a biffé un second *n'auroit.*
2. Avant *demanda,* il y a un *en,* biffé, dans le manuscrit.
3. Ci-dessus, p. 176.

ment indispensable devant et après tout ce qu'il y avoit à dire; mais la Grâce, qui avoit commencé par des miracles rapides, acheva bientôt son ouvrage, et en fit un prince accompli. Les petitesses, les scrupules, les défauts disparurent, et ne laissèrent plus que de la perfection en tout genre; mais, hélas! la perfection n'est pas pour ce monde, qui n'en est pas digne : Dieu la montra pour montrer sa bonté et sa puissance, et se hâta de la retirer pour récompenser ses dons, et pour châtier nos crimes.

Succès de ce discours.

Ce discours, des vérités duquel j'étois plein, fut bientôt jeté sur le papier. Je n'y corrigeai rien du premier trait de plume, et je le lus au duc de Beauvillier tel qu'il se voit ici. J'ose dire qu'il lui plut extrêmement. De tout son tissu, il ne me contesta que deux choses : l'assiduité rigoureuse aux offices de l'Église les fêtes et les dimanches, qu'à la fin il me céda, et les spectacles, que je ne pus jamais lui faire passer. Il loua toute la discussion sur la médisance et sur la dévotion, fut entièrement de mon avis sur la communication avec les hommes telle que je la proposois; il approuva tout ce que j'y dis sur M. de Vendôme, que j'avois évité de nommer, et sur la conduite de Mgr le duc de Bourgogne en sa dernière campagne de Flandres et à son retour. En un mot, tout le discours se trouva de son goût. Il en voulut une seconde lecture : à mon tour, je le priai de peser l'endroit des mouches, des crapauds, et de ces sortes de badinages[1], que je trouvois moi-même trop frappé[2]. Il en convint; mais ces choses lui parurent si importantes à vivement représenter, qu'il ne put consentir à le supprimer, ni même à l'adoucir. Je lui fis faire attention sur l'article du confesseur; mais il s'écria d'approbation[3]. Après cet examen, il fut question de l'usage, et ce fut là où s'émut la plus longue et la plus vive dispute que j'aie

1. Ci-dessus, p. 153. — 2. Comme on disait *frappé au bon coin.*

3. Verbe déjà rencontré avec un régime dans le tome XIII, p. 461. Mme de Sévigné écrivait dans le même sens, ou à peu près : « Il a fait des traits d'éloquence si à propos, que tout le monde s'en est écrié. »

guères eue[1] avec lui. Il vouloit montrer ce discours au prince, et le lui montrer sous mon nom, en lui racontant naturellement comme il me l'avoit demandé. Je me récriai sur le danger, et, après un long combat, il ne put obtenir de moi que j'y consentisse, ni moi de lui qu'il en quittât le dessein : tellement qu'il me proposa de nous en rapporter au duc de Chevreuse : il étoit à Paris, où[2] un grand procès de la duchesse de Luynes[3] contre Matignon[4] le retenoit, et nous à Marly, le même voyage dont j'ai déjà parlé[5]. J'acceptai ce tiers parti[6] plutôt dans le dessein de gagner temps, et de me consulter[7], que dans celui d'acquiescer au desir de M. de Beauvillier quand même l'avis de M. de Chevreuse y eût été conforme. Mme de Saint-Simon avoit été fort fâchée de l'engagement où je m'étois laissé aller à Vaucresson[8], dans la crainte que je ne fusse plus maître de mon discours après que je l'aurois fait; elle la fut bien davantage quand elle sut la passion du duc de Beauvillier à le montrer, et elle y résista de toutes ses forces. J'étois combattu entre sa peine et son grand sens, si souvent éprouvé, et mon extrême déférence pour M. de Beauvillier en tout, véritablement aiguisée en cette occasion d'un peu de sot amour-propre. Nous convînmes, elle et moi, d'en passer par l'avis d'un homme fort de nos amis, et tout propre à consulter là-dessus par sa probité, son esprit, sa connoissance du monde, et surtout de Mgr le

1. Il a écrit : *eu*, sans accord.

2. Avant *où*, Saint-Simon a biffé *et n^e^ à Marly, d'*, qui va se retrouver plus loin.

3. La jeune duchesse, née princesse de Neuchâtel, dont on vient de voir le mariage ci-dessus, p. 30-32.

4. A propos de la souveraineté de Neuchâtel et Valangin. Saint-Simon y reviendra dans le prochain volume.

5. Ci-dessus, p. 138.

6. Nous n'avons eu jusqu'à présent le mot *tiers* que comme substantif, et non comme adjectif, au sens de troisième.

7. Après *consulter*, le manuscrit porte un second *plustost*, biffé.

8. Ci-dessus, p. 138 et suivantes.

duc de Bourgogne : ce fut Cheverny[1], que le Roi avoit attaché à lui, et dont j'ai quelquefois parlé[2]. Le discours fut donc lu entre nous trois. Je fus payé de louanges, et Mme de Saint-Simon d'approbation. Il trouva, comme elle, qu'il étoit très dangereux à montrer à celui pour qui seul il étoit fait, et même de le lui faire voir par parties et sans me nommer, parce que j'y étois trop reconnoissable par le style, parce qu'il étoit impossible que le duc de Beauvillier l'eût demandé à un autre que moi, par le zèle pour le prince, par sa connoissance intime, par cette impatience des choses de Flandres et des calomnies, par la connoissance si particulière de la cour qui y étoit répandue. Ainsi, nous convînmes que, quoi que pussent dire et vouloir les deux ducs, je ne permettrois point que ce discours fût livré à Mgr le duc de Bourgogne, qui, tout saint qu'il étoit, souffriroit peut-être impatiemment, sinon à présent, au moins dans[3] la suite, d'être si transparent à mes yeux, et plus encore, désapprouvé dans des choses qu'il ne changeroit pas, et dont le changement étoit difficilement espérable. Cette sage résolution prise, je subis l'examen du duc de Chevreuse, à qui j'avois envoyé une copie afin qu'il eût tout le temps d'y penser. Il approuva extrêmement l'ouvrage ; mais il fut heureusement d'avis de ne le point donner : par quoi je sortis d'embarras ; mais il me condamna à leur laisser ma copie[4] avec sûreté entière qu'elle ne sortiroit point de leurs mains, et à consentir que, sans faire mention de moi, ni du discours même, ils pussent, de fois à autre et de loin à loin, en lâcher des morceaux détachés au prince, ce qui pouvoit se faire sans danger. M. de Beauvillier s'y soumit,

1. *Chevrny,* dans le manuscrit,

2. En dernier lieu, tome XVIII, p. 299. Voyez son portrait dans notre tome VI, p. 360, et ci-après, p. 323.

3. Avant *dans,* il a biffé *peut estre.*

4. Il en conservait sans doute la minute originale, dont il se sera servi pour les *Mémoires.*

et moi pareillement, après que Cheverny et Mme de Saint-Simon eurent jugé aussi que, de cette façon, il n'y avoit point d'inconvénient. Les deux ducs ignorèrent toujours que Mme de Saint-Simon et moi eussions mis Cheverny dans cette confidence. Tel est le malheur des meilleurs princes, et les plus attentifs à leur salut, à leur mortification, à leur anéantissement, d'être plus capables de porter des opprobres jusqu'à la dernière indécence et au danger, que les avertissements les plus salutaires et les plus mesurés de leurs plus affidés serviteurs.

Intrigue du mariage de M. le duc de Berry. [*Add. S^tS. 926*]

Maintenant il est temps d'expliquer une puissante intrigue qui partagea toute la cour. Il faut retourner beaucoup en arrière, parce qu'elle fut commencée longtemps avant tout ceci, et la suivre jusqu'à sa fin, pour ne la pas interrompre par des mélanges de ce qui se passa cependant aux armées, dont les divers succès ne veulent pas être suspendus.

J'ai touché légèrement, à l'occasion de la rupture de M. le duc d'Orléans avec Mme d'Argenton, et du règlement du rang des princesses du sang entre elles, quelque chose du desir de M. le duc et de Mme la duchesse d'Orléans de marier Mademoiselle à M. le duc de Berry, du peu qu'il s'étoit passé là-dessus, de la même passion de Madame la Duchesse pour Mlle de Bourbon, et, plus en détail, de la haine de Madame la Duchesse pour M. et Mme la duchesse d'Orléans, de la liaison de celle-ci avec Mme la duchesse de Bourgogne, et de l'extrême et[1] réciproque éloignement de cette princesse et de Madame la Duchesse[2]. Ces deux derniers points sont traités avec étendue à l'occasion des cabales de la campagne de la perte de Lille[3], et c'est de toutes ces choses qu'il est nécessaire de se souvenir pour bien entendre ce qui va être raconté.

1. Il a biffé un second *et*, récrit par mégarde en interligne.
2. Dans notre tome XVIII, p. 343, 398, et ci-dessus, p. 62, 65, 70 et 78-83.
3. Tome XVI, p. 258-260.

Obstacles contre Mademoiselle.

Les obstacles qui s'opposoient à ce mariage de Mademoiselle étoient également nombreux et considérables[1] : en général, un temps de guerre la plus vive et la plus infortunée, la misère extrême du Royaume, qui ôtoit les moyens de fournir aux choses les plus pressantes, la dépense du mariage, l'apanage à fournir, une double maison à entretenir; l'âge et le naturel de M. le duc de Berry, doux, craignant le Roi à l'excès, qui n'avoit que vingt-quatre ans, et qui, parmi plusieurs commencements[2] de galanteries[3], n'avoit encore su ni les embarquer, ni les conduire, ni en mettre aucune à fin, ce qui devoit guérir les scrupules[4] ; l'âge et l'union de Mgr et de Mme la duchesse de Bourgogne, qui leur avoit donné des enfants, et qui leur en promettoit pour longtemps encore[5]; enfin, la perspective si naturelle d'un mariage étranger, sans comparaison plus décent, et qui pouvoit servir de prétexte à rapprocher l'Empereur, ou à détacher le Portugal[6], qui étoit,

1. Madame expose sommairement l'état des cabales pour et contre dans une lettre de septembre 1709 : recueil Jaeglé, tome II, p. 101-102.

2. Avant *commencem^ts^*, Saint-Simon a biffé *galanteries* et corrigé *plusieures* en *plusieurs*.

3. Dès 1702, il avait laissé voir une passion naissante pour la jeune comtesse d'Ayen, nièce de Mme de Maintenon ; en 1708, il a eu quelque penchant pour Mme de la Vrillière et un « commencement de galanterie » avec une des Loison (notre tome X, p. 440 ; *Mémoires de Louville*, tome I, p. 283 ; *les Correspondants de la marquise de Balleroy*, tome I, p. 26-27 ; Chansonnier, ms. Fr. 12 694, p. 233 et 243). Madame disait de lui (recueil Jaeglé, tome II, p. 114) : « Il ne parle avec personne de raisonnable. Nuit et jour il est dans la chambre de la duchesse de Bourgogne, où il fait le valet de chambre de ses dames. L'une se fait apporter une table par lui, l'autre son ouvrage, la troisième lui donne telle autre commission. Il se tient debout, ou bien est assis sur un petit tabouret, tandis que toutes les jeunes dames sont étendues ou bien dans une chaise à bras, en écharpe, ou bien sur un lit de repos. » Comparez ci-dessus, p. 152, 153 et 182.

4. Ces six mots sont en interligne. — 5. *Encore* est en interligne.

6. L'empereur Joseph avait deux filles, les archiduchesses Marie-Josèphe et Marie-Amélie, nées en 1699 et en 1701, mais trop jeunes, et sa sœur Marie-Madeleine-Josèphe, née en mars 1689, avait vingt et un

dans la guerre présente, une si dangereuse épine[1] à l'Espagne ; en particulier, l'état personnel de M. le duc d'Orléans, pour qui le Roi n'étoit point revenu à fonds, à qui Mme de Maintenon ne pardonneroit jamais ce cruel bon mot d'Espagne[2], la considération du roi d'Espagne toujours persuadé que, de concert avec les alliés, il avoit voulu usurper sa couronne[3], l'idée du public et de la cour en France, qui n'étoit point déprise[4] de cette même opinion, et qui, déjà froncée de voir tous ses princes légitimes si mêlés avec les bâtards, le seroit bien autrement d'un mélange qui remonteroit si près du trône. Enfin, il s'agissoit du fils de Monseigneur, et de son fils favori, de Monseigneur qui marquoit sans cesse, jusqu'à l'indécence, sa haine pour M. le duc d'Orléans depuis l'affaire d'Espagne, qui étoit gouverné par les ennemis personnels de ce prince, et par des ennemis qui, ayant la même prétention[5] au mariage de M.[6] le duc de Berry, se porteroient à tout pour rompre[7] celui de Mademoiselle par Monseigneur, malgré lequel il faudroit l'emporter[8]. L'union récente, et qui s'entretenoit, que les menées qui avoient perdu Chamillart avoient mise entre Mme de Maintenon, Mlle Choin et Monseigneur, et le crédit nouveau qui avoit paru en ce prince sur le Roi son père dans l'éclat de cette disgrâce, tout cela se réunissoit contre Mademoiselle, et ne paroissoit pas possible à être surmonté. De raison d'État aucune, et de famille moins encore, s'il se pouvoit, avec cette opposition de Monseigneur et cette offense du roi

ans en 1710. En Portugal, le roi Jean V n'avait qu'une sœur, Marie-Françoise-Xavière, âgée seulement de onze ans.

1. Même emploi d'*épine* qu'au tome X, p. 182.
2. Tome XVI, p. 161, etc. — 3. Tome XVIII, p. 45 et suivantes.
4. Au sens de détachée, dégagée. Littré cite un emploi par Fénelon.
5. *Pretentions,* au pluriel, par mégarde, dans le manuscrit.
6. Avant *M.*, Saint-Simon a biffé *Duc* et corrigé *du* en *de*.
7. La première lettre de *rompre* surcharge une *l*.
8. Il s'agit de M. le duc et de Mme la duchesse de Bourbon.

d'Espagne[1]; nulle considération qui pressât un mariage, et, si la paix n'en fournissoit point d'étranger, ce qui étoit impossible à croire, le domestique toujours aisé à retrouver dans une des trois branches du sang légitime; enfin, après ce dont M. le duc d'Orléans avoit été accusé en Espagne, avec ses talents et son esprit, dangereux à faire beau-père de M. le duc de Berry pour un temps ou pour un autre. Tant et de tels obstacles généraux et particuliers, à pas[2] un desquels M. et Mme la duchesse d'Orléans n'avoient quoi que ce fût à répondre, les tenoient dans une inaction glacée, et dans un état de desir sans espérance[3], qui étoit le premier de tous les obstacles à vaincre, et[4] qui m'étoient tous bien présents et bien distincts dans l'esprit. Je continuerai ici à parler de moi dans la même vérité que je fais des autres. Un intérêt sensible me faisoit souhaiter le mariage de Mademoiselle avec passion. Je voyois que tout tendoit au mariage de Mlle de Bourbon. Outre qu'elle étoit fille de feu Monsieur le Duc, je ne pouvois pardonner à Madame la Duchesse ses procédés à mon égard sur l'affaire de Mme de Lussan[5], et, quelques ménagements que j'eusse saisis[6] pour elle à l'occasion de la mort de Monsieur le Duc[7], il étoit difficile qu'elle me pardonnât les procédés dont j'avois osé payer les siens, et ma liaison intime avec ce qu'elle et sa cabale haïssoit le plus, cabale qui avoit pris pour moi la plus grande aversion depuis les choses de Flandres, et d'Antin seul, que la politique en avoit écarté sur ce périlleux article, aussi attentif à me nuire, et pour les choses passées, et pour mes liaisons toutes opposées à lui[8]. Je redoutois

Causes de ma partialité sur ce mariage.

1. Les mots *et cette offense du Roy d'Espagne* ont été ajoutés en interligne.
2. *Pas* surcharge *auxq[uels]*.
3. La quatrième lettre d'*espérance* corrige un *a* ou un *o*.
4. Cet *et* a été ajouté en interligne. — 5. Ci-dessus, p. 89 et 107.
6. *Saisi*, sans accord. — 7. Ci-dessus, p. 89-90.
8. Tome XVIII, p. 93 et 385-386.

déjà assez la situation présente de Madame la Duchesse avec Monseigneur, combien plus après le mariage de leurs enfants, qui la porteroit à une grandeur et à une autorité auprès de lui sans bornes pour le présent, et, pour le futur, arriveroit par un autre biais à ce que la cabale avoit tâché par les attentats de Flandres, et, du même coup, écraseroit M. et Mme la duchesse d'Orléans et moi [1], tant d'avec eux que d'avec Mgr le duc de Bourgogne, que de mon chef personnellement. En même temps, je considérois que, si Mademoiselle étoit préférée, le crédit et la faveur de Madame la Duchesse se pouvoit balancer auprès de Monseigneur, et qu'en prenant dès ce règne de bonnes et sages mesures pour l'avenir, il n'étoit pas impossible de faire avorter ses grandes espérances de gouverner, et, par l'union des enfants de Monseigeuur, embarrasser cette redoutable cabale qni s'étoit déjà montrée avec une audace si criminelle, et la réduire même sous les fils de la maison. Je me trouvois ainsi dans la fourche fatale [2] de voir dès maintenant, et plus encore dans le règne futur, ce qui m'étoit le plus contraire, ou ceux à qui j'étois le plus attaché, sur le pinacle [3] ou dans l'abîme, avec les suites personnelles de deux états si différents, sans compter le désespoir ou le triomphe, et la part que je pouvois avoir à parer l'un et à procurer l'autre. Il n'en falloit pas tant pour exciter puissamment un homme fort sensible, et qui savoit si bien aimer et haïr que je ne l'ai que trop su toute ma vie [4]. Une seule chose me retenoit, le desir

1. Après *moy,* il a biffé *personellem^t^*.

2. Littré n'a pas cité d'autre exemple au figuré ; c'est le sens d'alternative inéluctable.

3. *Pinnacle,* dans le manuscrit.

4. Madame écrivait, à propos du mariage du duc de Berry (*Correspondance,* recueil Brunet, tome I, p. 126, et recueil Jaeglé, tome II, p. 122) : « C'est une histoire fort drôle... ; mais elle ne peut s'écrire par la poste. C'est à la haine qu'on le doit plutôt qu'à l'attachement. » Pouvons-nous réellement appliquer cette allusion au rôle que notre auteur dit avoir joué, sans que personne de la cour le confirme ?

extrême d'un mariage étrangèr, qui, convenable à M. le duc de Berry et à l'État, sauvoit ce rejeton si prochain de la couronne de cette souillure de bâtardise qui me faisoit horreur, et qui ne pouvoit qu'appuyer les bâtards, dont le rang m'étoit si odieux. Dans cette balance de mon esprit, je mis toute mon application à bien examiner les choses, et je vis nettement les menées de Madame la Duchesse, qui saisissoit toutes les avenues, et qui n'oublioit rien pour assurer, hâter, brusquer même le mariage de Mlle de Bourbon. Elle-même avoit fait écarter l'idée d'une étrangère dans l'esprit du Roi, qui s'étoit laissé [1] aller à en marquer du dégoût, que la paix [2] étoit trop éloignée pour différer jusque-là à marier un prince sain et vigoureux, dont le goût pour les femmes lui donnoit du scrupule de ce qui en pourroit arriver, et qui [3] enfin, ennemi de toute pensée de la plus légère et de la plus courte contrainte, trouvoit plus commode de choisir dans sa famille qu'au dehors. Je compris donc que, tandis que, déçu par le desir et l'espérance d'un mariage étranger, je laisserois couler le temps, celui de Mlle de Bourbon s'avanceroit sourdement, et nous tomberoit, et à moi en particulier, un matin, sur la tête, qui, comme une meule [4], m'écraseroit, et froisseroit les princes à qui j'étois attaché, de manière à ne s'en relever jamais. Je vis clairement que je ne pouvois éviter la bâtardise, dès là qu'[on] en étoit réduit à la volontaire nécessité d'un mariage domestique, et ce fut ce qui me détermina à agir. Cette résolution bien mûrement [5] prise, je repassai dans [6] mon esprit tous les obstacles généraux et particuliers pour m'accoutumer à

Fondement de ma détermination de fonder une cabale pour Mademoiselle*.

1. *Laissé* a été ajouté en interligne.
2. Disant que la paix. — L'initiale de *paix* surcharge un *g*.
3. Ce *qui* se rapporte au Roi, nommé quatre lignes plus haut.
4. Ci-dessus, p. 39.
5. La première lettre de *meuremt* corrige un *p*.
6. Le commencement de *dans* surcharge *to[us]*.

* Cette manchette est deux lignes trop bas dans le manuscrit.

n'en être point effrayé, et pour chercher les moyens de les vaincre. J'en examinai les divers genres, je les balançai, je les pesai à part et ensemble, je les pénétrai tous, pour me former un plan de conduite pour[1] attaquer à découvert ou en biaisant par à côté[2], selon leurs diverses natures, les uns indispensables à renverser, les autres, trop forts, passer à côté, et n'en effleurer que le purement nécessaire, persuadé qu'il falloit que je commençasse par l'être moi-même de la possibilité du succès, avant d'en pouvoir persuader les autres, et ceux-là même qui y avoient tout intérêt. Je[3] conçus aussi que toutes mes combinaisons devoient être dans ma tête, et bien débrouillées, et que nous fussions tous persuadés et d'accord, avant de remuer aucune machine. Une triste expérience, mais continuelle, sur la plupart des événements principaux, m'avoit depuis longtemps convaincu que le solide, l'essentiel, le grand avoit changé de place avec la bagatelle, le futile, la commodité momentanée, que les plus importants effets étoient depuis longtemps toujours sortis de cette dernière source, et je compris que je pouvois en tirer un grand parti dans cette occasion.

La plus grande raison contre Mademoiselle étoit celle d'un mariage étranger, pour lequel tout parloit. Ce n'étoit point cela qu'il y avoit à combattre, par les raisons qui viennent d'en être rapportées[4]. Le Roi n'en vouloit point, et il n'y avoit rien à craindre des réflexions qui lui pouvoient être présentées là-dessus par ceux que leur naissance ou leurs places dans le Conseil mettoient en droit de le faire. Le silence profond que le Roi gardoit toujours avec eux tous sur ces choses intérieures de sa famille, dont lui seul disposoit sans s'ouvrir[5] à personne, rassuroit pleinement là-dessus. A l'égard des autres obstacles, je conçus

1. *En* surchargé en *p*r.
2. Les lexiques ne citent pas d'exemple de cette locution adverbiale.
3. *Ce* corrigé en *je*.
4. Ci-dessus, p. 190 et 194. — 5. Ce verbe corrige *s'en*.

Duc et duchesse d'Orléans.

qu'il n'y avoit de moyen que d'opposer cabale à cabale, et puis de lutter d'adresse et de force. Le fondement de tout étoient[1] M. et Mme la duchesse d'Orléans, qui s'épuisoient inutilement en desirs, et qui les noyoient dans une oisiveté profonde. Je leur mis vivement devant les yeux l'état des choses du côté de Madame la Duchesse ; je leur fis sentir sans ménagement quelle seroit leur situation, même de ce règne, si elle réussissoit, et combien pire après ; je les piquai d'orgueil, de jalousie, de dépit : croiroit-on que j'eusse besoin de tout cela avec eux ? et, à force de les exciter par les plus puissants motifs, je les rendis enfin capables d'entendre à[2] leur plus pressant intérêt. La paresse naturelle, mais extrême, de Mme la duchesse d'Orléans céda pour cette fois, moins peut-être à ce grand intérêt, qu'à la puissante émulation d'une sœur si ennemie, et, ce premier pas fait, elle et moi nous concertâmes pour nous aider de M. le duc d'Orléans. Ce prince, avec tout son esprit et sa passion pour Mademoiselle, qui n'avoit point foibli du premier moment qu'elle étoit née, étoit comme une poutre immobile qui ne se remuoit que par nos efforts redoublés, et qui fut tel d'un bout à l'autre de toute cette grande affaire. J'ai souvent réfléchi en moi-même sur cette incroyable conduite de M. le duc d'Orléans, dont je ne pouvois allier l'incurie avec le desir, le besoin, et tant et de si puissantes raisons qui le poussoient à mettre vivement la main à l'œuvre, sans qu'après lui avoir souvent, longuement et fortement représenté, Mme la duchesse d'Orléans en tiers, toutes les puissantes considérations qui le devoient exciter, il se prêtât ensuite à la moindre démarche, et déconcertoit ainsi tous nos projets. Certainement, quelque peu de suite qu'il

1. Les premières lettres d'*estoient* surchargent *ne*, et ce verbe est bien au pluriel, à cause des deux noms qui suivent.

2. Cet emploi d'*entendre à* a été relevé ailleurs par Littré, mais comme vieilli. On le retrouvera p. 258. Le cardinal de Retz, entre autres, s'en servait.

eût dans l'esprit, quelque mollesse qui lui fût naturelle, quelque peu capable qu'il fût d'agir effectivement sur un plan, quelque légère et foible que fût sa volonté sur toutes choses, il n'est pas possible de croire que ces défauts[1] causassent en lui une conduite si surprenante, si étrange en elle-même, et, pour nous, si radicalement embarrassante ; et j'ai toujours soupçonné qu'en sachant plus que personne sur son affaire d'Espagne, cette bride non seulement l'arrêtoit[2], mais le persuadoit si pleinement qu'elle étoit obstacle insurmontable au mariage dont il s'agissoit, qu'il ne faisoit que se prêter avec nonchalance, et par reprises légères, à ce dont nous le pressions souvent, certain qu'il se croyoit de l'entière inutilité de toutes démarches et de tous soins, sans toutefois nous en vouloir avouer la cause véritable, et que, pour nous mieux cacher, il agissoit foiblement, pressé à un certain point, plutôt que de nous déclarer une fois pour toutes sa vraie raison de désespérer, et de nous arrêter tout à fait, pour s'en épargner les regrets plus à découvert[3]. C'est ce qui me fut d'un travail dur et extrême, parce qu'il ne fallut jamais cesser de forcer de bras[4] auprès de lui, ni se rebuter des contretemps continuels de sa part, qui pensèrent plusieurs fois faire tout échouer.

Duc et duchesse de Bourgogne.

Moins je vis de ressources à espérer de celui qui y avoit le plus grand intérêt, plus je m'appliquai à en trouver d'ailleurs, et à former et diriger une puissante cabale, et, de plusieurs différentes, à en faire une seule, qui se proposât puissamment le but où je tendois, puissamment, dis-je, pour son intérêt propre, premier mobile, ou plutôt unique, de tous les grands mouvements des cours. Mme la duchesse de Bourgogne, unie avec Mme la duchesse d'Or-

1. Le *d* de *défauts* corrige un *v*.

2. Nous avons eu, au tome XII, p. 378, *tenir la bride haute*, au sens de retenir, contenir.

3. Comparez l'Addition placée ci-dessus, p. 189.

4. Le *Dictionnaire de l'Académie* ne donnait que *forcer de voiles*, mais non pas *forcer de bras*, quoiqu'on y trouve *à force de bras*.

léans, infiniment mal avec Madame la Duchesse, avoit plus d'un intérêt à la préférence de Mademoiselle sur Mlle de Bourbon : le premier sautoit aux yeux de qui savoit la situation[1] de Mme la duchesse de Bourgogne avec Madame la Duchesse, et celle de Madame la Duchesse auprès de Monseigneur, des volontés duquel elle disposoit absolument, et qui, reliée à lui par le mariage de leurs enfants, usurperoit une puissance sous laquelle tout plieroit sous son règne, et, dès[2] celui-ci même, Mme la duchesse de Bourgogne tomberoit peu à peu dans un éloignement de Monseigneur qui, approfondi par la dévotion mal entendue de Mgr le duc de Bourgogne, et par le dégoût que Monseigneur avoit pris de lui depuis les choses de Flandres, soigneusement entretenu depuis, les plongeroit[3] tous deux dans l'abîme que la cabale dont il a été parlé avoit si hardiment commencé à leur creuser. A ce grand intérêt il s'en joignoit un autre, aussi fort sensible, et qui avoit sa solidité. Mme la duchesse de Bourgogne connoissoit le Roi parfaitement ; elle ne pouvoit ignorer la puissance de la nouveauté sur son esprit, dont elle-même avoit fait une expérience si heureuse. Elle avoit donc à redouter une autre elle-même, je veux dire une princesse au même degré du Roi qu'elle, qui, plus jeune qu'elle, le pourroit amuser par des badinages nouveaux et enfantins, qui lui avoient si bien réussi, mais qui n'étoient plus guères de son âge, quoiqu'elle s'en aidât encore, et qui lui siéroient[4] d'autant moins alors qu'ils seroient plus de saison pour une autre ; que cette autre, égale à elle en rang, en particuliers, en privances, auroit lieu d'en user autant qu'elle, peut-être plus qu'elle, si le Roi y prenoit ; que, conduite par sa mère Madame la Duchesse, elle seroit au fait de tout, ne donneroit prise sur rien par au-

1. *Carte* surchargé en *situation*.
2. *Dès* surcharge *dans*.
3. Ce verbe est au pluriel dans le manuscrit.
4. Ici, *siééroient*.

cuns contretemps, n'auroit point, comme elle, un époux à soutenir[1], et que, soutenue elle-même[2] par Monseigneur et par cette terrible cabale qui vouloit perdre Mgr le duc de Bourgogne, et qui ne le pouvoit sans la perdre elle-même, irritée sur l'un par le desir de gouverner, sur l'autre par la même cause et par la passion qui s'y étoit jointe contre elle depuis qu'elle avoit, pour le présent, fait avorter ses desseins et perdu leur instrument principal, sa belle-sœur deviendroit un dangereux espion dans le plus intérieur de son sein, par qui les choses les plus innocentes seroient tournées en poison, une rivale cuisante[3] et dominante à qui tout riroit par la considération de l'avenir, une égale avec laquelle il faudroit se mesurer et compter en toutes choses, épouse enfin du fils favori, dont la vie libre plaisoit par conformité à père et à grand-père, tous deux en gêne avec Mgr le duc de Bourgogne, ses scrupules, ses précisions, sa vie à part et cachée dans le littéral de sa dévotion. Ces deux grands intérêts, qui portoient également sur l'agréable et sur le considérable, sur le présent et sur l'avenir, et tout ensemble sur tout ce qu'il peut y avoir de plus important dans la vie, et dont Mme la duchesse de Bourgogne étoit plus capable d'être touchée qu'aucune autre personne de son âge et de son rang, avoient néanmoins besoin de lui être fortement inculqués pour n'être pas suffoqués par le futile et l'amusement du courant des journées. Elle sentoit bien d'elle-même ces choses en général, et qu'il lui étoit essentiel de n'avoir pour belle-sœur qu'une princesse qui ne pût et ne voulût lui faire d'ombrage, et de qui elle fût maîtresse

1. Après *soustenir*, il y a un second *co^e^ elle*, répété par mégarde, et biffé.

2. Ces deux mots ont été ajoutés en interligne.

3. « *Cuisant* ne se dit guère que.... d'une douleur aigüe ou d'une peine d'esprit : *douleur cuisante,... soucis cuisants* » (*Académie*, 1718). Littré ne cite pas d'exemple de cet adjectif appliqué à une personne. Comparez ci-dessus, p. 60, *les vifs piquants*.

assurée ; mais, quelque esprit, quelque sens qu'elle eût, elle n'étoit pas capable de sentir assez vivement d'elle-même toute l'importance de ces choses à travers les bouillons de sa jeunesse[1], l'enchaînement et le cercle des devoirs successifs, l'offusquement[2] de sa faveur intime et paisible, la grandeur d'un rang qu'attendoit une couronne, la continuité des amusements qui dissipoient l'esprit et les journées. Douce, légère, facile d'ailleurs, peut-être à l'excès, je sentis que c'étoit de l'effet de ces considérations sur elle que je tirerois le plus de force et de secours par l'usage qu'elle en sauroit bien faire avec le Roi, et plus encore avec Mme de Maintenon, qui tous deux l'aimoient uniquement, et je sentis aussi que Mme la duchesse d'Orléans n'auroit ni la grâce ni la force nécessaire pour le lui bien enfoncer, à cause de son trop grand intérêt. Je me tournai donc vers d'autres instruments plus propres, et qui eussent aussi leurs intérêts personnels en la préférence de Mademoiselle. La duchesse de Villeroy m'y[3] parut infiniment propre par tout ce que j'en ai raconté[4], et par une fermeté souvent peu éloignée de la rudesse, qui, jointe au bon sens, tient quelquefois lieu d'esprit, et frappe plus fortement et plus utilement des coups que plus d'esprit avec plus de mesure. Elle étoit depuis longtemps instruite des desirs de Mme la duchesse d'Orléans : je lui fis sentir que ces desirs étoient trop languissants, combien il étoit pressé d'agir avec force, et je suppléai à tout avec grand fruit de ce côté-là. Mme de Levis[5] me parut un autre instrument triplement considé-

Duchesse de Villeroy.

Mme de Levis.

1. Ci-dessus, p. 143.

2. Le *Dictionnaire de l'Académie* ne donnait pas ce mot et ne l'a pas encore admis actuellement ; celui de Littré ne cite que ce seul exemple de notre auteur.

3. *Me* corrigé en *m'y*.

4. Dans nos tomes XVI, p. 261-264, XVIII, p. 372-376, etc., et ci-dessus, p. 81.

5. Fille du duc de Chevreuse : tome IV, p. 224, et tome XVIII, p. 13, 14, 31, 298.

rable. Elle[1] joignoit[2] infiniment d'esprit à une fermeté qui, un peu gouvernée par l'humeur, étoit égale, et quelquefois supérieure à celle de la duchesse de Villeroy. Presque aussi mal qu'elle avec Madame la Duchesse, et dès longtemps bien et ménagée par Mme la duchesse d'Orléans, son intérêt la portoit à Mademoiselle. D'ailleurs sensible au dernier point à l'amitié, et très bien alors avec Mme la duchesse de Bourgogne, l'intérêt de cette princesse, qui la frappa en entier, la porta rapidement à tout ce que je desirois d'elle. Deux autres raisons me la rendirent encore utile. Nonobstant son âge, elle étoit dès lors à portée de tout avec Mme de Maintenon, et le hasard, ou, pour mieux dire, la Providence voulut qu'ayant été personnellement très mal avec Mme la duchesse de Bourgogne, et, à cause de sa famille, fort éloignée de Mme de Maintenon, toutes les deux l'avoient rapprochée, puis goûtée au point qu'elle étoit arrivée jusqu'à l'intimité de la princesse, et à[3] toute celle qui se pouvoit espérer de Mme de Maintenon. L'autre raison, c'est qu'elle étoit tendrement aimée, considérée, estimée et comptée dans sa famille, qui pouvoit beaucoup influer sur le mariage, et admise dans ses conseils[4]. Elle me fut un excellent second auprès des ducs et des duchesses de Chevreuse et de Beauvillier, en sorte qu'elle et moi concertâmes souvent les choses qu'il ne falloit pas leur présenter trop crues, ni toujours par la même main. De ces deux femmes résulta un troisième instrument, foible à la vérité par un desir constant de tout ménager à la fois et une politique vaste, mais qui, mis en œuvre selon

1. On peut comparer l'éloge de Mme de Levis qui va suivre à celui des *Mémoires de Luynes* qui a été reproduit dans notre tome VI, p. 517; voyez aussi la suite de nos *Mémoires*, tome XVI de 1873, p. 165-166.

2. Les lettres *gn* de *joignoit* en surchargent d'autres illisibles.

3. Les mots *et à* surchargent d'autres lettres illisibles.

4. Ici, en marge, Saint-Simon a biffé cette manchette: *Ducs et duch. de Chevreuse et de Beauvillier,* qui se retrouvera plus loin.

M. et Mme d'O par ricochet.

son talent, nous servit. Ce fut Mme d'O[1], que de puissantes raisons parmi les dames tenoient dans l'intime confidence de Mme la duchesse de Bourgogne. D'O y servit aussi en sa froide et profonde manière[2] : il étoit attaché aux ducs de Chevreuse et de Beauvillier, il leur étoit redevable en beaucoup de choses, sur toutes d'avoir évité d'être perdu au retour de la campagne de Lille[3]. Le comte de Toulouse étoit intérieurement plus porté pour Mme la duchesse d'Orléans que pour Madame la Duchesse, et M. du Maine bien plus encore, qui, depuis la mort de Monsieur le Prince, ne regardoit plus cette sœur que comme une ennemie.

Duc du Maine par ricochet.

Cette raison fut un grand instrument dans la main de Mme la duchesse d'Orléans et de M. d'O pour exciter la peur de M. du Maine, qui, de toutes les passions, étoit celle qui, de tous les genres, avoit le plus d'empire sur lui[4]. Ils lui montrèrent les enfers ouverts sous ses pieds[5] par le mariage de Mlle de Bourbon, toutes ses prétentions à la succession de Monsieur le Prince sans ressources, son rang à l'avenir fort en l'air, ses survivances très hasardées, et le rang de ses enfants perdu, toutes choses à quoi la haine de Madame la Duchesse n'auroit pas grand peine à réussir dès à présent pour le procès, avec la part que M. le duc de Berry et Monseigneur même ne se cacheroient plus d'y prendre, et, dans l'avenir, pour le reste, avec la répugnance que Monseigneur y avoit montrée, et qui n'avoit pu être fléchie par les prières du Roi les plus touchantes, et, pour lui, les plus nouvelles : de sorte que, ne s'agissant que

1. Voyez, en dernier lieu, notre tome XVIII, p. 96-98. Elle était la confidente et la complaisante de la duchesse de Villeroy (notre tome XII, p. 273).

2. Ci-dessus, p. 99-100. — 3. Tome XVI, p. 476-477.

4. « C'est un homme foible au delà de ce qu'on peut s'imaginer, sauvage, timide, dévot » (recueil Lassay : Bibl. nat., Z 1163, 2e partie, p. 201-202).

5. Littré ne cite que le présent exemple de cette locution. Nous avons eu *voir les cieux ouverts*, dans le tome XV, p. 373.

d'agir auprès du Roi dans les ténèbres des tête-à-tête dont il avoit plusieurs occasions tous les jours, et de même avec Mme de Maintenon, sur qui il pouvoit tout, et qu'il voyoit seule tant qu'il vouloit, son propre salut le mit d'autant plus puissamment en œuvre, qu'il conçut dès lors le dessein de s'en faire payer comptant par le mariage, qu'il ne tarda pas à proposer, et à presser de régler, de signer et de déclarer, d'une sœur de Mademoiselle avec son fils[1], qui deviendroit ainsi beau-frère de M. le duc de Berry, qui fut une chose qui me coûta bien du manège à éviter[2]. Telle fut la cabale des femmes si principales dans les cours, si continuellement dans la nôtre. Je crus que c'en étoit assez pour bien remplir mes vues de ce côté-là, et que le secret, si fort l'âme et le salut de cette affaire, ne souffroit pas qu'on y en mît davantage. Je n'eus, sur cela, aucun commerce avec les d'O, ni avec M. du Maine ; mais je lui faisois dire tout ce que je voulois par Mme la duchesse d'Orléans, et savois par elle toutes ses démarches, mais sans jamais proférer un mot d'un rang auquel je ne voulois pas montrer aucune inclination pour me réserver entier et libre pour des temps plus heureux, et je me contentai du procès de la succession de Monsieur le Prince et de la haine qu'il avoit fait éclater, dont toutes les justes conséquences sautoient aux yeux sans que j'eusse à en particulariser[3] aucune. Pour les d'O, jamais je ne leur fus nommé ; mais je les dirigeois par la duchesse de Villeroy en gros, qui me rendoit exactement tout le détail qui se passoit d'elle à eux et d'eux à elle, et elle et moi avec la même délicatesse et le même silence sur des rangs qui ne

1. Le prince de Dombes et Mlle de Chartres.

2. On verra cela en 1711, tome IX de 1873, p. 65 et suivantes, et, comment une affaire se rattachait à l'autre.

3. Le manuscrit porte : *particularisser*. — « *Particulariser*, marquer le détail, les particularités d'une affaire, d'un événement » (*Académie*, 1718). On trouve ce verbe dans la Fontaine, Mme de Motteville, Bussy-Rabutin, la *Gazette*, les *Mémoires de Sourches*, etc.

lui étoient pas moins odieux qu'à moi. Le rare est qu'il me fallut presque tout imaginer, mâcher[1] et conduire avec Mme la duchesse d'Orléans même, et souvent encore l'arracher à sa paresse avec effort.

Quelque content que je fusse de ces ressorts, j'estimai qu'il en falloit encore ajouter d'autres, et saisir tous les côtés possibles. Bien que toute la tendresse de Mme de Maintenon fût pour M. du Maine et Mme la duchesse de Bourgogne, et qu'elle n'aimât point Madame la Duchesse, qui avoit secoué son joug dès ce qu'elle l'avoit pu[2], l'avoit[3] toujours depuis négligée de peur de s'y rempêtrer[4], et à qui même il étoit[5] échappé des moqueries d'elle, je redoutois sur ce mariage les mesures qui, depuis la grande affaire de la disgrâce de Chamillart, subsistoient entre elle et Monseigneur, ses liaisons prises en même temps avec Mlle Choin[6], ses réserves quelquefois timides avec le Roi. Je craignois encore Mme de Caylus, sa nièce, son goût et son cœur, qui la connoissoit parfaitement, qui avoit tout l'esprit et tout le manège possible, que les plaisirs, la galanterie, et des vues ensuite plus solides avoient attachée de tout temps à Madame la Duchesse, bien par elle avec Monseigneur et avec tout ce qui le gouvernoit, mais bien solidement et en dessous, et qui de tout cela comptoit se faire une ressource après sa tante, et plus encore après le Roi. Ainsi, je compris qu'il ne falloit rien omettre, parce que M. le duc de Berry étoit une place que nous n'emporterions que par mine et par assaut[7], et je parlai puissam-

Ducs et duchesses de Chevreuse et de Beauvillier.

1. Verbe déjà relevé en ce sens dans le tome XVI, p. 493 ; voyez ci-après, p. 213.

2. Nous ne retrouvons pas ailleurs cette locution *dès ce que,* qui est peut-être un *lapsus.*

3. Avant *l'avoit,* Saint-Simon a biffé un *et.*

4. Aucun lexique ne donne ce terme, pas plus les anciens que les modernes.

5. La première lettre d'*estoit* surcharge *avoit.*

6. Tome XVII, p. 422 et suivantes.

7. Le *Dictionnaire de l'Académie* ne donnait pas cette locution.

ment aux ducs de Chevreuse et de Beauvillier, et aux duchesses leurs femmes, qui avoient grand crédit sur eux, surtout Mme de Beauvillier. A ceux-là je représentai le schisme radical de la cour[1], l'abîme[2] certain de Mgr le duc de Bourgogne si Mlle de Bourbon prévaloit, conséquemment le danger futur de l'État, la haine inévitable entre les deux frères jusqu'à présent si unis par leurs soins, et qui seroit l'ouvrage de leurs épouses et de leur situation forcée, le danger extrême d'attendre un mariage étranger dont le Roi étoit tout à fait aliéné avec les menées si avancées de Madame la Duchesse, le scrupule enfin, pour les hâter, de laisser davantage sans épouse un prince de l'âge et de la santé de M. le duc de Berry. Le fort de mon raisonnement porta sur ces considérations. J'y mêlai celle de l'extinction totale de tout ce qu'il pouvoit rester de l'affaire d'Espagne, et, dans l'esprit même de M. le duc d'Orléans, de[3] toute idée nouvelle que pourroit exciter dans d'autres temps la grandeur de Madame la Duchesse et sa propre oppression. Je montrai en éloignement, sur le compte de ce prince, ce que pourroit opérer le retour de Mme des Ursins, si le malheur du roi d'Espagne la rappeloit en France, dont il étoit déjà sourdement question ; et je m'adressois à des gens qui ne desiroient pas champ libre à cette femme dans notre cour. Dans ce même esprit, je leur parlai de Madame la Duchesse et de d'Antin ouvertement leurs ennemis, et je sentis que je ne parlois pas à des sourds[4]. Bref, je m'assurai d'eux, j'en obtins l'aveu de leurs craintes et de leurs desirs, enfin je les mis en mouvement, moi en possession d'eux là-dessus, eux en

1. *L'Académie* n'a admis qu'au dix-neuvième siècle l'emploi de *schisme* autrement qu'en matière religieuse ; cependant nous en avons déjà eu des exemples dans nos tomes V, p. 20, et VI, p. 14 et 65.

2. Au sens de perte, que ne donnait pas *l'Académie,* quoiqu'elle indiquât *abysmer* avec la signification, au figuré, de « perdre ou ruiner entièrement. »

3. Ce *de* est en interligne.

4. Au sens d'être bien compris, que ne donnait pas *l'Académie.*

toutes mesures avec moi, et en compte presque journalier de leurs démarches. Ce n'étoit pas peu faire avec des gens de système si fort mesuré, à marches si profondes, si compassées, si difficiles, moines profès[1] d'indifférence et d'impuissance, mais qui se souvenoient parfois qu'ils n'en avoient pas fait les vœux.

Jésuites.

Ce côté-là saisi, je mis la main sur un autre qui n'étoit pas moins important : ce fut les jésuites. L'affaire de mon ambassade de Rome, où d'Antin[2] avoit vainement été mon concurrent, m'avoit appris combien ils le haïssoient[3], et tout ce qu'ils avoient employé pour l'exclure jusqu'à son su[4] me répondoit qu'ils l'en craignoient bien davantage. J'étois bien informé qu'ils n'avoient ni moins d'éloignement ni moins d'appréhension de Madame la Duchesse. Je ne pouvois ignorer qu'ils affectionnoient assez M. le duc d'Orléans, ce que j'avois pris soin de cultiver. Je crus donc facile de profiter de si heureuses dispositions. J'obtins de M. et de Mme la duchesse d'Orléans qu'ils fissent confidence de leurs desirs au P. du Trévou[5]. Ce jésuite avoit été confesseur de Monsieur jusqu'à sa mort ; M. le duc d'Orléans, dont la vie ne cadroit pas avec la fonction d'un pareil officier, n'avoit pas laissé de lui en conserver le titre et l'utile[6] pour faire avec lui la nomination des abbayes et des autres bénéfices de son apanage, dont le Roi lui avoit donné le droit à la mort de Monsieur[7]. Ce

1. « *Profès*, celui ou celle qui a fait des vœux par lesquels on s'engage dans un ordre religieux après le temps du noviciat expiré » (*Académie*, 1718). L'emploi par analogie est à remarquer ici, et à rapprocher de ceux que Hatzfeld a pris dans Boileau et dans Gresset.

2. *D'Antin* est en interligne, au-dessus d'*il*, biffé.

3. Tome XIII, p. 232-234. — 4. Détail non donné dans le tome XIII.

5. Tome VIII, p. 313. L'orthographe *Trévou*, conservée par nous en cet endroit-là, était bien celle de la signature ; mais Saint-Simon écrit : *Trévoux*.

6. Il avait deux mille livres d'appointements.

7. Tome VIII, p. 359. — L'apanage du duc d'Orléans se composait des duchés d'Orléans, de Valois, de Chartres et de Montpensier, des

P. du Trévou, gentilhomme de Bretagne de bon lieu[1], étoit un petit homme crêté[2] assez ridicule[3], bon homme qui se prenoit par l'amitié et la confiance, de fort peu d'esprit et de sens assez court, et qui, avec tout cela, ne laissoit pas d'être ami intime et à toute portée du P. Tellier, qui en avoit si peu jusque dans sa Compagnie; mais il n'y avoit que de certaines choses que M. et Mme la duchesse d'Orléans pussent dire à ce cerveau étroit, et d'autres qui eussent perdu leur grâce et leur force dans leur bouche. Ce fut à quoi je suppléai[4] amplement et utilement par le P. Sanadon, autre ami intime du P. Tellier[5], mais à leur insu parce que je ne voulois pas leur montrer tous mes ressorts, quoique ce fût pour eux que je les misse en œuvre, pour ne les pas ralentir et apparesser[6] par compter[7] trop sur mon industrie. Je fis donc entendre à ce Père les mêmes choses qu'ils disoient au P. du Trévou, mais avec plus de force; je les paraphrasai de tout ce que j'y pus ajouter, surtout de ce qui pouvoit entrer dans l'intérêt des jésuites, leur donner envie, pour l'amour d'eux-mêmes, du mariage de Mademoiselle, et toute la frayeur que je pus de celui de Mlle de Bourbon. Comme je

comtés de Blois, de Montargis, de Baugency, de Dourdan et de Mortain, des vicomtés d'Auge et de Domfront, des baronnies de Beaujolais, de Combrailles et de Montaigu, et des seigneuries de Coucy et de Folembray. Les lettres pour la nomination aux bénéfices ont été données au fils de Monsieur le 20 juin 1701 : Arch. nat., O[1] 45, fol. 110 v°.

1. Famille de l'évêché de Tréguier, dont on peut citer des membres dès le quinzième siècle: voyez les *Dossiers bleus*, vol. 647, dossier 17 130, le *Nobiliaire de Bretagne*, par P. Potier de Courcy, tome III, p. 184, et *le Comte du Trévou*, par M. P. Hémon, p. 5-6.

2. « *Crêté*, participe du verbe *crêter*, qui n'est point en usage : *un coq bien crêté* » (*Académie*, 1718). Ici, *cretté*.

3. Comparez l'anecdote de la mort de Monsieur, au tome VIII, p. 324.

4. Au manuscrit, *suppléeay*. — 5. Tome XVII, p. 63.

6. Le *Dictionnaire de l'Académie* de 1718 ne donnait pas ce verbe, défini par celui de Trévoux : « Appesantir l'esprit, le rendre paresseux. » On en trouve des exemples dans Clément Marot et dans Montaigne.

7. Les premières lettres de *compter* surchargent *tro[p]*.

parlois à un homme qui étoit pour moi de toute confiance[1], je le fis nettement et sans mesure, et, comme je disois effectivement la vérité, je ne craignis pas de la présenter toute nue et dans toute son âpreté. Cela passa de même façon au P. Tellier, et, quoique je fusse fort à portée de lui, ces[2] choses lui firent une toute autre impression, de la bouche d'un jésuite bien endoctriné et bien affectionné à moi, que de la mienne. Toutefois, nous ne laissâmes pas de nous en parler souvent, lui et moi[3]. Avec ce tour, les jésuites, à qui rien n'est indifférent, et moins les choses majeures que les autres, c'est-à-dire le P. Tellier et ce conseil si étroit[4], si inconnu même des autres jésuites, par qui tout le grand et l'important se régit parmi eux, s'affectionnèrent à celle-ci comme à la leur propre, et se rendirent d'eux-mêmes capables de tout concerter avec nous, et[5] d'entrer en part des conseils et des exécutions. Ils devinrent donc un très puissant instrument, avec cela d'heureux qu'il étoit, de soi, très concordant[6] avec les ducs de Chevreuse et de Beauvillier par le plus secret et le plus sensible recoin de cabale. On se souviendra ici que, lors de l'orage du quiétisme, la politique Société se divisa[7] : le gros, avec[8] le P. de la Chaise, le P. Bourdaloue, le P. la Rue, en un mot les jésuites de cour et du grand monde, furent contre Monsieur de Cambray, mais sans agir ; un petit nombre, et ce qui se peut appeler leur sanhédrin[9] secret, fut pour ce prélat, et le servit sous main de toutes ses forces. Ainsi les puissances de Rome et de

Nœud intime de la liaison du P. Tellier avec les ducs de Chevreuse et de Beauvillier. [*Add. St-S. 927*]

1. Tome XVII, p. 63. — 2. *Cel[a]* corrigé en *ces*.
3. Les quatre derniers mots de la phrase ont été ajoutés sur la marge.
4. Sans doute le conseil formé par le général et ses assistants.
5. *Et* a été ajouté en interligne.
6. Adjectif déjà rencontré dans le tome V, p. 105.
7. Notre tome IV, p. 72.
8. La première lettre d'*avec* surcharge un *d*.
9. Ce mot, au propre, n'est entré dans le *Dictionnaire de l'Académie* qu'en 1762. « Grand conseil des Juifs, dans lequel se décidoient les affaires d'État et de religion, » disait le *Dictionnaire de Trévoux*.

France ne furent point choquées, et les bons Pères ne laissèrent pas d'aller à leur fait. Ceux-là demeurèrent intimement unis à Monsieur de Cambray, et, par[1] ceux-là, en effet, la Société entière. Dans cette intimité de parti, le P. Tellier avoit toujours tenu les premiers rangs, et la liaison étoit d'autant plus étroite qu'elle étoit moins connue, et c'est ce qui avoit le plus contribué au choix que les deux ducs en firent pour confesseur du Roi. Je ne l'appris qu'après; mais j'en[2] étois parfaitement instruit lors de ces menées pour le mariage, et c'étoit là le nœud secret de l'union du P. Tellier avec les deux ducs, d'où l'identité de leurs vues en faveur de Mademoiselle tiroit une force dont ne s'apercevoient pas ceux-là mêmes qui étoient le plus avant dans l'intrigue du mariage. Causant un jour avec M. le duc d'Orléans sur son départ alors pour l'Italie[3], la conversation tomba sur Monsieur de Cambray: il échappa au prince que, si, par de ces hasards qu'il est impossible d'imaginer, il se trouvoit le maître des affaires ce prélat vivant et encore éloigné, le premier courrier qu'il dépêcheroit seroit à lui pour le faire venir et lui donner part dans toutes[4]. Ce mot ne tomba pas: j'eus grand soin d'en faire part aux deux ducs, dans le cœur et l'esprit desquels[5] il fonda une bienveillance qui germa toujours, et que je parvins à porter jusqu'à un attachement dans le secret profond, mais intime, duquel je fus seul entre eux, mais qui n'auroit pas ployé des gens si vertueux au mariage de Mademoiselle, s'ils avoient eu la moindre lueur d'espérance d'un mariage[6] étranger, et s'ils n'eussent pas très distinctement[7] vu les dangereuses

1. *De* a été surchargé en *par*, et, plus loin, l'initiale majuscule de *Société* corrige une *s* minuscule.
2. *Je l* corrigé en *j'en*. — 3. En 1706.
4. Madame (*Correspondance*, recueil Brunet, tome I, p. 157) parle du penchant que son fils avait pour le prélat.
5. *Desquels* corrige *d'a*.
6. Les mots *d'un mariage* sont en interligne.
7. L'initiale de *distinctem^t* surcharge *cl[airement]*.

suites de celui de Mlle de Bourbon pour Mgr le duc de Bourgogne, pour toute la famille royale immédiate, et pour l'État, quoi[que], en particulier, M. de Chevreuse eût[1] déjà assez de liaison avec M. le duc d'Orléans par celles que son pauvre fils le duc de Montfort y avoit eues, par le goût des mêmes sciences, et par des dissertations que le duc de Chevreuse ne fuyoit pas parce qu'il les ramenoit toutes à la religion, à laquelle il vouloit ramener M. le duc d'Orléans. L'accord si peu connu, si sûr, si profond, de tous ces ressorts par des motifs divers et si cachés fut un bonheur très rare; je me gardai bien d'en découvrir toutes les trames et la force à la paresse de Mme la duchesse d'Orléans, ni à la nonchalance et à l'indiscrétion de M. le duc d'Orléans. Avec ces secours, je voulus encore m'aider d'un personnage qui, tout abattu qu'il fût auprès du Roi, conservoit toute sa juste considération dans le monde, et les mêmes accès auprès de Mme de Maintenon, et qui, une fois bien persuadé en faveur de Mademoiselle, étoit capable de porter de grands coups: ce fut le maréchal de Boufflers. Outre ces fortes raisons, je fus bien aise de l'attirer dans une union de desseins avec le duc de Beauvillier, et, peu à peu, les disposer à s'unir solidement pour les suites, de l'écarter ainsi doucement de la cabale des seigneurs[2], et d'ôter à ceux-ci[3] tout usage du maréchal, si, éventant la mine[4] par[5] quelque intérêt, ou par celui seul de contrecarrer le duc de Beauvillier, il leur prenoit envie de nuire à Mademoiselle. Je n'eus pas peine à persuader Boufflers, mon ami si particulier, déjà enclin à M. le duc d'Orléans par la confidence qu'il lui avoit faite de sa rupture avec Mme d'Argenton[6] et de ce qui[7] l'avoit

Maréchal de Boufflers.

1. Avant *eust*, Saint-Simon a biffé *son fils*.
2. Tome XVIII, p. 7, etc. — 3. *Cy*, oublié, a été ajouté en interligne.
4. « On dit figurément *éventer la mine* pour dire découvrir une affaire secrète » (*Académie*, 1718).
5. Ce *par* et celui qui suivra ont été ajoutés en interligne.
6. Tome XVIII, p. 399. — 7. *Que* corrigé en *qui*.

accompagnée. Une autre raison le jeta encore vers Mademoiselle. D'Antin étoit ami du maréchal de Villars; on a vu en son lieu[1] combien il tomba dans les cabinets, et parlant au Roi, sur la seconde lettre de Boufflers sur la bataille de Malplaquet, que je le sus aussitôt, et que j'en avertis Boufflers à son arrivée de Flandres. Il n'ignoroit pas l'union intime de d'Antin avec Madame la Duchesse: si bien que, ravi de trouver des raisons solides pour le mariage de Mademoiselle, il me donna parole de la servir de tout son pouvoir. Il y avoit cela de commode avec le maréchal de Boufflers que promettre et tenir, et bien exécuter, étoit pour lui même chose, et qu'avec ses amis intimes comme je l'étois, il disoit franchement ce qu'il pouvoit, jusqu'à quel point, et comment: tellement qu'on [ne] prenoit point avec lui de fausses mesures quand on étoit à cette portée avec lui et qu'il faisoit tant que d'en vouloir bien prendre. Telles furent les machines, et les combinaisons de ces machines, que mon amitié pour ceux à qui j'étois attaché, ma haine pour Madame la Duchesse, mon attention sur ma situation présente et future surent découvrir, agencer, faire marcher d'un mouvement juste et compassé avec un accord exact et une force de levier[2], et que l'espace du carême commença et perfectionna, dont je savois toutes les démarches, les embarras, et les progrès par tous ces divers côtés qui me répondoient, et que, tous les jours, aussi, je remontois en cadence réciproque[3].

Adresse de Mme la duchesse de Bour-

Vers la fin du carême, Mme la duchesse de Bourgogne, ayant sondé le Roi et Mme de Maintenon, l'avoit trouvée

1. Tome XVIII, p. 202.

2. Le *Dictionnaire de l'Académie* de 1718 ne donnait *levier* qu'au propre: « Bâton propre à soulever, à remuer quelque fardeau. » Littré ne cite d'emploi au figuré qu'à la fin du dix-huitième siècle.

3. Comme des pendules ou des mouvements d'horlogerie qui marchent d'accord, *en cadence*. Voyez notre tome V, note sur la page 328 (Add.), et ci-après, p. 276.

gogne; mot vif de Monseigneur contre le mariage de Mademoiselle, qui y sert beaucoup.

bien disposée, et le Roi sans éloignement. Un jour qu'on avoit mené Mademoiselle voir le Roi chez Mme de Maintenon, où par hasard Monseigneur se trouva, Mme la duchesse de Bourgogne la loua, et, quand elle fut sortie, hasarda, avec cette liberté et cette étourderie de dessein prémédité qu'elle employoit[1] quelquefois, de dire que c'étoit là une vraie femme pour M. le duc de Berry. A ce mot, Monseigneur rougit de colère, et répondit vivement que cela seroit fort à propos pour récompenser le duc d'Orléans de ses affaires d'Espagne. En achevant ces paroles, il sortit brusquement, et laissa la compagnie bien étonnée, qui ne s'attendoit à rien moins d'un prince d'ordinaire si indifférent, et toujours si mesuré[2]. Mme la duchesse de Bourgogne, qui n'avoit parlé de la sorte que[3] pour tâter Monseigneur en présence, fut habile et hardie jusqu'au bout; se tournant d'un air effarouché vers Mme de Maintenon: « Ma tante, lui dit-elle, ai-je dit une sottise? » Le Roi, piqué, répondit pour Mme de Maintenon, et dit avec feu que, si Madame la Duchesse le prenoit sur ce ton-là, et entreprenoit d'empaumer[4] Monseigneur, elle compteroit avec lui. Mme de Maintenon aigrit la chose adroitement en raisonnant sur cette vivacité si peu ordinaire à Monseigneur, et dit que Madame la Duchesse lui en feroit faire bien d'autres, puisqu'elle en étoit déjà venue jusque-là. La conversation, diversement coupée et reprise, s'acheva avec émotion, et avec des réflexions qui nuisirent plus à Mlle de Bourbon que l'amitié de Monseigneur pour Madame la Duchesse ne la servit. Cette aventure, que Mme la duchesse d'Orléans sut aussitôt par Mme

1. Les premières lettres d'*employoit* surchargent *haz*[*ardoit*].

2. Voyez les *Souvenirs de Mme de Caylus*, p. 187-188.

3. L'abréviation de *que* corrige un *d*.

4. « *Empaumer* signifie figurément se rendre maître de l'esprit d'une personne pour lui faire faire tout ce qu'on veut » (*Académie*, 1718). Saint-Simon s'en servira souvent avec un nom de personne pour régime, de même qu'ici. Molière l'a employé au propre, comme terme de vénerie, dans le récit du chasseur des *Fâcheux*, tome III, p. 75.

la duchesse de Bourgogne, et qu'elle me rendit dès qu'elle l'eut apprise, me confirma dans ma pensée qu'il falloit presser et emporter d'assaut sur Monseigneur, en piquant d'honneur le Roi contre Madame la Duchesse, lui faire sentir que l'effet de l'empire de cette princesse sur Monseigneur seroit de le lui rendre difficile à conduire, combien plus si elle emportoit avec lui le mariage de leurs enfants! qu'il ne falloit perdre aucune occasion de bien imprimer au Roi la crainte d'avoir à commencer à compter avec Monseigneur, à ménager Madame la Duchesse, à n'oser leur refuser rien, non de ce que Monseigneur voudroit, mais de ce que Madame la Duchesse lui feroit vouloir; que, de maître absolu et paisible qu'il avoit toujours été dans sa famille, il s'y[1] verroit, à son âge, réduit en tutelle par des entraves qui, une fois usurpées, iroient toujours en augmentant. Je crus également nécessaire d'effrayer Mme de Maintenon, haïe comme elle l'étoit de Madame la Duchesse, et originellement de Monseigneur, laquelle, à la longue, seroit rapprochée du Roi par lui, par leur[2] fille, par les menées et les artifices de d'Antin; que son crédit s'affoibliroit par là auprès du Roi, et, sans cela encore, par les brassières où le Roi se trouveroit lui-même. J'en fis faire toute la peur à Mme la duchesse de Bourgogne, et pour elle-même encore, par la duchesse de Villeroy et par Mme de Levis, à Mgr le duc de Bourgogne par M. de Beauvillier, à Mme de Maintenon par le maréchal de Boufflers, au Roi même par le P. Tellier; et toutes ces batteries réussirent[3]. Les choses en cet état, j'estimai qu'il les falloit laisser reposer et mâcher[4], ne les point gâter par un empressement à contretemps, surtout ne pas exciter Madame la Duchesse par des mouvements auxquels[5] ce mot échappé, et si fort relevé par Monseigneur, la rendroit attentive, et la laisser assoupir dans la

1. *Se* corrigé en *s'y*. — 2. *Leur*, en fin de ligne, surcharge une *s*.
3. Après ce mot, Saint-Simon a biffé un second *touttes*.
4. Ci-dessus, p. 204. — 5. *Auxquelles* corrigé en *auxquels*.

confiance en ses forces et le mépris de celles qui lui étoient opposées. Toutes ces mesures gagnèrent la semaine sainte ; je pris ce temps ordinaire d'aller à la Ferté, d'où je revins droit à Marly, le premier où le Roi alla après l'audience qu'il m'avoit accordée, comme je l'ai dit en son temps[1] : je le répète ici pour rendre les époques de toute cette grande intrigue plus certaines. J'appris, en y[2] arrivant, une petite alarme qui ne m'effraya pas, mais dont je me servis pour faire renouveler, et de plus en plus inculquer à Mme la duchesse de Bourgogne tout ce qui étoit vrai à son égard, et de Mgr le duc de Bourgogne[3], dont je m'étois servi d'abord pour l'intéresser puissamment en Mademoiselle, et qui[4] a été expliqué déjà[5]. J'appris donc qu'un soir, pressée peut-être plus que de raison sur Mademoiselle par Mme d'O, et impatientée, elle lui montra du penchant pour un mariage étranger ; et plût à Dieu qu'il eût pu se faire ! c'eût bien été aussi le mien, comme je l'ai dit plus haut[6] ; mais j'y ai rapporté en même temps les raisons qui le rendoient impossible, et il l'étoit devenu de plus en plus alors, tant par les menées de Madame la Duchesse que par les mesures en faveur de Mademoiselle. Ainsi, je ne répéterai rien là-dessus.

Tables réformées à Marly, où le Roi ne nourrit plus les dames.

Arrivant à Marly, j'y trouvai tout en trouble : le Roi chagrin à ne le pouvoir cacher, lui toujours si maître de soi et de son visage ; la cour dans l'opinion de quelque nouveau malheur qu'on ne se pouvoit résoudre à déclarer. Quatre ou cinq jours s'y passèrent de la sorte ; à la fin, on sut et on vit de quoi il s'agissoit. Le Roi, informé que Paris et tout le public murmuroit fort des dépenses de Marly dans des temps où on ne pouvoit fournir aux plus indispensables d'une guerre forcée et malheureuse,

1. Ci-dessus, p. 138. — 2. *Y* a été ajouté en interligne.
3. Et à l'égard de Mgr le duc de Bourgogne.
4. *Que* a été corrigé en *qui*, et, ensuite, *déjà* est en interligne, au-dessus de *d'abord*, biffé.
5. Ci-dessus, p. 197-200. — 6. Ci-dessus, p. 190 et 194.

s'en piqua cette fois-là [1] plus que tant d'autres qu'il avoit reçu les mêmes avis [2], sans raison plus particulière, ou qu'au moins elle soit venue jusqu'à moi ; mais le dépit fut si grand, que Mme de Maintenon eut toutes les peines du monde de l'empêcher, et par deux fois, de retourner tout court à Versailles, quoique ce voyage eût été annoncé [3] pour dix-huit jours au moins. La fin fut qu'au bout de ces quatre ou cinq jours [4], le Roi déclara, avec un air de joie amère, qu'il ne nourriroit plus les dames à Marly [5], qu'il y dîneroit désormais seul à son petit couvert, comme à Versailles, qu'il souperoit tous les jours à une table de seize couverts avec sa famille [6], et que le surplus des places seroient remplies par les [7] dames qui seroient averties dès le matin ; que les Princesses de sa famille auroient chacune une table pour les dames qu'elles amenoient, et que Mmes Voysin et Desmaretz en tiendroient chacune une pour que toutes les dames qui ne voudroient pas manger dans leur chambre eussent à choisir où aller [8]. Il ajouta

1. Le mot *fois* est écrit deux fois, par mégarde.

2. Voyez nos tomes XII, p. 203-204, et XIII, p. 220.

3. *Annoncé* est en interligne, au-dessus de *declaré*, biffé.

4. Le mot *jours*, oublié d'abord, a été ajouté en interligne.

5. Il a déjà été parlé des tables de Marly, où parfois mangeaient ensemble quarante ou cinquante dames, dans nos tomes II, p. 369, et XV, p. 241. La dépense de bouche montait fréquemment à dix mille livres par jour ; les états, pour les premières années, en sont conservés dans les dossiers du Contrôle général G[7] 988-990. Le menu d'une table, pour le repas du 24 novembre 1699, a été reproduit dans l'ouvrage de Guillaumot : *le Château de Marly-le-Roi*, p. 10. La dépense exagérée des premières années avait déjà été réduite en 1688, 1692, 1706 et 1709.

6. *Les* a été surchargé en *sa*, et la première lettre de *famille* corrige un *P*. Ensuite, *que* est en interligne.

7. *Par* est en interligne, et *les* corrige *des*.

8. *Dangeau*, p. 151, 154, 160, 165 et 166 ; *Sourches*, p. 222, 232-235, 262 et 405 ; *Lettres de Mme de Maintenon*, recueil Geffroy, tome II, p. 253 ; *Correspondance de Madame*, recueil Jaeglé, tome II, p. 117-118. Ce n'est pas dans Dangeau que notre auteur a pris le détail de tables tenues par Mmes Desmaretz et Voysin. L'auteur des *Mé-*

avec aigreur qu'il ne travailleroit plus à Marly qu'en amusements de bagatelles, et que, de cette façon, n'y dépensant pas plus qu'à Versailles, il auroit au moins le plaisir d'y pouvoir être tant qu'il voudroit sans qu'on pût le trouver mauvais. Il se trompa d'un bout à l'autre, et personne autre que lui n'y fut trompé, si tant est qu'il le fût en effet, sinon en croyant en imposer au monde. Il fallut établir des tables, comme à Versailles, pour le bas étage de ce qui y avoit bouche à cour[1], et qui vivoit[2] de la desserte[3] des trois tables qui, jusque-là, étoient soir et matin servies dans un des petits salons[4] pour le Roi et les dames[5]. Il fallut des cuisines aux Princesses, et d'autres appartenances[6], et tout aussitôt réparer ce qu'on avoit pris pour cela par des bâtiments nouveaux, qui furent fort étendus pour pouvoir[7] mener plus de monde : les ateliers et les noms furent changés ; mais d'Antin laissa subsister les ouvrages sous une autre face[8]. L'épargne en

moires de Sourches s'est appliqué à donner presque chaque jour les noms des dames invitées selon le nouveau régime à la table du Roi ou à celles des Princesses. Il y a une chanson sur la table de la duchesse de Bourgogne dans le ms. Fr. 12 694, p. 565-573.

1. « On dit *avoir bouche à cour* pour dire être nourri dans la maison d'un prince, et cela ne se dit proprement que des officiers de la maison du Roi et des maisons des grands princes, lorsqu'ils ont droit de manger à quelqu'une des tables » (*Académie*, 1718). Voyez l'*État de la France*, 1698, tome I, p. 69 et 86-87.

2. Le manuscrit porte : *vivoient*, au pluriel.

3. « *Desserte*, les viandes, les mets qu'on a desservis, qu'on a ôtés de dessus la table » (*Académie*, 1718). Le premier maître d'hôtel tient la table du grand chambellan, dont il a la desserte ; les maîtres d'hôtel tiennent la table de la desserte de Monseigneur et du duc de Bourgogne, disait l'*État de la France* de 1712, tome I, p. 58 et 63. Voyez ce qui a été dit du serdeau dans le tome II, p. 321.

4. *Salon*, au singulier, dans le manuscrit. — 5. Notre tome II, p. 369.

6. *Appartenance* pris au sens de dépendance (*Académie*, 1718).

7. Les premières lettres de *pouvoir* surchargent *me[ner]*.

8. On peut voir dans les *Comptes des bâtiments* publiés par M. J. Guiffrey, tome V, p. 449-455 et 544-550, quels travaux furent faits en 1710 et 1711. De 1706 à 1715 (p. 954), on dépensa pour

effet demeura nulle, les ennemis se moquèrent de ce retranchement avec insulte [1], les plaintes de sujets ne cessèrent point, et l'interruption du courant des affaires, souvent importantes et pressées, ne fit qu'augmenter par l'allongement et la fréquence de ces voyages, dont le Roi avoit compté de s'acquérir ainsi toute la liberté.

Madame la Duchesse à Marly dans le premier temps de son veuvage, et obtient d'y avoir ses filles.

Madame la Duchesse, qui vouloit tenir Monseigneur de près, et qui connoissoit le danger de l'interruption d'un continuel commerce, avoit, contre toute bienséance dans ses deux premiers mois de deuil, obtenu d'être de tous les voyages de Marly. Ce n'avoit pas été sans peine, sans autre raison toutefois que le Roi, qui vouloit que ses tables fussent toujours remplies sans que personne y manquât (et ce ne fut que dans la première huitaine de ce Marly [2] qu'il les retrancha [3]), et qui étoit jaloux aussi que le salon fût [4] toujours vif [5] et plein, craignoit que l'appartement de Madame la Duchesse, qui n'en pouvoit sortir que pour le cabinet du Roi après son souper [6], fît [7] une diversion qui éclairciroit fort l'un et l'autre [8]. Elle promit là-dessus l'at-

Marly deux millions et demi. Nous donnerons quelques documents sur le manque de fonds aux Additions et corrections, p. 561-562.

1. La *Gazette d'Amsterdam* (n° XLIII) dit seulement : « Le Roi a ordonné de rompre le grand nombre de tables que S. M. tenoit à Marly pendant son séjour ; néanmoins, on y a bâti plusieurs cuisines et offices [pour les tables] que la duchesse de Bourgogne tiendra ; la princesse de Conti douairière, la duchesse du Lude, les marquis d'Antin et de Torcy, et quelques autres tiendront aussi table. »

2. C'est le 9 mai que Dangeau annonce le retranchement, et la cour était à Marly depuis le 28 avril.

3. Il n'y a pas de parenthèses au manuscrit. — 4. *Fut*, à l'indicatif.

5. Animé par la foule, comme une forêt vive en gibier.

6. En effet, ce n'est pas à ce voyage, mais au suivant, le 30 mai, que Madame la Duchesse mangea à la table du Roi, pour la première fois depuis son deuil, et encore après y avoir manqué quatre fois (*Sourches*, p. 232 et 235).

7. *Ne* surchargé en *fist*.

8. Mme de Maintenon écrivait au duc de Noailles (recueil Geffroy, tome II, p. 252) : « Madame la Duchesse est dans son antre obscur et humide, ne se montrant guère. Je crains qu'elle ne médite notre perte

tention la plus discrète, à laquelle le Roi se rendit, voyant qu'il falloit céder ou défendre, à quoi il ne voulut pas se porter. Le retranchement des tables, qui suivit de si près le commencement de ce voyage, élargit[1] Madame la Duchesse pour les suites : elle voulut avoir à Marly Mlles de Bourbon et de Charolois, les deux de ses six filles[2] qui étoient élevées auprès d'elle, et qui avoient eu[3] pour elles deux un méchant petit logement tout en haut à Versailles, lorsque Cavoye le quitta pour celui de M. de Duras[4]. Madame la Duchesse allégua l'épargne, l'état de ses affaires, et la dépense d'avoir[5] une table et un détachement de sa maison pour ses filles à Versailles pendant les Marlis : le Roi y consentit. Elle avoit d'autres raisons : elle vouloit en amuser Monseigneur, suppléer par elles à ce dont son état de veuve l'empêchoit, accoutumer le Roi à leur visage, avec qui il étoit difficile qu'elles ne soupassent pas souvent, détourner Monseigneur, qui ne pouvoit jouer chez elle dans ces premiers temps, et qui s'ennuyoit chez Mme la princesse de Conti, de s'adonner[6] chez Mme la duchesse de Bourgogne, et, par ses filles bourdonnant[7] dans le salon autour de lui, des particuliers momentanés qu'il pourroit avoir avec Mme la duchesse de Bourgogne, souvent si utiles à faute d'autres, que ces gens-là ne savent pas se donner dans leur famille ; enfin, les tenir avec lui à jouer chez Mme la princesse de Conti, sa dupe éternelle, qui espéroit se rapprocher de Monseigneur en la servant à son gré, et qui, pour les yeux, étoit une autre elle-même dans le

à tous, et je la vois sortir, au bout de son année, plus aimable et plus redoutable que ses ennemis. »

1. Voyez l'emploi analogue d'*élargir* au tome XVIII, p. 157.

2. Tome XVII, p. 277. — 3. *Eu* a été ajouté en interligne.

4. Dangeau avait dit, le 20 octobre 1704 (tome X, p. 157) : « Le Roi a donné à M. de Cavoye le logement qu'avoit M. de Duras à Versailles, et à Mlles de Charolois et de Sens, filles de Monsieur le Duc, le logement qu'avoit M. de Cavoye. »

5. *De* corrigé en *d'avoir*. — 6. Même emploi qu'au tome VII, p. 52.

7. Même emploi qu'au tome XVII, p. 129.

salon, où, avec sa cabale, Madame la Duchesse[1] n'ignoroit rien de ce qui s'y[2] passoit de plus futile[3]. Dès que cela fut accordé, le Roi, qui vouloit toujours tenir égale la balance entre ses filles, proposa à Mme la duchesse d'Orléans que Mademoiselle fût de tous les Marlis[4]. Elle étoit à Versailles, son rang étoit réglé avec les princesses du sang : ainsi, nulle difficulté. Cette proposition fut la matière d'une délibération entre M. et Mme la duchesse d'Orléans et moi. Après avoir bien discuté le pour et le contre, nous nous trouvâmes tous trois de même avis de laisser Mademoiselle à Versailles, et de ne s'embarrasser point de voir Mlle de Bourbon passer les journées dans le même salon, et souvent à la même table de jeu, que M. le duc de Berry, se faire admirer de la cour, voltiger autour de Monseigneur, et accoutumer le Roi à elle. Ce n'étoit aucune de ces bagatelles qui feroit son mariage ; mais d'avoir Mademoiselle à Marly pouvoit rompre le sien, exposée comme elle le seroit à toutes les pièces[5] qu'une malice si intéressée et si connue[6], et à toutes les affaires les plus fausses ou les

Marly offert, et refusé pour Mademoiselle

1. *Mᵉ la Duchesse* a été écrit en interligne, au-dessus d'*elle*, biffé.

2. Il a écrit, par mégarde : *si*.

3. Saint-Simon a confondu, comme nous l'avons déjà vu p. 217, les deux voyages à Marly qui eurent lieu, l'un du 28 avril au 16 mai, l'autre du 26 mai au 4 juin. C'est pendant le premier que fut effectuée la réduction des tables ; mais c'est seulement lors du second que les *Mémoires de Sourches* mentionnent la présence de Madame la Duchesse, et que Dangeau annonce ceci, le 27 mai (p. 164) : « Mlles de Bourbon et de Charolois sont de ce voyage pour la première fois, et l'une des deux soupera tous les soirs avec le Roi pendant qu'il sera ici. »

4. Elle y était venue pour la première fois au mois d'août 1709 (*Sourches*, tome XII, p. 46), mais sans y rester, et elle n'avait pas dû y revenir depuis, puisque, aussitôt après son mariage, elle alla visiter les jardins, qu'elle ne connaissait pas (*ibidem*, p. 261).

5. « On dit figurément qu'*on accommodera un homme de toutes pièces* pour dire qu'on lui fera un mauvais parti, qu'on se prépare à le maltraiter.... On dit aussi.... *faire pièce à quelqu'un* pour dire lui faire affront, lui causer quelque dommage. » (*Académie*, 1718.) Voyez des exemples dans nos tomes VIII, p. 434, et X, p. 373.

6. Ce début de phrase est ou incomplet, ou singulièrement embrouillé.

plus imprévues, que la même malignité lui susciteroit, soutenues de cette audacieuse cabale, et de Monseigneur même, sous les yeux de M. le duc de Berry, qu'on dégoûteroit, du Roi, qu'on embarrasseroit, et qui se trouveroit infiniment importuné des éclaircissements et des plaintes que Mme la duchesse de Bourgogne ne pourroit pas toujours soutenir, et qui lasseroient la foiblesse de Mme de Maintenon, toutes choses très dangereuses au mariage, et très inutiles à hasarder. Nous conclûmes donc à remercier, et à ne rien changer à la vie séparée de Mademoiselle, et ce refus fut fort approuvé[1].

Raisons et mesures pour presser le mariage.

Dans cet état des choses, je fus frappé de l'importance d'aller rapidement en avant ; je sentis toute la force de ces nouvelles mesures de Madame la Duchesse, et je prévis que plus on perdroit de temps, moins il deviendroit favorable à Mademoiselle. Mme la duchesse de Bourgogne, que je fis presser, fut du même avis. Le P. Tellier, avec qui j'avois souvent conféré, et qui passoit deux jours cha-

1. Le duc de Luynes a consigné en ces termes, sur son manuscrit du *Journal de Dangeau*, au 2 mai (p. 173), quels étaient les sentiments de la future duchesse de Berry : « Mademoiselle desiroit passionnément ce mariage ; mais elle savoit que le Roi y avoit de l'opposition, trouvant qu'elle étoit fort grasse, et craignant par cette raison qu'il n'y eût point d'enfants. Mademoiselle avoit aimé de tous les temps à ne se contraindre sur rien, et surtout de manger beaucoup. Instruite cependant de la prévention que le Roi avoit contre sa taille, elle prit la résolution de maigrir à quelque prix que ce fût : elle fut donc un an entier à avoir un corps fort serré, ne mangeant jamais à table, et toujours en courant. Cette méthode lui réussit, sa taille changea, et le mariage fut fait ; mais, aussitôt qu'elle fut parvenue à son but, elle se livra de nouveau à son goût, et, en moins de six mois, elle engraissa prodigieusement. On sait que ce n'est pas la seule chose sur laquelle elle ne garda point de mesure. On peut dire que cette princesse a été dans ce siècle un exemple rare de dissolution et de dérèglement. » Quant au physique, l'auteur des *Mémoires de Sourches* notait ceci dès le mois d'août précédent (p. 46) : « On trouva Mademoiselle grande et de légère taille, car il y avoit un an qu'elle se forçoit à ne manger presque point pour, ne pas grossir excessivement comme elle sembloit y avoir de la pente.... »

que semaine à Marly, pensa de même, M. de Beauvillier aussi. Un jour que Mme la duchesse d'Orléans se trouva légèrement indisposée, il monta avec moi dans sa chambre, où, dans un coin écarté de la compagnie, il traita cette matière à découvert entre M. le duc d'Orléans et moi, et j'en fus ravi dans l'espérance que cela encourageroit ce prince. Le maréchal de Boufflers fut du même sentiment, et pressa Mme de Maintenon utilement. Je fis en sorte que Mme la duchesse d'Orléans, qui n'étoit pas en état de descendre, fit[1] prier Mme la duchesse de Bourgogne, par la duchesse de Villeroy, de monter chez elle : je dis que je fis en sorte, parce que, paresse ou timidité, avec un desir extrême, cette princesse ne se remuoit qu'à force de bras[2]. Mme la duchesse de Bourgogne y monta ; le tête-à-tête dura plus d'une heure. Les fréquents particuliers entre la duchesse de Villeroy, Mme de Levis, M. et Mme d'O, Mme la duchesse de Bourgogne, les uns avec les autres, les miens surtout chez Mme la duchesse d'Orléans et à toutes heures, quoiqu'ils parussent moins, donnèrent à parler au courtisan curieux et oisif : ce qui, suivi de cette longue conférence de Mme la duchesse de Bourgogne chez Mme la duchesse d'Orléans, alarma Madame la Duchesse, dont il résulta que Monseigneur se fronça[3] encore plus qu'à l'ordinaire avec M. le duc d'Orléans, se rengorgea avec Mme la duchesse de Bourgogne, et se montra plus rêveur[4] et plus froid au Roi, pour en être moins accessible. Toutes ces choses me hâtèrent de plus en plus. Après avoir fort concerté toutes choses, et m'être assuré du succès de diverses tentatives et de Mme de Maintenon, nous proposâmes, Mme la duchesse d'Orléans et moi, à M. le duc d'Orléans, de parler au Roi. D'abord

Timidité de M. le duc d'Orléans, qui ne peut se résoudre de parler au Roi et

1. Ce verbe est bien à l'indicatif.
2. Nous avons eu ci-dessus, p. 197, *forcer de bras*.
3. Voyez ci-dessus *froncer*, p. 99 et 191, et ci-après, p. 265.
4. Le *v* de *reveur* corrige une *f*; il voulait sans doute écrire : *refrogné*.

s'engage à peine à lui* écrire.

il se hérissa ; mais, battu[1] presque sans cesse un jour et demi de suite, et ne pouvant nous résister armés comme [nous] l'étions de l'avis et du concert de Mme la duchesse de Bourgogne, de Mme de Maintenon, de M. de Beauvillier, du maréchal de Boufflers[2] et du P. Tellier, il nous dit franchement qu'il ne savoit comment s'y prendre ; que le mariage, en soi, étoit ridicule à proposer dans un temps de guerre et de misère, et le mariage de sa fille plus fou et plus insensé que nul autre. Mme la duchesse d'Orléans se trouva étrangement étourdie de cet aveu si nettement négatif ; pour moi, il ne me mit qu'en colère : je répondis qu'il se faisoit tous les jours tant de sottises gratuites, qu'il en pouvoit bien espérer une en sa faveur, et[3] n'être pas retenu de la demander, puisqu'elle lui étoit si importante. Je n'y gagnai rien ; après avoir longtemps disputé, il nous dit franchement qu'il n'avoit ni le front ni le courage de parler, et que, s'il le faisoit dans cette disposition, ce seroit si mal, qu'il ne feroit que gâter son affaire. Toutefois, sans cela, elle ne se pouvoit amener au delà des termes où elle se[4] trouvoit conduite, et il s'agissoit de la bâcler[5], sous peine de la manquer sans retour. Réduite en ces termes, et Mme la duchesse d'Orléans, pour ainsi dire, pétrifiée de surprise et de douleur, je pris mon parti : ce fut de proposer à M. le duc d'Orléans[6], puisqu'il étoit fermé[7] à ne point parler au Roi, au moins

1. Au sens d'attaquer, comme on dit *battre une place*.
2. Les huit derniers mots ont été ajoutés en interligne.
3. Avant cet *et*, Saint-Simon a biffé un premier *et n'estre*.
4. *Se* surcharge *av*[*oit*].
5. « *Bacler*, fermer une porte ou une fenêtre par derrière avec une barre ou autre chose. On dit figurément et bassement, en parlant d'un traité conclu, d'une affaire arrêtée, *cela est baclé, c'est une affaire baclée.* » (*Académie*, 1718.) Nous avons eu ce verbe au tome XVIII, p. 373, et l'aurons encore ci-après, p. 252.
6. Ici, le manuscrit porte un *que* inutile.
7. Furetière donne *il s'est fermé là*, au sens de se fixer à une chose.

* L'initiale de *luy* corrige un *e*.

de lui écrire, et de lui rendre sa lettre lui-même. Cette proposition rendit la vie et la parole à Mme la duchesse d'Orléans, qui applaudit à cet avis qu'elle-même avoit mis en avant d'abord à la proposition de parler[1], et j'y avois résisté comme beaucoup plus foible que la parole, et j'y étois revenu lorsque je ne vis point d'autre ressource. Pour Mme la duchesse d'Orléans, elle crut toujours qu'une lettre qui demeuroit, et qui se pouvoit relire plus d'une fois dans un intérieur de gens favorables, valoit mieux que le discours. Le succès montra qu'elle avoit raison. M. le duc d'Orléans y consentit : je craignis ses réflexions, et je le pressai d'écrire sur-le-champ. Il logeoit toujours en bas du premier pavillon du côté de la chapelle[2], avec Monsieur le Prince ou M. le prince de Conti en haut, après leur mort avec M. de Beauvillier. Le voyage suivant, cela fut changé : il eut pour toujours un logement au château, en haut, de suite de celui de Madame sa femme[3], où, pour le dire en passant, il n'y avoit eu au château, d'hommes logés, que les fils de France[4] et le capitaine des gardes en quartier, et aucune femme mariée que les filles de France, et enfin Mme la duchesse d'Orléans. Tant que le Roi vécut, cela ne fut point autrement, sinon en faveur de M. et de Mme la duchesse d'Orléans. Comme M. le duc d'Orléans sortoit, Mme la duchesse d'Orléans me dit d'un air peiné : « Allez-vous le quitter ? » puis : « N'écrirez-vous point ? » Elle vouloit que je fisse la lettre. Je suivis donc M. le duc d'Orléans, qui, en arrivant chez lui, où il n'eut jamais ni plume, ni encre[5], ni papier, de-

Nul homme logé à Marly au château.

1. Cette locution d'*abord à* a-t-elle le sens d'avant ?

2. On a déjà vu, tome XVI, p. 34, quelle était la disposition des douze pavillons de Marly pour les hommes et pour les dames.

3. Les appartements du premier étage étaient occupés par le duc de Berry, la duchesse d'Orléans, Madame la Princesse, Madame la Duchesse, la princesse de Conti douairière, le capitaine des gardes en quartier, et les dames d'honneur des Princesses.

4. *Dangeau*, tome V, p. 301.

5. Il écrit : *ancre*, et, au contraire, *le maréchal d'Encre*.

manda[1] à ses gens de quoi écrire, qui en apportèrent de fort mauvais. Il me proposa que nous fissions la lettre ensemble ; mais, importuné dès la première ligne, je lui en remontrai l'inconvénient, et le priai de faire sa lettre, et moi une autre, qu'il choisiroit après, ou corrigeroit et ajouteroit ce qu'il voudroit ; et là-dessus, je me mis à écrire. Vers le milieu de ma lettre, que je fis rapidement tout de suite, le hasard me fit lever les yeux sur lui en prenant de l'encre dans ma plume, et je vis qu'il n'avoit pas écrit un mot depuis que nous avions cessé de faire ensemble, et que, couché dans sa chaise, il me voyoit écrire tranquillement. Je lui en dis mon avis en un mot, et continuai. Il me dit, pour raison, qu'il n'étoit non plus en état d'écrire que de parler. Je ne voulus pas contester[2]. Cette lettre, qui emporta le mariage, et qui peint mieux que les portraits l'intérieur du Roi, par le tour dont elle s'exprime pour l'emporter comme elle fit, mérite, par ces raisons, d'être insérée ici, et n'est pas d'ailleurs assez longue pour être renvoyée aux Pièces. La voici telle que je la fis d'un seul trait de

1. Avant *demanda*, il y a un *il* encore inutile.

2. Voici comment notre auteur avait résumé toute cette scène dans sa *Notice sur la maison de Saint-Simon* (tome XXI et supplémentaire de l'édition de 1873 des *Mémoires*, p. 118) : « Quand la mine fut chargée, bien concertée et prête à jouer, question fut d'attacher le grelot, et M. le duc d'Orléans ne put jamais s'y résoudre, tant il craignoit le Roi. La ressource de Mme la duchesse d'Orléans fut que du moins il écrivît au Roi pour lui demander ce mariage, et qu'il lui donnât sa lettre lui-même. Il y consentit pour se rédimer de vexations. Saint-Simon étoit en tiers entre eux deux, et Mme la duchesse d'Orléans le pria d'aller avec lui faire cette lettre. Ils s'en allèrent au premier pavillon, où il logeoit lors à Marly, et Mme d'Orléans au château. Quand ils furent dans la chambre de M. le duc d'Orléans, il proposa à M. de Saint-Simon de faire la lettre ensemble. Cela ne put aller loin, et finit par M. de Saint-Simon la faire seul, et le prince le regarder écrire. Il la trouva à son gré, Madame sa femme aussi. Il la transcrivit le lendemain, et la ferma ; mais, pour la donner, ce fut une autre crise.... »

plume, en présence de M. le duc d'Orléans, comme je viens de le dire[1] :

Lettre de M. le duc d'Orléans au Roi sur le mariage.

« Sire,

« Plusieurs pensées m'occupent et me pénètrent depuis longtemps, que je ne puis plus me refuser de représenter à Votre Majesté, puisqu'elles ne peuvent lui déplaire, et que, depuis peu, diverses[2] occasions ont tellement grossi dans mon cœur et dans mon esprit les sentiments qu'elles y ont fait naître, que je ne puis que je ne les porte aux pieds de Votre Majesté, avec cette confiance que vos anciennes bontés, et, si j'ose l'ajouter, que le sang inspirent ; et je le fais par écrit dans la crainte de ma plénitude[3], qui est telle que j'aurois appréhendé de vous parler trop diffusément[4]. Il y a deux ans, Sire, que Votre Majesté fit naître en moi des espérances flatteuses du mariage de M. le duc de Berry avec ma fille : elle me fit l'honneur de me dire qu'il n'y avoit point en Europe de princesse étrangère qui lui convînt, et j'ose ajouter que la France ne lui en peut offrir aucune au préjudice de ma fille. J'ai vécu depuis dans ce raisonnable desir, que vous-même m'avez accru. Je vois cependant que le temps s'écoule, et qu'en s'écoulant, vous prenez plaisir à combler votre famille de nouveaux biens. Quelles grâces à la fois pour Madame la Duchesse que sa pension, celle de son fils, la charge de grand maître et le gouvernement de Bourgogne[5] ! Quelles faveurs à M. du Maine que la survivance de colonel général des Suisses et Grisons, et de grand maître de l'artillerie

1. De même que celle à Mme de Maintenon : tome XVIII, p. 395-396.
2. *Diverses* est en interligne, au-dessus de *plusieures*, biffé, et, plus loin, *grossies* a été corrigé en *grossi*.
3. « Abondance excessive » (*Académie*, 1718). Nous retrouverons cet emploi dans la suite des *Mémoires*, tome VIII de 1873, p. 432.
4. Cet adverbe ne se trouvait pas dans le *Dictionnaire de l'Académie* de 1718 ; il n'y a été admis qu'en 1740. Littré en cite un exemple de Monstrelet.
5. Ci-dessus, p. 55 et 85-87.

pour ses enfants[1], et un rang qui les égale aux miens[2] ! Vous m'avez fait son beau-frère, et je suis bien aise de ses avantages ; mais qu'il me soit permis de vous représenter, avec toute sorte de respect, que l'état de ma famille est tel que, si je mourois, il ne seroit pas en la puissance de votre amitié de lui en donner des marques semblables, puisque les honneurs que je tiens de vous ne lui passeroient pas, et que, n'ayant ni gouvernement ni charge, elle ne peut être revêtue de rien : par quoi mes enfants seroient bien moindres[3] en effet, quoique si fort aînés des autres, et vos petits-enfants comme eux. Qu'est-il donc au pouvoir de Votre Majesté de faire pour eux et pour moi, qu'un mariage que je ne puis douter qui ne soit de son goût, par ce qu'Elle m'a fait la grâce de m'en dire le premier, qui réunit tous ses enfants, et qui assure une protection aux miens, quelque dénués qu'ils soient d'ailleurs, jusqu'à l'accomplissement duquel je suis sans cesse entre la crainte et l'espérance ? Voilà, Sire, mes raisons de père, qui me touchent sensiblement ; mais j'en ai d'autres qui me tiennent encore bien plus vivement au cœur, et qui me le serrent de sorte qu'il n'est pas[4] que vous ne vous intéressassiez à me rendre le repos, si vous étiez informé de tout ce que je souffre. Vous avez nouvellement comblé toute votre famille de biens, et moi seul je me trouve excepté. Vous avez cherché à consoler Mme du Maine du chagrin qu'elle s'est voulu faire sur son rang[5] ; moi seul, je me trouve encore égalé aux princes du sang à votre communion[6], je me trouve condamné en[7] la personne de mes filles sur le rang que j'avois cru devoir prétendre pour elles[8]. J'étouffe mon chagrin par soumission, et pour vous rendre un plus profond respect ; rien cependant ne me console, et rien ne s'avance pour l'unique chose qui

1. Ci-dessus, p. 104-105. — 2. Ci-dessus, p. 91.
3. *Moindre*, au singulier. — 4. Faut-il suppléer ici *douteux* ?
5. Ci-dessus, p. 78. — 6. Tome XV, p. 236-239.
7. Avant *en*, il a biffé *sur le rang*. — 8. Ci-dessus, p. 70-73.

pourroit le faire. Que puis-je penser là-dessus, Sire, sinon de craindre de n'être pas avec Votre Majesté comme j'ose dire que le mérite mon cœur pour Elle, ou qu'il se présente un autre obstacle que je vois depuis longtemps se former avec art, et se grossir de même? Car, pour la conjoncture des temps, tout apprend, et ces derniers exemples, que vous êtes trop grand, trop absolu, trop maître pour qu'une semblable raison arrête ce que vous voulez faire ; et, puisque l'état des princesses de l'Europe est tel que le mariage de M. le duc de Berry ne peut rien influer à la paix[1], votre amitié et votre autorité peuvent trouver les expédients nécessaires de passer en ma faveur, comme vous avez fait pour les autres, par-dessus la conjoncture du[2] temps. Mon malheur est donc tel que je ne puis plus attribuer le silence sur ce mariage qu'à votre volonté, et j'en mourrois de douleur, ou qu'à l'éloignement qu'on ne cesse de donner contre moi, avec toute la malignité et l'artifice possible, à celui dont la bonté et l'équité naturelle, l'ancienne amitié pour moi en rendroit tout à fait incapable sans un crédit aussi grand, et dont l'augmentation continuelle ne promet qu'une division que rien ne pourra éteindre dans votre maison, si j'en deviens la victime, dans un temps surtout où, contents ou jamais, on ne devroit avoir aucune aigreur de reste. C'est donc, Sire, mon extrême et respectueuse tendresse pour votre personne, mon attachement pour celle de Monseigneur, qui, plus que tout, me fait brûler du desir de me voir rapprocher de Votre Majesté et de lui par les liens les plus étroits et les plus intimes, et qui d'ailleurs, terminant toute aversion, et me donnant lieu de m'unir par ma seconde fille avec Madame la Duchesse, liera son fils à M. le duc de Berry par un honneur semblable à celui que[3]

1. Le *Dictionnaire de l'Académie* de 1718 n'admettait qu'*influer sur quelque chose* ou *sur quelqu'un*. Nous avons eu plus haut, p. 149, et tome II, p, 256, *contribuer à quelque chose*.

2. *Des* corrigé en *du*. — 3. *De* surchargé en abréviation de *que*.

mon fils en recevra lui-même. Ces considérations sont telles, que j'espère enfin qu'elles toucheront le bon cœur de Votre Majesté, et je le lui demande avec toute l'instance dont peut être capable, avec le plus profond respect,

« Sire,

« De Votre Majesté

« Le très humble, etc. »

Courte analyse de la lettre.

J'avois tâché[1] de faire entrer dans cette lettre tout ce qui pouvoit porter à une détermination prompte : une préface touchante par le respect, la confiance, et le souvenir que la pensée de ce mariage étoit d'abord venue[2] du Roi ; une énumération, ensuite, des prodigieux bienfaits si récemment répandus sur Madame la Duchesse et sur M. du Maine ; une comparaison forte, mais légère, de sa nudité, en faisant délicatement souvenir le Roi qu'il l'avoit marié, et ne faisant que montrer, comme à la dérobée, la grandeur de sa naissance en leur comparaison ; ne tirer droit[3] que parce que ses enfants étoient aussi ses petits-enfants, flatterie la plus puissante sur le Roi. J'essaie de découvrir[4] avec douceur et sacrifice les divers griefs de rang, et de montrer qu'en tout il ne peut y avoir de dédommagement que le mariage. Passant de là à des tendresses bienséantes à un neveu et à un gendre si élevé, je présente l'empire de Madame la Duchesse sur Monseigneur avec la force précisément nécessaire pour se faire sentir, et la mesure propre à écarter de soi l'amertume : d'où, après les louanges, l'excuse[5] de Monseigneur et une échappée[6]

1. Même commentaire, à peu près, que pour le discours sur le duc de Bourgogne.

2. Le manuscrit porte : *venu*, au masculin.

3. Au sens de réclamer, prétendre un droit. Le *Dictionnaire de l'Académie* ne donnait pas cette expression, en usage dans la procédure.

4. La lettre finale de *découvrir* surcharge un *e*.

5. L'élision *l'* surcharge un *et*.

6. « On dit *faire quelque chose par eschappées* pour dire faire quelque chose par intervalles, et comme à la dérobée » (*Académie*, 1718).

de tendresse pour lui, sort tout à coup une menace, qui, sans rien exprimer, dit tout, et le dit avec force sans toutefois pouvoir blesser; de là, se rabattant sur l'union, propose de la rendre effective par un autre mariage, et adoucit ainsi tout ce qui a échappé de fort, mais laisse ces idées vives en leur entier, en finissant tout court par des tendresses les plus pressantes de terminer enfin ce mariage.

Dès que la lettre fut achevée, je la lus à M. le duc d'Orléans, qui, de bonne foi ou de paresse, la trouva admirable, sans y vouloir changer rien. Comme je l'avois écrite rapidement, et d'une petite écriture dont je me sers pour écrire vite et me suivre moi-même [1], je me défiai des mauvais yeux de M. le duc d'Orléans. Ainsi, je la lui donnai pour voir s'il la liroit bien. La précaution fut sage : il ne put en venir à bout, de sorte que je m'en allai chez moi en faire une copie qu'il pût lire, avec promesse de la lui porter le soir même chez Mme la duchesse d'Orléans. Il étoit tard quand je l'eus achevée. Je trouvai Pontchartrain à table, chez qui je devois souper, et que je quittai au sortir de table, pour aller chez Mme la duchesse d'Orléans. Cela fit deux contretemps qu'il n'y eut pas moyen d'éviter, et qui me fâchèrent. Pontchartrain étoit d'une curiosité insupportable, grand fureteur et inquisiteur, sur ses meilleurs amis comme sur les autres : cette arrivée à table, et cette retraite immédiatement après, le mit en éveil, et sa compagnie, quoiqu'ils n'eussent pu rien remarquer en moi pendant le souper, et, dans la suite, il ne m'épargna pas les questions, qui ne lui acquirent pas la moindre

1. Cette « petite écriture, » fine, anguleuse, serrée, compliquée d'abréviations, est celle du manuscrit des *Mémoires* et de la plupart des pièces autographes qui se trouvent dans les volumes des Papiers de Saint-Simon, aux Affaires étrangères. Au contraire, tout ce qu'il voulait communiquer à quelqu'un, et notamment ses lettres, est d'une écriture sensiblement plus grosse, plus arrondie, exempte d'abréviations, qui est facile à lire, et qu'on sent appliquée. Voyez ce qu'il dira encore de la première dans la suite des *Mémoires*, tome XIV de 1873, p. 2.

lumière. L'autre fut que je trouvai le Roi retiré : cela fut cause que je ne voulus pas m'arrêter chez Mme la duchesse d'Orléans, où elle et M. le duc d'Orléans m'attendoient avec impatience. Ils voulurent me retenir à lire la lettre ; mais je me contentai de leur laisser[1] la copie que j'avois faite pour leur donner[2], et ne voulus pas être remarqué pour sortir si tard de chez elle. Je n'y gagnai rien : on le sut, on en fut en curiosité ; mais elle fut peu satisfaite. Le lendemain, ils me remercièrent l'un et l'autre plus en détail. M. le duc d'Orléans avoit copié la lettre, et brûlé la copie qu'il en avoit de moi, et sa lettre étoit toute cachetée. Ils me dirent qu'ils avoient un peu abrégé la préface, omis la communion du Roi, et adouci cette phrase *trop grand, trop absolu, trop maître*[3], et que du reste elle avoit été copiée mot pour mot. S'ils y avoient[4] fait d'autres changements, ils me les auroient dits tout de même ; ainsi, j'ai inséré ma lettre ici en marquant ces changements. Le[5] préambule abrégé, je l'avois fait tel qu'il étoit pour disposer le Roi à n'être pas effarouché ; la communion, grief qui me touchoit à la vérité, mais qui ne blessoit pas moins le rang de M. le duc d'Orléans, je l'avois mis[6] pour faire sentir au Roi que ce prince étoit maltraité pour l'amour des autres, et l'exciter d'autant au seul dédommagement qu'il pouvoit lui donner. Je sentis à l'instant la double raison qui l'avoit fait supprimer à Mme la duchesse d'Orléans : l'intérêt de Monsieur son fils, que, depuis le règlement fait contre sa[7] prétention pour ses filles[8], elle ne pouvoit plus espérer de faire plus que prince du sang, et celui des bâtards égalés en tout aux princes du sang, qui lui étoit encore bien plus cher que celui de

Petits changements faits à la lettre, et pourquoi.

1. *Laisser* est en interligne, au-dessus de *donner*, biffé.
2. Comparez ci-dessus, p. 224.
3. Ces six mots, ci-dessus, p. 227, sont soulignés ici.
4. Avant *avoient*, il y a les lettres *fa*, biffées.
5. Il a corrigé *ce* en *le*. — 6. *Mise* corrigé en *mis*.
7. *La* corrigé en *sa*. — 8. Ci-dessus, p. 62-73.

Monsieur son fils, chose monstrueuse, mais qui se trouvera bien au net dans la suite. L'adoucissement de la phrase[1], je n'en compris pas la raison, d'autant que rien ne flattoit plus le Roi que l'opinion et l'étalage de son autorité, et qu'il s'agissoit là de l'en piquer pour l'engager à forcer Monseigneur ; mais, la lettre étant copiée et cachetée, et ces changements, au fonds, n'altérant rien d'important à représenter, je ne fis nul semblant de ne les approuver pas. Mme la duchesse d'Orléans fut fort touchée de l'énumération des grâces nouvellement faites à Madame la Duchesse et à M. du Maine, de la mention du[2] poids de ce pouvoir de Madame la Duchesse sur Monseigneur, surtout de la menace mêlée de tendresse, et elle espéra beaucoup de l'effet de cette lettre. Il fut après question de la donner au Roi, et ce ne fut pas une petite affaire. La confidence en fut faite à Mme la duchesse de Bourgogne, et, par elle, à Mme de Maintenon, de la lettre s'entend, non du vrai auteur, et toutes deux l'approuvèrent, mais pressèrent de la remettre. La même confidence fut aussi faite au P. Tellier par le P. du Trévou, afin qu'elle fût plus obligeante par cette voie que par la mienne, comme venant plus purement de M. et de Mme la duchesse d'Orléans. Le confesseur promit d'agir en conséquence ; lui et moi en conférâmes, et il tint bien sa parole. Je la fis aussi à M. de Beauvillier pour Mgr le duc de Bourgogne ; elle n'alla pas au delà, pour en mieux conserver le secret dans le pur nécessaire au succès. Pour rendre cette lettre, il falloit trouver une jointure[3] où le Roi et Mme de Maintenon, toute bien intentionnée qu'elle étoit, fussent de bonne humeur, où elle passât la journée à Marly, car elle alloit presque tous les jours à Saint-Cyr, et, ces jours-là, le Roi ne la voyoit que le soir, où le P.

Difficultés à rendre la lettre au Roi. Étrange timidité* de M. le duc d'Orléans, qui enfin la rend.

1. Écrit : *frase*. — 2. *De* corrigé en *du*.

3. Terme déjà relevé au tome XVIII, p. 400, dans le sens de conjoncture, joint, circonstance favorable.

* Il a écrit : *timidé*.

Tellier fût à Marly, qui n'y venoit que le mercredi, ou souvent le jeudi, jusqu'au samedi[1]; enfin, éviter que d'Antin vît donner la lettre, qui étoit toujours dans les cabinets, et qui, sur une démarche aussi peu ordinaire, ne manqueroit pas d'alarme et de soupçons[2], et de les donner à l'instant à Monseigneur et à Madame la Duchesse, qu'il s'agissoit, sur toutes choses, de maintenir dans la tranquille sécurité qu'ils avoient prise. Tant de choses à ajuster à la fois étoit affaire[3] bien difficile; toutefois, le hasard les présenta toutes le vendredi et le samedi suivant[4], sans que l'extrême timidité de M. le duc d'Orléans à l'égard du Roi eût osé en profiter, quoi[que] sa lettre toujours en poche. Ce pendant Mme la duchesse de Bourgogne pressoit sans cesse Mme la duchesse d'Orléans, tant de sa part que de celle de Mme de Maintenon. Huit jours après, le vendredi matin[5], je sus par[6] Mareschal que le Roi se portoit bien, et avoit été gaillard[7] avec eux à son premier petit lever[8], que Mme de Maintenon ne sortoit point de chez elle de tout le jour, car elle avoit un autre petit appartement, avec une tribune sur la chapelle[9], qu'on appeloit

1. Il écrit : *mercredy* et *samedy, jeudi* et *vendredi*. Même variété plus loin.

2. On a vu, dans le tome XVIII, p. 309, M. de Bezons et notre auteur se dissimuler devant d'Antin.

3. *Affaire* est en interligne, au-dessus de *chose*, biffé.

4. Sans doute les 9 et 10 mai; la cour était à Marly depuis le lundi 28 avril.

5. Le 16 mai. — 6. *Que* surchargé en *par*.

7. « Gai, joyeux » (*Académie*, 1718).

8. Celui auquel assistaient seules les grandes entrées, le Roi venant de s'éveiller et étant encore dans son lit; le petit lever ne commençait que quand il avait passé sa robe de chambre et chaussé ses mules (*État de la France*, 1712, tome I, p. 251-256).

9. La chapelle, à Marly, se trouvait à gauche en regardant le château, du côté opposé au bourg, et faisait partie d'un ensemble de bâtiments qui comprenait encore la salle des gardes, leur logement, et divers communs. Guillaumot a reproduit la façade de cette chapelle dans *le Château de Marly*, planche 5.

le Repos[1], sanctuaire tout particulier où elle alloit souvent se cacher quand elle n'alloit pas à Saint-Cyr. Le P. Tellier étoit à Marly comme tous les vendredis, et, de grande fortune[2], d'Antin étoit allé faire une course à Paris. Je trouvai M. le duc d'Orléans dans le salon comme le Roi, revenant de la messe, entroit chez Mme de Maintenon, comme il faisoit toujours à Marly quand elle y étoit les matins. Je dis à M. le duc d'Orléans ce que j'avois appris; je lui demandai combien de temps encore il avoit résolu de garder sa lettre en poche. Je lui dis que j'étois bien informé que Mme la duchesse de Bourgogne, et Mme de Maintenon même, blâmoient fort sa lenteur ; je lui appris que le monde s'apercevoit à son air rêveur et embarrassé qu'il avoit quelque chose dans la tête, et que la visite et le tête-à-tête de Mme la duchesse de Bourgogne chez Mme la duchesse d'Orléans, et nos divers particuliers avoient été fort remarqués. Il vouloit, il n'osoit : nous fûmes ainsi trois bons quarts[3] d'heure en dispute dans ce salon, rempli à ces heures-là des plus considérables courtisans, qui nous voyoient, et que je mourois de peur qui ne nous remarquassent. Enfin le Roi passa de chez Mme de Maintenon chez lui, et le salon se vuida dans le petit salon entre-deux et dans sa chambre[4]. Alors, je pressai M. le duc d'Orléans, de toute ma force, d'aller donner sa

1. Mme de Maintenon disait elle-même de ce petit appartement : « Ce sont deux petites chambres auprès de la chapelle, que le Roi me donne pour aller me reposer quelquefois et me dérober à l'importunité des visites du matin » (*Correspondance*, recueil Geffroy, tome II, p. 247). Voyez aussi les *Mémoires de Sourches*, tome XIII, p. 231, et la suite de nos *Mémoires*, éd. 1873, tomes VIII, p. 145, et XII, p. 119.

2. On a déjà eu *fortune*, au sens d'heureuse conjoncture, dans le tome VII, p. 96.

3. *Quart*, au singulier, dans le manuscrit.

4. A Marly, les quatre appartements du rez-de-chaussée étaient occupés ainsi : ceux du fond, à gauche par le Roi, à droite par Mme de Maintenon ; ceux du devant, à droite par le duc et la duchesse de Bourgogne, à gauche par Monseigneur et par Madame. Voyez notre tome VIII, p. 347, et ci-dessus, p. 215-217.

lettre. Il s'avançoit vers le petit salon, puis tournoit le dos à la mangeoire[1]; moi, toujours l'exhortant, je le serrois de l'épaule vers le petit salon, je faisois le tour de lui pour le remettre entre ce petit salon et moi quand il s'en étoit écarté, et ce manège se fit à tant de reprises, que j'étois sur les épines[2] de ce peu de gens du commun restés dans le grand salon, et des courtisans qui, du petit, nous pouvoient voir pirouettant de la sorte, à travers la grand porte vitrée. Toutefois je fis tant, qu'à force de propos, de[3] tours et d'épaule, je le poussai dans le petit salon, et de là, encore avec peine, jusqu'à la porte de la chambre du Roi, toute ouverte. Alors il n'y eut plus à rebrousser ; il fallut pousser jusque dans le cabinet. Restoit s'il oseroit enfin y donner sa lettre. J'entrai lentement, pour ne pas traverser la chambre avec lui, et je gagnai la croisée la plus proche du cabinet, dans la profondeur de laquelle on me fit place sur un ployant, où je m'assis auprès du maréchal de Boufflers, avec M. de Bouillon, M. de la Rochefoucauld, le duc de Tresmes et le premier écuyer, en attendant que le Roi sortît pour prendre d'autres habits et aller dans ses[4] jardins[5]. Je n'avois pas[6] été trois ou quatre *Pater*[7] assis, que je vis avec surprise sortir M. le duc d'Orléans, qui brossa la chambre[8] et disparut. Je ne fis que me lever

1. « On dit figurément qu'*un homme tourne le cul à la mangeoire*, pour dire qu'il fait tout le contraire de ce qu'il devroit faire pour arriver à son but ; il est du style familier » (*Académie*, 1718).

2. « On dit figurément d'un homme qui est dans de grandes inquiétudes et dans de grandes impatiences : *il est sur des épines* » (*Académie*, 1718).

3. Avant ce *de*, il a biffé *et*.

4. Il y a *se* dans le manuscrit, par mégarde.

5. Voyez l'*État de la France*, édition 1712, tome I, p. 288.

6. Les mots *pas* et, plus loin, *assis* ont été ajoutés en interligne.

7. Expression déjà rencontrée dans le tome XI, p. 107. « On dit *je reviendrai dans un Pater*, pour dire : je reviendrai dans aussi peu de temps qu'il en faut pour dire le *Pater* » (*Académie*, 1718).

8. *Brosser*, en ce sens, a déjà passé dans le tome XIV, p. 266, mais sans complément direct. *L'Académie* ne donnait que *brosser dans les bois*.

et me rasseoir avec les autres, bien en peine de ce qui s'étoit pu passer dans des instants si courts[1]. Le Roi fut assez longtemps sans sortir : enfin il vint, changea d'habit, et alla[2] à la promenade, où je le suivis. Tant à son habiller qu'à sa promenade, j'observai soigneusement son maintien : jamais homme n'en fut plus le maître ; mais, comme il étoit impossible qu'il se pût douter que qui que ce fût de ce qui l'environnoit sût que M. le duc d'Orléans devoit lui avoir donné une lettre, je voulus voir s'il seroit gai, ou sérieux et concentré. Je ne le trouvai rien de tout cela, mais entièrement à son ordinaire, de sorte que je demeurai fort en peine de ce que la lettre étoit devenue. Après quelques tours, le Roi s'arrêta au bassin des Carpes du côté de Madame la Duchesse[3] : M. le duc d'Orléans l'y vint joindre, sans se trop approcher de lui. Un peu après, le Roi tourna pour se promener ailleurs : je me tins en arrière, M. le duc d'Orléans aussi, dans l'impatience réciproque de nous parler. Il me dit qu'il avoit

1. Dans la *Notice sur la maison de Saint-Simon* (tome XXI et supplémentaire de l'édition de 1873 des *Mémoires*, p. 118-119), notre auteur avait ainsi raconté la scène : « La lettre demeura cinq ou six jours dans la poche de M. le duc d'Orléans, tantôt sous un prétexte, tantôt sous un autre, tant qu'enfin, la chose pressant de plus en plus par le concert et le desir de toute la cabale réunie et ajustée, ce fut une scène muette de comédie italienne entre M. le duc d'Orléans et M. de Saint-Simon, le matin, dans le salon de Marly. Le premier vouloit, disoit-il, entrer chez le Roi pour donner sa lettre, et s'éloignoit toujours ; l'autre le tournoit de l'épaule, pour l'y ramener. Ils pirouettèrent tant de la sorte, qu'ils craignirent enfin qu'on ne s'en aperçût, et qu'à la fin le prince, *prenant,* comme on dit des enfants, *son escousse,* entra chez le Roi, tira son coup de pistolet, et sortit aussitôt, laissant le Roi merveilleusement surpris de ce qu'il lui avoua qu'il n'osoit même lui indiquer rien de ce que la lettre contenoit. »

2. *Sortit* surchargé en *alla*.

3. On a vu dans le tome XV, p. 471, qu'il y avait un bassin pour les carpes à chacun des quatre angles du château ; notre auteur spécifie que la scène qu'il raconte se passa auprès de celui qui était en face du logement de Madame la Duchesse, situé au premier étage du château, comme il a été dit : ci-dessus, p. 223.

donné sa lettre ; que d'abord le Roi, surpris, lui avoit demandé ce qu'il lui vouloit ; qu'il lui avoit dit : rien qui lui pût déplaire, qu'il le verroit par sa lettre, et que ce n'étoit pas chose dont il pût aisément lui parler ; que, sur cette réponse, le Roi, plus ouvert, lui avoit dit qu'il la liroit avec attention : sur quoi, il étoit sorti, pour ne pas laisser refroidir la première curiosité ; et qu'en effet, étant près de la porte, il avoit un peu tourné la tête, et vu que le Roi ouvroit sa lettre. Ce mot dit, nous rejoignîmes la queue de la suite du Roi pour nous mêler et reparoître séparément. Je me sentis bien soulagé d'une si grande affaire faite, et j'avoue que ce ne fut pas sans émotion que j'attendis le succès de mon travail. L'attente ne fut pas longue : j'appris le lendemain [1], par M. le duc d'Orléans, que le Roi lui avoit dit qu'il avoit lu deux fois sa lettre, qu'elle méritoit grande attention ; qu'il lui avoit fait plaisir de lui écrire plutôt que de lui parler ; qu'il desiroit lui donner contentement, mais que Monseigneur seroit difficile, et qu'il prendroit son temps pour lui en parler. En même temps je sus de Mme la duchesse d'Orléans que le Roi avoit lu la lettre dès le vendredi [2], au soir, chez Mme de Maintenon, entre elle et Mme la duchesse de Bourgogne ; qu'il l'avoit goûtée, louée, et approuvé le desir et les raisons qu'elle contenoit ; que Mme de Maintenon et Mme la duchesse de Bourgogne l'avoient fortement appuyée ; que leur embarras étoit Monseigneur, sur lequel ils avoient fort raisonné ensemble, et conclu qu'il falloit l'y faire consentir avec douceur et amitié, bien prendre son temps, n'en point perdre, et que ce fût le Roi qui parlât, pour forcer d'autant plus Monseigneur, qui [3] ne lui

Succès de la lettre.

1. Le samedi 17 mai, jour du retour de la cour à Versailles. La fin de l'Addition 926, indiquée p. 189, établit nettement que l'affaire fut entamée, et la lettre remise dans le voyage du 28 avril au 17 mai, et que l'achèvement et la déclaration n'eurent lieu qu'au voyage suivant, 26 mai au 4 juin.

2. Ici, cette fois, *vendredy*.

3. Ce *qui* est en interligne, au-dessus de *qu'il*, biffé.

avoit encore jamais dit non à rien. C'étoit de Mme la duchesse de Bourgogne que Mme la duchesse d'Orléans tenoit tout ce récit. Peu de jours après, nous sûmes par le P. du Trévou que le Roi avoit parlé de la lettre au P. Tellier en même sens que je viens de le dire; que le confesseur l'avoit confirmé dans ces sentiments, l'avoit affermi sur Monseigneur, et persuadé de finir tout le plus tôt qu'il seroit possible. Dans cette heureuse situation, je fus d'avis que M. et Mme la duchesse d'Orléans ne gâtassent rien par un empressement que l'engagement si formel du Roi rendoit pire qu'inutile, et gardassent une conduite unie et serrée pour ne réveiller pas Madame la Duchesse et les siens, et ne troubler pas leur sécurité parfaite tandis que la mine se chargeoit sous leurs pieds[1] sans qu'ils s'en aperçussent[2], que le feu étoit déjà au saucisson[3], et que l'effet n'en pouvoit être que fort peu éloigné. Ils[4] m'en crurent. Leur joie, qu'ils contraignoient au dehors, étoit sans pareille. La mienne étoit égale à la leur; mais elle ne fut pas sans amertume.

Attaques de Mme la duchesse d'Orléans à moi pour faire Mme de Saint-Simon dame d'honneur de sa fille devenant duchesse de Berry. [*Add. St-S.* 928]

Dès les premiers temps du mouvement effectif de ce mariage, Mme la duchesse d'Orléans me demanda, d'un ton trop significatif pour n'être pas entendu, qui on pourroit mettre dame d'honneur de sa fille, si elle devenoit duchesse de Berry. Je saisis donc incontinent sa pensée, et lui répondis exprès, d'un ton ferme et élevé, de faire seulement le mariage, et qu'elle aviseroit après, de reste, à une dame d'honneur, dont elle ne manqueroit pas. Elle se tut tout court; M. le duc d'Orléans ne dit pas un mot, et je changeai sur-le-champ de discours. De ce moment jusqu'à la grande force[5] de l'affaire, elle ne me parla plus

1. Nous avons eu ci-dessus, p. 210, *éventer la mine*.
2. Les six derniers mots ont été ajoutés en interligne.
3. « On appelle le *saucisson de la mine* la mèche qui est enfermée dans de la toile, et qui est disposée pour mettre le feu à la mine » (*Académie*, 1718).
4. Avant *ils*, il y a un *et*, peut-être biffé.
5. Emploi de *force*, au sens de moment critique, de période le plus aigu. Littré cite un exemple de Duclos, peut-être de notre auteur.

de dames[1] d'honneur; mais, deux jours avant que je fisse la lettre dont il vient d'être parlé[2], elle dans son lit, et moi tête à tête avec elle, au milieu d'une conversation très importante sur le mariage : « Pour cela, interrompit-elle tout à coup en me regardant attentivement, si cette affaire réussit, nous serions trop heureux si nous avions Mme de Saint-Simon pour dame d'honneur. — Madame, lui répondis-je, votre bonté pour elle vous fait parler ainsi ; elle est trop jeune, et point du tout capable de cet emploi. — Mais pourquoi ? » interrompit-elle ; et se mit sur ses louanges en tout genre. Après l'avoir écoutée quelques moments, je l'interrompis à mon tour, en l'assurant qu'elle ne convenoit point à[3] cette place, et je me mis à lui en nommer d'autres les plus dans son intimité ou dans sa liaison[4]. A chacune elle trouvoit un cas à redire, que je combattois à mesure vainement. Sur une[5], entre autres, tout à fait son intime et aussi extrêmement de mes amies[6], elle me fit entendre qu'il y avoit eu un court espace de sa vie qui ne cadroit pas avec la garde d'une jeune princesse : je souris, et je dis que, par cela même, elle y étoit plus propre ; que rien n'étoit plus rare qu'une femme aimable sans galanterie, mais qu'il étoit si extraordinaire de n'en avoir eu qu'une seule en sa vie, conduite modestement, et finie sans retour ni rechute, que cela devoit tenir lieu d'un mérite fort singulier. Mme[7] la duchesse d'Orléans sourit à son tour : elle me répondit que rien n'étoit plus avantageusement tourné pour cette dame que ce que je disois,

1. Il y a bien *dames,* au pluriel, dans le manuscrit.
2. Ci-dessus, p. 225-228.
3. La préposition *à* est écrite deux fois, à la fin de la page 980 du manuscrit, et au commencement de la page 981.
4. Ces quatre derniers mots ont été ajoutés en interligne.
5. Avant *une,* il a biffé *un.*
6. Il s'agit certainement de la duchesse de Villeroy (ci-dessus, p. 200), dont Saint-Simon nous a raconté (tome VII, p. 54-56) la liaison passagère avec le comte d'Évreux.
7. Le manuscrit porte : *M.,* et non *Me.*

mais qu'il falloit que je lui avouasse aussi qu'une femme aimable qui n'avoit jamais eu ni galanterie ni soupçon étoit fort au-dessus de celle qui n'en avoit eu qu'une ; que c'étoit une chose encore bien plus rare, et que Mme de Saint-Simon étoit celle-là. Je convins de cette vérité ; mais je me rabattis tout court sur l'âge, le peu de capacité à cet égard, et je continuai tout de suite à lui en nommer un grand nombre, et elle de ne s'accommoder d'aucune. J'en pris occasion de la trouver aussi trop difficile, et de lui dire que, pour soulager sa mémoire et la mienne, je lui apporterois une liste de toutes les dames titrées, parce que je comprenois bien qu'avec l'étrange exemple, et si nouveau[1], des deux dames d'honneur de Madame[2], on n'en voudroit point d'autres pour une duchesse de Berry ; que, dans ce nombre, il étoit impossible qu'il ne s'en trouvât plusieurs très convenables, et qu'elle-même en demeureroit convaincue[3]. Cela dit, je changeai tout de suite de propos. Le lendemain, j'allai chez elle ma liste en poche, résolu de lui bien faire entendre que mes réponses n'étoient pas modestie, mais refus absolu civilement tourné. Je trouvai chez elle un très petit nombre de compagnie très familière ; mais il falloit le tête-à-tête pour reprendre les propos de la veille : je[4] tournai doucement la conversation sur le grand nombre de tabourets[5], je parvins naturellement à les faire nommer et, sous prétexte de soulager la mémoire, de tirer la liste de ma poche, disant, en regardant bien Mme la duchesse d'Orléans, que je l'y avois oubliée depuis quelques jours que j'en avois eu besoin. Je la lus, et la remis dans ma poche après lui avoir ainsi

1. *Nouveu* corrigé en *nouveau*.

2. La duchesse de Ventadour, à laquelle succéda la duchesse de Brancas (notre tome XI, p. 99-104).

3. L'encre change ensuite.

4. Avant *je*, il a biffé *mais*.

5. C'est-à-dire de duchesses et de princesses étrangères qui pou vaient s'asseoir sur des tabourets devant le Roi et les fils ou filles de France.

témoigné que je lui tenois promptement parole, autant que cela se pouvoit sans être seuls, résolu, après ce que je venois de faire, de ne remettre[1] pas ce[2] propos le premier avec elle, qui devoit bien entendre ce que je pensois là-dessus, et qui ne l'entendit que de reste, mais qui avoit résolu de ne le pas entendre. Ce redoublement d'attaque si vive, et si à découvert, me donna beaucoup d'inquiétude, et à Mme de Saint-Simon encore plus. Elle et moi abhorrions également une place si au-dessous de nous en naissance et[3] en dignité, et, bien que nous comprissions que l'orgueil royal n'y mettroit qu'une femme assise, nous ne voulions pas au moins que ce ravalement[4] portât sur nous : nous crûmes donc qu'il étoit à propos de prendre nos mesures de bonne heure, moi de parler net au duc de Beauvillier, et Mme de Saint-Simon à Mme la duchesse de Bourgogne, puisque d'en dire davantage à Mme la duchesse d'Orléans, après ce qui s'étoit passé avec elle, n'arrêteroit ni ses desirs ni ses pas, et ne serviroit, au contraire, qu'à la faire agir à notre insu et plus fortement.

Mesures pour éviter la place de dame d'honneur.

Cette résolution prise, je fis souvenir le duc de Beauvillier de ce que je lui avois dit il y avoit deux ans, lorsqu'on crut, et non sans quelque fondement, que M. le duc de Berry alloit épouser la princesse d'Angleterre[5]. Je lui exposai ce qui s'étoit passé entre Mme la duchesse d'Or-

1. Au sens de remettre sur le tapis. Comparez *remis* dans notre tome VII, p. 304.

2. Avant *ce*, Saint-Simon a biffé *avec elle*. — 3. *Et* est en interligne.

4. « Au figuré, abaissement » (*Académie*, 1718).

5. Louise-Marie Stuart (tome XII, p. 439). Notre auteur n'avait pas parlé de ce projet de mariage ; mais nous trouvons des allusions dans les lettres de Mme de Maintenon et de Mme des Ursins (recueil Bossange, tomes I, p. 181, et IV, p. 82) et une autre dans les *Mémoires de Sourches*, tome XII, p. 237, note. On eût pensé plus sérieusement à cette union, si la crainte de voir la jeune princesse appelée un jour au trône d'Angleterre n'en avait fait écarter le projet. Il en sera reparlé ci-après, p. 356 et p. 562.

léans et moi ; je lui réitérai mon éloignement et celui de Mme de Saint-Simon pour une telle place ; je l'assurai que, si on venoit jusqu'à nous la donner, nous la refuserions, et je le conjurai d'en détourner la pensée, si ceux qui ont, ou qui prennent droit de choisir, venoient à l'avoir, et qu'elle lui fût communiquée ; et il nous approuva, et me le promit. De retour à Versailles, nous contâmes notre fait au Chancelier sous le sceau de la confession [1], il fut bien étonné que le mariage en fût là. Il étoit aliéné de M. le duc d'Orléans [2] par le tissu de sa vie, et plus encore par son affaire d'Espagne ; il pensoit d'ailleurs sainement sur un mariage étranger : tellement qu'il me reprocha beaucoup d'avoir si utilement travaillé, et il ne s'apaisa qu'à peine lorsque je lui eus fait sentir combien, sans ce mariage, celui de Mlle de Bourbon étoit certain et imminent, fille comme Mademoiselle d'une bâtarde, ce qu'avec raison il ne pouvoit supporter. Il trouva que nous pensions [3] dignement de ne vouloir point de la place de dame d'honneur, et sagement, de prendre là-dessus des mesures de bonne heure. Mme la duchesse de Bourgogne continuoit sans interruption, depuis bien des années, de témoigner une amitié solide à Mme de Saint-Simon, dont elle lui avoit toujours donné des marques [4]. Le Chancelier approuva fort que, les choses en cet état, elle s'adressât à elle : Mme de Saint-Simon lui fit donc demander une audience de façon que cela fût ignoré, s'il étoit possible, et, pour en mieux tenir le secret, elle se servit de Mme Quantin, première femme de chambre [5], plutôt que des

1. « On dit figurément *confier quelque chose sous le sceau de la confession,* pour dire à condition que le secret en sera inviolable » (*Académie,* 1718).

2. Expression déjà relevée dans le tome V, p. 175.

3. *Pension,* au manuscrit.

4. Voir particulièrement notre tome XVIII.

5. Tome III, p. 159. On a vu, dans les tomes XII, p. 275, et XIII, p. 326-329, quel rôle cette femme joua entre Maulévrier et la duchesse de Bourgogne. Très adroite, elle avait réussi à placer grassement tous

dames du palais si fort de nos amies[1], dont nous voulûmes éviter la curiosité. L'audience fut aussitôt accordée que demandée. Mme de Saint-Simon se rendit chez Mme la duchesse de Bourgogne à onze heures du matin, comme elle sortoit de son lit, qui, à l'instant, la fit entrer dans son cabinet, et asseoir sur un petit lit de repos[2] auprès d'elle. Après le premier compliment, Mme de Saint-Simon lui dit qu'étant toute sa ressource, et toujours sa ressource éprouvée, elle venoit à elle lui demander une grâce avec confiance, mais avec instance de n'en être pas refusée; qu'elle avoit balancé longtemps, mais que, la chose pressant, et ne pouvant craindre de manquer à la[3] fidélité du secret, puisqu'il s'agissoit d'un mariage qu'elle-même desiroit et faisoit.... A ces mots, Mme la duchesse de Bourgogne l'interrompit en l'embrassant avec empressement[4]: « Le mariage de M. le duc de Berry, dit-elle, et vous voulez être dame d'honneur? J'y ai déjà pensé. Il faut que vous la soyez. — C'est justement de ne la pas être que je viens vous demander. » A cette repartie, on ne peut rendre quel fut l'étonnement de Mme la duchesse de Bourgogne[5]. Après un moment de silence, elle demanda

Audience de Mme la duchesse de Bourgogne à Mme de Saint-Simon *, sur la place de dame d'honneur.

ses enfants, et son dernier fils, la Corbière, était premier valet de garde-robe du duc de Berry depuis la fin de 1707 (*Sourches*, tome X, p. 437).

1. Les trois sœurs Noailles, et surtout Mme de Nogaret.

2. Tome XVIII, p. 303.

3. *A la* est en interligne, au-dessus de *de*, biffé.

4. Il n'y a pas de guillemets aux deux phrases qui suivent.

5. Dans la *Notice sur la maison de Saint-Simon* (tome XXI et supplémentaire de l'édition de 1873, p. 119), le récit est beaucoup plus bref: « Longtemps avant qu'on en fût là (à la déclaration du mariage), Saint-Simon avoit été fort sondé pour la place de dame d'honneur pour sa femme, et toujours il avoit éludé; mais la duchesse de Saint-Simon fut trouver Mme la duchesse de Bourgogne un matin, dans son cabinet, à qui elle demanda en grâce de lui parer une place qui ne convenoit ni à son mari ni à elle. La discussion fut longue, et tendre de la part de la princesse, qui la vouloit là comme un degré pour venir à elle, et pour y avoir, en attendant, quelqu'un avec qui elle étoit

* Les mots *à Me de S. Simon* ont été ajoutés en interligne.

la raison d'un éloignement qui la surprenoit tant, et lui dit à quel point elle en étoit étonnée. Mme de Saint-Simon répondit que peut-être lui paroîtroit-il étrange qu'elle prît ainsi des devants auprès d'elle sur une chose dont l'occasion n'existoit pas encore, et sur une place qu'elle seroit plus éloignée que personne de[1] croire qu'on la lui voulût donner ; que, pour l'occasion, elle étoit instruite par moi, si avant dans l'affaire, de l'état si prochain auquel elle se trouvoit ; que, sur la place, elle ne pouvoit pas douter que Mme la duchesse d'Orléans ne l'y desirât par tout ce qu'elle m'avoit dit, dont elle lui conta le détail ; que, ne craignant donc pas de parler à faux sur l'un ni sur l'autre, ni de s'adresser mal sur tous les deux, elle venoit à elle lui demander à temps, et avec toute l'instance dont elle étoit capable, de lui éviter une place dont je ne voulois point, et elle beaucoup moins encore ; que tout son desir étoit borné à une place de dame du palais auprès d'elle ; qu'elle avoit tout son cœur et tout son respect ; qu'elle ne pouvoit regarder une autre qu'elle, ni souffrir d'être mise ailleurs, et que, si elle ne devenoit point dame du palais, elle seroit contente, et heureuse de demeurer à lui faire sa cour, pourvu qu'elle n'eût point d'attachement ailleurs. Mme la duchesse de Bourgogne lui fit là-dessus toutes les amitiés imaginables. Elle lui dit ensuite que c'étoit par amitié pour elle, et par intérêt pour soi, comptant sur son attachement avec goût et confiance, qu'elle avoit aussitôt pensé à elle pour dame d'honneur dès[2] qu'elle avoit vu le mariage en apparence de se faire ; que, cette belle-sœur, fille de M. et de Mme d'Orléans, étant de sa main et de son choix, elle comptoit vivre beaucoup avec elle, par conséquent vivre beau-

à son aise ; mais enfin, après avoir plaidé longtemps pour persuader la duchesse, elle lui promit de la servir à son gré, quoique fort à contre-cœur. »

1. *De* surcharge l'abréviation de *que*.
2. *Dès* est en interligne.

coup avec celle qui sera[1] sa dame d'honneur, avoir avec elle un particulier de confiance nécessaire sur mille choses ; qu'une dame d'honneur avec qui elle ne seroit pas fort libre la contraindroit donc beaucoup, et qu'une sur l'attachement véritable de qui elle ne pourroit pas compter l'embarrasseroit continuellement ; que, dans cette vue, elle avoit jeté les yeux sur elle, comme la seule convenable à cette place qui eût ces qualités à son égard ; que, pour ce qui étoit de dame du palais, il étoit vrai que cela ne lui conviendroit plus après avoir été dame d'honneur de la duchesse de Berry, mais que la duchesse du Lude, déjà si infirme, n'étoit point éternelle, qu'elle la pourroit très bien et très dignement remplacer[2], qu'elle le souhaitoit passionnément, et que, dans cette vue encore, elle avoit songé à la faire dame d'honneur de la duchesse de Berry, pour ôter par là l'obstacle de sa jeunesse, et l'approcher cependant du Roi, s'il lui falloit bientôt, à elle, une autre dame d'honneur. Après les remerciements, Mme de Saint-Simon répondit, sur le fait de sa dame d'honneur, que l'autre place l'en éloigneroit plutôt que de l'en approcher, et, sur ce que Mme la duchesse de Bourgogne lui répliqua avec vivacité qu'elle vouloit bien qu'on sût, et la duchesse de Berry la première, quand il y en auroit une, qu'une duchesse de Berry étoit faite pour lui céder ses dames quand il lui plairoit de les vouloir prendre, Mme de Saint-Simon lui représenta que, si elle ne s'acquittoit pas de l'emploi suivant ce qu'on attendroit d'elle, ce seroit une exclusion pour la première place ; que, si, au contraire, elle y réussissoit, ce seroit une raison de l'y laisser ; qu'ainsi, à tous égards, elle ne pouvoit entrer dans la pensée que cette place lui pût servir à en avoir une à laquelle elle n'avoit jamais osé songer, s'étant toujours bornée à lui être plus particulière-

1. Il y a bien *sera*, et non *seroit*, comme plus affirmatif.

2. Comparez encore la *Notice du duché de Saint-Simon*, dans le tome XXI et supplémentaire de l'édition de 1873, p. 105.

ment attachée par une place de dame du palais. Elle se rabattit ensuite sur son incapacité, que Mme la duchesse de Bourgogne releva par toutes sortes de marques d'estime : sur quoi, Mme de Saint-Simon lui représenta fortement la différence extrême de se bien acquitter des fonctions de dame d'honneur auprès d'elle, à qui, à présent, il n'étoit plus question de rien dire, mais seulement de la bien faire servir et de la suivre, ou auprès d'une princesse de moins de quinze ans dont il faudroit devenir la gouvernante et répondre de sa conduite à tant de différentes personnes et au public; qu'elle ne se sentoit ni force ni capacité pour bien remplir tous ces différents devoirs, et moins encore d'humilité pour en essuyer le blâme ; que, si elle avoit le bonheur de se conduire elle-même au gré du monde, et d'une manière qu'on la jugeât capable d'en bien conduire une autre, elle redoutoit si fort le poids de cette attente, que, trop contente de cette opinion qu'on vouloit bien avoir d'elle, elle s'en vouloit tenir là sans hasard ; que d'ailleurs, outre son invincible répugnance à gouverner et à contredire, comme il ne se pouvoit éviter[1] qu'il n'y eût bien des choses à dire et à faire faire à un enfant contre son goût, elle ne pouvoit se résoudre à passer pour sotte, si elle ne faisoit faire ce qu'il faudroit, ni, en le faisant, à devenir la bête[2] de la princesse auprès de qui elle seroit[3] mise, et qu'elle ne s'y résoudroit jamais. Mme la duchesse de Bourgogne n'oublia rien, avec tout l'art et l'esprit possible, pour combattre ces raisons, et finalement lui dit que, Mademoiselle ayant père et mère et grand mère à la cour, et elle par-dessus eux tous, ils se chargeroient de sa conduite et de celle de sa dame d'honneur. Après quantité de raisonnements, Mme de Saint-Simon tint ferme : elle lui avoua qu'elle craignoit encore

1. *Eviter* est en interligne, au-dessus de *faire*, biffé, et, plus loin, *n'y* corrige *ne*.

2. Locution déjà relevée dans le tome XVII, p. 342.

3. *Seroit*, oublié, a été ajouté en interligne.

que, si, en exécutant ses ordres sur la conduite de la princesse et sur la sienne, elle se brouilloit avec la future duchesse de Berry, elle n'en fût que peu approuvée, et que, la princesse ensuite en faisant mieux, ou tournant les choses d'une autre façon auprès d'elle, elle-même enfin, par douceur, par complaisance, par amitié pour Madame sa belle-sœur, ne vînt à la blâmer elle-même, et à se refroidir d'estime et de bonté pour elle. A cette nouvelle difficulté, Mme la duchesse de Bourgogne opposa les protestations d'un côté, les reproches, de l'autre, de la croire capable de cette foiblesse et de cette légèreté. Après avoir fort insisté là-dessus, elle mit le[1] doigt plus particulièrement sur la lettre, et fit entendre qu'elle comprenoit bien qu'elle et moi trouvions cette place au-dessous de nous : sur quoi Mme de Saint-Simon s'étant modestement et brèvement étendue, Mme la duchesse de Bourgogne lui dit qu'il falloit vivre selon les temps ; que d'ailleurs, quant à présent, elle et sa belle-sœur seroient égales en rang et en toutes choses. Et, après avoir quelque temps battu[2] là-dessus, et avoué pourtant[3] ce que Mme de Saint-Simon en avoit dit, elle lui représenta notre situation à la cour, les ennemis que j'y avois, les espèces de disgrâces que j'avois essuyées, avec combien de temps et de peine j'en étois sorti, que cette place y seroit un puissant bouclier, un chemin facile de me mieux faire connoître, d'être plus approché du Roi, assuré des agréments de toutes les sortes. Elle s'étendit fort sur ces avantages qu'un homme de mon esprit pouvoit solidement pousser. Elle ajouta qu'il étoit flatteur que j'eusse été choisi pour l'ambassade de Rome à l'âge où j'étois lors de ce choix, et elle, au sien, regardée comme si convenable à la place dont il étoit à présent question, la première de la cour à remplir puisque celle

1. Avant *le*, Saint-Simon a biffé *plus*.
2. *Battre* est employé au même sens que *battre le chemin* dans notre tome XVIII, p. 329.
3. Les lettres *ur* surchargent *rt*.

d'auprès d'elle n'étoit point vacante ; qu'on savoit si fort que nous ne voulions point aller à Rome, que cela, joint avec notre dégoût pour la place de dame d'honneur dont il s'agissoit, irriteroit le Roi, et lui feroit demander avec justice ce que nous voulions donc, puisque les deux premiers et plus considérables emplois[1] pour homme et pour femme, enviés et desirés de toute la cour en tout âge, ne nous sembloient pas convenables à nous, et dans la situation d'âge et de fortune où nous nous trouvions ; que l'envie et la jalousie du monde en crieroit encore bien plus haut contre nous ; qu'enfin nous nous avisassions bien, et que nous comprissions qu'un refus ne se pardonnoit point et nous romproit le cou[2] pour jamais. Après les remerciements proportionnés à la bonté avec laquelle elle entroit dans toute la discussion de cette affaire, Mme de Saint-Simon convint qu'un refus nous noieroit en effet sans retour ; que c'étoit aussi pour l'éviter qu'elle s'adressoit à elle, puisque, enfin, nous étions fermement résolus au refus, si les choses en venoient là. Après quelques autres propos plus généraux, Mme la duchesse de Bourgogne lui dit qu'elle ne voyoit point d'autre dame d'honneur à faire qui convînt, non seulement à elle, mais à la place. Et le tout, après beaucoup d'amitiés, se termina à promettre enfin à Mme de Saint-Simon qu'elle tâcheroit d'empêcher que la place lui fût offerte, puisqu'elle et moi étions si obstinés au refus, qu'elle ne comprenoit pas ; que, néanmoins, il pourroit bien arriver que la chose se feroit sans elle, ou que, se faisant avec elle, elle ne seroit pas maîtresse de rien empêcher, mais qu'elle promettoit de bonne foi d'y faire tout son possible, encore que ce fût contre son goût et contre son sentiment. Après une audience si favorable et si longue, car elle dura jusqu'après midi et demi, Mme de Saint-Simon sortit du cabinet, et

1. La première lettre d'*emplois* surcharge l'abréviation p^r.

2. Locution figurée que nous avons déjà relevée ci-dessus, p. 13, et qui reviendra encore ci-après.

trouva la toilette[1] dans la chambre, et des dames qui attendoient à y faire leur cour, dont elle fut bien fâchée, surtout des dames du palais de nos amies intimes qui s'y trouvèrent; mais nous tînmes bon au secret, qui, par sa nature, n'étoit pas le nôtre. Mme de Saint-Simon me fit le récit de son audience, de laquelle nous fûmes bien contents, persuadés tous deux que Mme la duchesse de Bourgogne arrêteroit Mme la duchesse d'Orléans, que le choix ne se feroit pas sans la première, que, sûre comme elle étoit et ayant donné sa parole, elle la voudroit et la pourroit tenir : tellement que, dans une pleine et juste espérance d'avoir de toutes parts écarté le danger, et les princes n'ayant pas accoutumé de prendre les gens par force pour des places après lesquelles tant d'autres ne sont pas honteux de soupirer même en public, nous[2] comptâmes en être en repos. Nous n'avions en effet oublié aucune des voies possibles de détourner cette place de nous, aucun des meilleurs, des plus forts, des plus directs moyens à pouvoir employer d'avance, mais à temps. Ainsi rendu au calme et à la liberté d'esprit, je me rendis aussi aux soins de ne pas laisser refroidir ce qui avoit été si bien reçu sur le mariage, ni les mouvements, tous si justes et si bien ensemble de notre part, pour le brusquer, tandis que Madame la Duchesse et les siens, si sûrs de Monseigneur et si peu avertis de nos menées, vivoient dans une parfaite sécurité.

Situation personnelle de Mme la duchesse d'Orléans avec Monseigneur, guères meilleure que celle de M. le duc d'Orléans.

Dès la fin du voyage de Marly, l'embarras du Roi sur Monseigneur, grand et de bonne foi, nous avoit fort embarrassés nous-mêmes. Il s'agissoit d'un mariage pour le fils de Monseigneur, d'un mariage domestique et particulier où le bien de la paix, ni l'honneur ou l'avantage de l'État n'avoit aucune part, conséquemment où un père de cinquante ans devoit en avoir davantage. On a vu combien, personnellement, il étoit éloigné de vouloir du bien à

1. Les femmes de chambre et les ustensiles de toilette tout prêts.
2. L'abréviation *n*s corrige le commencement de *no*[*us*].

M. le duc d'Orléans, et à quel point il étoit livré à ceux dont le double intérêt étoit d'entretenir et d'augmenter cette aversion, et quel étoit ce double intérêt[1]. Maintenant il faut dire que Mme la duchesse d'Orléans n'étoit guères mieux avec lui de son propre chef, avec cette différence de Monsieur son mari que c'étoit par sa pure faute, et par ces sortes de fautes qui se font le plus sentir : c'est ce qu'il faut expliquer. Monseigneur, très refroidi avec Mme la princesse de Conti, dont l'ennui et l'aigreur le mettoit en continuel malaise[2], ne savoit que devenir parce que ces princes-là, et lui plus que pas un, n'ont pire lieu à se tenir que chez eux. D'Antin, je parle de loin[3], qui avoit peut-être meilleure opinion de Mme la duchesse d'Orléans que de Madame la Duchesse, voulut le tourner vers la première, et, dans l'espérance de recueillir de sa reconnoissance les fruits d'une liaison si avantageuse pour elle, il n'oublia rien pour la former. Monseigneur ne pouvoit guère se délivrer du réduit continuel qu'il s'étoit fait chez Mme la princesse de Conti depuis tant d'années[4], dont l'affaire de Mlle Choin[5] venoit de bannir toute la confiance et la douceur, qu'en se faisant un autre réduit chez une des deux autres bâtardes, et il ne lui importoit pour lors chez laquelle des deux, moins conduit en tout par son choix que par le hasard ou par[6] l'impulsion d'autrui. Mme la duchesse d'Orléans[7], qui auroit dû être charmée d'une si heureuse conjoncture, ivre de sa grandeur et de sa paresse de corps et d'esprit, ne vit que de l'ennui, des complaisances, des amusements à donner, des mou-

1. Tome XVIII, p. 63-64 et 71-72, et ci-dessus, p. 191 et 212.
2. En dernier lieu, au tome XVI, p. 259.
3. De 1695, lorsque l'affaire de M. de Clermont et de la Choin commença à éloigner Monseigneur de la princesse de Conti : notre tome II, p. 183 et suivantes.
4. Voyez, en dernier lieu, le tome XVIII, p. 321.
5. Tome II, p. 183.
6. Ce *par* est en interligne.
7. Les mots *d'Orl.* ont été ajoutés en interligne.

vements de corps à essuyer pour des parties de chasse, d'Opéra et de petits voyages. Elle devenoit, non plus la divinité qu'on alloit adorer, mais la prêtresse d'une divinité supérieure dont sa maison deviendroit le temple. Son orgueil ne put s'y ployer, peut-être moins que sa paresse. Son dédain ferma son esprit à toute politique et à toute vue d'un futur[1] que l'âge et la santé du Roi montroient fort éloigné ; point d'enfants à établir, au-dessous d'elle de penser aux besoins de l'avenir. Elle fut sourde aux cris de d'Antin, et si froide aux avances réitérées de Monseigneur, tant de langueur[2] et de négligence à le recevoir chez elle, qu'il s'en aperçut bientôt avec un dépit qu'il n'oublia jamais, et se livra à Madame la Duchesse, qui le reçut avec les Grâces, les Jeux et les Ris[3], et qui ne songea qu'à profiter d'une si bonne fortune par se lier Monseigneur de façon qu'elle se rendît en tout maîtresse de son temps et de son esprit, et y réussit de la manière la plus complète. Ainsi Mme la duchesse d'Orléans fit à sa sœur, avec qui alors elle n'étoit point encore mal, un présent volontaire de l'intimité parfaite qui se lia entre Monseigneur et elle, ouvrit la porte à son triomphe et à tout ce qui en sortit après contre elle, en se la fermant à elle-même, et croupit longues années sur son canapé[4], non seulement sans regret d'une faute si démesurée, mais avec un orgueilleux et dédaigneux gré de l'avoir commise. Il ne tint encore, après, qu'à elle de se rapprocher de Monseigneur chez[5] Madame la Duchesse, où, à son refus, d'Antin l'avoit tout à fait jeté ; mais les mêmes misérables raisons qui l'avoient empêchée de le vouloir chez elle, quelque dépit aussi de voir sa sœur en profiter, l'en détournèrent encore. L'éloignement, puis l'inimitié des deux sœurs vint ensuite, et se combla enfin par les occa-

1. *Futur* est en interligne, au-dessus d'*avenir*, biffé.
2. Elle montra tant de langueur.
3. Nous donnerons une note aux Additions et corrections, p. 52.
4. *Idem.* — 5. *Mgr chez* surcharge *Me la.*

sions qui naquirent, et dont j'ai touché quelques-unes[1], et où Monseigneur, tout à sa façon pesante et indolente, ne fut pas tout à fait neutre. Ainsi Mme la duchesse d'Orléans se vit réduite à continuer, par raison et par nécessité, ce [que ce] qu'on ne peut s'empêcher de nommer folie lui avoit fait commencer. Dans cette situation de M. et de Mme la duchesse d'Orléans, chacune à part, et ensemble, si fâcheuse avec Monseigneur, je ne cessois de pourpenser à part moi[2] quels pourroient être les moyens d'émousser dans ce prince tant de pointes hérissées, et de le rendre capable de se ployer volontairement au mariage de la fille de deux personnes dont il étoit si fortement aliéné. Je sentis l'extrême danger de démarches qui, d'elles-mêmes[3], avertiroient la cabale contraire de penser à soi et à Mlle de Bourbon. D'autre part, l'affaire commençoit imperceptiblement à pointer[4] par tous les mouvements qui ne s'étoient pu cacher à Marly, et je fus bien étonné que, rencontrant le premier écuyer, avec qui j'étois fort libre, dans la porte de l'antichambre du Roi dans la galerie, une après-dînée qu'il n'y avoit personne, il m'arrêta, me dit qu'il y avoit des compliments à me faire, et qu'on savoit bien que je faisois le mariage de Mademoiselle avec M. le duc de Berry. J'en sortis par hausser les épaules, couper court, et admirer les beaux bruits. De bruits, il n'y en avoit pas le moindre ; c'étoit transpiration[5] à un homme toujours fort informé[6], que j'eus grand peur qui ne perçât plus loin, qui

1. Voyez tome II, p. 181-182, et, plus récemment, tome XVI, p. 260 et 264.

2. « Façon de parler adverbiale : en moi-même, tacitement ; il est bas » (*Académie*, 1718). — Saint-Simon écrit : *à par moy*. Cette locution s'est déjà rencontrée dans nos *Mémoires*, et reviendra ci-contre, p. 252.

3. *Elles*, au pluriel, et *mesme* au singulier.

4. Ci-dessus, p. 211-212. C'est seulement le 31 mai que Dangeau dit (p. 167) : « Il se répand un bruit sourd que le Roi va faire le mariage de Mgr le duc de Berry avec Mademoiselle. » Le mariage fut déclaré deux jours après.

5. Tomes IX, p. 166, et XVII, p. 427, et ci-après, p. 270.

6. Dans la *Notice sur la maison de Saint-Simon* (tome XXI de

nous fut un nouveau motif de serrer la mesure[1]. Je ne pus me persuader que le Roi bâclât l'affaire, de lui à Monseigneur, avec tant d'autorité, et si court, que Madame la Duchesse et les siens n'eussent le temps de se tourner, et je ne trouvois pas, sans de pernicieux écueils, la manière de marier le fils de Monseigneur malgré un tel père, si ce père, aigri de lui-même, et violemment poussé par tous ceux qui pouvoient tout sur lui, augmentoit tacitement son ressentiment par un consentement forcé. Je[2] n'étois pas à dire mon avis avec colère à Mme la duchesse d'Orléans sur sa conduite à l'égard de Monseigneur, et sa manière conséquente[3] d'être avec lui, qu'elle-même m'avoit racontée.

Projet d'approcher M. et Mme la duchesse d'Orléans de Mlle Choin. Curieux tête-à-tête là-dessus, et sur la cour intérieure de Monseigneur, entre Bignon, ami intime de la Choin, et moi.

Venant, à part moi, à l'examen des personnages de la cabale opposée pour voir à en détacher quelqu'un qui pût nous servir puissamment auprès de Monseigneur, je considérai que d'Antin, si intimement uni à Madame la Duchesse par tant de liens anciens et nouveaux, et par une si grande conformité de vie, de mœurs et d'esprit[4], n'étoit pas l'instrument qu'il nous falloit, Mlle de Lillebonne et sa sœur encore moins, avec tout ce qu'on a vu ici plus d'une fois de leurs vues, de leurs hautes menées, et de leurs vastes projets[5]. Enfin, je ne vis de ressource, s'il y en pouvoit avoir, qu'en Mlle Choin, qui eût assez de

l'édition de 1873, p. 119), il avait dit : « On ne sait comment les choses transpirent. Deux jours après la résolution prise, on retourna à Versailles ; dès le lendemain, le premier écuyer rencontrant le duc de Saint-Simon dans la galerie : « Monsieur, lui dit-il tout bas avec un « air sournois, voilà un grand mariage ; je vous en fais mon compli« ment, car c'est vous qui l'avez fait. » Celui-ci cacha comme il put l'excès de sa surprise, ignora tout, et passa chemin. »

1. Expression déjà rencontrée dans le tome V, p. 150.

2. Avant *je*, il y a un *et* biffé.

3. Le *Dictionnaire de l'Académie* de 1718 ne donnait pas *conséquent* comme adjectif. Littré cite le présent passage de notre auteur.

4. Tome XVIII, p. 10, etc.

5. En dernier lieu, *ibidem*, p. 10, 11, etc.

pouvoir sur Monseigneur, et assez d'indépendance de la cabale, et de Madame la Duchesse même, pour oser entreprendre, si elle le vouloit, de le rendre plus accessible au mariage de Mademoiselle, et je crus qu'il ne seroit peut-être pas impossible de le lui faire vouloir, en lui faisant sentir qu'il y alloit de son intérêt. Je conçus donc le dessein de traiter cette matière en la tâtant d'abord, puis en l'approfondissant plus ou moins selon que j'y verrois jour, mais sans m'ouvrir du tout sur le mariage, avec Bignon, intendant des finances, le plus intime ami et confident qu'eût la Choin, et fort le mien[1], duquel je m'étois déjà servi utilement en contre-poison auprès d'elle, et par elle auprès de Monseigneur, lorsque l'affaire de Mme de Lussan me brouilla avec Madame la Duchesse[2]. Je proposai ce dessein à Mme la duchesse d'Orléans, qui le goûta fort, à M. le duc d'Orléans ensuite, qui l'approuva aussi. Tous deux le discutèrent, puis moi avec eux : ils jugèrent qu'à tout le moins la tentative n'étoit qu'honnête et respectueuse de leur part, qu'il n'y avoit rien à risquer en s'y conduisant sagement, que le temps pressoit : ils me donnèrent donc toute commission de parler en leur nom. Ainsi, je vis Bignon dans cette chambre que le Chancelier son oncle[3] m'avoit forcé de prendre chez lui au château[4], et là, tête à tête, je l'entretins des brigues et des cabales qui partageoient la cour. Je le mis sur celles de la cour intime de Monseigneur. Comme de moi à lui, je lui parlai sur le peu de retour que M. le duc d'Orléans sentoit avec tant de peine de Monseigneur à lui. Je lui vantai en même temps celui du Roi et celui de Mme de Maintenon vers lui, qui devenoit tous les jours plus intime. Je lui dis que

1. Tome XVIII, p. 8 et 43.

2. Tomes XV, p. 67 et suivantes, et XVIII, p. 387 et 420. Jusqu'ici il n'a pas dit avoir usé de l'influence de Mlle Choin.

3. La mère de ce Bignon était Suzanne Phélypeaux, sœur du Chancelier.

4. Tome XVIII, p. 4 et 296.

M. et Mme la duchesse d'Orléans avoient une estime infinie pour Mlle Choin; qu'il étoit vrai que leur respect pour Monseigneur y entroit bien pour quelque chose, mais qu'il étoit vrai aussi que tout ce qui paroissoit et revenoit de la conduite si sage, si mesurée, si unie de cette personne, la manière si soumise [1] et si intime avec[2] laquelle elle entretenoit Monseigneur avec le Roi donnoit d'elle une haute opinion, et allumoit en M. et Mme la duchesse d'Orléans un desir sincère de la voir et de devenir de ses amis; que je savois combien soigneusement elle évitoit l'éclat et le monde, mais qu'ayant bien voulu lier dans les derniers temps avec feu M. le prince de Conti quoiqu'il[3] en fût, à l'extérieur, si mal avec le Roi, et de plus si bien avec Madame sa belle-sœur[4], il seroit encore plus convenable que Mlle Choin voulût bien lier avec M. et Mme la duchesse d'Orléans, maintenant si unis et si bien avec le Roi et avec Mme de Maintenon, avec laquelle elle étoit si bien elle-même[5]. Bignon me répondit, en tâtant, par les mesures infinies d'obscurité et de dégagement que Mlle Choin gardoit. Je n'étois pas à savoir en combien de choses elle entroit, avec quelle liberté elle tenoit chez elle, en sa petite maison de la rue Saint-Antoine[6], cour plénière[7] de ce qu'il y avoit de plus important, où n'étoit pas admis qui vouloit, mais par goût et par choix des personnes, et non par crainte d'en trop voir; mais ce n'étoit pas le cas de dispu-

1. L'initiale de *soumise* surcharge une autre lettre.
2. *Avec* surcharge *dont*.
3. Avant *quoyque*, Saint-Simon a biffé *luy*.
4. La princesse douairière de Conti : voyez tome XVII, p. 132.
5. Tome XVII, p. 422 et suivantes.
6. Tomes XI, p. 43, et XIV, p. 396.
7. « *Cour plenière* se disoit autrefois des assemblées solennelles que les grands princes tenoient ou le jour de quelque grande fête, ou lorsqu'ils vouloient faire quelque magnifique tournoi ; on dit à une personne chez qui l'on trouve plus de monde, plus grande compagnie qu'à l'ordinaire : *Vous tenez aujourd'hui cour plenière* » (*Académie*, 1718).

ter et de contredire : j'entrai donc avec docilité dans ce qu'il voulut, pour ne pas choquer un esprit plein et médiocre au plus[1], duquel seul je pouvois me faire un instrument. Par cette méthode, je le conduisis peu à peu à l'aveu de diverses choses, et singulièrement à la part entière que cette fille avoit eue en tout ce que Monseigneur avoit fait auprès du Roi contre Chamillart[2], sans quoi, me dit-il, ce ministre n'eût jamais été chassé de sa place[3]. De ce que[4] Bignon me dit qu'elle s'étoit conduite de la sorte de concert avec Mme de Maintenon, j'en pris thèse[5] pour lui représenter que, Mme de Maintenon aimant tendrement Mme la duchesse d'Orléans, et protégeant sincèrement M. le duc d'Orléans à cette heure, rien ne seroit plus convenable à Mlle Choin que de se prêter aux desirs d'amitié dont Mme de Maintenon lui donnoit l'exemple après le Roi même, si parfaitement revenu sur son neveu ; que j'irois plus loin avec lui, qui étoit mon ami, en faveur de son amie ; que je pouvois l'assurer qu'en cela elle feroit chose agréable au Roi, et qui le seroit infiniment à Mme de Maintenon, et que, pour n'avoir nulle réserve avec lui, je ne balancerois pas à épuiser la matière. Je lui dis donc que l'union présente de Mlle Choin avec Madame la Duchesse, et celle de toutes deux avec Mlle de Lillebonne et Mme d'Espinoy et tout ce côté-là, n'étoit qu'apparente, et ne pouvoit subsister au delà du règne sous lequel nous étions ; que tous ensemble aspiroient à gouverner un prince qui, n'étant que Dauphin, les faisoit tous compatir[6] dans la vue de se soutenir et de ne se commettre point à une lutte prématurée, mais qui éclateroit à l'instant

1. « Façon de parler adverbiale pour marquer le plus grand excès » *(Académie)*.
2. Le *C* de *Chamillart* surcharge un *c*. — 3. Tome XVII, p. 422-431.
4. *Que* est en interligne. — 5. Tome XVIII, p. 357.
6. « *Compatir* se dit aussi des personnes et des choses qui conviennent l'une avec l'autre » *(Académie*, 1718). Nous avons eu *compatir avec quelque chose* dans le tome VI, p. 311.

que, ce prince devenu roi, chacune alors voudroit saisir le timon[1]. Je m'étendis ensuite à mon gré sur les deux Lorraines, tant pour le pomper[2] que pour lui en donner, et par lui à son amie, les plus sinistres pensées, qui néanmoins étoient vraies et solides, et radicalement telles. Je n'eus pas été bien loin là-dessus, qu'il sourit, et me dit que, pour celles-là, Mlle Choin les connoissoit bien à peu près telles que je les lui dépeignois, qu'elle vivoit avec elles avec tous les dehors d'amitié, et de cette liaison ancienne qu'il n'étoit pas à propos de rompre, mais que, bien convaincue des retours qu'elle en devoit attendre en leur temps, il y en avoit déjà beaucoup qu'il n'y avoit plus de confiance réelle, et que son amie se précautionnoit; qu'ainsi il étoit inutile de lui en dire là-dessus davantage, puisqu'il les connoissoit bien, et son amie encore mieux, et dans le sens dont je lui en parlois. Dilaté[3] à l'extrême en moi-même sur un si précieux chapitre, et sûr d'un sentiment si important quoique[4] j'en eusse déjà soupçonné quelque chose par l'évêque de Laon[5] frère de Clermont perdu pour la Choin lorsqu'elle[6] fut chassée par Mme la princesse de Conti[7], je tournai court où j'en voulois : je me mis sur Madame la Duchesse, mais avec mesure, pour ne pas décréditer par une apparence de haine ce que je voulois persuader ; je pris le même tour que j'avois pris sur les deux Lorraines, et, avec la même vérité, je dis que Monseigneur devenu roi allumeroit dans le courage de Madame la Duchesse une telle volonté de gouverner seule, et si violente, que depuis longtemps elle se mettoit en tout devoir de pouvoir satisfaire, et qui commençoit bien déjà à transpirer ; que vai-

1. Expression déjà rencontrée dans le tome XI, p. 41, de même que l'idée exprimée ici a été répétée en dernier lieu dans notre tome XVIII, p. 18.

2. Tome XVII, p. 162. — 3. Tome XVIII, p. 339.

4. Ici, l'encre change dans le manuscrit.

5. Louis-Anne de Clermont-Chaste : tome IX, p. 10.

6. *Lors de sa* corrigé par surcharge en *lorsqu'elle*.

7. Rappelé ci-dessus, p. 249, à propos de d'Antin.

nement Mlle[1] Choin prétendroit-elle pouvoir[2] modérer autrement qu'en lui en ôtant les moyens; que, par une familiarité et un empire que de jour en jour elle acquéroit plus grands[3] sur Monseigneur, joints aux avantages de son rang, elle se rendroit très dangereuse à Mlle Choin, quelle que pût être cette fille à l'égard de Monseigneur; qu'il pouvoit se souvenir de ce que je lui avois[4] dit, il y avoit déjà longtemps[5], de l'attaque contre elle faite à Monseigneur par cette princesse avec tant d'audace, quoique avec peu de succès, qui manifestoit bien ses plus secrètes pensées, et que Mlle Choin avoit et auroit en elle la plus redoutable ennemie qu'elle trouveroit[6] jamais, que[7] le grand intérêt de gouverner seule lui rendroit telle, quelques mesures qu'elle prît, et qu'elle crût prendre avec elle. Bignon se souvint très bien du fait que je lui avois raconté autrefois, et qu'il me dit alors avoir rendu à son amie, sur laquelle il avoit fait impression dans[8] ce temps-là; mais il me dit cependant[9] que Mlle Choin comptoit absolument sur l'amitié de Madame la Duchesse, dont elle croyoit pouvoir ne pas douter, qu'il ne croyoit pas lui-même qu'elle s'y trompât, ni qu'elle en pût être séparée, convenant cependant avec moi de la solidité de ce que je lui représentois de tant de volonté et de tant d'avantages dans cette volonté de gouverner absolument, et par conséquent seule, dans Madame la Duchesse, aussitôt que la couronne tomberoit sur la tête de Monseigneur; et, dans cet aveu, je crus entrevoir que le cœur de Mlle Choin avoit moins de part à cette liaison intime

1. Avant *Mlle*, il a biffé un second *vainemt*.
2. Avant *pouvoir*, il a biffé *de*.
3. Il y a *grd*, au singulier, dans le manuscrit, et, plus loin, *jointes*.
4. Le manuscrit porte : *avoit*.
5. Cette conversation n'est pas rapportée dans les *Mémoires*.
6. Avant *trouveroit*, il a biffé *auroit*, surchargé en *trouver*[*oit*].
7. Avant *que*, il y a un *et* ajouté en interligne, puis biffé.
8. *Dans* surcharge *alors*.
9. La première lettre de *cependant* surcharge l'abréviation de *que*.

avec Madame la Duchesse, que l'esprit, qui, sentant l'attachement incroyable de Monseigneur pour cette sœur, que Bignon me releva beaucoup, ne croyoit pas qu'il fût sûr pour elle de lui laisser naître aucun soupçon sur leur intimité, Madame la Duchesse toujours présente, elle presque toujours absente, et Mme la princesse de Conti encore palpitante[1] par des restes de bienséance et de considération. Que ce fût cœur ou esprit qui produisît dans la Choin cette union intrinsèque avec Madame la Duchesse, ce n'étoit pas chose aisée à nettement pénétrer, et, bien que cette alternative ne me pût être indifférente pour des temps éloignés, c'étoit, pour l'objet présent, la[2] même chose, et, dans le fonds, desirs à part, quelque raison qu'eût Mlle Choin de craindre Madame la Duchesse, tout sens, toute sagesse, toute raison étoit pour qu'elle la ménageât si parfaitement, dans la position où elles se trouvoient l'une et l'autre, qu'elle lui ôtât tout soupçon de défiance et de jalousie, ce qu'elle ne pouvoit avec une personne d'autant d'esprit et d'application que l'étoit celle-là, avec l'air futile de ne songer qu'à s'amuser et à se[3] divertir elle et les autres, que par un entier abandon à elle pour le temps présent, qui étoit justement ce que je voulois tâcher d'ébranler. Dans ce dessein, je continuai à m'étendre sur tout le danger de la puissance de Madame la Duchesse, sur son peu de cœur, de foi, de principes en tout genre, et en louanges sur la conduite de Mlle Choin avec elle ; mais je[4] remontrai à Bignon qu'au milieu de tout cela, un abandon effectif à elle seroit le comble de l'imprudence ; qu'il me paroissoit que, sans offenser Madame la Duchesse, elle pouvoit entendre à quelque liaison avec M. et

1. Tome VII, p. 136.
2. *La* est répété deux fois, en fin de ligne et au commencement de la ligne suivante.
3. La première lettre de *se* corrige un *d*.
4. Avant *je*, Saint-Simon a biffé *au milieu de tout cela,* qui va être répété cinq mots plus loin.

Mme la duchesse d'Orléans, d'autant plus sûrement que, ni[1] à présent pour l'amitié de Monseigneur, ni dans d'autres temps pour le timon[2] de toutes choses, elle n'auroit point à lutter avec eux; qu'il pouvoit arriver des conjonctures où cette liaison lui deviendroit utile à elle-même; qu'elle étoit bien avec Mgr et Mme la duchesse de Bourgogne, ce qui lui seroit toujours important à ménager quelle qu'elle fût, et à bien ménager de plus en plus; qu'elle savoit à quel point Mme la duchesse de Bourgogne et Madame la Duchesse étoient mal ensemble, et y devoient être, et, au contraire, l'union étroite qui lioit Mme la duchesse de Bourgogne et Mme la duchesse d'Orléans; que, quoi qu'il arrivât, c'étoit là ce qui environnoit le trône de plus près; que M. le duc d'Orléans étoit le seul homme du sang royal en âge et en expérience de figurer, qui, écarté de Monseigneur par les artifices de Madame la Duchesse, trouveroit tôt ou tard dans sa naissance, dans son état d'homme connu pour en être un, dans sa liaison avec Mgr et Mme la duchesse de Bourgogne, des ressources pour se rapprocher de Monseigneur; que, les choses étant donc en effet telles que je les lui représentois, il ne pouvoit nier qu'il ne fût au moins sûr et honnête pour Mlle Choin, et même bon, de se laisser approcher par M. et Mme la duchesse d'Orléans, qui, pour le dire encore une fois, étoit, lui, si bien avec le Roi, si intimement avec Mgr et Mme la duchesse de Bourgogne, si recueilli de[3] [Mme de] Maintenon, avec qui Mlle Choin étoit si bien elle-même, d'entrer au moins en connoissance avec des personnes de cet état qui ne pouvoient, en aucun temps, lui faire d'ombrage, quitte après pour lier plus ou moins avec eux selon qu'elle s'en accommoderoit et le jugeroit à propos. Bignon trouva si fort que je lui parlois raison, qu'il entra en discussion avec moi du personnel de M. et de Mme la duchesse d'Orléans.

1. Le manuscrit porte *n'y*. — 2. Ci-dessus, p. 256.

3. Expression déjà rencontrée plusieurs fois depuis le tome V, p. 173, en dernier lieu au tome XVII, p. 449.

Imbu par les sarbatanes[1] ennemies, il ne me cacha pas que Mlle Choin craignoit M. le duc d'Orléans et en pensoit d'ailleurs peu favorablement. Je lui répondis là-dessus avec une sorte d'ouverture qui lui plut, et qui, sans blesser ce prince, donna plus de confiance au reste de mes propos. Ensuite je lui dis que je comprenois que Mlle Choin pouvoit être peinée de la liaison qui avoit paru si longtemps entre M. le duc d'Orléans et Mme la princesse de Conti, mais que je lui disois avec vérité que, depuis longtemps aussi, un reste d'honnêteté et de bienséance avoit succédé à une amitié plus étroite ; qu'il devoit comprendre qu'outre l'aliénation[2] produite par la querelle du rang de Mademoiselle[3], le pauvreteux[4] personnage que Mme la princesse de Conti faisoit auprès de Madame la Duchesse avoit extrêmement refroidi M. le duc d'Orléans ; que même, au dernier voyage de Marly d'où nous arrivions, M. le duc d'Orléans, étant entré chez Mme la princesse de Conti, l'avoit extrêmement déconcertée par l'avoir trouvée tête à tête avec Mme de Bouzols, si intime de Madame la Duchesse[5], et fort proche l'une de l'autre, écrivant sur une table, et comme en conférence importante ; qu'après le premier trouble, Mme la princesse de Conti l'avoit excusé, en disant qu'elle faisoit une réponse au prince de Monaco qui lui avoit écrit sur la mort de Monsieur le Duc, et à qui elle n'avoit pas encore fait réponse, sans que M. le duc d'Orléans lui eût fait aucune question, et sans aucune apparence depuis deux mois de la mort de Monsieur le Duc, ni que Mme de Bouzols eût aucune

1. Tome XVIII, p. 9.
2. Nous avons déjà eu plusieurs fois, et même ci-dessus, p. 205, 241 et 251, *aliéner de quelqu'un,* mais non le substantif *aliénation* au sens, que donnait *l'Académie,* d'« éloignement que des personnes ont les unes pour les autres, » et qu'elle maintient encore.
3. Ci-dessus, p. 61 et suivantes.
4. Adjectif déjà relevé dans le tome XVIII, p. 52, avec l'orthographe *pauvretteux*.
5. Tome XVIII, p. 18.

liaison avec M. de Monaco. Bignon fit assez d'attention à cette bagatelle, que le hasard m'avoit à propos fournie[1], pour me faire espérer que cette amitié apparente blessoit son amie plus que toute autre chose ; mais, après m'avoir toujours rebattu[2] sa crainte du caractère de M. le duc d'Orléans, nous parlâmes fort à fonds de celui de Mme la duchesse d'Orléans, pour laquelle il me dit que Mlle Choin n'avoit que de l'estime, et puis nous traitâmes de la manière de se voir, qui, pour cette princesse, ne laissoit pas d'être une difficulté. Je la levai bientôt en l'assurant qu'elle iroit à Paris dès que Mlle Choin voudroit, et que toutes deux, en même ville, conviendroient bientôt d'un lieu pour se voir. Enfin Bignon me dit que, quelque éloignement qu'il eût de se mêler d'aucune affaire avec son amie, qui même n'en avoit pas moins aussi, et le lui avoit souvent témoigné, tout ce que je lui disois lui paroissoit si bon, si peu engageant pour elle, si utile à la concorde et l'union de toutes les personnes principales, et si raisonnable en soi, qu'il se chargeroit volontiers d'en rendre compte à son amie à deux conditions : la première, qu'il me nommeroit à elle, pour donner, me dit-il, plus de poids à son discours, et ne lui point faire de mauvaise finesse ; la seconde, que M. et Mme la duchesse d'Orléans, qu'il sentit bien qui me faisoient agir, lorsqu'il[3] les verroit en leur faisant sa cour ou ailleurs, ignoreroient, jusqu'avec lui-même, qu'il entrât en rien de tout cela. Je lui permis l'un, et lui promis l'autre : après quoi il m'assura qu'il feroit incessamment tout son possible pour persuader son amie de voir au moins Mme la duchesse d'Orléans, mais que, Monseigneur allant ce jour-là à Meudon, où il devoit demeurer huit ou dix jours[4], il ne pourroit sitôt voir son amie. Il convint avec moi qu'aussitôt qu'il

1. *Fourni*, masculin, au manuscrit. — 2. Tome XVIII, p. 324.

3. Avant *lorsque*, Saint-Simon a biffé *jusqu'avec luy mesme*.

4. Monseigneur alla à Meudon le lundi 19 mai pour y passer la semaine (*Dangeau*, p. 157).

l'auroit vue, il m'enverroit prier à dîner pour éviter jusqu'aux apparences de rendez-vous, et que je n'y manquerois pas pour savoir la réponse. Après un entretien si long, si confident[1], si fort approfondi, je conçus quelques espérances, et M. et Mme la duchesse d'Orléans encore plus. Ce ne fut pas sans admirer ensemble en quelle réduction[2] on vivoit, et la singularité non jamais assez admirée de ce besoin général de tout le monde et des plus proches du trône, de passer par Mme de Maintenon pour aller au Roi, et par Mlle Choin pour aller jusqu'à Monseigneur, et cela, en même temps, avec l'humilité des avances d'une part, l'orgueil des réserves de l'autre, et la nécessité avec l'incertitude d'une secrète et difficile négociation pour, à toutes conditions, obtenir audience, et que deux créatures de si vil aloi voulussent bien prêter chez elle[3] quelques précieux moments aux desirs empressés et réitérés de ce qu'il y avoit de plus important, de plus grand, et de plus proche de la couronne. Je ne voulus pas effaroucher M. le duc d'Orléans de l'éloignement que cette Choin avoit pris de lui; mais je le confiai à Mme la duchesse d'Orléans.

Le Roi résolu au mariage; contretemps de Mme la duchesse d'Orléans adroitement réparé.

Cependant l'affaire traînoit trop à mon gré. Je n'avois pas compté de détacher Mlle Choin de Madame la Duchesse, aussi peu, dans l'inespérable cas que ce détachement se fît, que ce fût assez promptement pour en faire un instrument en faveur de Mademoiselle. Mon but n'avoit été que d'émousser l'intimité, de jeter des craintes et des nuages qui s'augmentassent avec du soin et du temps, et cependant de la rendre moins empressée pour le mariage de Mlle de Bourbon. Au bout de sept ou huit jours que nous fûmes revenus de Marly, je pressai M. le duc d'Orléans de parler[4] au Roi, au moins en monosyllabes, de la lettre qu'il lui avoit donnée. Après bien des instances, il

1. Emploi de *confident* adjectif à rapprocher de celui que Littré a relevé dans Racine, et surtout de deux emplois par Chapelain, *Lettres*, tome I, p. 460 et 645.

2. Substantif déjà relevé, en ce sens, dans le tome XVI, p. 244.

3. Mlle Choin. — 4. *Reparler* corrigé en *parler*.

le fit un matin. Ce même matin, comme j'étois dans la petite chambre de Mme la duchesse d'Orléans, seul avec elle, M. le duc d'Orléans y entra venant de chez le Roi : il nous conta, tout joyeux, qu'aussitôt qu'il lui avoit ouvert la bouche, le Roi, en l'interrompant, lui avoit répondu que sa lettre l'avoit entièrement persuadé de ses bonnes raisons, et de lui donner toute satisfaction ; qu'il comptât qu'il vouloit faire le mariage de sa fille avec son petit-fils ; qu'il en étoit encore à trouver l'occasion d'en parler comme il falloit à Monseigneur, parce qu'il prévoyoit sa résistance, et qu'il la vouloit vaincre en toutes façons ; qu'il sentoit bien aussi que les retardements ne feroient qu'augmenter l'obstacle, mais qu'il le laissât faire, qu'il ne se mît point en peine, et qu'il feroit bien et bientôt. Une si favorable réponse, et si décisive, nous combla de joie. Nous conclûmes que, pour engager le Roi de plus en plus sans l'importuner en l'excitant davantage, Mme la duchesse d'Orléans se trouveroit le soir de ce même jour chez Mme de Maintenon lorsque le Roi y entreroit, où il n'y avoit presque personne de contrebande [1] pour elle ; que, là, elle le remercieroit, comme d'une chose faite, de ce qu'il avoit dit le matin à M. le duc d'Orléans. Comme elle n'avoit pas accoutumé d'y aller sans affaire, Mme de Maintenon et Mme la duchesse de Bourgogne, qui y étoit à son ordinaire, lui demandèrent avec surprise ce qui l'amenoit. La [2] sienne fut extrême lorsque toutes les deux lui dirent [3] de se bien garder d'exécuter son dessein, qui étonneroit le Roi et gâteroit tout à fait son affaire. Le Roi survint si promptement, qu'elles n'eurent pas le temps de lui en dire davantage, et le Roi, la trouvant là, l'embarrassa encore plus en lui demandant ce qu'elle y venoit faire. A l'instant, Mme de Maintenon prit la parole pour elle, et répondit qu'elle l'étoit venue voir un peu sur le tard, et Mme la duchesse d'Orléans ajouta quelques propos

1. On a déjà eu cette locution, au figuré, dans le tome XIII, p. 219.
2. *La* surcharge une *s* initiale. — 3. *Dire* corrigé en *dirent*.

sur la difficulté de la trouver seule entre son retour de Saint-Cyr et l'arrivée du Roi chez elle. Le Roi lui dit que, puisqu'elle étoit venue, elle pouvoit s'asseoir un peu. Elle, qui vit là plusieurs dames ou du palais, ou de la privance de Mme de Maintenon, qui ne vuidoient[1] point pour couler dans le grand cabinet à l'ordinaire[2], eut, parmi son trouble, l'esprit assez présent pour trouver à leur donner le change : elle parla bas à Mme de Maintenon sur ses deux filles cadettes qu'elle avoit pris le dessein de mettre en religion[3], et s'aida du prétexte de la petite surdité de Mme de Maintenon[4] pour, en parlant bas d'un air de mystère, laisser entendre aux dames quelques mots de ses filles et du couvent, à quoi Mme de Maintenon, qui entra aussitôt dans sa pensée, aida elle-même. Peu après, Mme la duchesse de Bourgogne fit signe à Mme la duchesse d'Orléans de s'en aller, qui se retira infiniment déconcertée, ne sachant plus où elle en étoit entre ce que M. le duc d'Orléans lui avoit dit le matin, et ce qui venoit de lui arriver en un lieu si instruit et si avant entré dans ses intérêts. Le soir même elle se trouva au souper auprès de Mme la duchesse de Bourgogne à table, et, après, dans le cabinet : elle s'éclaircit avec elle, et apprit que tout ce que M. le duc d'Orléans lui avoit dit étoit vrai, que le Roi en avoit parlé en mêmes termes à Mme de Maintenon et à elle, mais qu'il avoit si fort en tête qu'il n'en parût rien, qu'elles avoient jugé qu'il seroit choqué de la trouver chez Mme de Maintenon, parce que cela feroit une nouvelle, et plus

1. *Vider*, au sens de vider les lieux, que *l'Académie* n'a jamais donné qu'avec complément direct. En vènerie, *vider une enceinte*. Voyez le *Littré*, 5°.

2. Tome XVI, p. 471.

3. Louise-Adélaïde, alors âgée de douze ans, qui devint abbesse de Chelles, et Charlotte-Aglaé, plus tard duchesse de Modène.

4. Notre auteur semble être le seul à mentionner cette « petite surdité. » Mlle d'Aumale, dans les *Mémoires* publiés par MM. d'Haussonville et Hanotaux, n'en parle pas, et dit au contraire (tome I, p. 236) que Mme de Maintenon, jusqu'à sa mort, n'eut aucune infirmité.

choqué encore si elle lui parloit, ce qui les avoit engagées à lui conseiller de n'en rien faire ; et en effet le Roi avoit paru malcontent de la trouver là. Mme la duchesse de Bourgogne ajouta que, depuis quelques jours, le Roi tournoit Monseigneur[1] pour lui parler ; qu'il remarquoit que Monseigneur le sentoit et l'évitoit en particulier, et lui paroissoit rêveur et morgué[2] ; que cela peinoit et embarrassoit le Roi, et lui faisoit desirer qu'il ne se fît aucune démarche qui réveillât davantage Madame la Duchesse, afin de lui donner lieu de se rassurer de ce qui l'avoit alarmée des mouvements du dernier Marly, et, à Monseigneur, d'être moins en garde et froncé avec lui. Il est vrai que la visite de Mme la duchesse d'Orléans fit tout aussitôt du bruit ; mais sa présence d'esprit y mit le remède : le dessein de mettre ses filles en religion avoit été entendu de quelques dames parmi cet air de secret, et passa aussitôt pour l'objet de la visite. La chose me revint de la sorte par des dames du palais de mes amies, et nous en rîmes bien, M. et Mme la duchesse d'Orléans et moi.

Le Roi retourna à Marly le lundi 26 mai[3], et c'est le seul voyage que j'aie manqué depuis l'audience qu'il m'avoit accordée[4]. M. et Mme la duchesse d'Orléans, qui trouvèrent que je leur y manquois fort, m'en écrivirent souvent, et me firent aller plusieurs fois à l'Étoile[5] et à Saint-Cloud, faire des repas rompus[6], pour avoir lieu de

1. Même emploi de *tourner* que dans nos tomes XII, p. 192, et XVII, p. 105.

2. Au tome X, p. 16, nous avons eu l'infinitif *morguer*.

3. *Dangeau*, p. 164 ; *Sourches*, p. 231.

4. Aussi a-t-il confondu ce second voyage avec le premier.

5. Petite maison que la duchesse d'Orléans avait fait bâtir en 1707 et 1708, pour partie aux frais du Roi, dans le parc de Versailles (*Dangeau*, tomes XI, p. 457, et XII, p. 161 ; *Sourches*, tome XI, p. 108 ; suite de nos *Mémoires*, tome XI de 1873, p. 197). D'une obligeante communication de M. P. Fromageot il semble résulter qu'elle était placée sur la lisière du bois des Gonards, au-dessus du domaine de la Boulie. Le Roi la fit réparer en 1712.

6. Tome II, p. 372.

m'entretenir sans afficher les rendez-vous[1]. J'en avois un de ceux-là à Saint-Cloud, le jour de l'Ascension, 29 mai; mais, Bignon m'ayant envoyé prier à dîner, qui étoit le signal de la réponse dont lui et moi étions convenus, je le[2] mandai à M. le duc d'Orléans, et le priai de faire son repas sans moi, mais de m'attendre au sortir du mien, que j'irois lui dire ce que j'aurois appris. J'allai de bonne heure chez Bignon : il acheva quelque chose qu'il faisoit dans son cabinet, et me mena après dans sa galerie. Là, il me dit qu'il avoit raconté à Mlle Choin les choses principales de notre conversation, et celles qui étoient les plus propres à la porter à entrer en commerce avec M. et Mme la duchesse d'Orléans; qu'elle se sentoit très obligée à leur desir, mais que, n'étant déjà que trop vue, elle ne vouloit augmenter ni le nombre ni l'éclat de ceux qu'elle voyoit, que les uns étoient de ses amis particuliers, les autres des gens que Monseigneur avoit desiré qu'elle vît, qu'elle ne voyoit personne de nouveau d'elle-même, mais seulement par Monseigneur, et de lui-même sans qu'elle le proposât ; et quantité de fausses excuses et de verbiages semblables ; qu'elle l'avoit même grondé de s'être chargé de la commission. Puis, s'ouvrant avec moi davantage, il me dit franchement qu'elle craignoit à tel point le caractère de M. le duc d'Orléans, que pour rien au monde elle ne lieroit avec lui, qui d'ailleurs étoit trop mal avec Monseigneur pour qu'elle l'osât faire ; qu'à l'égard de Mme la duchesse d'Orléans, qu'elle l'estimoit, et seroit volontiers portée à la voir, mais qu'au point où elle en étoit avec Madame la Duchesse, et dont celle-ci étoit mal avec cette sœur, elle croiroit lui manquer essentiellement, si elle entroit en commerce avec son ennemie ; que, quoi que Bignon eût pu lui dire sur Madame la Duchesse, il n'avoit pu l'ébranler, et qu'il n'étoit pas possible, pour

M. et Mme la duchesse d'Orléans éconduits* entièrement de** tout commerce avec Mlle Choin.

1. L'encre change ensuite. — 2. *Le* est en interligne.

* Le manuscrit porte : *éconduis*.

** Le *d* de *de* surcharge un *p*.

peu que ce fût, de l'en détacher ; qu'encore que Mlle Choin pût connoître de Madame la Duchesse, elle se louoit tellement de son amitié et de ses soins, qu'elle se persuadoit que le tout étoit sincère ; qu'en un mot, elle lui avoit fermé la bouche sur M. et Mme la duchesse d'Orléans, et défendu de lui en jamais plus parler, non en air de chagrin et de colère, mais au contraire d'amitié [1], comme ayant si fortement pris son parti là-dessus que rien n'étoit capable de la faire changer, par quoi elle n'en vouloit pas être tourmentée. C'en fut assez pour me fermer la bouche à moi-même. Je [2] remerciai fort Bignon, qui ne desira pas que je rendisse ce détail à M. et à Mme la duchesse d'Orléans, mais bien que je leur disse clairement que Mlle Choin s'excusoit respectueusement de les voir sur l'obscurité qu'elle recherchoit, avec force beaux compliments, et que je leur fisse entendre que toute tentative étoit désormais superflue. Je dis encore deux mots à Bignon en conformité de notre conversation de Versailles [3], afin qu'il ne demeurât pas convaincu que son amie eût raison, comme en effet il ne le demeura pas : avec quoi nous mîmes fin à ce propos, et moi à mon dessein de ce côté-là. Je parus gai à l'ordinaire pendant le dîner, je demeurai du temps après avec la compagnie, pour ne point laisser sentir d'empressement, et je vins ensuite chez moi prendre six chevaux [4], et m'en [5] aller à

1. Dans l'Addition indiquée ci-dessus, n° 926, il disait au contraire : « Au premier mot [de Bignon], la Choin en furie répondit tout ce qui se pouvoit dire de plus offensant, reprit toute l'affaire d'Espagne au plus criminel, et vomit des injures. »

2. L'encre change. — 3. Ci-dessus, p. 255.

4. Il a déjà été parlé d'attelages à six chevaux (tomes V, p. 331, et XV, p. 344). Dans un passage des *Caractères* (tome I, p. 280), la Bruyère se moque des six chevaux des nouvelles mariées et des Crispins. Notre auteur, dans une Addition au *Journal de Dangeau* (tome XIII, p. 351) qui n'a pas passé dans les *Mémoires*, explique comment, en février 1711, l'usage vint aux princesses du sang de marcher à six chevaux dans Paris, où personne n'en avait jamais que deux.

5. *M'en* surcharge *re*[*tourner*].

Conférence à Saint-Cloud.

Saint-Cloud. J'y trouvai M. et Mme la duchesse d'Orléans à table avec Mademoiselle et quelques dames, dans une ménagerie la plus jolie du monde[1], joignant la grille de l'avenue près le village, qui avoit son jardin particulier, charmant, le long de l'avenue. Tout cela étoit, sous le nom de Mademoiselle, à Mme de Marey, sa gouvernante. Je m'assis et causai avec eux ; mais l'impatience de M. le duc d'Orléans ne lui permit pas d'attendre, sans me demander si j'étois bien content et bien gaillard[2] : « Entre deux[3], » lui dis-je, pour éviter de troubler le repas ; mais il se leva de table aussitôt, et m'emmena dans le jardin. Là, je lui rendis compte du peu de succès de la négociation, et, par ce récit, quoique ménagé, je l'affligeai beaucoup. Il revint à table parler bas à Mme la duchesse d'Orléans ; le reste du repas fut triste et abrégé. En sortant de table, elle m'emmena dans un cabinet, où je fus assez longtemps seul avec elle, et où, sur la fin, M. le duc d'Orléans nous vint trouver. Je leur dis que cette impatience de savoir, et cette tristesse après avoir su, convenoit mal avec la compagnie et avec le domestique, et deviendroit nouvelle et matière de curiosité ; qu'il falloit se promener, et, après cela, raisonner. M. le duc d'Orléans, toujours extrême, dit qu'il ne s'en soucioit point, et, sur la chose même, nous tint des propos d'aller planter ses choux[4] dans ses maisons, qui ne revenoient à rien, et qui lui étoient ordinaires quand il étoit mécontent. Mme la duchesse d'Orléans fut de mon avis. Enfin, à

1. Voyez les *Curiosités du château de Saint-Cloud*, publiées en 1783.

2. Ci-dessus, p. 232.

3. Cette expression, en tant qu'adverbiale, ne se trouvait pas dans le *Dictionnaire de l'Académie* de 1718 ; comparez ci-après, p. 272.

4. « On dit figurément d'un homme qui, par ordre de la cour, est envoyé, ou qui se retire volontairement dans sa maison de campagne, qu'*on l'a envoyé planter des choux*, qu'*il est allé planter des choux* » (*Académie*, 1718). Nous avons eu dans le tome XVI, p. 440, *vivre de ses choux*. Voyez ci-après, Additions et corrections, p. 562.

grand peine, nous visitâmes la ménagerie, qu'ils me montrèrent, d'où nous allâmes nous promener en calèche dans les jardins de Saint-Cloud. Sur le soir, ayant mis pied à terre dans ceux de l'Orangerie [1], ils s'y promenèrent tous deux quelque temps seuls avec moi à l'écart. Je leur dis que, pour tout ceci, il ne falloit pas perdre courage ; que, dès l'entrée de l'affaire, nous avions compris qu'elle ne s'emporteroit que d'assaut ; que, dans la suite, cette pensée de Mlle Choin m'étoit venue comme une chose bonne à tenter, mais fort peu sûre à s'y appuyer ; qu'au fonds, c'étoit une honnêteté qui ne pouvoit être prise qu'en bonne part par cette créature, et par Monseigneur même, quoique rejetée ; que le meilleur étoit que je m'étois tenu parfaitement clos et couvert [2] sur le mariage, dont je n'avois pas laissé sentir le moindre vent [3] ; qu'au fonds nous avions toute la force et l'autorité pour nous, puisqu'ils avoient Mme la duchesse de Bourgogne, Mme de Maintenon, et le Roi même, déclarés pour le mariage, lequel s'en étoit nettement expliqué avec M. le duc d'Orléans ; que c'étoit ces voies qu'il falloit suivre [4], et suivre vivement ; que ceci marquoit deux choses : la première, qu'il étoit perdu, si le mariage ne se faisoit point ; l'autre, que, s'il se retardoit, il ne se feroit jamais ; partant, que c'étoit à lui à prendre ses mesures là-dessus. Je ne leur rendis point les détails que Bignon m'avoit engagé à taire ; mais je leur en dis assez pour leur faire bien sentir le tout.

1. Orangerie placée derrière le château, entre celui-ci et la Gerbe, avec un salon d'hiver contigu à la chambre des Rois.

2. « *Se tenir clos et couvert* se dit figurément pour dire se tenir en lieu de sûreté de peur d'être pris ; on le dit aussi pour dire cacher ses pensées, ses desseins » (*Académie*, 1718). Nous en trouvons un exemple dans la Fontaine, *Œuvres*, tome VII, p. 96.

3. Même expression empruntée au vocabulaire de la vénerie que ci-dessus, p. 7, et ci-après, p. 320 ; à rapprocher d'*avoir le vent du bureau*, qu'on rencontrera dans la suite des *Mémoires*, tome XIII de 1873, p. 427.

4. Autre expression du même vocabulaire, mais devenue plus courante.

J'étois convenu avec M. et Mme la duchesse d'Orléans qu'ils feroient confidence à Mme de Maintenon et à Mme la duchesse de Bourgogne de leur démarche auprès de Mlle Choin, mais sans me nommer, ni le canal de cette démarche. Elles l'avoient goûtée, et le Roi, à qui elles l'avoient dit, l'avoit approuvée. Ma raison d'en avoir été d'avis étoit de leur marquer dépendance et confiance entière pour les engager de plus en plus, et, si la démarche ne réussissoit pas, leur faire plus de peur de l'éloignement de Monseigneur, et du concert et du pouvoir sur lui de la cabale qui le dominoit. Je conseillai donc fortement à M. et à Mme la duchesse d'Orléans de faire un grand usage de ce refus. Je leur inculquai le plus fortement qu'il me fut possible que, si, dans ce reste de Marly, ils ne venoient à bout du mariage, jamais il ne se feroit, parce que l'ardeur du Roi diminueroit[1], son embarras sur Monseigneur augmenteroit, les impressions de la lettre qui avoit déterminé le Roi s'éloigneroient et s'effaceroient, Monseigneur, par Madame la Duchesse et par les Meudons[2], où la Choin étoit toujours, se fortifieroit, l'affaire ainsi éloignée s'évanouiroit par insensible transpiration ; que, par cela même qu'ils seroient, eux, justement fâchés, touchés, mécontents, [ils] deviendroient à charge au Roi, qui, embarrassé avec eux de ses ouvertures, et outré qu'ils vissent à découvert qu'il n'osoit parler ni exiger de Monseigneur, s'éloigneroit absolument d'eux : tellement que, mal pour le présent, ils devoient penser ce qu'ils pourroient devenir pour l'avenir, surtout si la même foiblesse d'une part, et la même force de cabale de l'autre, emportoit[3] le mariage de Mlle de Bourbon, comme il y avoit peu à en douter[4]. Après un raisonnement si nerveux[5], et

1. Il a écrit : *diminuroit*. — 2. Comme on disait les Marlis.

3. Verbe pris au même sens que dans notre tome IV, p. 108.

4. Comparez le même raisonnement dans les *Souvenirs de Mme de Caylus*, p. 185.

5. « On dit qu'*un discours est nerveux*, pour dire qu'il est plein de force et de solidité » (*Académie*, 1718).

que tous deux approuvèrent sans le moindre débat, Mme la duchesse d'Orléans rentra au château pour écrire au P. du Trévou ; je suivis M. le duc d'Orléans à rejoindre la compagnie, qui, un moment après, s'éparpilla. M. le duc d'Orléans se mit à l'écart avec Mademoiselle, et moi, par hasard, avec Mme de Fontaine-Martel[1]. Elle étoit fort de mes amies, très attachée à eux, et, comme je l'ai[2] rapporté en son lieu, c'étoit elle qui m'avoit relié avec M. le duc d'Orléans[3] : elle sentit bien, à tout ce qu'elle vit là, qu'il y avoit quelque chose sur le tapis[4], et ne douta point qu'il ne s'agît du mariage de Mademoiselle. Elle me le dit sans que j'y répondisse, ni que je lui donnasse lieu de le croire par un air trop réservé. Prenant occasion de la promenade de M. le duc d'Orléans avec Mademoiselle, elle me dit confidemment qu'il feroit bien de hâter ce mariage, s'il voyoit jour à le faire, parce qu'il n'y avoit rien d'horrible qu'on n'inventât pour l'empêcher, et, sans se faire trop presser, elle m'apprit qu'il se débitoit les choses les plus horribles de l'amitié du père pour la fille[5]. Les cheveux m'en dressèrent à la tête[6]. Je sentis en ce moment, bien plus vivement que jamais, à quels démons nous avions affaire, et combien il étoit pressé d'achever. Cela fut cause qu'après nous être promenés assez longtemps après la fin du jour, je repris M. le duc d'Orléans

Horreur semée sur M. le duc d'Orléans et Mademoiselle.

1. Antoinette-Madeleine de Bordeaux : tome I, p. 92.
2. Il a corrigé *aie* en *ay*.
3. Tome X, p. 209-210 ; voyez le tome XXI de 1873, p. 92.
4. « *Mettre sur le tapis* se dit figurément pour dire proposer une affaire pour l'examiner, pour en juger » (*Académie*, 1718).
5. Saint-Simon reviendra avec plus de détails sur cette accusation dans la suite des *Mémoires*, tome IX de 1873, p. 61-63. Comparez les *Souvenirs de Mme de Caylus*, p. 189-193, la *Correspondance de Madame*, recueil Jaeglé, tome II, p. 153, 156-158 et 162-164, et les *Archives de la Bastille*, tome XIII, p. 61-63. Il convient de rappeler la répugnance singulière que le duc manifestait pour marier sa fille, au dire même de notre auteur, qui vient de s'en étonner à deux reprises ci-dessus, p. 196-197 et 222.
6. Ci-après, p. 562, note aux Additions et corrections.

comme il rentroit au château, et lui dis qu'encore un coup il avisât bien à ses affaires, qu'il n'y avoit aucune ressource pour lui, si le mariage ne se faisoit, et qu'en comptant bien là-dessus, il ne comptât pas moins que, si, dans le reste de ce Marly, il ne l'emportoit jusqu'à la déclaration, jamais il ne se feroit. Soit par ce qui avoit précédé, soit par cette vive reprise, je le persuadai, et le laissai plus animé et plus encouragé d'agir que je ne l'avois encore vu. Il s'amusa je ne sais où dans la maison. Je fis encore quelques tours de parterre avec Mme de Marey, ma parente et mon amie de tout temps[1], où on me vint dire que Mme de Fontaine-Martel me demandoit au château. En y entrant, on me fit passer dans le cabinet où Mme la duchesse d'Orléans écrivoit. C'étoit elle qui, sous cet autre nom, m'avoit envoyé chercher : Mme de Fontaine-Martel lui avoit dit, dans cet entre-deux de temps[2], l'horreur dont elle m'avoit glacé, et Mme la duchesse d'Orléans en vouloit raisonner avec moi. Nous déplorâmes ensemble le malheur d'avoir affaire à de telles furies. Elle me protesta que l'apparence n'y étoit pas même avec une étrangère, combien moins avec une fille, que M. le duc d'Orléans avoit tendrement aimée dès l'âge de deux ans, où il pensa se désespérer dans une grande maladie qu'elle eut, pendant laquelle il la veilloit jour et nuit[3], et que toujours depuis cette tendresse avoit été la même, et fort au-dessus de celle qu'il avoit pour son fils. Nous convînmes qu'il étoit non seulement cruel et inutile d'en parler à M. le duc d'Orléans[4], mais dangereux, pour n'augmenter pas son embarras et

1. Tome XVIII, p. 343 et 414.

2. *L'Académie* donnait *entre-deux*, comme substantif, pour intervalle entre deux choses, mais non pas *entre-deux de temps*.

3. Sans doute en juin 1701. Dangeau écrivait, le 28 (tome VIII, p. 138) : « Mademoiselle, qui n'a que six ans, se trouva si mal à Saint-Cloud, qu'on l'a crue morte pendant plus d'une heure. »

4. Nous le verrons cependant l'en avertir plus tard : suite des *Mémoires*, tome IX de 1873, p. 61-62.

ses peines, mais aussi qu'il n'y avoit pas une minute de temps à perdre pour finir le mariage. Enfin ils partirent dans la ferme résolution de redoubler de force et de courage pour précipiter le mariage, et de faire leurs derniers efforts pour une très prompte conclusion. Dès le lendemain vendredi[1], ils firent bon usage auprès de Mme la duchesse de Bourgogne et de Mme de Maintenon du refus opiniâtre de Mlle Choin que je leur avois porté à Saint-Cloud, qui, par Mme la duchesse de Bourgogne et Mme de Maintenon, passa au Roi, avec tout[2] l'assaisonnement[3] nécessaire, le même soir du vendredi[4]. Le lendemain matin samedi, M. le duc d'Orléans parla au Roi, et lui demanda, avec cette sorte d'hardiesse qui quelquefois ne lui déplaisoit[5] pas, quand ce n'étoit pas pour le contredire, ce qu'il faisoit dans ses cabinets de d'Antin, qui y étoit toujours, et qui étoit si bien avec Monseigneur, s'il ne lui étoit pas bon à lui faire entendre raison ; mais le Roi rejeta cette ouverture avec cette sorte de mépris pour d'Antin qui persuaderoit aux gens des dehors qu'un homme est perdu, mais qui, aux intérieurs[6] et aux connoisseurs, ne faisoit qu'augmenter l'opinion[7] du crédit de ce même homme parvenu à toute familiarité, et dont l'apparent mépris ne servoit qu'à cacher tout son pouvoir à celui-là même qui, croyant de bonne foi le mépriser, et le[8]

1. Le 30 mai, comme il va le préciser plus loin.

2. *Tous*, au manuscrit.

3. « *Assaisonnement* se dit figurément de la manière agréable dont on accompagne ce qu'on fait ou ce qu'on dit » (*Académie*, 1718). Ce terme a déjà été employé à diverses reprises par notre auteur. — Ici, il avait commencé à écrire : *l'ais*, puis a corrigé l'*i* en *s*.

4. Ces cinq derniers mots sont ajoutés en interligne.

5. *Déplaisoit* est en interligne, au-dessus de *déplaist*, biffé, et, plus loin, *n'est* a été corrigé en *n'estoit*. — Ces corrections semblent indiquer que nous aurions ici la transcription d'un récit pris sur le moment même, comme ci-dessus, p. 84, note 3.

6. Aux habitués de l'intérieur. — 7. L'initiale d'*opinion* surcharge un *e*.

8. Ce pronom *le* a été ajouté après coup, en fin de ligne.

voulant parfois montrer aux autres dans des occasions importantes, n'en étoit que moins en garde contre lui, et de plus en plus en proie à l'autorité qu'il lui laissoit usurper sur lui-même ; mais le Roi, pressé de la sorte sans le trouver mauvais, et, par cette proposition de se servir de d'Antin, piqué de son propre embarras[1] sur Monseigneur, qu'il voyoit clairement aperçu, et qu'il en craignit les suites[2], promit de nouveau, et si positivement[3], à son neveu, qu'il agiroit incessamment, qu'il n'y eut pas matière à réplique.

Le Roi fait consentir Monseigneur au mariage.

En effet, le lendemain matin dimanche[4], le Roi saisit enfin Monseigneur dans son cabinet, où, après un court préambule, il lui proposa le mariage ; il le fit d'un ton de père mêlé de ton de roi et de maître, qu'adoucit la tendresse avec une mesure si juste et si compassée, qu'elle ne[5] fit que faciliter, sans donner courage à la résistance, manière rare, mais très ordinaire et facile au Roi quand il vouloit s'en servir. Monseigneur hésita, balbutia ; le Roi pressa, profitant de son trouble. Je n'entre pas dans un plus grand détail, parce qu'il n'en est pas venu jusqu'à moi davantage. Finalement, Monseigneur consentit, et donna parole au Roi ; mais il lui demanda la grâce de suspendre la déclaration de quelques jours pour lui donner le temps de s'accoutumer et d'achever[6] de se résoudre avant que l'affaire éclatât[7]. Le Roi donna à l'obéis-

1. Saint-Simon, après avoir écrit, par mégarde : *embrass*, a effacé du doigt la seconde *s*, mais laissé *embras* imcomplet.
2. Tournure irrégulière, sans doute pour dire *et dont il craignit les suites*.
3. La seconde lettre de l'adverbe *positivem^t* surcharge une autre lettre.
4. Le 1er juin.
5. *Ne* est en interligne, et, ensuite, *sans* est répété deux fois.
6. *D'achever* a été ajouté en interligne.
7. En 1711, il dira, d'après Mlle Choin, que Monseigneur était aussi hostile au mariage avec Mlle de Bourbon qu'à celui avec Mademoiselle, par horreur de la bâtardise (tome VIII de 1873, p. 270).

sance et à la répugnance de son fils le temps illimité qu'il lui demanda, et, encore une fois, prit sa parole pour éviter toute remontrance et tout effort de cabale, le pria de se vaincre le plus tôt qu'il pourroit, et de l'avertir dès qu'il pourroit souffrir la déclaration. Le coup décisif ainsi frappé, le Roi, infiniment à son aise, le dit à son neveu une demi-heure après, lui permit de porter cette bonne nouvelle à Mme la duchesse d'Orléans, trouva bon qu'il en parlât à Mme la duchesse de Bourgogne et à Mme de Maintenon uniquement, et à la dérobée, et imposa sur tout le reste un silence exact à sa bouche, et jusqu'à sa contenance. M. le duc d'Orléans lui embrassa les genoux, car il étoit seul avec lui, lui exprima sa juste reconnoissance, et le supplia instamment[1] de ne lui pas refuser d'avancer une si grand joie[2] à Mademoiselle, en lui répondant de son secret. Après l'avoir obtenu, il lui représenta avec respect, mais sans empressement, pour ne le pas gêner, combien Madame auroit lieu de se plaindre de lui, s'il ne la mettoit pas dans la confidence. Le Roi trouva bon que, sous le même secret, il le lui dît aussi, en la priant de sa part de ne lui en parler pas à lui-même. M. le duc d'Orléans alla tout de suite chez Madame, qui, ne s'étant jamais flattée que ce mariage pût réussir, et ayant parfaitement ignoré toutes les démarches qui s'étoient faites, se trouva tout à coup comblée de la plus extrême joie. De là il monta chez Mme la duchesse d'Orléans, où, à portes fermées, ils se livrèrent ensemble à toute la leur. Bientôt après, ils s'en allèrent tous deux à Saint-Cloud, et revinrent de bonne heure, en grand desir de voir la déclaration éclater.

D'Antin avoit écumé depuis le jeudi jusqu'au dimanche[3], car les dates sont ici importantes, que M. le duc

1. *Instem^t*, au manuscrit.

2. *Joye* est en interligne, au-dessus de *plaisir*, biffé, et, avant ce mot, *un* a été corrigé en *une*, mais non *grand* en *grande*.

3. Du 29 mai au 1er juin.

d'Orléans avoit donné une lettre au Roi qu'il lui avoit écrite, et s'étoit écrié, en l'apprenant, qu'il ne comprenoit pas comment il avoit pu faire pour la donner en son absence, tant il fut frappé du fait. Ce fut un trait qui nous revint bientôt, et qui nous montra à plein [1] combien il étoit attentif à espionner, et à contraindre M. le duc d'Orléans dans les cabinets du Roi dans la crainte du mariage. Or, le jeudi fut le jour que Bignon me fit la réponse négative de Mlle Choin [2], que je fus tout de suite porter le même jour à Saint-Cloud, et le dimanche suivant est le jour auquel le Roi parla à Monseigneur, et tira parole de lui pour le mariage. Entre ces deux jours-là, je n'ai pu démêler celui où d'Antin apprit que M. le duc d'Orléans avoit donné une lettre au Roi; mais ce ne fut certainement que ce jeudi même, ou un des deux [3] suivants. Par ce qui suivit, et que j'expliquerai en son lieu, je ne puis douter que la Choin, à qui Bignon voulut me nommer, et à qui je le permis, comme je l'ai dit, se hâta [4] d'avertir Monseigneur et Madame la Duchesse de la démarche que M. et Mme la duchesse d'Orléans avoient faite vers elle, par moi par l'entremise de Bignon. Ces notions [5], qui se suivirent coup sur [coup] si fort en cadence [6], après [7] des mouvements peu éloignés qui avoient été remarqués à l'autre Marly, réveillèrent la cabale, et, comme elle n'étoit pas intéressée au secret, sinon de ses notions, il en échappa à quelqu'un d'eux assez pour que, dès le samedi au soir,

Madame la Duchesse, etc., en émoi*.

1. A fond, dit *l'Académie* de 1718. — 2. Ci-dessus, p. 266.

3. Un des deux jours.

4. Ce verbe *hasta*, qui termine la page 990 du manuscrit, a été ajouté après coup.

5. *Notions* est en interligne, au-dessus de *choses*, biffé.

6. Expression déjà relevée dans le tome V, p. 328. Aux exemples cités alors on peut ajouter Agrippa d'Aubigné, *Histoire universelle*, tome VII, p. 116.

7. *Après* a été ajouté en fin de ligne.

* Il avait écrit d'abord *émoy*, puis a ajouté une *s* sur le premier jambage de la lettre *m*.

veille du dimanche que le Roi parla enfin à Monseigneur, il se marmusât[1] bien bas dans le salon quelque bruit sourd et incertain du mariage, comme d'une chose qui s'alloit faire, mais qui demeura entre les plus éveillés et les plus instruits[2]. Monseigneur, qui n'avoit osé résister au Roi pour la première fois de sa vie, lui demanda peut-être ce délai illimité de la déclaration dans l'embarras où il se trouva avec Madame la Duchesse et sa cabale, qui, sur ce que je viens d'expliquer, étoient bien en émoi[3], mais fort éloignés de croire rien d'avancé, et que Monseigneur voulut avoir le temps de les y préparer. Quoi qu'il en soit, le lundi 2 juin, lendemain du jour que le Roi avoit parlé la première fois à Monseigneur, le Roi prit en particulier M. le duc de Berry le matin, et lui demanda s'il seroit bien aise de se marier. Il en mouroit d'envie comme un enfant qui croit en devenir plus grand homme et plus libre, et en qui on avoit pris soin, des deux côtés, d'en nourrir le desir ; mais il étoit tenu de longue main dans la crainte secrète de Mlle de Bourbon et dans le desir de Mademoiselle, par Mgr le duc de Bourgogne, et surtout par l'adresse de Mme la duchesse de Bourgogne, avec qui il vivoit dans la plus intime amitié et confiance : il sourit donc à la question du Roi, et lui répondit modestement qu'il attendoit sur cela tout ce qui lui plairoit de faire sans empressement et sans éloignement[4]. Le Roi lui demanda ensuite s'il n'auroit point de répugnance à épouser Mademoiselle, la seule en France, ajouta-t-il, qui pût lui convenir puisque, dans les conjonctures présentes, on ne pouvoit songer à aucune princesse étrangère. M. le duc de Berry répondit qu'il obéiroit au Roi avec plaisir. Aussitôt le Roi lui déclara qu'il avoit dessein de faire incessam-

1. Ci-dessus, p. 65. — 2. *Dangeau*, p. 167.

3. En face de cette ligne, on distingue, marquée très nettement sur la marge, l'empreinte du pouce droit de Saint-Simon tout maculé d'encre.

4. Avant *eloignem*t, Saint-Simon a biffé *repugnance*.

ment le mariage, que Monseigneur y consentoit; mais il lui défendit d'en parler. Sortant de chez le Roi, M. le duc de Berry fut courre le loup avec Monseigneur et Mgr le duc de Bourgogne, et la chasse même fut assez longue[1]. Cette même journée, M. et Mme la duchesse d'Orléans l'allèrent encore passer à Saint-Cloud. Il faisoit déjà chaud alors, et le Roi sortoit plus tard pour la promenade. Monseigneur ne lui avoit point reparlé du mariage ; mais d'Antin le devina, ou le sut par Monseigneur, et se tourna lestement à en hâter la déclaration pour s'en faire un mérite. En cette saison, le Roi donnoit chez lui les premiers temps de l'après-dînée au ministre qui, aux jours d'hiver, travailloit le soir avec lui chez Mme de Maintenon[2], se promenoit après, rentroit tard chez elle, et y travailloit seul, et souvent point. D'Antin, occupé de son projet, entra par les derrières dans les cabinets aussitôt que le travail fut achevé. Il y hasarda des demi-mots qui firent que le Roi lui dit le mariage : il applaudit avec cet engouement de flatterie qu'il avoit si fort en main, et qui lui coûtoit si peu pour les choses qui le fâchoient le plus, et, avec cette liberté qu'il savoit usurper si à propos, il dit au Roi qu'il ne savoit pas pourquoi un mystère d'une affaire aussi convenable, et déjà même si découverte, qu'à l'heure même qu'il en faisoit un secret dans son cabinet, plusieurs[3] gens s'en parloient à l'oreille dans le salon. En ce moment, Monseigneur entra dans le cabinet, ou naturellement et revenant de la chasse, ou de concert avec d'Antin pour lui en procurer le gré, et s'épargner la peine de reparler au Roi de chose qui lui étoit si peu agréable. Le Roi et d'Antin continuèrent cette conversation devant lui. Cela donna occasion et courage au Roi de lui demander que lui en sembloit, et d'ajouter tout de suite que, puisque

Déclaration du mariage. Souplesse de d'Antin.

1. Il courait le cerf dans la forêt de Saint-Germain (*Sourches*, p. 235).

2. Ce jour-là, ce fut Pontchartrain (*Dangeau*, p. 173 ; *Sourches*, p. 236).

3. Il a écrit : *plusieures*, comme devant un substantif féminin.

la chose commençoit à se savoir, autant valoit-il aller de ce pas, avant la promenade, aller[1] faire la demande à Madame. Monseigneur s'y laissa aller comme il avoit fait au mariage, mais, pour cette fois, sans résistance[2]. A l'instant, le Roi envoya chercher Mgr le duc de Bourgogne, à qui, pour la forme, ils dirent ce qu'il savoit bien ; et aussitôt après sortirent tous trois par le second cabinet, vis-à-vis la porte duquel étoit celle de la chambre de Madame, le petit salon entre-deux[3], et entrèrent chez elle. Pendant ce moment de Mgr le duc de Bourgogne, d'Antin sortit, s'alla montrer gaiement dans le salon, où il dit ce qui se passoit, pour l'avoir dit le premier, et, avisant à travers la porte vitrée du salon un laquais à lui dans le petit salon de la Perspective[4], où tous les valets attendoient leurs maîtres, il l'envoya à pied à Saint-Cloud porter verbalement cette nouvelle de sa part, pour ne perdre pas de temps à seller un cheval et à écrire[5]. Du moment qu'il eut

1. *Aller* est ainsi répété deux fois, puis une troisième à la ligne suivante.

2. Nous renvoyons aux Additions et corrections, p. 562-564, les pages dans lesquelles Torcy, sous cette date du 2 juin, a résumé toutes les péripéties et intrigues ou cabales qui se terminèrent ce jour-là. Il y nomme tous les acteurs, dont n'est pas Saint-Simon.

3. A Marly, les quatre appartements du rez-de-chaussée, qui occupaient les quatre angles du château (ci-dessus, p. 215-217 et 233-234), étaient séparés les uns des autres par quatre petits salons disposés en croix grecque autour du grand salon central.

4. On a déjà vu ce qu'on appelait la Perspective à Marly, dans le tome X, p. 371. Le petit salon qui se trouvait de ce côté, c'est-à-dire à droite du grand salon, en tirait son nom.

5. Mme d'Huxelles raconta la suite dans cette lettre du 4 juin (inédite) : « La grande nouvelle du jour est le mariage de Mgr le duc de Berry avec Mademoiselle, que S. M. déclara être conclu et arrêté avant-hier au soir, à Marly, le courrier pour la dispense à Rome se disant en chemin. C'est la plus grande joie du monde pour la maison d'Orléans. M. d'Antin l'envoya dire à la princesse, qui a quinze ans, laquelle étoit dans sa ménagerie à Saint-Cloud : elle répondit avec une grâce et une sagesse merveilleuse à l'ambassadeur, détachant de sa ceinture une montre d'or de soixante pistoles, qu'elle lui donna au défaut d'argent.

dit ce qu'il savoit, il se fit une telle presse à la porte du petit salon de la Chapelle[1], de tout ce qui se trouva dans le salon, qu'on s'y étouffoit à qui verroit passer et repasser le Roi. Madame, qui écrivoit à son ordinaire[2], et qui savoit ce qui se devoit passer, ne douta plus que le moment n'en fût[3] arrivé dès qu'elle vit entrer chez elle le Roi, Monseigneur et Mgr le duc de Bourgogne. Le Roi lui fit en forme la demande de Mademoiselle : on peut juger si elle l'accorda, et quelle[4] fut son extrême joie. Le Roi envoya chercher M. le duc de Berry, et le présenta à Madame sur le pied de gendre[5]. Tout cela fut fort court;

Ceci produira beaucoup de charges à remplir, qui vont mettre bien des gens en mouvement. Le Roi, Monseigneur, Mgr le duc de Bourgogne et l'accordé allèrent, tout aussitôt après la déclaration, chez Madame et chez Mme la duchesse d'Orléans. » Tessé écrivit, le 14, à la princesse des Ursins (ms. Nouv. acq. fr. 20 274, fol. 11 v°) : « .... Vous aurez su l'éclatant mariage de Mgr le duc de Berry avec Mademoiselle. Il ne faut désespérer de rien dans les cours. Nous croyons que Monseigneur a eu un grand éloignement pour la conclusion de cette affaire, et, sans ressasser le passé, ni ce qu'entre vous et moi, Madame, nous pourrions nommer le coffre aux ordures, M. le duc d'Orléans est revenu de bien loin; il n'a pas même essuyé les misères de la patience, à laquelle, toute proportion gardée, vous exhortez très à propos vos amants. Feu M. de la Feuillade m'a dit cent fois que le premier pas pour une grande fortune étoit le retour d'une disgrâce; une maîtresse quittée avec éclat, quelques conversations avec son confesseur, un retour de soins pour sa femme, et des assiduités de cour ne laissent pas de passer une éponge sur le passé et de mettre un merveilleux vernis sur le présent.... »

1. Situé à gauche du grand salon et à l'opposite de celui de la Perspective.

2. Tome VIII, p. 336-337. — 3. *Fut*, à l'indicatif.

4. *Quel* corrigé en *quelle*.

5. D'après une lettre de Madame du 5 juin (recueil Jaeglé, tome II, p. 119-120; comparez le recueil Brunet, tome I, p. 125-126, et le recueil Rolland, p. 300-305), la scène se passa un peu différemment : le Roi lui parla dès le lundi matin, en lui recommandant le secret pour quelques jours; mais, le soir, à sept heures, tandis qu'elle était en train d'écrire à la reine d'Espagne, le duc et la duchesse de Bourgogne, amenant le duc de Berry et faisant irruption chez elle, lui annoncèrent la déclaration et la visite imminente du Roi, qui, en effet, les suivait de près avec

le Roi repassa chez lui par ses cabinets, et de là dans ses jardins. Dès qu'on l'y eut[1] vu entrer, toute la cour fondit chez Madame, et de là chez Monseigneur et chez M. le duc de Berry, chacun avide de se faire voir, et plus encore de pénétrer les visages[2]. Si peu de gens, et depuis si peu, en avoient eu de simples soupçons, que cette déclaration subite jeta tout le monde dans le plus grand étonnement : la rage pénétra les uns, et, jusqu'aux plus indifférents de la cour et de la ville, ce mariage ne fut approuvé de personne par les raisons que j'ai expliquées dès l'entrée du récit de cette puissante intrigue[3] ; mais il est des choses dont on ne peut et on ne doit pas rendre raison, et alors il faut laisser dire. Tel fut le coup de foudre qui tomba sur Madame la Duchesse si à coup[4] au

Monseigneur. Madame ne parle pas de demande en forme, mais dépeint très franchement quelle fut sa joie, sans que d'ailleurs elle se fît illusion, et, dans le passage cité ci-dessus, p. 193, elle voit le mariage comme un effet de la haine plutôt que de l'amitié.

1. Il y a *eust* dans le manuscrit.

2. *Dangeau*, p. 173 : « Le roi travailla l'après-dînée avec M. de Pontchartrain, et alla ensuite chez Madame. En y allant, il déclara le mariage de Mgr le duc de Berry avec Mademoiselle. Madame le savoit dès hier, et le Roi l'avoit confié aussi à M. le duc d'Orléans ; mais il lui en avoit commandé le secret, et M. le duc d'Orléans, qui devoit aller hier à Saint-Cloud, voir Mademoiselle, lui dit qu'il n'iroit point voir sa fille parce qu'il n'auroit point la force de lui cacher une nouvelle qui lui feroit tant de plaisir. » — *Sourches*, p. 236 : « Le soir, sur les sept heures, après que le Roi eut travaillé longtemps avec le comte de Pontchartrain, toute la famille royale s'assembla dans son cabinet, et ensuite il passa chez Madame pour lui faire compliment sur le mariage du duc de Berry avec Mademoiselle, et ce fut ainsi qu'il fut déclaré, ayant été tenu très secret jusqu'alors par toutes les parties intéressées. Cela donna un grand mouvement à la cour, et une joie très sensible à toute la maison d'Orléans. »

3. Ci-dessus, p. 190 et suivantes. Nous ne tarderons guère (ci-après, p. 358-359) à voir Saint-Simon, lui aussi, regretter amèrement la part qu'il avait prise à ce mariage.

4. Nous avons eu *à coup près* dans le tome XVII, p. 158. L'expression *à coup*, qui ne se trouvait pas dans le *Dictionnaire de l'Académie* de 1718, signifiait soudainement, comme *tout à coup*.

premier voyage de ses filles à Marly[1]. Je n'ai point su ce qui se passa chez elle dans ces étranges moments, où j'aurois acheté cher une cache[2] derrière la tapisserie. M. et Mme la duchesse d'Orléans revenoient de Saint-Cloud, lorsqu'ils rencontrèrent ce laquais de d'Antin[3], qui les arrêta, et qui poursuivit après son chemin vers Mademoiselle. On peut juger du soulagement de M. et de Mme la duchesse d'Orléans. En arrivant, ils allèrent droit chez Monseigneur, qui étoit à table chez lui, faisant un retour de chasse[4] avec des dames et Messeigneurs ses fils.

M. et Mme la duchesse d'Orléans très bien reçus de Monseigneur, fort mal de Madame la Duchesse.

Débarrassé de l'éclat, et bon homme au fonds, il ne voulut pas déplaire au Roi par une mauvaise grâce inutile : il prit donc, en les voyant entrer, un air non seulement gai, mais épanoui ; il les embrassa et les fit embrasser par Messeigneurs ses fils, leur présentant le second comme leur gendre, et voulut que les plus considérables de la table les embrassassent aussi ; il fit asseoir Mme la duchesse d'Orléans près de lui, lui prit les mains à sept ou huit reprises, l'embrassa cinq ou six autres, but au beau-père, à la belle-mère, à la belle-fille, sous ces noms, porta leurs santés à la compagnie, et, quoique M. et Mme d'Orléans ne fussent pas à table, les fit boire à lui et faire raison[5] aux autres[6]. En un mot, on ne vit jamais Monseigneur si gai, si occupé, si rempli de quelque chose ; le repas[7] fut allongé, les santés réitérées : en un mot, allégresse complète. De leur vie M. et Mme la duchesse d'Orléans ne furent si surpris que d'une réception si fort inespérée. On peut

1. Ci-dessus, p. 218.
2. « Lieu secret à cacher quelque chose » (*Académie*, 1718).
3. Ci-dessus, p, 275.
4. « On appelle *retour de chasse* un repas que l'on fait après la chasse, avant l'heure ordinaire du souper » (*Académie*, 1718). Voyez l'*État de la France*, 1698, tome I, p. 98.
5. « Lorsqu'un homme boit une santé qu'on lui a portée, on dit qu'*il en fait raison* » (*Académie*, 1718).
6. Les mots *aux autres* ont été ajoutés en interligne.
7. Avant *repas*, il a biffé un premier *repas* surchargeant *ret*[*our*].

croire qu'ils n'eurent pas peine à faire merveilles de joie, de reconnoissance, de respect. Mme la duchesse de Bourgogne, qui se tint toujours là, anima tout, et Mgr le duc de Bourgogne fut si aise, et du mariage, et de le voir si bien pris, qu'il en haussa le coude [1] jusqu'à tenir propos si [2] joyeux, qu'il ne pouvoit les croire le lendemain. Monseigneur poussa la chose jusqu'à vouloir mener le lendemain M. le duc de Berry à Saint-Cloud, voir Mademoiselle; mais le Roi, plus mesuré, dit qu'il falloit qu'elle le vînt voir auparavant, qu'il lui présenteroit le duc de Berry, et que ce ne seroit que le surlendemain, pour donner un jour à la préparation de l'entrevue [3]. Le retour de chasse et la visite achevée [4], M. et Mme la duchesse d'Orléans allèrent chez Madame la Duchesse, lui donner part du mariage, auquel, en effet, elle en prenoit tant. Soit que, dans ces premiers moments, elle craignît les compliments et les curieux, soit qu'elle ne sût que devenir, comme il arrive dans ces crises d'angoisses, elle étoit sortie de chez elle, et se promenoit dans les jardins, fort peu accompagnée. Mme la duchesse d'Orléans parla la première, et lui fit excuse de n'avoir pu le lui dire plus tôt, sur ce qu'elle arrivoit de Saint-Cloud et ne faisoit que sortir de chez Monseigneur. Le remerciement fut d'un froid à glacer. M. le duc d'Orléans prit un peu la parole pour les soulager toutes deux; ensuite, Mme la duchesse d'Orléans, pour adoucir ces premiers moments, ou plutôt pour agir en conformité de la lettre de M. le duc d'Orléans au Roi qui détermina le mariage [5], elle [6] dit à Madame la Duchesse que ce qui lui faisoit un nouveau plai-

1. « *Hausser le coude* se dit figurément pour dire boire en débauche ou trop boire » (*Académie*, 1718).

2. *Si* est en interligne, ainsi que *les*, plus loin.

3. C'est seulement le mercredi 4 juin que Mademoiselle vint à Marly voir le Roi et reçut le duc de Berry chez Madame (*Dangeau*, p. 174).

4. Les mots *de chasse* surchargent *fin*[*i*], et *achevée* est bien au féminin singulier.

5. Ci-dessus, p. 227. — 6. Il a bien répété ainsi le sujet.

sir, dans une affaire si agréable[1], étoit qu'il y avoit dans leur famille de quoi se communiquer une alliance si honorable[2]. A l'instant, Madame la Duchesse, échappant à elle-même : « Quoi ? votre fille ? répondit-elle d'un ton aigre. Mon fils est, quant à présent, un trop mauvais parti : ses affaires sont dans un désordre étrange, on lui dispute tout, et on ne sait encore ce qui lui restera de bien, et votre fille est trop jeune pour la pouvoir marier. » Mme la duchesse d'Orléans, à mon avis trop bonne d'avoir dès lors fait cette ouverture, et trop douce de l'avoir après continuée, repartit que Monsieur le Duc auroit toujours de quoi la satisfaire, ce que M. le duc d'Orléans reprit aussi, et Mme la duchesse d'Orléans ajouta l'âge de Mademoiselle sa fille. Madame la Duchesse le disputa pour la soutenir trop jeune, et toutes deux poussèrent jusqu'aux dates et aux époques[3]. Madame la Duchesse, vaincue, conclut plus aigrement encore qu'elle ne vouloit marier son fils de longtemps. La pluie et le beau temps[4] relevèrent quelques moments de silence. Mme la duchesse d'Orléans dit qu'elle avoit beaucoup d'affaires, et pria Madame la Duchesse de tenir sa visite pour reçue puisqu'elle alloit chez elle lorsqu'elle l'avoit rencontrée dans le jardin. Madame la Duchesse se jeta aux compliments, et dit qu'elle monteroit incessamment chez elle : Mme la duchesse d'Orléans la pria de n'en rien faire, M. le duc d'Orléans aussi. Enfin ils se quittèrent[5] réciproquement les visites,

1. *Agreable* est en interligne, à la suite d'*honorable,* biffé, et au-dessus d'un premier *agreable* biffé.

2. C'est-à-dire de marier la sœur cadette de la future duchesse de Berry avec le fils de Madame la Duchesse : ci-dessus, p. 227. Le fait est qu'on en parla sourdement quelques jours après (*Sourches*, p. 244).

3. Cette jeune princesse, Louise-Adélaïde, était née le 13 août 1698. et Monsieur le Duc avait dix-huit ans, étant né le 18 août 1692.

4. Le *Dictionnaire de l'Académie* de 1718 ne donnait que *faire la pluie et le beau temps,* et non *parler de la pluie et du beau temps.*

5. Au sens de s'exempter, se tenir quitte ; mais l'*Académie* n'admettait que *quitter quelqu'un de quelque chose.*

et se séparèrent, Madame la Duchesse soulagée d'avoir au moins insolenté[1] sa sœur, et celle-ci riant de bon cœur de cette rage montée au point de ne la pouvoir cacher. Je supprime[2] le reste de cette belle journée pour M. et Mme la duchesse d'Orléans ; mais cette visite à Madame la Duchesse m'a paru trop plaisante et trop curieuse pour ne la pas rapporter[3].

Mme de Blanzac, et sa rare* retraite et son rare héritage; fortune de ses enfants.

Ce même lundi 2 juin, nous allâmes, Mme de Saint-Simon et moi, dîner à Saint-Maur[4] avec Mme de Blanzac[5], à qui Madame la Duchesse avoit prêté le petit château, c'est-à-dire la maison que feu[6] Monsieur le Duc avoit eue de la déconfiture de la Touanne, et qu'il avoit enfermée dans ses jardins[7]. J'ai assez expliqué ailleurs quelle étoit Mme de Blanzac[8] ; j'ajouterai seulement qu'ayant mangé plus de deux millions à elle ou à Nangis, son fils du pre-

1. Ce verbe n'était pas dans le *Dictionnaire de l'Académie* de 1718 ; mais on le rencontrera encore dans la suite des *Mémoires*. Littré rapproche un exemple de Dancourt du présent passage.

2. *Je sup* surcharge *M. le,* effacé du doigt.

3. Mme de Caylus raconte ceci, dans ses *Souvenirs* (p. 187-188) : « J'ai ouï dire à Madame la Duchesse, dans le temps de la déclaration du mariage de M. le duc de Berry, qu'elle n'avoit jamais parlé à Monseigneur de lui faire épouser Mlle de Bourbon, et véritablement Monseigneur étoit peu propre à recevoir de pareilles propositions et à entrer dans un projet qu'il n'auroit pas confié au Roi ; Madame la Duchesse, qui le connoissoit, se seroit bien gardée de lui laisser seulement croire qu'elle en eût la pensée. Peut-être s'imaginoit-elle que, le Roi étant vieux, il pourroit arriver que, M. le duc de Berry n'étant pas marié, il lui seroit alors facile de déterminer le choix de Monseigneur en faveur d'une de ses filles ; mais, à coup sûr, elle ne lui auroit jamais, en attendant, confié cette pensée. A dire la vérité, quoique la fille de M. le duc d'Orléans dût passer devant une fille d'une branche cadette, il n'étoit pas naturel et convenable, après ce qui s'étoit passé en Espagne, d'allier la maison d'Orléans à un prince aussi près de la couronne et frère du roi d'Espagne. »

4. Saint-Maur-des-Fossés, qui était aux Condé : tome IX, p. 308-309.

5. Tome III, p. 172. — 6. *Feu* surcharge une lettre illisible.

7. Tome IX, p. 307-310. — 8. Dans le tome III, p. 172-176.

* Ce premier *rare* est en interligne.

mier lit[1], et mieux encore sans avoir jamais, elle ni Blanzac, montré aucune dépense[2], elle emprunta cette maison pour y prendre du lait, et y est demeurée vingt ans sans en sortir. Sur la fin de sa vie[3], elle revint à Paris, où elle devint riche par la succession de Monsieur de Metz, qui, jusqu'à la mort, lui dit et lui fit dire qu'il ne lui donneroit rien, et qui, en même temps qu'il l'en persuadoit, lui avoit tout donné, comme il parut par son testament[4]. Les deux fils du premier et du second lit de Mme de Blanzac ont été plus heureux que père et mère : Nangis est mort maréchal de France, chevalier de l'Ordre, et chevalier d'honneur de la Reine avec toute sa confiance ; l'autre[5], outre ce grand bien de Monsieur de Metz, enrichi par d'au-

1. Cela aussi a déjà été dit dans le passage du tome III indiqué à la note précédente.

2. Le *d* de *depense* surcharge un *a*. — M. de Blanzac avait eu une pension de deux mille livres en 1682, qui fut portée à six mille en 1683, à douze mille en 1689 (reg. O[1] 27, fol. 50 ; *Sourches*, tome I, p. 147 ; *Dangeau*, tome II, p. 370) ; il faisait aussi des affaires de finances (*Archives de la Bastille*, tome XI, p. 33).

3. Elle mourut en septembre 1736.

4. M. de Coislin, évêque de Metz (ci-dessus, p. 120) ne mourut qu'en novembre 1732. Sur son testament et sa succession, voyez les *Mémoires de Mathieu Marais*, tome IV, p. 448 et 451-453. Mme de Blanzac était sa cousine germaine, ayant tous deux pour grand'mère commune Madeleine Séguier, la fille du Chancelier qui avait épousé en premières noces Pierre-Charles du Cambout de Coislin, et en secondes Guy de Laval, dont elle eut la mère de Mme de Blanzac.

5. Louis-Armand-François de la Rochefoucauld-Roye de Blanzac, né le 22 septembre 1695, porta d'abord le nom de comte de Marthon, puis celui de comte de Roucy, fut colonel du régiment de Conti en 1713, obtint en septembre 1732 le gouvernement de Bapaume vacant par la mort de son père, devint brigadier en 1734, reçut en novembre 1737 un brevet de duc et prit le nom de duc d'Estissac, devint chevalier des ordres en février 1749, grand maître de la garde-robe en 1757, duc héréditaire en août 1758, chef de la maison, après son beau-père, en 1762, et mourut le 28 mai 1783. Notre auteur racontera dans la suite des *Mémoires* (tome XVI de 1873, p. 250 ; *Dangeau*, tome XVIII, p. 38) qu'on s'aperçut en 1719 qu'il n'avait point été baptisé, et qu'il fallut lui administrer ce premier sacrement à vingt-trois ou vingt-quatre ans.

tres voies, dont il n'a négligé aucune[1], a eu un brevet de duc en épousant une fille du duc de la Rochefoucauld[2]. Il me faut passer cette courte disgression, assez mal placée, mais dont je n'aurois su où placer mieux la singularité.

J'apprends la* déclaration du mariage de M. le duc de Berry avec Mademoiselle ; spectacle de Saint-Cloud**.

Revenant de Saint-Maur, où nous avions passé presque la journée avec l'abbé de Verteuil[3] frère du duc de la Rochefoucauld, que nous y avions mené, rentrant chez moi sur les sept heures du soir, je trouvai un billet de M. le duc d'Orléans qu'un de ses gens avoit apporté fort peu après midi, comme cela m'arrivoit souvent pendant ce Marly. Je n'ouvris le billet que lorsque, monté chez ma mère, j'y fus seul avec elle[4] et Mme de Saint-Simon. Le dessus étoit de l'écriture de M. le duc d'Orléans, le dedans, fort court, de celle de Mme la duchesse d'Orléans, dont les trois premiers mots étoient ceux-ci : *Veni, vidi, vici*[5]. Elle ajoutoit que je verrois bien que c'étoit M. le duc d'Orléans qui les avoit dictés, et, sans en dire davantage, m'imposoit le secret jusqu'à la déclaration, qui ne tarderoit pas. Après ma première effusion de joie, à laquelle, par un secret pressentiment, Mme de Saint-Simon ne prit qu'une part de complaisance, j'entrai[6] en inquiétude du

1. L'avocat Barbier prétend qu'il avait eu une liaison, avant son mariage, avec Mlle de la Roche-sur-Yon, de la maison de Conti (*Journal*, tome II, p. 169).

2. Marie de la Rochefoucauld, née en novembre 1716, mariée le 18 novembre 1737, morte après 1748.

3. Alexandre de la Rochefoucauld, dit l'abbé de Verteuil, né en avril 1655, docteur en théologie, prieur de Port-Dieu, abbé de Molesme en 1689 et de Beauport en 1698, eut en outre le prieuré de Notre-Dame-de-Bonne-Nouvelle à Rouen, et mourut à Paris le 16 mai 1722.

4. Avant *elle*, Saint-Simon a biffé *Me de S. Simon, et*.

5. Mot attribué à César après sa victoire sur Pharnace, roi de Pont (Plutarque, *Regum et Imperatorum apophthegmata*, CÆSAR, § XII).

6. *Je* est corrigé en *j*, et *entray*, sans apostrophe, est en interligne,

* Les mots *J'apprends la* ont été ajoutés en tête de la manchette, qui commençait d'abord par *Declaration*.

** Ce dernier membre de phrase est écrit d'une autre encre que celui qui précède.

délai de la déclaration. Tandis que j'agitois ce qui pouvoit la retarder, on m'annonça un valet de pied de M. le duc d'Orléans, qui, sans[1] lettre, me vint apprendre de la part de Mademoiselle la déclaration de son mariage, et qu'elle m'envoya dans l'instant qu'elle l'eut apprise par le laquais que d'Antin lui avoit dépêché de Marly[2]. Alors ma joie fut complète : le triomphe et la sûreté de ceux à qui j'étois attaché, la surprise et l'extrême dépit de ceux à qui je ne l'étois pas, l'amour-propre d'un tel succès où j'avois eu une part si principale en[3] tant de sortes, la différence entière qui en résultoit pour ma situation présente et future, toutes ces choses me flattèrent à la fois. J'écrivis aussitôt à M. et à Mme la duchesse d'Orléans, qui, le lendemain matin mardi, me mandèrent de les aller trouver ce même jour à Saint-Cloud, de bonne heure. Ce voyage fut bien différent du dernier où je leur avois[4] porté la négative de la Choin[5]. Mme de Saint-Simon et moi trouvâmes Saint-Cloud retentissant de joie. La foule brillante y étoit déjà ; tout s'empressa de me témoigner sa joie : je fus complimenté de chacun, environné sans cesse. A un accueil si surprenant, je me crus presque le visité. La plupart me parlèrent de cette grande affaire comme de mon ouvrage, ce que je ne fis jamais semblant d'entendre[6]. Environné, accolé[7], entraîné de part et d'autre, dont Mme de Saint-Simon eut aussi toute sa part, je fus poussé à travers ce vaste appartement, au fonds duquel étoit Mademoiselle

au-dessus de *pris de l'*, biffé ; plus loin, *du* corrige *de*, et *délai* surcharge *la*.

1. L'initiale de *sans* surcharge un *v*.

2. Ci-dessus, p. 279 et 282. — 3. *En* surcharge un mot illisible.

4. Il y a *avoit*, par mégarde, dans le manuscrit. — 5. Ci-dessus, p. 268.

6. Nous devons constater qu'aucun contemporain ne semble lui avoir attribué l'œuvre de ce mariage, quoiqu'il affirme le contraire ; M. le comte d'Haussonville en reporte tout le mérite à la duchesse de Bourgogne, dans ses derniers articles sur cette princesse.

7. « *Accoller* (sic), jeter les bras autour du cou de quelqu'un en signe d'affection » (*Académie*, 1718). Saint-Simon écrit aussi : *accoller*.

avec Mme la princesse de Conti, Mesdemoiselles ses filles[1], et un groupe de personnes considérables qui, de Marly et de Paris, étoient accourues[2]. Sitôt que Mademoiselle m'aperçut, elle s'écria, courut à moi, m'embrassa des deux côtés, et tout de suite me prit par la main, laissa là tout le monde, et du salon me mena dans l'Orangerie[3] qui y est contiguë et l'enfile[4]. Là, en liberté de ce grand monde qui ne nous voyoit que de loin, elle se répandit en remerciements, dont ma surprise fut telle, que je demeurai sans répondre. Elle le sentit, et, croyant m'en tirer, elle m'y plongea de plus en plus en me racontant les choses principales que j'avois faites ou conseillées sur son mariage, et y mit le comble en m'apprenant que M. le duc d'Orléans lui contoit tout[5] à mesure, qu'elle n'avoit jamais rien ignoré de tout ce qui s'étoit passé dans cette affaire, que c'étoit pour cela qu'elle sortoit presque toujours du cabinet de Mme la duchesse d'Orléans dès que j'y entrois, et avant qu'on le lui dît; et m'avoua qu'elle avoit souvent observé mon visage entrant et sortant de ces conversations. A un si étonnant récit, je ne pus désavouer la vérité des faits, ni m'empêcher de m'écrier sur la facilité de Monsieur son père à lui faire de telles confidences. Tout cela fut coupé par des témoignages de la plus vive reconnoissance, dont l'esprit, les grâces, l'éloquence, la dignité et la justesse des termes ne me surprirent pas moins, mêlés d'élans et de trouble de joie qu'elle ne contraignit pas avec moi[6]. Elle me dit que j'avois tout perdu, et qu'elle m'avoit bien regretté une demi-heure auparavant; que

1. Tome XVII, p. 131.

2. Le manuscrit porte *accourus*, au masculin pluriel, accord qu'on faisait communément avec le substantif *personnes*.

3. Ci-dessus, p. 269. Voyez le portefeuille Va 359 du Cabinet des estampes.

4. Au sens de prendre ou de se trouver en enfilade. Le *Dictionnaire de l'Académie* de 1718 ne donnait pas cette expression, que notre auteur a déjà employée dans le tome XVI, p. 471.

5. *Tout* a été ajouté en interligne.

6. Nous avons déjà eu *contraindre ses dits* dans le tome XII, p. 292

Madame la Duchesse étoit venue, avec Mesdemoiselles ses filles, lui faire leurs compliments ; que cette bonne tante avoit essayé de voiler son désordre par une joie si feinte, que la sienne s'en étoit augmentée ; qu'elle lui avoit présenté Mesdemoiselles ses filles déjà avec un air de respect, en la suppliant de conserver de la bonté pour elles : à quoi elle avoit malignement répondu qu'elle les aimeroit toujours autant qu'elle avoit fait, m'ajoutant, en riant de bon cœur, qu'elle n'y auroit pas grand peine. Madame la Duchesse abrégea sa visite en témoignant son regret de n'avoir pas trouvé M. et Mme la duchesse d'Orléans à Saint-Cloud, et se retira comme avec avidité de se délivrer[1] d'un état si violent. Mademoiselle me dit qu'elle l'avoit conduite, et malicieusement affecté de lui céder partout la droite et les portes[2], quoique toutes ouvertes, et que Madame la Duchesse l'avoit si bien senti, qu'elle lui[3] avoit fait des reproches, comme d'amitié, de ce qu'elle la traitoit ainsi avec cérémonie, dont elle s'étoit donné le plaisir de ne s'en point départir jusqu'au bout. Elle me conta ensuite comment M. le duc d'Orléans lui avoit appris son bonheur, combien elle avoit été fidèle au secret, enfin le beau message de d'Antin[4], dont elle se moqua fort, sur lequel elle m'avoit dépêché[5] aussitôt, sachant tout ce que j'y avois fait. On ne peut comprendre[6] le nombre de choses qui se dirent en ce tête-à-tête en nous promenant[7] dans cette Orangerie, pendant une demi-heure. La duchesse de la Ferté le vint interrompre, d'où

1. *Délivrer* est en interligne, au-dessus de *tirer*, biffé.
2. Conformément à la décision du Roi qui réglait les questions de préséance entre les princesses : ci-dessus, p. 70-73.
3. *Luy* est répété deux fois, par mégarde.
4. Ci-dessus, p. 288.
5. Cet emploi de *dépêcher* pris absolument, au sens d'envoyer promptement un courrier, une dépêche à quelqu'un, était dans le *Dictionnaire de l'Académie* dès 1718.
6. Il a écrit, par mégarde : *comprentre*.
7. L'abréviation *n*s surcharge un *d*, et *promenans* est au pluriel.

incontinent nous nous retrouvâmes dans le gros du monde, que je laissai aussitôt pour aller faire mes compliments à Madame, qui écrivoit[1], et qui me reçut avec des larmes de joie. En même temps, Mme de Saint-Simon étoit environnée de foule et de compliments, et de gens qui lui en faisoient d'autres à découvert sur ce qu'elle alloit être dame d'honneur de la future duchesse de Berry. Elle répondit avec modestie sur son incapacité, son âge, ses empêchements, sur le grand nombre d'autres personnes convenables, et, parmi tout cela, fit si bien sentir ce qu'elle sentoit elle-même, qu'il lui fut dit par Mme de Châtillon[2] qu'elle se portoit donc elle-même pour trop jeune : à quoi elle répondit très franchement que oui. Mademoiselle, qui à peine la connoissoit, lui fit toutes les prévenances et les caresses imaginables. Enfin cette opinion de la place qu'elle alloit remplir se trouva si répandue parmi ce peuple femelle de la cour, que les bassesses lui furent prodiguées à en avoir honte et pitié, et que ses craintes se renouvelèrent. Elle fut en calèche, avec quelque peu de dames, au-devant de M. et de Mme la duchesse d'Orléans qui venoient de Sceaux donner part du mariage[3]. L'allégresse fut grande ; ils se pressèrent pour les mettre dans leur carrosse, et arrivèrent ainsi dans la cour. Tout y courut. Dès qu'ils m'aperçurent, ce furent des cris de joie, et, en mettant pied à terre, des embrassades réitérées et des compliments réciproques. La foule illustre[4] les environna. Madame et Mademoiselle les rencontrèrent, et descendirent pour se promener avec eux, et se faire voir au peuple[5] dont fourmilloient la cour

1. Comme ci-dessus, p. 280.

2. Marie-Rosalie de Brouilly-Piennes (tome II, p. 207), dame d'atour de Madame.

3. *Dangeau*, p. 173-174, 3 juin.

4. Ayant déjà eu cette locution dans l'appendice V de notre tome VIII, p. 438, nous avons indiqué quel en était le sens.

5. Dangeau dit que tous les courtisans et beaucoup de gens de Paris étaient venus pour faire leurs compliments du mariage.

et les jardins. En montant en calèche, ils me prièrent instamment de les attendre, afin qu'un peu débarrassés d'une cour si nombreuse, ils me pussent entretenir et se répandre avec moi[1], et je me promenai en les attendant, en bonne et grande compagnie. Sitôt qu'ils se furent séparés de Madame, qui retournoit de bonne heure à Marly, ils m'envoyèrent dire de les aller trouver au haut des jardins de l'Orangerie. Dès qu'ils me virent, ils quittèrent le gros qui les environnoit, vinrent à moi, s'écartèrent loin de tout le monde, et là me racontèrent tout ce qui s'étoit passé à Marly, et que j'ai expliqué ci-dessus pour conserver l'ordre des temps de chaque chose[2]. Nous nous épanouîmes[3] au port après les dangers courus ; nous repassâmes mille choses avec plaisir sur la joie des uns, sur la surprise et le dépit des autres ; nous nous divertîmes de l'incroyable souplesse de d'Antin[4]; surtout nous ne pouvions nous lasser de nous parler du procédé si surprenant de Monseigneur[5], ni moi de les exhorter d'en[6] profiter pour se rapprocher de lui, et d'en saisir ces premiers moments si favorables. Ils me dirent après que le Roi ne donneroit ni apanage ni maison aux futurs époux jusqu'à la paix[7], et qu'en attendant ils mangeroient chez Mme la duchesse de Bourgogne, et se serviroient des officiers et des équipages du Roi.

Tout en devisant, ils me menèrent insensiblement tout de l'autre côté du parterre où il n'y[8] avoit personne, et fort loin d'où ils m'avoient joint, encore plus de la compagnie qu'ils avoient quittée, que tout à coup M. le duc d'Orléans alla rejoindre, et me laissa seul avec Mme la

1. Se livrer à une effusion de cœur : voyez le *Littré*, RÉPANDRE 24°.
2. Ci-dessus, p. 278-281. — 3. *Épanouysmes*, au manuscrit.
4. *Ibidem*.
5. Ci-dessus, p. 282.
6. *D'en* est en interligne, au-dessus d'un *d* qui surchargeait un *a*.
7. *Dangeau*, p. 167 et 173 ; *Journal de Torcy*, p. 196-197.
8. *Ny* est répété deux fois par mégarde, et sans apostrophe, en fin et en commencement de lignes.

Vive, dernière et inutile attaque de Mme la duchesse d'Orléans à moi, sur la place de dame d'honneur.

duchesse d'Orléans. Elle s'assit sur un banc qui se trouva là, et m'invita de m'y asseoir avec elle. Quelque liberté que j'eusse avec eux, jamais, hors en discours seul avec eux et pour eux-mêmes, je n'en ai séparé le respect, persuadé que, quelque familiarité que ces gens-là donnent, on en est au fonds mieux et plus à l'aise avec eux en gardant cette conduite, dont la décence tient aussi à ce qu'on se[1] doit à soi-même : quoique je dusse être assis, et que je fusse toujours devant M. et Mme la duchesse d'Orléans, je ne crus pas devoir m'asseoir sur le même banc tête à tête avec elle, vus surtout à travers ce grand parterre de tout ce monde qui étoit demeuré de l'autre côté, et je me tins debout vis-à-vis d'elle. Elle acheva assise quelque reste court de discours commencés en gagnant ce banc ; puis, tout à coup, et sans aucune liaison qui conduisît où elle en vouloit venir, elle me dit que, maintenant que le mariage s'alloit faire, il étoit question d'une dame d'honneur ; que j'avois assez mal reçu ce qu'elle m'en avoit jeté d'abord, puis proposé pour Mme de Saint-Simon d'une manière plus expresse[2] ; qu'elle ne m'en avoit plus parlé depuis, mais qu'à présent qu'il[3] falloit se déterminer, elle me disoit franchement qu'elle n'en voyoit point d'autre qu'elle pût desirer. Je lui répondis par un remerciement auquel j'ajoutai que je lui avois parlé de bonne foi là-dessus ; que Mme de Saint-Simon ne convenoit point à cette place, qu'elle n'en avoit point l'âge, qu'elle n'en avoit point la santé pour les fatigues, ni la capacité pour conduire une si jeune princesse, ni la liberté, par nos affaires domestiques et notre situation avec ma mère ; que j'étois extrêmement sensible à la bonté qu'elle nous témoignoit, mais que ce seroit y mal répondre que de ne le pas faire avec la même franchise ; qu'il y en avoit beaucoup d'autres qui y seroient très propres sur qui elle pouvoit jeter les yeux. Elle me répliqua qu'après y avoir bien pensé, sur le peu

1. *Se* a été ajouté en interligne. — 2. Ci-dessus, p. 237 et suivantes.
3. Ce second *qu'* a été ajouté après coup, entre *présent* et *il*.

de goût qu'elle m'avoit vu pour cette place, elle n'en trouvoit aucune sans inconvénient et avec toutes les qualités à souhait, que Mme de Saint-Simon seule, qu'elle m'avouoit qu'elle souhaitoit[1] uniquement et passionnément. Je repartis les mêmes choses, sur chacune desquelles elle me dit en m'interrompant : « Mais c'est notre affaire à nous de voir si nous la voulons bien comme cela, et c'est la vôtre de voir si vous nous la voulez bien donner ! » Après avoir ainsi contesté un bon quart d'heure, elle me dit que son nom pour l'honneur, son mérite et sa réputation pour la confiance, étoit[2] tout ce qu'ils desiroient ; qu'après cela elle ne feroit de fonctions qu'autant et en la manière qu'elle pourroit et qui lui plairoit. Rien n'étoit plus flatteur, et les façons de dire ajoutoient encore aux paroles ; mais je demeurai ferme sur mes mêmes excuses, si bien qu'après m'avoir un moment regardé avec plus de tristesse : « Je vois bien ce que c'est, me dit-elle ; c'est qu'une seconde place ne vous accommode pas. » Et, à l'instant, ses yeux rougissant et s'emplissant d'eau, elle les baissa, et demeura fort embarrassée ; je le fus moins que je n'aurois dû, parce que mon parti étoit bien pris. Je ne répondis rien à ce qu'elle me dit sur la seconde place, parce qu'en effet c'étoit cela même qui nous tenoit, et je demeurai deux bons *Miserere*[3] sans parler, ni elle aussi, vis-à-vis l'un de l'autre. Enfin, je ne sus mieux, pour assurer mon refus en le ménageant avec le respect dû au rang et à l'amitié, que de sortir de ce silence par une disparade[4] expresse, et tout à fait déplacée. « Madame, lui dis-je tout d'un coup et d'un ton ferme, Mademoiselle a bien de l'esprit, et je n'ai pas ouï dire que

1. Les mots *m'avouoit qu'elle* sont en interligne, au-dessus de *m'avoit*, biffé, et *souhaittoit* corrige *souhaittée*, au féminin.

2. Il y a bien *estoit*, au singulier, dans le manuscrit.

3. Le *Miserere* est le cinquantième des Psaumes de David et le quatrième des sept psaumes dits de la Pénitence. Cette expression est à rapprocher de celle de « trois ou quatre *Pater*, » ci-dessus, p. 234.

4. Tome VI, p. 84.

M. le duc de Berry en ait[1] autant qu'elle ; il faut qu'elle s'insinue tout de son mieux auprès de lui : elle le gouvernera. » Puis, me mettant à battre la campagne[2], et à parler précisément pour parler, je continuai assez longtemps, jusqu'à ce que, Mme la duchesse d'Orléans ayant repris ses esprits et surmonté son embarras et son dépit, elle fit effort pour rencoigner ses larmes[3], entra dans ce que je disois par cinq ou six paroles, se leva aussitôt brusquement, dit qu'il étoit temps de s'en retourner, et marcha vers son carrosse en silence jusqu'à ce qu'elle eut[4] rencontré quelqu'un : la foule se rapprocha promptement ; et, sans me dire un mot, me fit une révérence civile, et monta en carrosse, M. le duc d'Orléans[5] et Mme de Castries[6], et tous trois s'en retournèrent à Marly, non, je pense, sans parler de ce qui venoit de se passer avec moi[7]. Je me remis ensuite parmi le grand monde, et, après fort peu de tours, Mme de Saint-Simon et moi prîmes congé de Mademoiselle, et nous retournâmes[8] à Paris, moins occupés tous deux du brillant spectacle que nous venions de voir, que de ce qu'il venoit de m'arriver avec Mme la duchesse d'Orléans. Tout ce qui étoit alors de l'autre côté du parterre avec M. le duc d'Orléans et Mademoiselle avoit les yeux fichés[9] sur nous, et lui plus qu'aucun, à ce que je

1. Le manuscrit porte : *aye*.

2. Expression déjà notée dans le tome XV, p. 203. A cet endroit, on a reproduit la définition du *Dictionnaire de l'Académie* de 1718, au mot CAMPAGNE ; voici celle qu'il donnait au mot BATTRE : « *Battre la campagne* se dit figurément d'un homme qui, dans un discours, s'éloigne de son sujet par des digressions fréquentes. »

3. *Rancoigner* corrigé en *rencoigner*. — Nous avons déjà eu cette locution au tome X, p. 299 ; j'en relève des exemples, avec l'orthographe *recogner*, dans la *Gazette* de 1633, p. 195, et de 1650, p. 999.

4. Ce verbe est bien à l'indicatif. — 5. Avec M. le duc d'Orléans.

6. La dame d'atour, fille du maréchal de Vivonne.

7. Voyez Additions et corrections, p. 564.

8. *Retournasmes* surcharge un *n^e* effacé du doigt, qui corrigeait *en*.

9. « On dit *avoir les yeux fichés en terre, fichés sur quelque chose*, pour dire les avoir fixement arrêtés » (*Académie*, 1718).

remarquai bien. Nous fûmes fort surpris, Mme de Saint-Simon et moi, de cette persévérance après les refus, l'un général, l'autre si particulier, que j'avois fait[1] à Mme la duchesse d'Orléans, le[2] premier à Versailles, l'autre, si exprès, à Marly[3], et de ce qu'après cela, avec toute sa hauteur et sa fierté, elle s'étoit exposée au troisième à Saint-Cloud, au jour de son triomphe. Nous sentîmes bien que cette dernière tentative étoit un concert entre elle et M. le duc d'Orléans, qui, me connoissant bien, et comptant que je n'avois pas avec elle la même liberté qu'avec lui, et bien plus de mesure, je serois moins ferme et plus hors de garde[4] livré à un tête-à-tête avec elle[5] : pour quoi, de guet-apens[6], ils m'avoient conduit à l'autre côté du jardin où il n'y avoit personne, et lui s'étoit aussitôt après retiré pour me laisser seul avec elle et me livrer à l'embarras, sans qu'il eût encore osé m'ouvrir la bouche de cette place de dame d'honneur. De tout cela nous conclûmes qu'il n'étoit pas possible de refuser ni plus nettement ni plus respectueusement que je l'avois fait, et fort difficile qu'après cela ils poussassent[7] leur pointe davantage. Nous nous sûmes bon gré de plus en plus des devants si à propos pris avec M. de Beauvillier et Mme la duchesse de Bourgogne[8], sur l'audience de laquelle je m'aperçois que le desir d'abréger ce qui ne regarde que moi m'en a fait omettre une partie essentielle, que je restituerai ici.

Oubli sur l'audience de Mme la duchesse de

Après avoir inutilement[9] épuisé toutes les raisons d'incapacité et d'âge, et toutes celles d'attachement personnel pour Mme la duchesse de Bourgogne, Mme de Saint-Simon

1. Il y a bien *fait*, sans accord, dans le manuscrit.
2. *Le* corrige *l'*, effacé du doigt. — 3. Ci-dessus, p. 237 et suivantes.
4. Terme emprunté au vocabulaire de l'escrime. « *Être hors de garde* signifie figurément ne savoir où l'on en est dans quelque affaire, dans quelque occasion » (*Académie*, 1718).
5. La phrase n'est pas terminée.
6. Il a écrit, comme toujours : *guet à pend*.
7. La seconde lettre du verbe surcharge *ss*.
8. Ci-dessus, p. 240 et suivantes. — 9. *Inutilem*t est en interligne.

Bourgogne à Mme de Saint-Simon.

se jeta sur la délicatesse de sa santé, sur les soins domestiques que je laisserois toujours rouler entièrement sur elle, sur l'âge de ma mère[1] qui, avec toute sorte de justice et de raison, demandoit une assiduité auprès d'elle incompatible avec celle de dame d'honneur d'une si jeune princesse. Elle exagéra même ces trois bonnes raisons fort au delà de leur juste mesure, et, pour tout cela, ne trouva pas Mme la duchesse de Bourgogne plus flexible. Sur sa santé, elle lui répondit qu'on ne prétendoit pas lui demander plus qu'elle pourroit et voudroit faire ; que la dame d'atour étoit faite pour porter sans murmure, du moins sans appui, toutes les corvées fatigantes qu'une dame d'honneur de sa sorte ne voudroit pas essuyer ; sur les affaires, qu'elle étoit très louable de s'y attacher, qu'elle l'assuroit de tous les congés qu'elle voudroit, même pour des absences et des voyages à la Ferté, que le Roi ne trouveroit point mauvais pendant les voyages de Marly ; à l'égard de ma mère, que ce devoir devoit aller toujours avant tout autre, qu'elle y vaqueroit avec liberté, et qu'elle lui répondoit de prendre tout cela sur elle. Mme de Saint-Simon répliqua que tout cela étoit bon en spéculation[2], mais que, pour la pratique, il falloit convenir qu'elle seroit impossible, et apporta l'exemple de toutes les autres dames d'honneur : à quoi Mme la duchesse de Bourgogne répondit toujours par les exceptions les plus obligeantes, et finalement ne se rendit, comme je l'ai rapporté, que pour nous éviter de nous perdre totalement par un refus auquel elle vit Mme de Saint-Simon résolue, quoi qu'elle eût pu lui dire.

Toutes ces choses devoient nous rassurer, puisqu'aucune voie ni aucunes raisons n'avoient été omises, et à temps. Néanmoins, Mme de Saint-Simon, sujette à espérer peu ce qu'elle desire[3], ne pouvoit se délivrer d'inquié-

1. Soixante-neuf ou dix ans.
2. Expression déjà relevée au tome XV, p. 412.
3. Temps présent à noter ; car Mme de Saint-Simon mourut le 21 janvier 1743, et cependant ceci est écrit au milieu de 1742.

tude par le desir extrême que nous voyions dans eux tous, jusqu'à ce qu'il y eût une dame d'honneur nommée. Cela ne pouvoit guères être différé puisque le mariage étoit déclaré, et qu'on n'attendoit, pour le célébrer, que l'arrivée de la dispense du Pape [1].

Le jour même de la déclaration du mariage, il partit deux courriers pour Rome [2] : l'un par Turin, adressé par M. le duc d'Orléans à M. de Savoie, à qui, nonobstant la guerre, on donnoit part du mariage, et qui étoit prié en même temps de faire passer et repasser le courrier sûrement et diligemment [3] ; l'autre, à tout hasard, par Marseille et par la voie de la mer. Mais [4] M. de Savoie en usa en cette occasion avec toute la politesse et toute la diligence possible [5]. Le mardi, qui étoit le lendemain de ce que je viens de raconter de Saint-Cloud [6], Mademoiselle alla

Présentation de Mademoiselle à Marly.

1. Les deux fiancés étaient cousins germains comme petits-enfants du Roi, et cousins issus de germains comme arrière-petits-enfants de Louis XIII. Mme de Maintenon écrivit au duc de Noailles, le 13 juin (recueil Geffroy, tome II, p. 246-247) : « Nous attendons la dispense de Rome.... Il y auroit bien des choses à vous mander là-dessus, si la prudence ne retenoit ; mais il est temps d'en avoir un peu. On ne fera ni fête, ni réjouissances, ni dépense ; tout se passera par rapport à l'état des affaires présentes.... On commence pourtant à dire qu'on ne peut faire de contrat de mariage sans donner un apanage : le Roi peut prendre ce qu'avoit Mme de Guise. »

2. *Dangeau*, p. 173 ; *Sourches*, p. 236 ; *Journal de Torcy*, p. 197.

3. M. de Berwick fit passer les lettres par un trompette le 8 août, et les réponses sont dans la correspondance diplomatique de *Turin*, vol. 116, fol. 26 et 34-36.

4. *Mais* a été ajouté après coup en fin de ligne.

5. Le volume *Rome* 507, au Dépôt des affaires étrangères, contient la demande de dispense adressée par le Roi au Pape et datée du 4 juin (fol. 266-267), la réponse du Pape, du 23 juin (fol. 327), la bulle originale de dispense (fol. 351), et des lettres du cardinal de Noailles et d'autres autorités ecclésiastiques (fol. 300-302). Voyez aussi le volume *Rome* 504, fol. 300 et suivants, et le registre de Desgranges, ms. Mazarine 2746, fol. 10-12, où le texte latin est transcrit.

6. Notre auteur se trompe : c'est le mercredi 4 juin que se passa la scène qui va être racontée (*Dangeau*, p. 174).

dîner à Marly avec M. et Mme la duchesse d'Orléans, sans voir personne. Au sortir de table, ils la menèrent chez Madame, et de là chez le Roi, par les derrières, qu'ils trouvèrent dans son grand cabinet, environné de Monseigneur, Mgr et Mme la duchesse de Bourgogne, M. le duc de Berry, et des principaux officiers seulement, des deux sexes. Les dames d'honneur et d'atour de Madame et de Mme la duchesse d'Orléans[1], et Mme de Marey, gouvernante de Mademoiselle, les y suivirent. Madame présenta Mademoiselle au Roi, qui se prosterna, et que le Roi releva et embrassa aussitôt, et tout de suite la présenta à Monseigneur, à Mgr et à Mme la duchesse de Bourgogne, et à M. le duc de Berry, qui tous la baisèrent, puis à toute la compagnie. Le Roi[2], pour ôter tout embarras, avec cette grâce qu'il avoit en tout, défendit à Mademoiselle de dire un mot à personne, à[3] M. le duc de Berry de lui parler, et abrégea promptement l'entrevue. Mme la duchesse de Bourgogne alla montrer un moment Mademoiselle au salon, où tout ce qui étoit à Marly s'étoit rassemblé, et la mena ensuite chez Mme de Maintenon. Au sortir de là, Mademoiselle passa chez Madame[4], et s'en alla coucher à Versailles, où, le surlendemain jeudi[5], le Roi retourna, contre l'ordinaire, qui étoit toujours le samedi[6]. La raison fut que la Pentecôte étoit le dimanche sui-

1. C'étaient, pour Madame, la duchesse de Brancas et Mme de Châtillon, et pour la duchesse d'Orléans, la maréchale de Rochefort et Mme de Castries.

2. Les mots *le Roy* sont en interligne, au-dessus de *de là*, biffé, et, après *embarras*, Saint-Simon a biffé *le Roy*.

3. Avant *à*, il y a un *et* biffé.

4. Où Monseigneur mena le duc de Berry, dit Dangeau (p. 174).

5. *Jeudy* est en interligne, au-dessus de *mercredy*, biffé pour corriger l'erreur commise vingt-deux lignes plus haut, et Saint-Simon a ajouté *sur*, en interligne, avant *lendemain*, ce qui constitue une autre erreur. C'est bien le mercredi que la présentation eut lieu, et le jeudi que le Roi revint à Versailles (*Dangeau*, p. 174 et 175).

6. Il est facile de vérifier dans le *Journal de Dangeau* que c'était en effet l'habitude constante de Louis XIV.

vant, 8 juin, et que le Roi faisoit toujours ses dévotions la veille[1].

Nous avions fort balancé, Mme de Saint-Simon et moi, d'aller ou n'aller pas à Versailles jusqu'à ce qu'il y eût une dame d'honneur. Néanmoins, nous crûmes trop marqué de ne nous pas présenter devant le Roi dans une occasion où la bienséance feroit aller chez un particulier en pareil cas, et où le respect menoit à la cour ceux même qui n'y alloient plus que pour de véritables occasions.

Consultation entre le Roi, Mme de Maintenon et Mme la duchesse de Bourgogne sur une* dame d'honneur.

Comme nous dînions ce jour-là mercredi, le Chancelier et son fils, qui, faute de conseils, dont il n'y avoit jamais le jeudi, le vendredi, et la veille de la Pentecôte, étoient venus à Paris, nous[2] envoya[3] prier de passer chez lui après dîner, parce qu'il avoit à nous parler; et voici ce que nous apprîmes d'eux. Le soir du jour de la déclaration du mariage, il fut question de la dame d'honneur dans la petite chambre de Mme de Maintenon, entre elle, le Roi et Mme la duchesse de Bourgogne: le Roi proposa la duchesse de Roquelaure[4]. On a vu ailleurs[5] que le Roi avoit eu autrefois plus que du goût pour elle, et qu'il lui avoit toujours conservé de l'amitié et de la considération; par cette même raison, Mme de Maintenon ne l'aimoit pas[6], et auroit été outrée de la voir nécessairement admise dans tout, singulièrement[7] dans les particuliers, comme il seroit

1. Comme aux grandes fêtes de Noël, Pâques et la Toussaint: tome XV, p. 238.

2. *Nou*[s] corrigé en *n*[s], comme déjà plus haut.

3. Le Chancelier, nommé trois lignes plus haut.

4. Marie-Louise de Montmorency-Laval, qu'il avait déjà été question, en 1696, de faire dame d'honneur de la duchesse de Bourgogne (*Sourches*, tome V, p. 169), mais qui n'avait été nommée que dame du palais: notre tome IV, p. 302.

5. En dernier lieu, tome XVI, p. 102.

6. Tome XVI, p. 104.

7. « Particulièrement, spécialement, principalement, sur toutes choses » (*Académie*, 1718).

* Le manuscrit porte: *un dame*, par mégarde.

arrivé par cette place. C'étoit une[1] personne extrêmement haute, impérieuse, intriguante, dont le grand air altier rebroussoit tout le monde[2], et, avec cela, de la dernière bassesse et de la plus abjecte flatterie, qui la faisoit fort mépriser. Mme de Maintenon profita de tout cela, sourit, et répondit qu'on ne pouvoit mieux choisir, si on avoit résolu de faire enrager toute la compagnie, aucun ne la pouvant souffrir[3]. Le Roi, avec un air de surprise, demanda à Mme la duchesse de Bourgogne si cela étoit vrai, qui le confirma : sur quoi, le Roi dit qu'il n'y falloit donc pas songer. Là-dessus, il tira de sa poche une liste des duchesses[4], et s'arrêta à Mme de Lesdiguières, veuve du vieux Canaples dont j'ai parlé en son lieu[5], et fille du duc de Vivonne frère de Mme de Montespan. C'étoit une personne de beaucoup de douceur, de mérite, de vertu, et d'infiniment d'esprit, de ce langage à part[6] si particulier aux Mortemarts, mais qui, de sa vie, n'avoit vu la cour ni le monde, et qui vivoit avec très peu de bien dans une grande piété, sans presque voir personne. D'Antin, son cousin germain et son ami intime, en avoit fort parlé au Roi, qui en dit du bien, mais qu'elle ne convenoit pas à cause du jansénisme dont elle étoit un peu suspecte[7]. Ce

1. Il a écrit : *un*, par mégarde.

2. Emploi de *rebrousser* relevé au tome XVIII, p. 366.

3. Notre auteur a déjà mentionné (tome XVI, p. 103) l' « aversion » qu'inspiraient à toute la cour les « grands airs impérieux » de Mme de Roquelaure.

4. Comme celle dont notre auteur s'est servi avec la duchesse d'Orléans : ci-dessus, p. 239.

5. Gabrielle-Victoire de Rochechouart-Vivonne, que nous avons vue épouser en 1702 Alphonse de Créquy, comte de Canaples (tome X, p. 263-267), lequel a relevé le titre de duc de Lesdiguières à la mort de son neveu (tome XI, p. 258); elle ne devint veuve qu'en 1711.

6. Le *p* de *part* surcharge une *M* effacée du doigt.

7. Mme de Maintenon (*Correspondance*, recueil Geffroy, tome II, p. 246) écrivit à son neveu Noailles : « J'avois proposé et prôné Mme de Lesdiguières sur votre très périlleuse parole ; mais des gens plus alertes que moi ont découvert une direction intime du P. de la Tour,

fut un soliloque[1], auquel il ne fut pas répondu un mot. Mon érection suivant de fort près celle de Lesdiguières[2], le Roi tomba incontinent sur le nom de Mme de Saint-Simon, et dit qu'il ne voyoit que celle-là à prendre dans toute la liste qu'il venoit de parcourir des yeux : « Qu'en dites-vous, Madame ? en s'adressant à Mme de Maintenon. Il m'en est toujours revenu beaucoup de bien ; je crois qu'elle conviendra fort. » Mme de Maintenon répondit qu'elle le croyoit aussi, qu'elle ne la connoissoit point du tout, mais qu'on lui en avoit toujours dit toute sorte de bien et en tous genres, et jamais de mal sur aucun. « Mais, ajouta-t-elle, voilà la duchesse de Bourgogne qui la connoît, et qui vous en dira davantage. » Mme la duchesse de Bourgogne répondit froidement, la loua, mais conclut qu'elle ne savoit pas si elle conviendroit bien. « Mais pourquoi ? » dit le Roi, et pressa sur chaque qualité et sur chaque louange qui avoit été donnée, auxquelles toutes Mme la duchesse de Bourgogne consentit, mais ajoutant toujours qu'enfin elle ne croyoit pas qu'elle convînt. Le Roi, surpris, insista sur l'esprit, et Mme la duchesse de Bourgogne, qui ne vouloit pas nuire à Mme de Saint-Simon, mais seulement la servir à sa mode en écartant la place, mollit sur l'esprit[3] comme moins impor-

M. d'Antin en a été bien fâché : il souhaitoit passionnément cette affaire. Mme de Caylus a eu la même exclusion sur la charge de dame d'atour. Il faut que ce Père soit bien aimable, s'il peut consoler de telles pertes.... On croit que Mme de Saint-Simon sera dame d'honneur ; la dame d'atour n'est pas nommée.... » L'annotateur des *Mémoires de Sourches* dit, p. 242, note 1, que Mme de Lesdiguières refusa sous prétexte de ne point délaisser son vieux mari.

1. « Discours d'un homme qui parle seul » (*Académie*, 1718).

2. En se reportant à la liste des ducs donnée par notre auteur dans le tome II, p. 16-18, on verra que le duché de Lesdiguières n'était séparé de celui de Saint-Simon que par ceux de Brissac, de Chaulnes, éteint depuis, et de Richelieu.

3. « *Mollir* signifie figurément céder lâchement dans une occasion où il faut avoir de la fermeté » (*Académie*, 1718). Ici, c'est simplement céder. Nous avons eu *froncements mollis* dans le tome XVIII, p. 400.

tant que les autres qualités : sur quoi, le Roi, importuné des difficultés, répliqua qu'il n'en falloit pas tant aussi, tant d'autres qualités se trouvant ensemble, et poussa Mme la duchesse de Bourgogne au point qu'il lui échappa qu'elle doutoit qu'elle acceptât. Le Roi, presque piqué, reprit vivement : « Oh ! pour refuser, non pas cela, quand on le lui dira comme il faut, et[1] que je le veux. » Mme la duchesse de Bourgogne le pria de regarder encore dans sa liste, et dit qu'assurément il y en trouveroit qui conviendroient mieux. Le Roi, avec action[2], la repassa encore, et conclut qu'il n'y avoit du tout que Mme de Saint-Simon, et qu'en un mot il falloit bien qu'elle la fût. Peiné cependant de n'en point trouver d'autre parce qu'il crut que Mme la[3] duchesse de Bourgogne ne vouloit point Mme de Saint-Simon, il lui demanda si elle avoit quelque chose contre elle : elle lui répondit que non, mais de manière à ne pas[4] faire tout à fait cesser ce scrupule. Cette matière de dame d'honneur en demeura là pour cette fois[5]. A ce récit Pontchartrain ajouta que, dès le moment de la déclaration du mariage, tout le monde avoit dit hautement que Mme de Saint-Simon seroit dame d'honneur, mais personne que nous le desirassions, beaucoup que nous ne le voudrions pas, et quelques-uns même que nous refuserions, et que, depuis, on n'avoit parlé d'autre chose. Il nous dit encore[6] que M. et Mme la duchesse d'Orléans avoient affecté de répandre qu'ils m'avoient écrit et dépêché à l'instant qu'ils avoient été assurés du mariage, et qu'ils ne se cachoient point de toutes sortes d'efforts pour que Mme de Saint-Simon fût dame d'honneur, jus-

Bruit à Marly sur Mme de Saint-Simon, et mouvements.

1. Saint-Simon avait d'abord écrit : *quand on luy dira co^e^ il faut que je le veux ;* il a ajouté *le* avant *luy* et *et* avant *que*, avec une virgule après *faut*, ce qui modifie le sens de la phrase.

2. *Action*, « véhémence, chaleur à dire ou à faire quelque chose » (*Académie*, 1718).

3. Ce *la* surcharge un *d*. — 4. L'initiale de *pas* surcharge une *f*.

5. Comparez la *Notice sur la maison de Saint-Simon*, p. 120-121.

6. *Nous dit encore* est en interligne, au-dessus d'*ajousta*, biffé.

que-là que M. le duc d'Orléans lui avoit dit franchement qu'il y faisoit tous ses cinq sens de nature[1], et que, lui ayant demandé s'il étoit sûr de mes sentiments là-dessus, parce que m'exposer au refus étoit me perdre, M. le duc d'Orléans lui avoit répondu qu'il disoit très vrai, qu'il[2] savoit bien que je ne voulois pas demander, mais que j'accepterois, si on vouloit. Là-dessus, Pontchartrain, qui aimoit à se mêler de tout[3], quoique en peine de n'avoir point de nos nouvelles, et de la plus que froideur de Mme de[4] Lauzun là-dessus, avoit pressé les dames du palais de nos amies[5] d'exciter Mme la duchesse de Bourgogne, qui avoit répondu à Mme de Nogaret qu'elle ne savoit que faire, sachant ce qu'elle savoit. Pontchartrain se voulut mettre sur les remontrances : je l'arrêtai fort court par une sortie que je lui fis sur ce qu'il se mêloit toujours de ce qu'il n'avoit que faire, que le froid de Mme de Lauzun et notre silence lui auroient dû faire comprendre nos sentiments, puisque nous étions bien assez grands, Mme de Saint-Simon et moi, pour nous aviser tous seuls qu'il falloit une dame d'honneur, et pour écrire à lui et à nos amis, si nous avions desiré cette place[6]. Il se voulut défendre sur ce que M. le duc d'Orléans lui avoit dit : sur quoi je répliquai qu'à ce que j'avois dit à Mme la duchesse d'Orléans, qu'il ne pouvoit ignorer, je ne pouvois pas imaginer cette conduite, ni ce bruit universel du monde si sottement occupé. Les larmes de Mme de Saint-

1. « On appelle les *cinq sens de nature* la vue, l'ouïe, l'odorat, le toucher et le goût ; on dit *appliquer tous ses cinq sens de nature à quelque chose*, familièrement, pour dire y employer tous ses soins, toute son industrie » (*Académie*, 1718 et 1878).

2. Avant *qu'il*, il y a un *mais* biffé.

3. L'affaire, cependant, le regardait directement comme secrétaire d'État de la maison du Roi.

4. *La* surchargé en *de*.

5. Mme de Nogaret, dont il va être question, et les trois Noailles.

6. Cette attitude de Pontchartrain paraît bien indiquer qu'il soupçonnait celle des Saint-Simon d'avoir été autre que ne le dit notre auteur.

Simon lui en dirent encore plus, en sorte que je ne vis jamais homme plus étonné. Nous passâmes là-dessus dans le cabinet du Chancelier, qui ne le fut guères moins que son fils, quoiqu'il sût bien que nous ne voulions point de la place, mais des larmes[1] et de ma colère. Il nous répéta en peu de mots le fait passé chez Mme de Maintenon[2], et il ajouta qu'il savoit sûrement qu'il y avoit pensé avoir[3] depuis un ordre d'accepter. Mme de Saint-Simon, outrée, lui répéta tout ce que nous avions fait pour éviter cette place, ce que son fils, qui étoit présent, ignoroit, et mes trois refus si positifs et si nets à Mme la duchesse d'Orléans toutes les trois seules fois qu'elle m'en avoit parlé, sans que M. le duc d'Orléans l'eût jamais osé une seule. Je m'exhalai fort là contre lui de ce qu'il faisoit là-dessus contre mon gré, qu'il ne pouvoit ignorer, et de ce qu'il avoit dit que j'accepterois ne pouvant douter du contraire. Le Chancelier laissa exhaler la colère d'une part, les larmes de l'autre[4], puis nous dit que les choses se trouvoient maintenant en tel état qu'elles le faisoient changer d'avis, qu'il trouvoit un péril si certain au refus, et si peu réparable, qu'il n'y pouvoit plus consentir. Il nous fit sentir combien le Roi y étoit peu accoutumé, combien il y seroit sensible ; que ce crime à son égard seroit, par sa nature, irréparable et toujours subsistant ; que nous nous retrouverions dans un état pire que jamais, et dans une disgrâce dont le Roi se plairoit et s'appliqueroit à nous faire porter tout le poids, à nous et aux nôtres, en toutes choses ; que plus il avoit pensé de lui-même à Mme de Saint-Simon, plus j'étois nouvellement bien remis auprès de lui, dont ce choix étoit une grande marque, plus il voyoit Mme de Saint-Simon souhaitée de toutes les parties

Le Chancelier, par l'état des choses, change d'avis sur la place de dame d'honneur.

1. Mais qui fut étonné des larmes.

2. On a vu, p. 300, le premier récit fait par le Chancelier et son fils.

3. « *Penser* signifie aussi être sur le point de.... » (*Académie*, 1718).

4. *Autres* corrigé en *autre*.

intéressées, et unanimement nommée avec une approbation générale, plus il se trouveroit embarrassé d'en faire un autre, plus cet autre lui seroit étranger, incommode, forcé, plus il seroit outré, et plus il se plairoit à appesantir sa vengeance; au lieu que, cédant de bonne grâce à son goût et à sa volonté, toute notre répugnance, qu'il connoissoit bien, nous tourneroit à sacrifice, à gré [1], à distinction, et à tout genre de bien, et qu'il n'y avoit pas à balancer dans une situation si extrême. Deux heures se passèrent dans cette consultation et cette dispute, qui finit enfin pour[2] nous faire résoudre d'aller coucher à Versailles, et, si nous ne pouvions doucement conjurer l'orage, ne nous en pas laisser accabler par un refus qui nous perdroit sans ressource. Nous partîmes donc de chez le Chancelier. En chemin, le duc de Charost, qui revenoit de Marly, nous arrêta, qui nous apprit à peu près les mêmes choses, et que nos amis avoient chargé de nous dire en arrivant qu'ils ne voyoient point de milieu entre refuser et nous perdre [3].

Avis mensçant* de nos amis.

Mme la duchesse de Bourgogne nous fait avertir du péril du refus, et de venir à Versailles; nous nous résolvons par vive force à accepter.

Nous n'avions point de logement au château, que cette chambre pour nous tenir le jour que le Chancelier m'avoit forcé de prendre chez lui depuis qu'à la chute de Chamillart nous avions rendu celui du duc de Lorge. Nous allâmes donc descendre chez Mme de Lauzun. Mme la duchesse de Bourgogne, qui avoit reconnu à la livrée [4] un laquais dans la salle des gardes, où elle passoit en arrivant de Marly, l'avoit appelé, et lui avoit demandé à deux reprises si Mme de Saint-Simon [5] venoit ce soir-là; puis, jouant avec Monseigneur chez Mme la princesse de Conti,

1. Le *g* de *gré* corrige un *d*. — 2. Il y a bien *p^r* (pour), et non *par*.
3. Comparez ci-dessus, p. 247, et la *Notice du duché de Saint-Simon*, p. 121.
4. Nous ne connaissons de cette livrée que la couverture jaune des bâts de l'équipage du vidame à la bataille de Nerwinde : tome I, p. 251.
5. Les mots *Me de S.-Simon* sont en interligne, au-dessus d'*elle*, biffé.

* Il y a *mencant*, par mégarde, dans le manuscrit.

où elle vit qu'on vint parler à Mme de Lauzun, elle lui dit avec joie que nous étions apparemment arrivés sur ce que ce laquais lui avoit dit. Le fait étoit qu'elle avoit ordonné à Mme de Lauzun, par quatre reprises, de mander à Mme de Saint-Simon, de sa part, que, sur toutes choses, elle ne manquât pas de se trouver à Versailles le soir même du retour de Marly, que nous avisassions bien à ce que nous voudrions faire, que la place de dame d'honneur lui seroit offerte, et qu'elle et moi étions perdus sans fonds et sans ressource[1], si nous la refusions. La lettre n'étoit point arrivée par la négligence et la paresse des valets; nous ne la sûmes que par le récit de Mme de Lauzun, et sa surprise qu'elle se fût égarée. Je ne répéterai point la colère, les larmes, les raisonnements. Nous apprîmes là une chose nouvelle, avec la confirmation des autres: c'est que, Mme la duchesse de Bourgogne étant seule à Marly dans sa chambre avec les duchesses de Villeroy et de Lauzun et M. le duc de Berry, à parler de l'affaire du jour, elle lui avoit demandé franchement qui il nommeroit dame d'honneur, si le choix lui en étoit laissé. Il se défendit avec embarras. Pour le lever, ces deux dames l'assurèrent qu'elles ne seroient point fâchées de lui en entendre nommer une autre qu'elles, et le pressèrent de se déclarer. Enfin, poussé à bout, il dit sans balancer que Mme de Saint-Simon étoit celle qu'il préféreroit et qu'il souhaitoit uniquement; Mme la duchesse de Bourgogne en dit autant après lui[2]. Tout cela pouvoit être flatteur, mais nous tiroit par le licou[3] où nous ne

Conspiration de toutes les personnes royales à vouloir Mme de Saint-Simon.

1. Voyez, p. 309, l'expression plus correcte *à fonds et sans ressource*. Toutefois, *l'Académie* donnait celle-ci : *Une affaire, une question qui n'a ni fond ni rive,* pour dire « une affaire, une question fort embrouillée, fort embarrassée. »

2. Cette phrase a été ajoutée en interligne.

3. Aucun lexique ne donne précisément cette locution figurée; mais le *Dictionnaire de l'Académie* de 1718 dit que *traîner son licou* signifie qu'on sera pendu tôt ou tard. Littré cite des exemples d'emploi au figuré par Voltaire, à côté de celui de Saint-Simon.

voulions pas. Il fallut aller voir Mme la duchesse de Bourgogne dans ce cabinet des soirs de Mme de Maintenon [1]. A peine les deux [2] sœurs y parurent, qu'elles se trouvèrent environnées. Mme la duchesse de Bourgogne, qui ne se contraignoit plus en public de son desir, joignit ses compliments aux autres. Mme de Saint-Simon, dans l'embarras, répondoit qu'on se moquoit d'elle ; Mme la duchesse de Bourgogne lui maintint que cela seroit. Le souper du Roi produisit d'autres bordées [3] : pour les éviter, je ne sortis point de chez M [4]. de Lauzun de tout le soir. J'étois si piqué de ce que Pontchartrain m'avoit dit de M. le duc d'Orléans, que j'eus besoin, pour ne pas rompre avec lui, de toutes les considérations d'ancienne amitié, de son intérêt pressant qui l'emportoit, de la situation où je me voyois sur le point d'être forcé d'entrer, qui m'approcheroit de plus en plus de lui d'une manière indispensable. Je le trouvai le lendemain marchant devant le Roi qui alloit à la messe. Aussitôt il me joignit, et me dit à l'oreille, pour la première fois de sa vie qu'il m'en parla jamais : « Savez-vous bien qu'on parle fort de vous pour nous ? — Oui, Monsieur, lui répondis-je d'un air très sérieux, et je l'apprends avec une extrême surprise, car rien ne nous convient moins. — Mais pourquoi ? reprit-il avec embarras. — Parce que, lui repartis-je, puisque vous le voulez savoir, qu'une seconde place ne nous va et ne nous ira jamais [5]. — Mais refuserez-vous ? dit-il. — Non, lui dis-je avec feu, parce que je ne suis pas comme le cardinal de Bouillon (dont la félonie, dont je parlerai [6], venoit d'être consommée) : je suis sujet du Roi et lui dois obéir ; mais il faut qu'il commande, et alors j'obéirai, mais ce sera avec la plus vive douleur dont je sois capable, et que n'émoussera guères qu'à grand peine votre qualité

Singulier dialogue bas entre M. le duc d'Orléans et moi.

1. Tome XVI, p. 471. — 2. L'initiale de *deux* surcharge *s[œurs]*.
3. Ci-dessus, p. 115.
4. Et non *Mme*, comme on l'avait imprimé dans l'édition de 1873.
5. Ci-dessus, p. 294. — 6. Dans le prochain volume.

de père de la princesse, et qui n'empêchera pas en nous une amertume effroyable. » Avec ce dialogue, nous avancions vers la chapelle. Mgr le duc de Bourgogne, qui nous suivoit sur les talons, s'avança encore davantage pour écouter ce que mon émotion lui donnoit curiosité d'entendre, et sourioit, car je tournai la tête et le vis. M. le duc d'Orléans ne répliqua point[1] ; mais, mes réflexions augmentant à mesure, je lui demandai[2], en approchant de la chapelle, s'il pensoit au moins à une dame d'atour raisonnable. Je craignois Mme de Caylus à cause de sa tante, et pour beaucoup d'autres raisons[3] : sur quoi, en la lui nommant, il me dit qu'il espéroit que ce ne seroit pas elle. L'entrée de la tribune mit fin à ce bizarre[4] colloque.

Mme la duchesse de Bourgogne me fait parler sur le péril du refus. Droiture et bonté de cette princesse.

Après la messe, je montai chez Mme de Nogaret : dès qu'elle me vit, elle me dit qu'elle en étoit dans l'impatience, que Mme la duchesse de Bourgogne l'avoit chargée de me parler sur la place de dame d'honneur, et de me représenter telles et telles choses, les mêmes qu'elle avoit dites à Mme de Saint-Simon dans son cabinet, surtout de me bien faire entendre que j'étois perdu à fonds et sans ressource[5], moi et les miens, si je refusois ; que le Roi savoit que je n'en voulois point ; qu'après avoir cherché qui la pourroit remplir, il n'en avoit trouvé nulle autre que Mme de Saint-Simon ; qu'il étoit buté, ce fut le terme, à ce qu'elle acceptât[6], et que non[7] seulement le dépit du refus me perdroit, mais la nécessité encore de lui en faire choisir une autre qu'il ne trouvoit point, et de le forcer à la prendre désagréable et malgré lui, ce

1. L'initiale de *point* surcharge *r*[*ien*].
2. *Demanday* est en interligne, au-dessus de *dis*, biffé.
3. Ci-dessus, p. 204.
4. Il a écrit : *bisare*.
5. Et non plus *sans fonds et sans ressource*, comme p. 307.
6. Nous avons déjà eu les expressions *buter* et *se buter à quelque chose* dans les tomes VI, p. 45, et XIII, p. 213.
7. *Et que n* surcharge un premier *et que*. La plume et l'encre changent.

qu'il ne me pardonneroit jamais, et se plairoit à me faire sentir en tout le poids de sa disgrâce. Alors Mme de Nogaret m'avoua que Mme la duchesse de Bourgogne lui avoit raconté, à la fin de Marly, toute son audience à Mme de Saint-Simon, et lui avoit dit que, pressée par le Roi à l'excès sur Mme de Saint-Simon, elle n'avoit pu en sortir sans mensonge ou sans lui nuire que par l'aveu de notre résolution au refus, dont le Roi s'étoit conditionnellement[1] extrêmement irrité, c'est-à-dire si nous y persistions, comme, au contraire, l'acceptation feroit sur lui un effet tout différent. Je contai à Mme de Nogaret tout ce qui s'étoit passé là-dessus entre Mme la duchesse d'Orléans et moi[2], et tout à l'heure encore entre M. le duc d'Orléans et moi[3], dont le mot lâché que j'obéirois fit un grand plaisir à Mme de Nogaret, dans l'aspect de l'extrême péril où elle nous voyoit. En effet, il étoit sans ressource de tous côtés, présents et futurs, parce que tous s'étoient mis dans la tête cette place avec tant de volonté ou d'intérêt, que le dépit du refus les auroit offensés tous à n'en jamais revenir, et que Monseigneur, le seul d'eux qui n'y prenoit point de part, étoit conduit par tout ce qui m'étoit le plus contraire, et qui, ravis du refus pour eux-mêmes, n'auroient pas laissé de nous en faire un crime auprès de lui. Les menaces ne pouvoient pas être plus multipliées, mieux inculquées, ni venir plus nettement de la première main, et il faut avouer que, dans la dépendance si totale où le Roi avoit mis de lui tout le monde, c'eût été folie que s'opiniâtrer contre une volonté si ferme, si entière, et encore si générale. Bientôt après, j'appris de la même Mme de Nogaret que, dans le premier moment que Mme la duchesse de Bourgogne l'aperçut depuis, elle lui avoit demandé avec empressement si elle m'avoit vu, et

1. « *Conditionnellement,* à la charge de certaine condition, » disait *l'Académie* de 1718. Le sens est expliqué par les mots qui suivent « si nous y persistions. »

2. Ci-dessus, p. 293-295. — 3. Ci-dessus, p. 308-309.

avec quel succès ; qu'elle avoit été ravie d'apprendre que nous ne nous perdrions point ; qu'elle se hâta de le dire au Roi pour le tirer de peine, parce que rien ne le met[1] en si aigre malaise que la crainte d'être désobéi ; qu'il s'en sentit en effet très soulagé, et à nous un gré infini. L'après-dînée, j'allai chez Mme la duchesse d'Orléans, que je trouvai dans le cabinet de M. le duc d'Orléans, avec lui. Dès qu'elle me vit, elle me dit, d'un air plein de joie, qu'elle espéroit toujours qu'elle nous auroit. Je répondis, fort sérieux, qu'elle me permettroit d'espérer jusqu'au bout le contraire, que le respect m'empêchoit de lui répéter ce que j'avois dit le matin à M. le duc d'Orléans, que je croyois bien qui le lui avoit rendu[2]. Elle l'avoua, et s'en tint là. Je saisis cette occasion de lui en parler une bonne fois pour toutes : je lui dis donc qu'il étoit vrai que la seconde place nous répugnoit à l'excès, quelque adoucissement qu'y pût mettre la considération que la princesse étoit leur fille ; qu'indépendamment de tant d'autres raisons qui nous rendoient cette place pesante, elle n'étoit faite ni pour notre naissance, ni pour notre dignité ; que Mmes de Ventadour et de Brancas, qui en avoient fait l'étrange planche[3], avoient toutes les deux étonné le Roi, la cour et le monde[4], qui, à commencer par le Roi, ne s'en étoient pas tus, mais qui[5] s'y étoit enfin accoutumé, et vouloit, sur ces exemples, une duchesse pour sa petite-fille, mais que Mmes de Ventadour et de Brancas s'y étoient jetées toutes deux pour trouver du pain qui leur manquoit absolument, et plus encore pour trouver un asile contre la persécution de leurs maris, l'un plus que jaloux, l'autre plus qu'extravagant, deux motifs

Propos très franc de moi à M. et à Mme la duchesse d'Orléans sur la place de dame d'honneur.

1. Ce présent semblerait indiquer que nous avons ici la transcription d'un texte écrit sur le moment même, du vivant du Roi, comme ci-dessus, p. 273 et 297.

2. *Dit* surchargé en *rendu*. — 3. Ci-dessus, p. 239.

4. C'est ce qu'il a exprimé, en termes encore plus forts, lors de la nomination de cette duchesse de Brancas.

5. Ce second *qui* se rapporte au Roi.

les plus pressants, qui n'avoient, Dieu[1] merci, aucune application à nous, et qui, dans les autres de même dignité, ne nous rendroient pas la chose meilleure. Elle essaya de relever les différences d'être séparée de tout avec la belle-sœur du Roi, ou[2] de se trouver de tout avec sa belle-petite-fille, de suivre une princesse de l'âge de Madame, ou d'avoir la confiance, à l'âge de Mme de Saint-Simon, d'être mise auprès d'une princesse de celui de la future duchesse de Berry, et par tout ce qui se pouvoit dire avec le plus d'agrément et de flatterie. Je lui répétai qu'en un mot c'étoit la seconde place, que rien ne pouvoit rendre la première ; que j'espérerois jusqu'au bout que Mme de Saint-Simon n'y seroit point, mais qu'au cas que l'absolue nécessité de l'obéissance l'y fît être, j'étois bien aise de lui dire une bonne fois ce qu'il nous en sembloit également, à Mme de Saint-Simon et à moi, pour qu'elle en fût bien instruite, et qu'il n'y fallût pas revenir, parce que rien ne me paroissoit[3] si déplacé, ni de si mauvaise grâce, que de chercher à faire sentir qu'on honore sa place, qu'on l'a à dégoût et à mépris ; qu'aussi, après tout ce que je prenois la liberté de lui en dire, je ne lui en parlerois jamais plus ; que Mme de Saint-Simon, forcée de l'accepter[4], tâcheroit d'en remplir les devoirs comme si elle lui étoit agréable, et n'éviteroit rien plus que d'imiter la maréchale de Rochefort : c'est que la maréchale, qui croyoit avec raison honorer fort sa place de dame d'honneur de Mme la duchesse d'Orléans, la désoloit de plaintes et de reproches ; et, puisque je voyois la chose devenir un faire-le-faut[5], je voulus éloigner la crainte de la même chose après avoir montré tant[6] de répugnance

1. L'initiale *D* surcharge *a*[*ucune*]. — 2. *Et* surchargé en *ou*.

3. *Paroissoit* surcharge *se*[*mbloit*].

4. *L'accepter* est en interligne, au-dessus de *la remplir*, biffé.

5. « On dit proverbialement *c'est un faire-le-faut*, pour dire c'est une chose qu'il faut absolument faire, et qui est d'une nécessité absolue » (*Académie*, 1718).

6. La première lettre de *tant* surcharge un *d*.

et dit si franchement ce que nous en pensions. J'avois aussi mêlé force reproches sur l'amitié de tout ce qu'ils avoient fait là-dessus[1] malgré notre résistance, et, puisqu'il falloit vivre désormais avec eux en liaison nécessaire et plus continuelle que jamais, je crus de la sagesse de n'y arriver pas sur le pied gauche[2], et d'hasarder brouillerie, qui ne feroit qu'ôter à une place désagréable en soi tout ce qui d'ailleurs pouvoit, autant qu'il étoit possible, réparer notre dégoût, à quoi je voyois tout si entièrement disposé. Mme la duchesse d'Orléans rit de l'exemple de sa dame d'honneur, et[3] ne se montra pas le moins du monde peinée de tant de dures vérités, et sans que M. le duc d'Orléans eût mis un seul mot dans cette conversation.

Motifs de la volonté si fort déterminée de faire Mme de Saint-Simon dame d'honneur de Mme la duchesse de Berry.

Il seroit difficile de comprendre comment le Roi et ces autres personnes royales ne fussent[4] pas rebutés de nos refus, ni assez piqués pour passer à un autre choix. On ne peut se dissimuler qu'elles ne se crussent une espèce tout à fait à part du reste des hommes, continuellement induits en cette douce erreur par les empressements, les hommages, la[5] crainte, l'espèce d'adoration qui leur étoient prodigués par tout le reste des hommes, une ivresse de cour uniquement à tout sacrifier pour plaire, surtout occupée à étudier, à deviner, à prévenir leurs goûts, et, au mépris de la raison, et souvent de plus encore, à s'immoler à eux par toutes sortes de flatteries, de bassesses et d'abandon[6]. Il étoit donc fort surprenant de voir des personnes si absolues, et si accoutumées à voir tout ramper sous leurs pieds, prévenir[7] leurs moindres desirs, s'opiniâtrer jusqu'à cet excès à nous faire accepter une

1. Le commencement de *là dessus* surcharge *m[algré]*.
2. Expression déjà relevée dans le tome VIII, p. 333.
3. *Et* surcharge *s[e]*.
4. *Soyent* surchargé en *fussent*.
5. *Les* surchargé en *la*.
6. Il a écrit : *de*, en fin de ligne, puis *d'abandon* au commencement de la ligne suivante.
7. *Prevenir* surcharge un autre verbe.

place qui faisoit l'envie générale, jusqu'à remuer tant de machines en menaces et en flatteries, pour ne nous pas livrer à un ressentiment qui, en toute autre occasion, auroit eu le plus prompt effet ; mais un motif puissant avoit emporté toute autre considération. Le Roi avoit envie d'approcher Mme de Saint-Simon de sa cour particulière dès lors que Mme de la Vallière eut la place de dame du palais à la mort de Mme de Montgon[1]. Nous sûmes depuis que ce qui l'avoit empêché[2] d'en disposer pendant six semaines[3] fut qu'il la destinoit à Mme de Saint-Simon, et qu'il espéra, par ce délai, lasser Mme la duchesse de Bourgogne, qui, entraînée par les Noailles et par des raisons de femmes de leur âge, fit tant d'instances pour obtenir Mme de la Vallière, qu'à la fin le Roi s'y rendit. Heureusement que j'avois demandé cette place, parce [qu']il se publia, sur notre résistance à celle-ci, que je trouvois même celles des dames du palais au-dessous des duchesses. L'imputation étoit pitoyable : la Reine en avoit eu plusieurs, elle avoit eu encore Mlle d'Elbeuf[4], Mme d'Armagnac[5], la princesse de Bade[6], fille d'une princesse du sang, femme d'un souverain d'Allemagne, qui, dans leur service de dames du palais, ne différoient en[7] rien des autres, sans préférence, sans distinction, mêlées avec les dames du palais duchesses, et, sans dispute ni prétentions de rang, en toute égalité ensemble[8]. Outre cette bonne volonté, le Roi, à qui la seule complaisance, mêlée de la crainte de la cabale de Madame la Duchesse, avoit fait vouloir le mariage qui approchoit les bâtards de M. le duc de Berry, et c'en[9] étoit là le grand et secret ressort, au même degré qu'eût fait celui de Mlle de Bour-

1. En 1707 : tome XIV, p. 260-261.
2. *Empeschée* corrigé en *empesché*. — 3. Plus de deux mois.
4. Marie-Marguerite-Ignace de Lorraine, fille du duc Charles II d'Elbeuf : tome VI, p. 73.
5. Tome XV, p. 329. — 6. Tome XIV, p. 250-251.
7. *En* est en interligne. — 8. Cela a déjà été répété bien des fois.
9. *C'en* surcharge *c'estoit*, effacé du doigt.

bon, ne le vouloit accompagner que de choses agréables à ceux qui l'y avoient induit, et utiles à leurs intérêts. Rien ne leur étoit plus important que d'avoir dans cette place une personne dont la vertu de tout temps sans atteinte, le bon esprit, le sens et les inclinations fussent de concert pour une éducation desirable. Il faut que cette vérité m'échappe : il n'y avoit point de femme qui eût jamais mérité ni joui d'une réputation plus pleine, plus unanimement reconnue, ni plus solide, que Mme de Saint-Simon sur tout ce qui forme le mérite des plus honnêtes et des plus vertueuses ; il n'y en avoit point aussi qui en usât avec plus de douceur et de modestie, ni qui fût plus généralement respectée dans cet âge où elle étoit, ni, avec cela, plus aimée, jusque-là que les jeunes femmes les moins retenues n'en pensoient pas autrement, et n'en avoient pas même de crainte, malgré la distance des mœurs et de la conduite. Sa piété solide, et qui ne s'étoit affoiblie[1] en aucun temps, n'étrangeoit[2] personne, tant on s'en apercevoit peu, et tant elle étoit uniquement pour elle. Tant de choses ensemble, et si rares, remplissoient[3] avec abondance toutes les vues de l'éducation, et suppléoient avantageusement au nombre des années. La naissance, les alliances, les entours[4], les noms, la dignité flattoient extrêmement l'orgueil et l'amour-propre, en sorte qu'il ne se trouvoit en ce choix quoi que ce pût être qui ne satisfît[5] pleinement en tout genre. L'intimité qui me lioit[6] à M. le duc et à Mme la duchesse d'Or-

1. Participe mis au féminin après coup.
2. Verbe relevé dans notre tome VIII, p. 268.
3. L'initiale de ce verbe surcharge une *s*.
4. Le *Dictionnaire de l'Académie* de 1718 ne donnait pas ce substantif, qui a déjà passé dans nos tomes III, p. 47, et VI, p. 306, et plus récemment encore. Littré n'en fournit pas d'exemples antérieurs. On va en trouver plusieurs de suite.
5. *Qui ne* est en interligne, au dessus de *p^r*, biffé, et *satisfist* corrige *satisfaire*.
6. *Lioient* corrigé en *lioit*.

léans, les services que je leur avois rendus, la part que j'avois eue au mariage, rendoient ce choix singulièrement propre. La bonté très marquée de Mme la duchesse de Bourgogne et son desir pour Mme de Saint-Simon, mon attachement pour Mgr le duc de Bourgogne, qu'on sentoit dès lors n'être pas ingrat, ma liaison plus qu'intime avec tout ce qui environnoit le plus principalement et le plus intérieurement ce prince, ajoutoient infiniment à toute convenance. Ce qui y mettoit le sceau[1] étoit ma situation de longue main si éloignée de Madame la Duchesse, et de toute cette cour intérieure de Monseigneur, que venoit de combler la part qu'ils ne savoient que trop, comme j'aurai bientôt occasion de le dire[2], que j'avois eue à l'exclusion de Mlle de Bourbon et à la fortune de Mademoiselle. Il ne leur pouvoit rester d'espérance que d'avoir occasion de tomber sur la nouvelle fille de France, et alors il importoit au dernier point, à tout ce qui la faisoit telle, d'avoir auprès d'elle une dame d'honneur qui non seulement eût les qualités requises à l'emploi, mais qui fût encore incapable, quoi qu'il pût arriver de radieux dans les suites à Madame la Duchesse et à cette cabale, de s'en laisser entamer à quelques intérêts particuliers que ce pût être ; et c'est ce qui ne se pouvoit rencontrer en nulle autre avec la même sûreté, tant par la vertu et la probité de Mme de Saint-Simon, que par un éloignement personnel si peu capable d'aucun changement entre nous et cette cabale. Ce furent, à ce que j'ai toujours cru, ces puissantes raisons qui portèrent M. et Mme la duchesse d'Orléans à ne se rebuter de rien, et à pousser, s'il faut user de ce terme, l'acharnement jusqu'où il pouvoit aller pour emporter[3] Mme de Saint-Simon. Mme la duchesse de Bourgogne, dans sa situation avec Madame la Duchesse et cette cabale telle qu'elle a été montrée, comblée par ce mariage qui étoit de plus son ouvrage, avoit les mêmes raisons, et

1. Expression déjà relevée dans le tome XVII, p. 106.

2. Ci-après, p. 318. — 3. Même emploi que ci-dessus, p. 270.

de plus celles de son aisance[1], comme elle ne l'avoit pas caché à Mme de Saint-Simon. Ce qui environnoit Mgr le duc de Bourgogne avec le plus de poids pensoit peu différemment, parce que les éloignements et les intérêts étoient les mêmes. Le Roi, avec son ancienne prévention, que rien n'avoit détruite[2] depuis l'affaire de la dame du palais[3], pressé par les menées de Mme la duchesse d'Orléans, sûr que Mme de Saint-Simon étoit au moins très agréable à Mme la duchesse de Bourgogne, instruit peut-être par ce que j'ai rapporté du maréchal de Boufflers de toute la part que j'avois eue à la séparation de M. le duc d'Orléans d'avec Mme d'Argenton[4], qui, sûrement, avec sa mémoire, n'avoit pas oublié ce que je lui avois dit sur feu Monsieur le Duc en l'audience du mois de janvier que j'ai racontée[5], accoutumé au visage de Mme de Saint-Simon par les Marlis, et par la voir souvent à la suite de Mme la duchesse de Bourgogne, choses d'habitudes qui lui faisoient infiniment : tout cela forma un amas de raisons qui non seulement le déterminèrent, mais le décidèrent, et, une fois déclaré et averti du refus en poussant à bout Mme la duchesse de Bourgogne, il se piqua de n'avoir pas cette espèce de démenti, et il voulut si fermement être obéi, qu'il en vint jusqu'à prodiguer les menaces et à nous en faire avertir de tous côtés. Je dis faire avertir, par le lieu qu'il y donna exprès à plusieurs reprises, et peut-être, comme on le verra bientôt[6], par quelque chose de plus fort.

Menées pour empêcher que cette place ne fût donnée à Mme de Saint-Simon ; leur inutilité singulière.

Il ne falloit pas moins qu'un aussi puissant groupe de choses et d'intérêts pour l'emporter sur le dépit de nos refus, et sur tout l'art qui fut mis en œuvre pour les seconder[7], et que je découvris peu de jours après que Mme de Saint-Simon fut déclarée. Madame la Duchesse, d'Antin, et

1. « Facilité, liberté d'esprit et de corps dans l'action, dans les manières, dans le commerce de la vie » (*Académie*, 1718).
2. *Détruit*, sans accord, au manuscrit. — 3. Ci-dessus, p. 314.
4. Tome XVIII, p. 398-399. — 5. *Ibidem*, p. 386.
6. Ci-après, p. 325. — 7. Il a écrit, par mégarde : *sconder*.

toute cette cabale intime outrée du mariage, s'échappèrent à dire que tout étoit perdu, si Mme de Saint-Simon étoit dame d'honneur. Soit qu'ils regardassent à l'importance d'y avoir quelqu'un dont ils pussent faire usage, au moins qui pût être accessible, enfin neutre, s'ils ne pouvoient mieux, ils considérèrent[1] comme un coup de partie de l'empêcher de l'être. Les prétendants et les curieux de cour qui regardoient[2] cette place d'un autre œil que nous ne faisions, et qui, pour eux ou pour les leurs[3], l'ambitionnoient, les ennemis dont on ne manque jamais, tous enfin, occupés de la crainte que cette place ne me frayât chemin à mieux, se distillèrent l'esprit[4] à travailler à la détourner[5]. Faute de mieux, ils[6] cherchèrent une ressource dans l'exactitude de la vie de Mme de Saint-Simon : ils furetèrent[7] de quel côté elle penchoit, qui étoit son confesseur, et ils se crurent assurés de l'exclure lorsqu'ils eurent découvert que c'étoit depuis longues années M. de la Brüe[8], curé de Saint-Germain-de-l'Auxerrois mis en place et protégé par le cardinal de Noailles, et qui passoit pour suspect de jansénisme[9]. Ce crime, auprès du Roi, étoit le plus irrémissible et le plus certainement exclusif de tout[10]. Être de la paroisse de Saint-Sulpice, pas-

1. *Considererent* est en interligne, au-dessus de *regarderent*, biffé.

2. *Regardoient* est en interligne, au-dessus d'un premier *regardoient* biffé.

3. *Leur*, sans pluriel. — 4. Ci-dessus, p. 6.

5. Avant *travailler*, Saint-Simon a biffé un *y*, et il a ajouté en interligne *à la detourner*.

6. *Il*, au singulier, dans le manuscrit.

7. *Furetcrent* est en interligne, au-dessus de *chercherent*, biffé, et, plus loin, avant *qui estoit*, il a biffé un second *ils furetcrent*.

8. Étienne la Brue, nommé à la cure de Saint-Germain-l'Auxerrois en 1697, ne mourut que le 7 avril 1747, doyen des curés de Paris (Cabinet des titres, *Pièces originales*, vol. 533, dossier 12031).

9. On verra ci-après, appendice, que ce soupçon était justifié, au su de tout Paris.

10. Déjà dit à maintes reprises, et, en dernier lieu, à propos d'Amelot, dans notre tome XVIII, p. 102.

ser sa vie à la cour, n'avoir jamais cessé d'être dans la piété quoique sans enseigne[1], et ne se confesser ni à sa paroisse de Saint-Sulpice, ni à Versailles, ni aux Jésuites, et aller de tout temps à ce curé étranger et si suspect, leur parut une preuve complète, qu'ils surent bien faire valoir. Leur malheur voulut que cette accusation, portée au Roi, le trouva si décidé pour Mme de Saint-Simon, qu'elle ne fit que l'alarmer, lui à qui il n'en auroit pas fallu davantage pour ne vouloir jamais ouïr parler de ce choix, bien qu'arrêté, s'il s'en étoit moins entêté, ce qui lui étoit entièrement inusité, et, sans perquisition, l'affaire auroit été finie[2] : ce qui avoit rompu le col à bien des gens qui ne se doutoient pas du comment ni du pourquoi, et ce qui étoit avec lui d'une expérience certaine. On n'oublia rien pour réaliser les soupçons sur le curé ; mais on ne trouva que de la mousse qui ne put prendre[3]. On fit toutefois tout l'usage qu'on put de ces choses. Le Roi s'en alarma, mais ce fut tout, et, contre sa coutume en ce genre[4], voulut s'éclaircir : il s'adressa au P. Tellier, et il ne pouvoit consulter un plus soupçonneux ennemi du plus léger fantôme[5]. Le P. Tellier étoit assuré sur mon compte par mon ancienne confiance au P. Sanadon, son ami et de même Compagnie ; il savoit par lui dans quelle union nous vivions, Mme de Saint-Simon et moi, depuis le jour de notre mariage ; il étoit dans la bouteille[6] avec moi de celui que nous avions fait réussir[7] ; il me courtisoit, comme j'ai commencé ailleurs à en dire quelque chose[8], par rapport à Mgr le duc de Bourgogne

1. Voyez la note aux Additions et corrections, p. 564.

2. *Esté finie* a été ajouté après coup en fin de ligne et de page.

3. Le *Dictionnaire de l'Académie* de 1718 ne donnait pas d'emploi au figuré de ce terme. C'est ici une allusion à l'écume qui foisonne sur certains liquides, ou à la crème fouettée que confectionnent les pâtissiers. Littré ne cite que le présent exemple. Comparez ci-dessus, p. 14, note 4.

4. Les six derniers mots ont été ajoutés en interligne.

5. Ici, l'auteur a biffé *en ce genre*. — 6. Tome XI, p. 165.

7. Le mariage Berry : ci-dessus, p. 207. — 8. Tome XVII, p. 63-64.

et à ses plus intimes entours, avec lesquels il me savoit indissolublement lié depuis que j'étois à la cour. Il glissa donc avec le Roi sur le sieur de la Brüe, dont il ne dit pas grand bien, mais sans rien de marqué parce qu'il n'y avoit pas matière ; il répondit nettement de moi, et, par moi, de Mme de Saint-Simon, parce qu'il savoit que nous étions uns[1] en toutes choses ; il affermit le Roi dans le choix qu'il avoit résolu, et l'assura qu'en tout genre il n'y en avoit point de si bon à faire : tellement que le poison se tourna en remède[2], et que ce qui avoit été si malignement présenté pour exclure Mme de Saint-Simon de cette place, et, par le genre d'accusation, de toute espérance et de tout agrément, opéra précisément le contraire. Je ne sus que longtemps après, par M. le duc d'Orléans, cette ferme parade du P. Tellier ; il eut peine et à me l'avouer et à me la dissimuler, pour ne pas trop découvrir cette espèce d'inquisition, pourtant fort connue déjà, et pour ne pas perdre aussi le mérite qu'il s'étoit acquis auprès de moi, d'autant plus grand que je ne pouvois le deviner, et que, sans ce bon office, nous nous trouvions perdus de nouveau sans savoir pourquoi, et sûrement sans retour. On peut juger de la rage de la cabale de manquer un coup si à plomb[3] pour toujours, et si continuellement certain. Nous eûmes bien quelque vent[4] avant la déclaration de la place, mais fort superficiellement, de ces manèges. Le curé de Saint-Germain, peu curieux de pénitentes considérables, mais attaché d'estime à Mme de

1. Un point qui se voit au-dessus d'*uns* permettrait de lire *unis*.

2. Ce peut être une allusion au miracle attribué à saint Jean l'Évangéliste, qui, mis au défi, pour prouver la vérité de sa doctrine, de boire une coupe de poison, fit sur elle le signe de la croix, but sans rien ressentir, et, avec le reste de la liqueur, ressuscita deux hommes sur lesquels on avait fait l'épreuve du même breuvage.

3. Locution déjà rencontrée dans le tome VII, p. 208.

4. « On dit que les *corbeaux ont le vent d'une bête,* pour dire que l'odeur leur en est parvenue, et on dit figurément, dans le même sens, *avoir le vent de quelque chose* » (*Académie,* 1718). Ci-dessus, p. 269.

Saint-Simon, tâcha de lui persuader de le quitter par la considération des effets pour toute la vie, et sans ressource, de ce genre de soupçon ; mais aucune n'entra là-dessus dans son esprit, ni dans le mien, persuadés l'un et l'autre de la liberté et de la simplicité avec lesquelles on doit se conduire en choses spirituelles, qui ne doivent jamais tenir aux temporelles, beaucoup moins en dépendre. Depuis sa nomination, on lui fit des attaques indirectes pour changer de confesseur, qui ne durèrent guères parce qu'elle en fit doucement, mais fermement, sentir l'inutilité. Elle n'en a jamais eu d'autre tant que ce sage et saint prêtre a vécu, près de quarante ans depuis[1]. Tel est l'usage des partis de religion quand les Princes s'en mêlent.

Mme de Caylus arrogamment refusée pour dame d'atour, par Mme de Maintenon, à Monseigneur.

Notre parti enfin amèrement pris, après tout ce que j'ai raconté, de céder à la violence, nous commençâmes à penser à éviter une dame d'atour avec qui il auroit fallu compter. Mme de Caylus étoit, à cause de sa tante, la seule de cette sorte. Elle avoit précisément toutes les raisons contraires à celles qui déterminoient au choix de Mme de Saint-Simon : de tout temps liée avec Madame la Duchesse, et, dans les derniers, autant que les défenses de sa tante lui en pouvoient laisser de liberté, insinuée par cette princesse et par Harcourt, son cousin[2], assez avant auprès de Monseigneur pour s'en faire une ressource pour l'avenir, et un appui même pour le présent, s'il arrivoit faute de sa tante[3], cela étoit bien éloigné de ce que, pour

1. Exactement trente-sept ans, puisqu'il mourut en 1747 (ci-dessus, p. 318) ; mais la duchesse de Saint-Simon mourut en janvier 1743, quelques mois après que ceci eut été écrit, et quatre ans avant la mort du curé. Il aurait donc été plus exact de dire : *tant qu'elle a vécu.* Son mari a-t-il cru que le confesseur mourrait avant sa pénitente?

2. Tome XIV, p. 278.

3. Si sa tante venait à lui faire faute, à lui manquer. « On dit, d'un homme, *s'il arrivoit faute de lui,* pour dire s'il venoit à mourir » (*Académie,* 1718). — Notons que toute cette phrase est mal ponctuée, avec un point-virgule après *liberté,* un point entre *sa tante* et *cela.*

abréger, je dirai toute notre cabale[1]. Mme la duchesse de Bourgogne, de plus, la craignoit et ne la pouvoit souffrir, excitée peut-être par la jalousie brusque et franche de la duchesse de Villeroy du goût toujours subsistant de son mari pour elle[2], bien que commencé longtemps avant son bail[3], et dont l'éclat avoit fait chasser Mme de Caylus de la cour[4]. Mme la duchesse d'Orléans avoit bien compris qu'elle penseroit à cette place, et, à cause de Mme de Maintenon, se trouvoit embarrassée de lui en barrer le chemin quoiqu'elle ne se fût encore pu déterminer à personne. Cet embarras ne fut pas long : elle m'apprit qu'aussitôt que le mariage fut déclaré, Monseigneur avoit parlé à Mme de Maintenon en sa faveur pour cette place, que Mme de Maintenon fut outrée de ce détour de sa nièce, qui, au lieu de lui parler elle-même, avoit cru l'emporter par une recommandation de ce poids en ce genre, et que, dans sa colère, il lui étoit échappé de dire qu'elle vouloit bien que Monseigneur sût que, si elle eût voulu que Mme de Caylus eût une place, elle avoit bien assez de crédit pour y réussir sans lui, mais qu'il ne lui arriveroit jamais de la laisser mettre dans aucune après la vie qu'elle avoit menée, pour se donner le ridicule de faire dire qu'elle mettoit sa nièce auprès d'une jeune princesse pour la former à ce qu'elle avoit pratiqué, et à ce qui l'avoit fait chasser avec éclat. Ce propos, pour une dévote soi-disant repentie, s'oublioit un peu de la poutre dans l'œil et du fétu de l'Évangile[5]. Mme de Caylus, qui

1. Il s'est déjà excusé d'employer ce terme trop significatif, tome XVIII, p. 5-6.
2. Tome XIV, p. 279 et 310, etc.
3. « On dit figurément *cela n'est pas de mon bail*, pour dire cela est arrivé dans un temps où rien ne m'obligeoit à y prendre part » (*Académie*, 1718). — C'est seulement en 1696 que Mme de Caylus avait été exilée à cause de sa liaison avec le duc de Villeroy, et celui-ci était marié depuis deux ans avec la fille de Louvois.
4. Tome XII, p. 410-411.
5. « On dit, selon le style de l'Évangile, *voir une paille dans l'œil*

le sut, et cela n'avoit pas été[1] dit à autre dessein, en tomba malade. N'osant plus rien tenter ni espérer là-dessus, ni même témoigner son chagrin à sa tante, elle s'en dédommagea secrètement avec ses plus intimes par les plaintes les plus amères[2]. La pensée me vint de faire dame d'atour la femme de Cheverny[3] duquel j'ai parlé plus d'une fois[4], et qui étoit fort de mes amis. La naissance et la place du mari auprès de Mgr le duc de Bourgogne, et les entours si proches de la femme, avoient de quoi satisfaire du côté de l'orgueil, et le reste étoit à souhait. La femme étoit fille du vieux Saumery et d'une sœur de M. Colbert[5], cousine germaine par conséquent, et en même temps fort amie des duchesses de Chevreuse et de Beauvillier ; avec cela, rompue au monde, quoique, toujours dans Versailles, elle [y] allât fort peu ; beaucoup d'esprit et de sens[6], de l'agrément dans la conversation, et qui avoit très bien réussi à Vienne et à Copenhague, où son mari avoit été envoyé et ambassadeur[7]. J'en parlai à

Je propose et conduis fort près du but Mme de Cheverny pour dame d'atour; quelle elle étoit.

de son prochain, et ne pas voir une poutre dans le sien, pour dire remarquer jusqu'aux moindres défauts d'autrui, et ne pas voir les siens propres, quelque grands qu'ils soient » (*Académie,* 1718). C'est à l'Évangile selon saint Mathieu, chapitre VII, versets 3-5, qu'est empruntée cette comparaison visant le passé de Mme de Maintenon.

1. *Esté,* oublié, a été ajouté en interligne.

2. *Dangeau,* tome XIII, p. 182. D'après la lettre de Mme de Maintenon citée ci-dessus, p. 301, note 7, pour Mme de Lesdiguières, il semble que la nièce fut écartée comme pénitente du P. de la Tour, et que la tante n'eut pas de part active à cette exclusion. Une mauvaise santé continuelle entra peut-être aussi en ligne de compte (lettres de Mme de Maintenon, recueil Bossange, tomes I, p. 456, II, p. 86 et 95, III, p. 128, et IV, p. 332).

3. Marie de Johanne de Saumery : tome VI, p. 360.

4. En dernier lieu, ci-dessus, p. 188, il l'a consulté sur l'opportunité de communiquer au duc de Bourgogne le plan de conduite dressé à l'instigation de M. de Beauvillier.

5. Au tome VI, p. 363, il a été dit, plus exactement : « une sœur de Mme Colbert. »

6. Les trois mots *et de sens* ont été ajoutés en interligne.

7. Tome VI, p. 369.

M. et à Mme de Beauvillier, qui, à la vue du danger, avoient été fort ardents à nous faire résoudre d'accepter : ils furent ravis de ma pensée, qui d'ailleurs entroit dans leur projet d'unir étroitement la future duchesse de Berry à Mgr et à Mme la duchesse de Bourgogne, à quoi il étoit important de former cette nouvelle cour de gens principaux qui eussent les mêmes vues. Ils n'étoient pas même indifférents[1] qu'elle se composât de gens fort à eux autant que cela se pourroit sans paroître, par leur maxime d'embrasser tout pourvu que cela ne leur coûtât rien du tout, et qu'on ne s'en aperçût pas. Dès que ce choix fut résolu entre nous et M. et Mme de Chevreuse, j'en parlai à M. et à Mme la duchesse d'Orléans. Ils s'étoient servis de Cheverny pour sonder Monseigneur par du Mont ; quoique cela n'eût pas réussi, le gré en étoit demeuré, de sorte que Mme de Cheverny fut aussitôt acceptée[2] que proposée. Mme la duchesse de Bourgogne y entra fort dès le lendemain, à qui Mme la duchesse d'Orléans et Mme de Levis en parlèrent, et la résolution en fut prise tout de suite entre Mme la duchesse de Bourgogne et Mme de Maintenon. Cheverny, quoique vieux et sans enfants, y consentit avec joie, par le goût et l'habitude de la cour. Jamais partie ne fut si promptement ni si bien liée. Cela fait, nous comptâmes tout devoir plus que rempli d'avoir cédé et demeuré trois jours à Versailles, où nous ne pouvions paroître nulle part sans essuyer de fâcheux compliments. Je dis à M. et à Mme la duchesse d'Orléans, et nous fîmes dire aussi à Mme la duchesse de Bourgogne que nous n'y pouvions plus tenir, et nous nous en retournâmes à Paris la veille de la Pentecôte[3], où nous barricadâmes bien notre porte, et où[4] Mme de Saint-Simon se trouva fort

1. Le *Dictionnaire de l'Académie* de 1718 ne donnait d'emploi d'*être indifférent* qu'au neutre, et non suivi de conjonction.

2. Avant *acceptée,* il a biffé *proposée que.* — 3. Le samedi 7 juin.

4. Ces deux mots ont été ajoutés après coup en fin de ligne et au commencement de la ligne suivante, sur les marges.

incommodée de tous ces chagrins, et d'une si étrange violence. Au bout de huit jours, persécuté par nos amis, je retournai seul à Versailles. Au bout du pont de Sève[1], le maréchal de Boufflers, qui revenoit à Paris, m'arrêta, et me fit mettre pied à terre pour me parler à l'écart. Il m'avoit écrit le matin que mon absence de la cour ne pouvoit plus se soutenir sans être de très mauvaise grâce; il me confirma la même chose, puis me témoigna que le Roi étoit en peine si j'obéirois, que cette inquiétude le blessoit toujours, quoi que Mme la duchesse de Bourgogne lui eût dit; et, de là, se mit à m'exhorter comme sur chose nouvelle, et à me faire entendre nettement qu'un refus me perdroit sans ressource, et avec des tons et des airs de réticence[2] si marqués, et toujours ajoutant qu'il savoit bien ce qu'il disoit, et qu'il savoit bien pourquoi il me le disoit, que je ne doutai point que le Roi ne l'en eût expressément chargé. Le maréchal[3] savoit que j'étois enfin résolu, il me rencontroit allant à Versailles pour quoi il m'avoit écrit[4] : il n'avoit donc rien à me dire. Pourquoi donc m'arrêter, m'exhorter, me menacer? car il me dit encore[5] qu'on m'enverroit si loin et si mal à mon aise, que j'aurois de quoi me repentir longtemps. Pourquoi tout ce propos, désormais inutile, avec cette inquiétude du Roi, s'il n'avoit pas eu ordre de lui de le faire, et de s'assurer bien de l'obéissance qu'il craignoit tant d'hasarder[6]?

Exhortations et menaces par le maréchal de Boufflers, avec tout l'air de mission du Roi.

1. Tome XIV, p. 353. C'est en août 1684 que les financiers le Maire de Villeromard, Turményes, le Bègue de Majainville et Manessier avaient obtenu la permission de construire ce pont en bois, à leurs frais, et d'y établir un péage (Arch. nat., O[1] 28, fol. 298 v°, X[1A] 8678, fol. 423, et H 1830, fol. 281 et 441). Jusqu'alors, on ne pouvait aller à Versailles que par Issy et Meudon, ou par le pont de Saint-Cloud.

2. Écrit : *retiscence*.

3. *Le M[l]* est en interligne, au-dessus d'*il*, biffé.

4. Pour l'affaire dont il m'avait écrit.

5. *Encore* a été ajouté en interligne.

6. Comparez ce récit avec celui de la *Notice sur la maison de Saint-*

Motifs qui excluent Mme de Cheverny. Mme de la Vieuville* secrètement choisie.

Je sus à Versailles que ce qui retenoit la déclaration de la dame d'honneur étoit l'indétermination[1] sur la dame d'atour. Mme de Saint-Simon n'osa demeurer à Paris que peu de jours après moi. Nous étions cependant fort mal à notre aise parmi les divers regards, les propos différents, et sûrement les mauvais offices qui pleuvent toujours sur les personnes du jour. Cela me détermina à presser M. et Mme la duchesse d'Orléans de faire finir ces longueurs importunes. La dame d'atour étoit toujours le rémora[2]. Mme la duchesse de Bourgogne et Mme de Maintenon s'étoient butées pour Mme de Cheverny. Avec tout son mérite : elle avoit un visage dégoûtant, dont le Roi, qui se prenoit fort aux figures, ne se pouvoit accommoder : elle et son mari avoient essuyé le scorbut en Danemark, dont peu de gens du pays, et beaucoup moins d'étrangers échappent ; ils y avoient laissé l'un et l'autre presque toutes leurs dents, et eussent peut-être mieux fait de n'en rapporter aucune[3]. Ce défaut, avec un teint fort couperosé[4], faisoit quelque chose de fort désagréable dans une femme qui n'étoit plus jeune, et qui avoit pourtant une physionomie d'esprit. En un mot, ce fut un visage auquel le Roi, qui en étoit fort susceptible, ne put jamais s'apprivoiser ; c'étoit son unique contredit[5],

Simon, dans le tome XXI et supplémentaire de l'édition de 1873, p. 121.

1. « Irrésolution » (*Académie,* 1718).

2. « *Rémora,* espèce de petit poisson, ainsi appelé du latin *remora* parce que les anciens lui attribuaient le pouvoir d'arrêter les vaisseaux dans leur course ; quelques-uns disent *rémore.* Il s'emploie figurément et familièrement, et signifie obstacle, retardement. » (*Académie,* 1878.) Quoique employé par Peiresc, du Bartas, la Rochefoucauld, Regnard, etc., le mot ne fut admis par *l'Académie* qu'en 1740.

3. Déjà raconté aux tomes VI, p. 369, X, p. 180, et XVII, p. 360.

4. *Couperosé* semble corriger *couperousé.* — « *Couperosé* se dit d'un visage gâté de bourgeons et de rougeurs » (*Académie,* 1718).

5. Emploi déjà relevé dans le tome III, p. 61.

* Écrit ici : *Vieville.*

qui n'en eût pas été un pour tout autre que le Roi. Mme de Maintenon et Mme la duchesse de Bourgogne, qui ne vouloient qu'elle, et qui, à force de barrer toute autre [1], avoient compté de surmonter cette fantaisie, s'y trompèrent. A force d'attention à saisir toute occasion de lui parler en faveur de Mme de Cheverny, elles achevèrent de l'éloigner. Il s'imagina une cabale en sa faveur : c'étoit la chose qu'il haïssoit le plus, qu'il craignoit davantage, et où il étoit le plus continuellement trompé ; il le dit même nettement à Mme de Maintenon et à Mme la duchesse de Bourgogne, qui ne purent jamais lui en ôter l'idée [2]. Finalement lassé de ce combat, il leur déclara qu'il ne pouvoit supporter d'avoir toujours le visage de Mme de Cheverny à sa suite, et souvent à sa table et dans ses cabinets, et se détermina au choix de Mme de la Vieuville [3], qui fut en même temps résolu. Dès que cela fut fait, il voulut déclarer le choix de Mme de Saint-Simon [4], et il le déclara le dimanche matin 15 juin [5]. M. le duc d'Orléans

1. On a déjà rencontré *barrer quelque chose* (tome VI, p. 318) et *barrer la veine* (tome V, p. 62), qui étaient admis par *l'Académie*, et, ci-dessus, p. 322, *barrer le chemin*, mais non *barrer quelqu'un*.

2. Dangeau enregistra ce bruit, aux 11 et 12 juin (p. 182), que, Mme de Marey se retirant, et Mme de Maintenon ne songeant point à sa nièce Caylus, on se rejetait sur Mmes de la Vieuville et de Cheverny.

3. Marie-Louise de la Chaussée-d'Eu d'Arrest : tome IV, p. 319 ; voyez ci-après, p. 339. — L'auteur a écrit ici encore : *Vieville*.

4. *Le* surcharge *ces*, et les mots *de Me de Simon* (sic) ont été ajoutés en interligne ; plus loin, avant *declara*, le pronom *les* a été corrigé en *le*.

5. *Dangeau*, p. 184 ; *Sourches*, p. 242. Ces derniers *Mémoires* disent : « Le 15, comme le Roi revenoit de sa messe, en entrant dans son cabinet il appela le duc de Saint-Simon, et lui dit qu'il avoit nommé la duchesse sa femme dame d'honneur de la duchesse de Berry, et cette nouvelle fut divulguée sur-le-champ. On dit en même temps que la marquise de la Vieuville étoit nommée dame d'atour ; mais, comme le Roi ne l'avoit pas déclarée de sa propre bouche, elle ne voulut point en recevoir les compliments à Paris, où elle étoit alors, et ne vint que sur l'avis qui lui en fut donné le soir, de la part du Roi, par la duchesse de Ventadour. » — Notre auteur a ajouté après coup, en fin de ligne, le nom du mois.

Inquiétude du Roi d'être refusé par moi.

me dit à la fin de la messe du Roi qu'il l'alloit faire, et, deux heures[1] après, il me conta qu'avant la messe, étant avec le Roi et Monseigneur dans les cabinets à parler de cela, le Roi lui avoit encore demandé avec un reste d'inquiétude : « Mais votre ami, je le connois, il est quelquefois extraordinaire ; ne me refusera-t-il point? » que, rassuré sur ce qu'il lui avoit dit de ma comparaison du cardinal de Bouillon[2], le Roi avoit parlé de ma vivacité sur diverses choses vaguement, mais avec estime, néanmoins comme embarrassé à cet égard, et desirant que j'y prisse garde, ce qu'il ne dit à son neveu, sûrement, que pour que cela me revînt[3]; que Monseigneur avoit parlé de même, mais honnêtement ; que[4] lui, saisissant l'occasion, avoit dit que, depuis qu'il étoit question de cette place, il ne doutoit point qu'on ne m'eût rendu de mauvais offices, comme lors de l'ambassade de Rome : sur quoi le Roi avoit répondu avec ouverture que c'étoit la bonne coutume des courtisans. Là-dessus ils allèrent à la messe.

Le Roi me parle dans son cabinet, et y déclare Mme de Saint-Simon dame d'honneur de la future duchesse de Berry ; sa réception du Roi et des personnes royales.

En revenant de la messe, le Roi m'appela dans la galerie, et me dit qu'il me vouloit parler, et de le suivre dans son cabinet[5]. Il s'y avança à une petite table contre la muraille, éloigné de tout ce qui étoit dans son cabinet, le plus près de la galerie par où il étoit entré. Là, il me dit qu'il avoit choisi Mme de Saint-Simon pour être dame d'honneur de la future duchesse de Berry; que c'étoit une marque singulière de l'estime qu'il avoit de sa vertu et de son mérite, de lui confier à trente-deux ans une princesse si jeune et qui lui étoit si proche, et une marque aussi qu'il étoit tout à fait persuadé[6] de ce que je lui avois dit, il [y] avoit quelques mois, de m'approcher si fort de lui. Je fis une révérence médiocre, et répondis que j'étois touché de l'honneur de la confiance en Mme de Saint-

1. *Heures*, oublié, a été ajouté en interligne. — 2. Ci-dessus, p. 308.
3. *Revint*, à l'indicatif. — 4. Avant ce *que*, il y a un *et* biffé.
5. Nos deux journaux n'en disent que ce qu'on a lu ci-dessus.
6. Les sept derniers mots ont été ajoutés en interligne.

Simon à son âge, mais que ce qui me faisoit le plus de plaisir étoit l'assurance que je recevois de S. M. qu'elle étoit persuadée et contente. Après cette laconique réponse, qui, en tout respect, lui laissoit sentir ce que je sentois moi-même de la place, il me dit assez longtemps[1] toutes sortes de choses obligeantes sur Mme de Saint-Simon et pour moi, comme il savoit mieux faire qu'homme du monde lorsqu'il savoit gré, et qu'il présentoit surtout un fâcheux morceau qu'il vouloit faire avaler[2]. Puis, me regardant plus attentivement avec un sourire qui vouloit plaire : « Mais, ajouta-t-il, il faut tenir votre langue, » d'un ton de familiarité qui sembloit en demander de ma part, avec lequel aussi je lui répondis que je l'avois bien[3] tenue, et surtout depuis quelque temps, et que je la tiendrois bien toujours. Il sourit avec plus d'épanouissement encore comme un homme qui entend bien, qui est soulagé de n'avoir pas rencontré[4] la résistance qu'il avoit tant appréhendée, et qui est content de cette sorte de liberté qu'il a trouvée, et qui lui fait mieux goûter le sacrifice qu'il sent, sans en avoir les oreilles blessées. En même temps il se tourna le dos à la muraille qu'il regardoit auparavant, un peu vers moi, et moi vers lui ; et, d'un ton grave et magistral, mais élevé, il dit à la compagnie : « Mme la duchesse de Saint-Simon est dame d'honneur de la future duchesse de Berry. » Aussitôt chorus d'applaudissement du choix et de louange de la choisie ; et le Roi, sans parler de dame d'atour, passa dans ses cabinets de derrière[5]. A l'instant j'allai à l'autre bout du cabinet vers Monseigneur, qui, de Meudon, y étoit venu pour le Conseil, et

1. Les mots *assés longtemps* ont été ajoutés en interligne.

2. « On dit proverbialement *avaler le calice, avaler le morceau,* pour dire se soumettre à quelque chose de fâcheux malgré la répugnance qu'on y peut avoir » (*Académie,* 1718). Voyez *calice,* p. 98.

3. *Bien* est en interligne.

4. *Rencontré* est en interligne, au-dessus de *trouvé,* biffé.

5. Lors de cette déclaration, le duc de la Meilleraye dit « que l'on ne pouvoit faire un meilleur choix, parce qu'alors qu'elle ne pourroit

lui dis, en m'inclinant foiblement, que je lui faisois là ma révérence en attendant que je[1] pusse m'en acquitter à Meudon. Il me répondit, mais froidement en me saluant, qu'il étoit fort aise de ce choix, et que Mme de Saint-Simon feroit fort bien. Je voulus aller ensuite à Mgr le duc de Bourgogne, qui étoit éloigné; mais il fit la moitié du chemin, où, sans me laisser le loisir de parler, il me dit avec épanouissement, et me serrant la main, que je savois combien il avoit toujours pris et prenoit part en moi[2], que rien n'étoit plus de son goût que ce choix, et, me comblant de bontés, et Mme de Saint-Simon d'éloges, me mena au bout du cabinet, où je me tirai à peine d'avec ce qui y étoit assemblé sur mon passage. J'eus plus tôt fait de sortir par la porte de la galerie, qu'on m'ouvrit; puis, songeant que le Chancelier étoit dans la chambre du Roi avec les ministres, attendant le Conseil, j'allai lui dire ce qu'il venoit de se passer, car, pour M. de Beauvillier, il y avoit été présent. Je fus suffoqué[3] de toute la nombreuse compagnie comme il arrive en ces occasions : je m'en dépêtrai avec peine et politesse, mais avec sérieux, dédaignant jusqu'au bout de montrer une joie que je n'avois point, comme j'avois soigneusement

pas servir, M. de Saint-Simon, en cas de besoin, serviroit fort bien de dame d'honneur » (*Lettres de Tessé*, recueil Rambuteau, p. 318). Dans une chanson faite en novembre suivant, à Marly, pour la table de la duchesse de Bourgogne, on trouve ce couplet (Chansonnier, ms. Fr. 12 694, p. 572):

Pleine de maturité,
Avec un air enchanté,
Saint-Simon joint au bel âge
La conduite la plus sage.
Lampon, lampon,
Camarades, lampon !

1. *Je* est répété deux fois.

2. Ci-après, Additions et corrections, p. 564.

3. Outre deux emplois ci-dessus, p. 101 et 199, nous avions déjà eu *suffoquer quelqu'un*, dans l'Addition 297 (note tome VI, p. 454), et *suffoquer une vérité*, dans le tome XVI, p. 491. — *L'Académie* ne donnait pas le sens ou l'emploi que nous avons ici; mais Littré l'a relevé dans Mme de Sévigné.

évité tout terme de remerciement avec le Roi et Monseigneur, et comme je l'évitai avec tous, de la réception la plus empressée desquels je ne parlerai pas. Je mandai aussitôt à Mme de Saint-Simon qu'elle étoit nommée et déclarée. Cette nouvelle, quoique si prévue, la saisit presque comme si elle ne l'eût pas été. Après avoir un peu cédé aux larmes, il fallut faire effort, et venir s'habiller chez la duchesse de Lauzun, où, malgré les précautions, les portes furent souvent forcées. Les deux sœurs allèrent chez Mme la duchesse de Bourgogne, qui étoit à sa toilette, fort pressée d'aller dîner à Meudon, où, non sans cause, Monseigneur lui reprochoit souvent d'arriver tard. L'accueil public fut tel qu'on le peut juger, celui[1] de Mme la duchesse de Bourgogne admirable; en se levant pour aller à la messe, elle l'appela, la prit par la main, et la mena ainsi jusqu'à la tribune. Elle lui dit que, quelque joie qu'elle eût de la voir où elle la desiroit, elle vouloit qu'elle fût persuadée qu'elle l'avoit servie comme elle l'avoit souhaité, qu'en[2] cela elle lui avoit fait le plus grand sacrifice qu'il fût possible de lui faire, parce que, l'y desirant passionnément, elle avoit mis tout en usage pour en détourner le Roi, jusque-là même qu'il avoit cru un temps qu'elle avoit quelque chose contre elle ; qu'à la vérité, elle avoit été fort embarrassée, parce que, l'aimant trop, et la vérité aussi, pour lui vouloir nuire, et ayant sur elle le dessein dont elle lui avoit parlé de la faire succéder à la duchesse du Lude, elle n'avoit trop su qu'alléguer pour empêcher le Roi de lui donner une place qu'il lui avoit destinée ; que néanmoins elle n'avoit rien oublié pour lui tenir parole jusqu'au bout, parce qu'il faut servir ses amis à leur mode et pour eux, non pour soi-même, ce fut son expression ; qu'au surplus, elle l'avoit fait avertir de notre perte qu'elle voyoit certaine par un refus ; qu'elle étoit très aise que nous nous fussions

1. *Celuy* surcharge un *d*.
2. *Qu'en* semble surcharger *quoyque*, effacé du doigt.

rendus capables de croire conseil[1] là-dessus; qu'enfin, puisque la chose étoit faite, elle ne pouvoit lui en dissimuler sa joie, d'autant plus librement qu'encore une fois elle lui répondoit avec vérité qu'elle avoit fait, contre son gré, tout ce qu'elle avoit pu jusqu'à la fin pour détourner cette place d'elle, uniquement pour lui tenir parole; que, maintenant que la chose avoit tourné autrement, elle en étoit ravie pour soi, pour la princesse auprès de laquelle on la mettoit, et pour elle-même, parce qu'elle croyoit que cela nous étoit bon, et nous porteroit de plus en plus à des choses agréables et meilleures. Tout ce long chemin se passa en pareilles marques de bonté et d'amitié, parmi lesquelles, la princesse parlant toujours, Mme de Saint-Simon[2] eut peine à lui en témoigner sa reconnoissance. Mme la duchesse de Bourgogne finit par lui dire qu'elle l'auroit menée chez le Roi sans l'heure qu'il étoit, où elle étoit attendue à Meudon. Madame se mit à pleurer de joie en voyant entrer Mme de Saint-Simon chez elle. Elle l'avoit toujours singulièrement estimée, quoique sans autre commerce que celui d'une cour rare, et elle n'avoit pu se tenir de lui dire à un souper du Roi, lorsque Mme de la Vallière fut dame du palais[3], qu'elle en étoit outrée, mais qu'elle avoit toujours bien cru qu'ils n'auroient pas assez bon sens pour lui donner cette place. Mme de Saint-Simon ne vit point M. et Mme la duchesse d'Orléans[4] chez eux : ils étoient déjà chez Mademoiselle, où elle les trouva. L'allégresse y fut poussée aux transports; Mademoiselle dit même en particulier à Mme de Levis que ce choix rendoit son bonheur complet. Mme la duchesse d'Orléans ne s'offrit point de mener Mme de Saint-Simon chez le Roi ; nous en fûmes surpris. Elle y

1. Expression donnée par le *Dictionnaire de l'Académie* de 1718, et que nous retrouverons ci-après, p. 334.
2. *Me de S. Simon* est en interligne.
3. On a vu ci-dessus, p. 314, pourquoi s'était faite cette nomination.
4. Les mots *d'Orl.* ont été ajoutés en interligne.

alla avec la duchesse de Lauzun comme le Conseil venoit de lever[1]. Le Roi les reçut dans son cabinet. Il ne se peut rien ajouter à tout ce que le Roi dit à Mme de Saint-Simon sur son mérite, sa vertu, la singularité sans exemple d'un tel choix à son âge. Il parla ensuite de sa naissance, de sa dignité, en un mot, de tout ce qui peut flatter. Il lui témoigna une confiance entière, trouva la jeune princesse bien heureuse de tomber en de telles mains, si elle en savoit profiter, prolongea la conversation un bon quart d'heure, parlant presque toujours, Mme de Saint-Simon peu, modestement, et avec non moins d'attention que j'en avois eu[2] à faire sentir, par ses expressions pleines de respect, qu'elle ne se tenoit honorée et ne faisoit rouler ses remerciements que sur la confiance. Mgr le duc de Bourgogne, qu'elle vit chez lui, la combla en toutes les sortes, et M. le duc de Berry ne sut assez lui témoigner sa joie. Le soir, elle fut chez Mme de Maintenon, toujours avec Madame sa sœur. Comme elle commençoit à lui parler, elle l'interrompit par tout ce qui se pouvoit dire de plus poli et de plus plein de louanges sur un choix de son âge, et finit par l'assurer que c'étoit au Roi et à la future duchesse de Berry qu'il falloit faire des compliments sur une dame d'honneur dont la naissance et la dignité honoroient si fort cette place. La visite fut courte, mais plus pleine qu'il ne se peut dire. Je fus fort surpris de ce que Mme de Maintenon sentoit et s'expliquoit si nettement sur l'honneur que Mme de Saint-Simon faisoit à son emploi. Nous le fûmes bien plus encore de ce que, dans la suite, elle le répéta souvent, et en termes les plus forts, en présence et en absence de Mme de Saint-Simon, et, à plus d'une reprise, à Mme la duchesse de Berry même, tant il est vrai qu'il est des vérités qui, à travers leur accablement, se font jour jusque

1. On a déjà rencontré ce verbe *lever*, au sens de se lever, dans le tome XIV, p. 163.

2. *Eüe*, au féminin, dans le manuscrit.

dans les plus opposés sanctuaires[1]. Ce même jour, Madame[2], Mademoiselle et M. le duc de Berry même, qui me reçurent avec une extrême joie, s'expliquèrent tout aussi franchement, tous trois, avec moi sur l'honneur, en propres termes, et la satisfaction qu'ils ressentoient d'un choix qu'ils avoient uniquement desiré. J'allai avec M. de Lauzun, l'après-dînée, à Meudon, où Monseigneur me reçut avec plus de politesse et d'ouverture que le matin. Le soir, au retour, on m'avertit fort sérieusement qu'il falloit aller chez Mme de Maintenon. Je n'y avois pas mis le pied depuis qu'au mariage de la duchesse de Noailles, j'y avois été avec la foule de la cour[3]. Mme de Saint-Simon ni moi n'avions[4] jamais eu aucun commerce avec elle, pas même indirectement, et jamais nous ne l'avions recherché. Je ne savois pas seulement comment sa chambre étoit faite[5]. Il fallut croire conseil[6]. J'y allai le soir même. Sitôt que je parus, on me fit entrer. Je fus réduit à prier le valet de chambre de me conduire à elle, qui m'y poussa comme un aveugle. Je la trouvai couchée dans sa niche[7], et auprès d'elle la maréchale de Noailles, la Chancelière, Mme de Saint-Géran, qui toutes ne m'effrayoient pas, et Mme de Caylus. En m'approchant, elle me tira de l'embarras du compliment en me parlant la première : elle me dit que c'étoit à elle à me faire le sien du rare bonheur et de la singularité inouïe d'avoir une femme qui, à trente-deux ans, avoit un mérite tellement reconnu qu'elle étoit

Je vais chez Mme de Maintenon ; son gentil compliment.

1. Ce qui précède, depuis *tant il est vray*, a été ajouté après coup sur la marge, avec signe de renvoi.

2. *Me* corrigé en *Madame*.

3. En 1698 (tome V, p. 122-128). A cette époque, il n'a pas dit qu'il y fût allé ; mais son récit a été celui d'un témoin oculaire.

4. L'élision *n'* est répétée à la fin de la page 1005 du manuscrit et au commencement de la page 1006.

5. Il l'a pourtant bien décrite dans notre tome XVI, p. 470-471.

6. Ci-dessus, p. 332. — Le *c* de *conseil* corrige un *C* majuscule effacé du doigt.

7. Tome XV, p. 242.

choisie avec un applaudissement universel pour être dame d'honneur d'une princesse de quinze : toutes choses sans exemple, et si douces pour un mari, qu'elle ne pouvoit assez m'en féliciter[1]. Je répondis que c'étoit de ce témoignage même que je ne pouvois assez la remercier ; puis, regardant la compagnie, j'ajoutai tout de suite, avec un air de liberté, que je croyois que les plus courtes visites étoient les plus respectueuses, et fis la révérence de retraite. Oncques depuis je n'y ai retourné. Mme de Maintenon me dit, en s'inclinant à moi[2], de bien goûter le bonheur d'avoir une telle femme, et[3], en souriant agréablement, ajouta tout de suite d'aller à Mme de Noailles qui avoit bien affaire à moi ; elle l'avoit dit en m'entendant annoncer, la plaisantant de ce qu'elle saisissoit toujours tout le monde. Elle me prit en effet comme je me retirois, et me voulut parler derrière la niche, de je ne sais quel emploi dans mes terres : je lui dis qu'ailleurs tant qu'elle voudroit, mais qu'elle me laissât sortir de là où je ne voyois plus qu'un étang[4] ; nous nous mîmes à rire, et je me tirai ainsi de cette grande visite. Le lendemain lundi, tout à la fin de la matinée, Mme de Saint-Simon fut avec Madame sa sœur à Meudon. Monseigneur étoit sous les Marronniers[5], qui les vint recevoir au carrosse. C'étoit sa façon de familiarité, quand il étoit en cet endroit, avec les gens avec qui il en avoit, quoique, avec Mme de Saint-Simon, la sienne fût moins que médiocre. Il lui fit toutes les honnêtetés qu'il put, et la[6] promena

1. Mme de Maintenon affecta d'approuver le choix, quoiqu'elle eût voulu la marquise de Pompadour (recueil Bossange, tomes II, p. 79, et III, p. 158).

2. Ces quatre mots sont en interligne, au-dessus de *me saluant*, biffé

3. Il a ajouté *et* en interligne, et, après *agreablem^t*, il a biffé un second *et*.

4. « Ne savoir plus ce qu'on fait » (*Académie*, 1718). Ci-après, p. 450 et 451.

5. Les Marronniers étaient à droite en regardant le château, entre la pelouse du Bel-Air et le parterre du Bois.

6. *Les* corrigé en *la*.

dans ce beau lieu. L'heure du dîner s'approchoit fort : Biron et Sainte-Maure, fort libres avec Monseigneur[1], lui dirent qu'il ne seroit pas honnête de ne pas prier ces dames ; Monseigneur répondit qu'il n'osoit parmi tant d'hommes, que néanmoins lui et une dame d'honneur serviroient bien de chaperons[2], et que, de plus, le duc de Bourgogne alloit venir, qui l'étoit plus que personne. Elles demeurèrent[3] donc. Le repas fut très gai ; Monseigneur leur en fit les honneurs ; il s'engoua de la dame d'honneur comme il avoit fait à Marly du mariage ; leurs[4] santés furent bues, et Mgr le duc de Bourgogne fit merveilles[5]. Il prit après dîner Mme de Saint-Simon un moment en particulier, et lui parla de son dessein arrêté, et de Mme la duchesse de Bourgogne, de la faire succéder à la duchesse du Lude. Mme de Saint-Simon en revint si étonnée, mais si peu flattée, qu'elle ne pouvoit s'accoutumer à croire qu'il n'y eût plus d'espérance d'éviter d'être dame d'honneur. Ceux qui nous aimoient le moins, les plus envieux et les plus jaloux, ceux qui craignoient le plus que cette place ne nous portât à d'autres, et qui avoient le plus cabalé pour y en mettre d'autres, tout se déchaîna en applaudissements, en éloges, en marques d'attachement et d'amitié, avec tant d'excès que nous ne pouvions cesser de chercher ce qui nous étoit arrivé, ni d'admirer qu'une si médiocre place fît tant remuer de gens de toutes les sortes pour nous accabler de tout ce qu'ils ne pensoient point, et de ce dont aussi ils ne pouvoient raisonnablement croire qu'ils nous pussent persuader. Mais

1. Il a dit, dans le tome XIV, p. 397, que ces deux courtisans faisaient partie du petit cercle de familiers admis dans la compagnie de Mlle de Choin quand elle était à Meudon.

2. « On appelle figurément *grand chaperon* les femmes d'âge qui accompagnent les jeunes filles dans les compagnies par bienséance et comme pour répondre de leur conduite » (*Académie*, 1718).

3. Le manuscrit porte : *demeurent*, écrit au présent par mégarde.

4. S[a] corrigé en *leurs*.

5. Comme ci-dessus, p. 282.

telle est la misère d'une cour débellée[1]. Il faut pourtant dire que ce choix fut aussi généralement approuvé que le mariage le fut peu, et que ce qui contribua à cette désespérade[2] universelle de protestations fut l'empressement fixe avec lequel il se fit, malgré nous, par le Roi et par toutes les personnes royales, qui ne se cachèrent ni de leur desir, ni de nos refus, qui fut en tout une chose sans exemple.

Assaisonnements de la place de dame d'honneur.

Le Roi y mit tous les autres assaisonnements pour rendre la place moins insupportable, sans que nous en eussions dit ni fait insinuer la moindre chose. Il déclara que, tant que M. le duc de Berry demeureroit petit-fils ou fils du Roi, les places de la duchesse du Lude et de Mme de Saint-Simon étoient égales[3]. Il voulut que les appointements fussent pareils en tout, et de même sorte, c'est-à-

1. Tome XIV, p. 267. — 2. *Ibidem*, p. 72.

3. Avec intention, notre auteur a déjà parlé (tomes III, p. 172, VIII, p. 173, et XI, p. 288-298) des fonctions de la dame d'honneur, charge toujours unique, « qui a été de toute ancienneté la plus belle qu'une femme de qualité puisse avoir à la cour, » disait Mme de Motteville; il reprochera même aux continuateurs du P. Anselme de ne pas l'avoir comprise dans un complément de l'*Histoire généalogique*. Sur le rang, les fonctions et la charge, on peut voir les mss. Brienne 256, p. 351, et 267, p. 54, les mss. Fr. 4258, fol. 227, et 14117, p. 86, les *Mémoires de Mme de Motteville*, tome IV, p. 264-265, ceux *de Sourches*, tome I, p. 217, ceux *du duc de Luynes*, tome I, p. 80, 82, 127-131 et 147, l'*État de la France*, etc. Les dames d'honneur, tant de la Reine que des princesses, jouissaient de privilèges très appréciables : elles avaient la préférence pour le logement en voyage, les entrées dans le cabinet du Roi et dans sa chambre à Marly, le droit de manger à la même table que leur maîtresse et d'y avoir un tabouret (Pellisson, *Lettres historiques*, tome II, p. 3; Brantôme, *Œuvres*, tomes II, p. 236, et IV, p. 338; *Journal de Dangeau*, tome IV, p. 320; *Mémoires de Luynes*, tome II, p. 412); mais elles étaient astreintes à coucher dans la chambre de leur maîtresse, ou au moins près de cette chambre; elles ne pouvaient s'absenter de la cour, et surtout les présentations et l'observation du cérémonial leur causaient des tracas incessants. Les dames d'honneur se classaient entre elles suivant le rang de leurs maîtresses. En 1696, on avait songé à doubler dame d'honneur et dame d'atour pour la duchesse de Bourgogne (*Sourches*, tome V, p. 169), mais sans qu'il y eût aucune suite.

dire de vingt mille livres[1], ce qui égala la dame d'atour[2] à la comtesse de Mailly, et lui valut neuf mille livres d'appointements de même[3]. Il prit un soin marqué de nous former le plus agréable appartement de Versailles[4] : il délogea pour cela d'Antin et la duchesse Sforze, pour des deux nous en faire un complet à chacun[5] ; il y ajouta des cuisines dans la cour au-dessous, chose très rare au château, parce que nous donnions toujours à dîner, et souvent à souper, depuis que nous étions à la cour. En même temps le Roi déclara que tout le reste de la maison de la future duchesse de Berry[6] seroit formée sur le pied de celle de Madame[7]. Ainsi, toute la distinction fut pour Mme de Saint-Simon et pour la dame d'atour, qui en profita à cause d'elle, et cela fit un nouveau bruit. Le personnel a peu contribué à l'étendue que j'ai donnée au

1. En 1676, la dame d'honneur recevait ceci : gages, 1 200#; livrées, 7 200#; habillement, 930#; jetons et tapis, 148#; charrois, 1 080#; pension, 6 000#; en tout, 16 558#, plus vingt-quatre livres de bougie blanche et une bourse de jetons d'argent (Arch. nat., carton O[1] 3715); ce sont les mêmes émoluments qu'attribue à la duchesse de Saint-Simon l'*État de la France* de 1712, tome II, p. 94. Cependant un « Extrait des gages et droits qui sont payés à Mme la duchesse de Saint-Simon » donne un total de 21 058. On verra cela dans le tome XX.

2. Sur celle-ci, voyez tomes I, p. 86, et III, p. 172.

3. Neuf mille quatre-vingt-six livres treize sols (*État de la France*, 1712, tome II, p. 94).

4. On a vu au tome XVIII, p. 93 et 296, combien les deux époux aspiraient à avoir un logement.

5. Saint-Simon décrira très minutieusement cet appartement dans la suite des *Mémoires* (tome X de 1873, p. 97); et c'est là que pourra venir le commentaire indispensable. Disons seulement ici qu'il se trouvait au premier étage de la galerie de l'aile Neuve, de plain-pied avec le grand appartement, la tribune de la chapelle et le logement du duc de Beauvillier. Le ménage y resta jusqu'à la mort de Louis XIV.

6. Nous verrons dans le prochain volume la composition des maisons des futurs époux.

7. Et non sur le modèle de celle de la duchesse de Bourgogne, comme on aurait pu le penser d'après les grâces accordées à la dame d'honneur et à la dame d'atour.

récit de l'intrigue de ce mariage, et à ce qui se passa sur le choix de Mme de Saint-Simon ; le développement et les divers intérêts des personnes et des cabales, la singularité de plusieurs particularités, et l'exposition naturelle de la cour dans son intérieur m'ont paru des curiosités assez instructives pour n'en rien oublier.

La marquise de la Vieuville déclarée dame d'atour de la future duchesse de Berry ; sa naissance et son caractère, et de son mari.

Le jour que Mme de Saint-Simon fut déclarée [1], Mme de Maintenon manda à la duchesse de Ventadour de faire savoir à Mme de la Vieuville [2] qu'elle étoit dame d'atour de la future duchesse de Berry [3]. Elle vint dès le soir à Versailles [4]. Le Roi ne la vit que le lendemain, et en public, dans la galerie en allant à la messe ; elle [5] ne fut reçue en particulier nulle part, et froidement partout, même de Monseigneur, quoique protégée et menée par Mme d'Espinoy. Mme de Maintenon fut encore plus franche avec elle : elle interrompit ses remerciements, l'assura qu'elle ne lui en devoit aucun [6], ni à personne, et que c'étoit le Roi tout seul qui l'avoit voulue. C'étoit une demoiselle de Picardie qui s'appeloit la Chaussée-d'Eu [7], comme la Tour-d'Auvergne [8], parce qu'elle étoit de la partie du comté d'Eu qui s'étend en Picardie [9]. Elle étoit belle, pauvre, sans esprit, mais sage, élevée domestique

1. Elle ne prêta serment que le 9 juillet, en payant quatre mille livres au service (*Mémoires de Sourches*, p. 261).

2. Saint-Simon écrit ici et dans la manchette : *Vieuville* ; plus haut, on a eu *Vieville*.

3. Ci-dessus, p. 327. — 4. *Dangeau*, p. 184 ; *Sourches*, p. 242.

5. *Elle* surcharge un *et*. — 6. L'initiale d'*aucun* surcharge *ny*.

7. La Chaussée, faubourg de la ville d'Eu au delà de la rivière de Bresle, tirait son nom d'une voie qui conduisait en Picardie à travers les marais. La famille de la Chaussée croyait pouvoir faire remonter sa généalogie jusqu'aux comtes d'Eu du onzième siècle (Haudicquer de Blancourt, *Nobiliaire de Picardie*, p. 104-106 et 335 ; Cabinet des titres, *Dossiers bleus*, vol. 33 ; *Mercure* de mars 1698, p. 251-255).

8. Tome XIV, p. 178 et 233.

9. Ce comté comprenait environ cinquante paroisses autour de la ville d'Eu, dont la plus grande partie en Normandie, sur la rive gauche de la Bresle, et le reste en Picardie, sur la rive droite.

[Add. St-S. 929] de Mme de Nemours[1], où on l'appeloit Mlle d'Arrez[2], et où M. de la Vieuville s'emmouracha[3] d'elle et l'épousa[4], ayant des enfants de sa première femme[5], qui avoit plu au Roi étant fille de la Reine[6], et qui étoit sœur du comte de la Motte duquel il n'a été fait que trop mention sur le siège de Lille et depuis[7]. Mme de la Vieuville étoit, comme on l'a dit ailleurs[8], amie intime de Mme de Roquelaure, et fort bien avec Mme de Ventadour, Mme[9] d'Elbeuf, Mme d'Espinoy et Mlle de Lillebonne. Son art étoit une application continuelle à plaire à tout le monde, une flatterie sans mesure, et un talent de s'insinuer auprès

1. Son père avait été capitaine-lieutenant des gendarmes du duc de Longueville père de Mme de Nemours.

2. *D'Auréz* corrigé en *d'Arréz*. — La terre d'Arrest est située en Picardie, à quelques kilomètres de Saint-Valery-sur-Somme.

3. Encore *emouracha*, comme au tome VI, p. 235, et ci-dessus même, p. 135.

4. *Journal de Dangeau*, tome II, p. 409; *Mémoires de Sourches*, tome III, p. 102. Le contrat de mariage, du 27 mai 1689, est actuellement dans le minutier de l'étude Blanchet, à Paris.

5. Anne-Lucie de la Motte-Houdancourt, nièce du maréchal, mariée au marquis de la Vieuville le 12 janvier 1676, mourut à Versailles le 22 février 1689, de la petite vérole. Le 11 février 1661, le père avait écrit à Colbert une lettre très curieuse pour obtenir la nomination de sa fille à une place de fille d'honneur de la Reine (ms. *Mélanges Colbert* 102, fol. 226).

6. *Mémoires de Mme de Motteville*, tome IV, p. 314-320, 336, etc.; *Mémoires de Mme de la Fayette*, p. 69; *Mémoires du chevalier de Gramont*, chapitre v; *Histoire amoureuse des Gaules*, tomes I, p. 293, et IV, p. 258; *Œuvres de Louis XIV*, tome V, p. 170; *Correspondance de Madame*, recueil Jaeglé, tome II, p. 177; *Mémoires de Sourches*, tomes I, p. 276, et III, p. 41. Sa conduite donna à gloser même après son mariage, et on lui prêta comme amants Lauzun, Dangeau et le marquis d'Estrades (Chansonnier, ms. Fr. 12618, p. 317).

7. Tomes XVI, p. 356-358, et XVII, p. 2-5.

8. Tome XVI, p. 96-97.

9. Saint-Simon, ayant d'abord écrit: *Me*, en fin de ligne, et *d'Elbœuf* au commencement de la ligne suivante, a ajouté *de Ventadour* après *Me*, sur la marge de droite du manuscrit, et remis *Me* sur la marge de gauche, avant *d'Elbœuf*.

de tous ceux dont elle croyoit pouvoir tirer parti ; mais c'étoit tout[1]. Du reste, appliquée à ses affaires, avec l'attachement que donnent le besoin et la qualité de seconde femme qui trouve des enfants de la première[2], et des affaires en désordre[3] ; souvent à la cour, frappant à toutes les portes, rarement à Marly. Elle vint aussitôt, et plusieurs fois, chez Mme de Saint-Simon, en grands compliments et respects infinis[4]. Nous ne la connoissions point, et nous la croyions bonne femme et douce[5] : nous espérâmes qu'elle seroit là aussi commode qu'une autre ; l'expérience[6] nous montra bientôt qu'intérêt et bassesse, sans aucun esprit pour contrepoids, sont de mauvaise compagnie. Cette pauvre femme s'attira par sa conduite des coups de caveçon[7] dont elle perdit toute tramontane[8] sans avoir reçu secours ni consolation de personne, et obtint enfin pardon de Mme de Saint-Simon après bien des soumissions et des larmes. Son mari[9] étoit une ma-

1. Ci-après, additions et corrections, p. 564.

2. Les enfants du premier lit étaient : Louis, marquis de la Vieuville, né le 28 août 1677, menin du duc de Bourgogne, capitaine au régiment du Roi-infanterie, qui mourut le 18 juillet 1732 ; Charles-Emmanuel, abbé de la Vieuville, né le 1er novembre 1679, aumônier du Roi en 1716, abbé de l'Absie en 1721, mort le 8 octobre 1730 ; Marie-Anne-Thérèse, née le 6 février 1683, mariée en juillet 1709 à Jean-Hector de Faÿ, marquis de la Tour-Maubourg, morte le 19 septembre 1714.

3. En effet, l'annotateur des *Mémoires de Sourches* dit (tome XI, p. 90) qu'elle avait rétabli les affaires de son mari.

4. Les trois derniers mots ont été ajoutés en interligne.

5. C'est aussi que ce disait Mme des Ursins en la recommandant à Mme de Maintenon (recueil Bossange, tome III, p. 398 ; comparez tome I, p. 93).

6. Les premières lettres de *l'experience* corrigent *la*.

7. Tome VIII, p. 4. — 8. Tome XVI, p. 222.

9. René-François, marquis de la Vieuville, né le 18 février 1652, fut fait chevalier d'honneur de la Reine en janvier 1676, en survivance de son père, devint colonel du régiment de Navarre en février 1677, eut le gouvernement du Poitou et celui de Fontenay-le-Comte le 19 avril de la même année, vendit le premier au prince de Conti en mars 1717, et mourut le 9 juin 1719. Rigaud avait peint son portrait en 1697. Saint-Simon a fait une notice sur lui et sur sa famille, qui est comprise

nière de pécore[1] lourde et ennuyeuse à l'excès, qui ne voyoit personne à la cour, et à qui personne ne parloit quoique cousin germain de la maréchale de Noailles, enfants du frère et de la sœur[2]. Il avoit eu[3] le gouvernement de Poitou[4] et la charge[5] de chevalier d'honneur de la Reine[6], en survivance de son père, en se mariant la première fois[7]. Son père[8] étoit aussi un fort pauvre homme, qui, par la faveur du sien[9], avoit eu[10] un brevet de duc, et mourut gouverneur de M. le duc de Chartres, depuis d'Orléans, en 1689, un mois après avoir été fait chevalier de l'Ordre. C'étoient de fort petits gentilshommes de Bretagne dont le nom est Coskaer[11], peu ou

dans la publication des *Écrits inédits*, tome VIII, p. 685-687. Nous en donnerons une seconde à l'Appendice.

1. « *Pécore*, terme injurieux qui signifie une personne stupide » (*Académie*, 1718). L'exemple le plus célèbre est celui de la fable de *la Grenouille qui veut se faire aussi grosse que le Bœuf*. Loret l'avait employé au masculin.

2. Lucrèce-Françoise de la Vieuville, mariée en avril 1655 à Ambroise, duc de Bournonville, et morte le 22 janvier 1678, mère de la maréchale de Noailles, était sœur de Charles II, duc de la Vieuville (ci-dessous, note 8), père de René-François.

3. Le participe *eu* est en interligne, au-dessus d'*achepté*, biffé.

4. Tome VII, p. 21. — 5. *Avoit* surchargé en *la charge*.

6. Tome I, p. 76. — 7. Ci-dessus, p. 341.

8. Charles II (tome XVIII, p. 410), qui avait épousé Françoise-Marie de Vienne, comtesse de Châteauvieux, par contrat du 8 janvier 1650 (reg. Y 187, fol. 117 v°).

9. Charles Ier : ci-après. — 10. Cet *eu* a été ajouté en interligne.

11. Notre auteur se sert maintenant de l'*Histoire généalogique*, tome VIII, p. 758 et suivantes, qu'il avait reproduite également dans la notice des *Écrits inédits*, tome VIII, p. 685-687 et dans celle que nous donnerons ci-après, appendice XI. Une très belle généa- logie manuscrite de l'ancienne famille de la Vieuville (Archives nationales, MM 809), rédigée en 1632 par les ordres du surintendant de la Vieuville (ci-après, p. 343), et qu'a suivie le *Nobiliaire de Picardie* d'Haudicquer de Blancourt, p. 536-538, rattache (p. 32 et p. 261 et suivantes) à cette ancienne famille d'Artois (ci-après, p. 345-346), qui tirait son nom d'une terre aujourd'hui disparue, proche de Thérouanne et d'Aire-sur-la-Lys, les la Vieuville dont il est question ici. Jean de la

point[1] connus avant 1500, qu'Anne de Bretagne les amena en France[2]. Le petit-fils de celui-là[3] s'allia bien[4], fut grand fauconnier après le comte de Brissac[5], et ne laissa qu'un fils[6], qui fit une grande fortune. Avec la charge de son

Vieuville, qui vivait au milieu du quatorzième siècle, eut un fils cadet nommé Roger, qui passa en Bretagne pendant la guerre des Deux Jeanne et y épousa Jeanne Coskaer. Leurs descendants se fixèrent dans ce pays, bien qu'ils possédassent toujours diverses seigneuries en Artois (ci-après, p. 345). Roger serait le quatrième aïeul du Sébastien qui vint en France avec Anne de Bretagne (ci-dessous, note 2). Il est inutile de dire que cette jonction n'est point prouvée; mais encore faut-il reconnaître que ces Coskaer portaient le nom de la Vieuville dès la fin du quinzième siècle et qu'ils avaient alors des terres en Artois. Voyez aussi le *Mercure* de février 1689, p. 226-232, et de septembre 1712, p. 97 109, surtout dans le fonds des *Dossiers bleus* du Cabinet des titres, le dossier 17786, fol. 58-60.

1. Les mots *ou point* ont été ajoutés en interligne.

2. Sébastien de la Vieuville, fils de Jean Coskaer, vint en France à la suite d'Anne de Bretagne et épousa en 1510 Perrine de Saint-Vaast, de Picardie ou d'Artois, dit l'*Histoire généalogique*.

3. Robert, marquis de la Vieuville, s'attacha à Henri de Navarre, qui le fit gentilhomme de sa chambre en 1573, eut en 1574 la lieutenance générale de Rethelois, en 1577 une compagnie d'hommes d'armes des ordonnances, en 1594 le gouvernement de Mézières et la charge de grand fauconnier, fut envoyé en ambassade en Allemagne, devint chevalier du Saint-Esprit en 1599, et gouverneur de Reims en janvier 1608 (reg. X[1A] 8646, fol. 134); il mourut en 1612. C'est en sa faveur que la terre de Sy, en Rethelois, fut érigée en marquisat vers 1595, sous le nom de la Vieuville. On a mis à son compte, lorsqu'il reçut l'Ordre, la réponse que notre auteur a fait faire par Henri IV à M. de la Frette (tome XVI, p. 57). Voyez les *Écrits inédits de Saint-Simon*, tome VIII, p. 685, et les *Historiettes de Tallemant des Réaux*, tome I, p. 13.

4. Il épousa en premières noces Guillemette de Bossut, et, en 1581, Catherine d'O.

5. René de Cossé : ci-dessus, p, 132.

6. Charles Ier, né en 1582, grand fauconnier de France par démission de son père, eut après lui les gouvernements de Reims et de Mézières et la lieutenance générale du Rethelois, fut fait capitaine de la première compagnie des gardes du corps en 1616, chevalier des ordres en 1619, maréchal de camp en 1622, surintendant des finances le 21 janvier 1623; mais, ayant été destitué le 12 août 1624, il fut emprisonné au château d'Amboise, d'où il réussit à se sauver l'année

père, il fut premier capitaine des gardes du corps de Louis XIII, chevalier de l'Ordre, et surintendant des finances en 1623. Il fit chasser Puysieulx, secrétaire d'État[1], à[2] qui il devoit sa fortune, et le chancelier de Sillery[3], père de Puysieulx, et fut payé en même monnoie : le cardinal de Richelieu, qu'il avoit introduit dans les affaires, le supplanta bientôt après, et le fit accuser de force[4] malversations avec Bouhier, sieur de Beaumarchais[5], trésorier de l'Épargne, dont il étoit gendre[6]. Il fut mis en prison, sortit après du Royaume, et son procès lui fut fait par contumace[7]. Après la mort de Louis XIII, il profita grandement de l'affection et de la protection dont la haine de la Reine mère contre le cardinal de Richelieu, et plus haut encore, se piqua envers tous les maltraités du règne de Louis XIII[8] : il fut juridiquement rétabli dans tous ses biens et dans toutes ses charges[9], même dans celle des

suivante, et se retira à Bruxelles auprès de Gaston d'Orléans. Rentré en France après la mort de Richelieu et de Louis XIII, il se fit réhabiliter, et redevint même surintendant des finances en 1651, comme on va le voir. Il mourut le 2 janvier 1653. Son portrait fut gravé par Lombart, et sa statue funéraire, œuvre de Gilles Guérin, ainsi que celle de sa femme (ci-dessous), sont au musée de Versailles, nos 2839 et 2840. Il avait une sœur du premier lit, qui épousa un Joyeuse.

1. Tome V, p. 87. — 2. Cet *à* corrige *au[quel]*. — 3. Tome V, p. 86.

4. Il y a *forces,* au pluriel, dans le manuscrit. — 5. Tome XIII, p. 65.

6. Il avait épousé, le 7 février 1611, Marie Bouhier de Beaumarchais, qui mourut le 7 juin 1663.

7. Sur ses intrigues et sa disgrâce, on peut voir, outre tous les Mémoires du temps, le *Journal inédit d'Arnauld d'Andilly,* publié par Eug. Halphen, année 1624, *passim;* Jules Lair, *Nicolas Foucquet,* tome I, p. 319-323; G. Fagniez, *le Père Joseph et Richelieu,* tome I, p. 182 et suivantes; les tomes III et V du *Recueil A-Z,* etc. Richelieu obtint même qu'il fût dégradé de l'ordre du Saint-Esprit (notre tome XI, appendice IV, p. 481-482). Claude de Saint-Simon reçut la confiscation d'une partie de ses biens et eut, à cause de cela, à soutenir contre lui un long procès (notre tome I, p. 452-453).

8. « Dès que la Reine fut veuve et régente, a-t-il dit dans notre tome I, p. 190, son premier soin fut de rappeler et de récompenser ses martyrs. »

9. Par lettres patentes du 11 juillet 1643, qui ne furent pas enregistrées au Parlement.

finances[1], et lui et son fils furent faits ducs à brevet[2], dont il ne jouit qu'un an, étant mort le 2 janvier 1653[3]. Son fils[4], mort[5] gouverneur de M. le duc de Chartres, avoit acheté, un an avant la mort de son père, le gouvernement de Poitou du duc de Rouannez[6], quand on l'en fit défaire[7], et, douze ans après, la charge de chevalier d'honneur de la Reine, du marquis de Gordes[8]. Ils avoient eu autrefois une terre en Artois[9]. Je ne sais d'où ils s'avi-

1. Seulement en juillet 1651, après le président de Maisons (*Journal de Dubuisson-Aubenay*, tome II, p. 115; Chéruel, *Minorité*, tome IV, p. 337 et suivantes). Les jetons qu'il fit frapper pour la ville de Paris à la fin de l'année suivante avaient pour devise: *Urbs antiqua resurgit*, ce qui pouvait s'appliquer à la capitale, mais aussi, disaient les mauvaises langues, faisait plutôt allusion au nom du surintendant et à sa rentrée dans les affaires (*Mémoires d'Omer Talon*, p. 517). Par le plumitif de la Chambre des comptes du 28 novembre 1651, on voit qu'il obtint quatre cent mille livres comme remboursement de ses biens et revenus confisqués.

2. L'*Histoire généalogique*, tome V, p. 867-870, donne le texte des lettres patentes de décembre 1651 par lesquelles les terres de Nogent-l'Artaud et de Saint-Martin-d'Ablois furent érigées en duché sous le nom de la Vieuville; un brevet du 26 du même mois (*ibidem*, p. 870) porte que ces lettres devaient sortir leur effet en faveur du fils du surintendant dans le cas où son père viendrait à mourir avant l'enregistrement au Parlement. Elles ne furent jamais l'enregistrées (*Journal d'Olivier d'Ormesson*, tome II, p. 67-68).

3. *Gazette*, p. 24. Il fut inhumé aux Minimes de la place Royale, où sa femme vint le rejoindre dix ans plus tard.

4. Charles II : ci-dessus, p. 342.

5. La première lettre de *mort* surcharge un *G* effacé du doigt.

6. Tome III, p. 315. — Saint-Simon écrit toujours: *Roannois*.

7. Les provisions, du 12 septembre 1664, sont dans le registre du Parlement X[1A] 8664, fol. 213 v°. Saint-Simon, par suite d'une mauvaise ponctuation de l'*Histoire généalogique*, s'est trompé en plaçant cette nomination en 1652, « un an avant la mort de son père. »

8. François de Simiane : tome II, p. 364. M. de la Vieuville acheta cette charge en janvier 1670; notre auteur, en disant « douze ans après, » a continué son erreur. Le 11 janvier 1676, M. de la Vieuville obtint la survivance de cette charge pour son fils (reg. O[1] 3713, fol. 4), déjà secrétaire des commandements de la Reine.

9. Celle de Farbus, aujourd'hui commune du département du Pas-de-Calais, canton de Vimy.

sèrent de prendre le nom et les armes de la Vieuville[1]; je ne vois ni alliance, ni rien qui ait[2] pu y donner lieu, si ce n'est que le choix étoit bon et valoit beaucoup mieux que les leurs. Mais ils n'y ont rien gagné : cette bonne et ancienne maison d'Artois et de Flandres[3] ne les a jamais reconnus, et personne n'ignore qu'ils n'en sont point.

M. le duc d'Orléans mortifié par l'Espagne.

M. le duc d'Orléans, au milieu de sa joie, se trouva embarrassé sur l'Espagne, où il ne pouvoit douter que le mariage ne plairoit pas à cause de lui[4]. Il étoit difficile qu'il se dispensât d'y en donner part : n'osant s'y conduire par lui-même, il hasarda d'en consulter le Roi, qui ne fut pas non plus sans embarras[5]. Après quelques jours de réflexion, il lui conseilla de suivre tout uniment l'usage : M. le duc d'Orléans écrivit donc au roi et à la reine d'Espagne, qui ne lui firent aucune réponse ni l'un ni l'autre, mais qui, tous deux, récrivirent[6] à Mme la duchesse d'Orléans. Le duc d'Albe affecta de la venir complimenter un jour que M. le duc d'Orléans étoit à Paris, auquel il ne donna pas le moindre signe de vie. On garda même à Madrid peu de mesures en propos sur le mariage. Madame, qui étoit en commerce de lettres avec la reine d'Espagne, lui fit sentir inutilement qu'elle s'en prenoit à la princesse des Ursins, et la reine d'Espagne traita ce chapitre avec Mme la duchesse de Bourgogne avec autant de légèreté et de grâce qu'en pouvoit être mêlé un dépit amer qui vouloit être senti. M. le duc d'Orléans en fut vivement peiné et mortifié ; mais il n'osa en laisser échapper la moindre plainte.

1. Tome XVI, p. 97.

2. *Ait* est en interligne, au-dessus d'un premier *ait* biffé, qui surchargeait *put*.

3. Ci-dessus, p. 342-343. — 4. *Souvenirs de Caylus*, p. 187-189.

5. Nous avons au Dépôt des affaires étrangères, vol. *France* 308, fol. 73-79, le texte des lettres de la main que le Roi envoya en Allemagne, en Savoie, en Lorraine, en Toscane, etc., et, vol. *Espagne* 203, fol. 182-183 et 194, celui de la lettre à Philippe V et la réponse de celui-ci.

6. *Récrire* n'a été admis qu'en 1762 au *Dictionnaire de l'Académie*.

Mouvements sur porter la queue de la mante. Facilité de M. le duc d'Orléans. Baptême de ses filles. Fiançailles.

Les dispenses étoient attendues à tout moment, et il n'étoit question que de la prompte célébration du mariage [1]. En ces cérémonies, il s'en pratique une qui s'étend jusqu'aux noces des duchesses, mais qu'elles ont laissée [2] tomber depuis quelque temps : c'est que la fiancée porte une mante dont j'ai fait la description il n'y a pas longtemps, à l'occasion des accoutrements de veuve de Madame la Duchesse [3]. La queue de [4] cette mante est portée par une personne de rang égal lors des fiançailles [5], et, quand il n'y en [a] point, par celle qui en approche le plus [6]. Il ne se trouvoit alors ni fille ni petite-fille de France : la fonction en tomboit à la première des princesses du sang. Les filles de M. le duc d'Orléans [7] avoient été mises à Chelles [8] ; cela tomboit donc naturellement à

1. *Dangeau*, vendredi 20 juin, p. 189 : « On a nouvelle que le courrier qu'on envoie à Rome pour la dispense a passé à Turin. On croit qu'il sera de retour ici à la fin de la semaine qui vient, et le mariage se fera le lundi ou le mardi après. On publiera le premier ban dimanche ici et à Paris, à Saint-Eustache, qui est la paroisse du Palais-Royal. » Ci-dessus, p. 298, et ci-après, p. 535-536.

2. *Laissé*, sans accord, au manuscrit.

3. Ci-dessus, p. 87-88 : « Une gaze ou un réseau d'or ou d'argent attaché au derrière de la tête, qui se rattache sur les épaules, tombe à terre sur la queue et la dépasse un peu, mais bien plus étroite, et qui même ne cache pas la taille. » Cette mante, pour les princesses, était ordinairement fleurdelisée (*Mémoires de Sourches*, tome VI, p. 80). L'Addition 916 complétera ce qui est dit ici.

4. Les mots *la queüe de* sont ajoutés en marge, à la fin de la ligne.

5. Encore ici et dans la manchette, *fiencailles*.

6. C'est aussi ce que disent les *Mémoires de Luynes*, tome XI, p. 463.

7. Ci-dessus, p. 264.

8. Cette abbaye de bénédictines avait été fondée en 660, auprès d'une résidence royale, par la reine Bathilde, femme de Clovis II. L'histoire en a été écrite par dom Racine en 1771 (ms. Mazarine 3380), et, de nos jours, par l'abbé Torchet et M. Berthault. Madame (*Correspondance*, recueil Brunet, tome II, p. 155 et 157) parle de l'église de l'abbaye, et l'éditeur cite des vers sur les religieuses. — C'est tout récemment, dans les premiers jours de juin, que le duc d'Orléans avait mis ses deux filles cadettes à Chelles, très probablement pour économiser leur train de maison, car il n'y payait qu'une modique pension de mille écus pour

Mlle de Bourbon. On peut penser ce qu'il en sembla à Madame la Duchesse et à elle, qui avoient tant espéré ce grand mariage pour la même princesse[1], à qui, en ce cas, Mademoiselle eût porté la mante, et qui se trouvoit dans la nécessité de la lui porter. Ce fut un crève-cœur qu'elles ne purent supporter, et qu'elles hasardèrent même assez hautement de s'en faire entendre, jusque-là qu'il fut jeté en l'air[2] qu'on pouvoit bien se passer de mante quand personne ne la vouloit porter[3], car Madame la Duchesse n'étoit pas plus docile pour Mlle de Charolois[4] que pour Mlle de Bourbon. Il y avoit bien encore les filles de Mme la princesse de Conti[5]; mais la chose eût été trop marquée. La cour étoit cependant en maligne attention de voir ce qui arriveroit de cette pique[6], qui commençoit fort à grossir, lorsque le Roi, qui avoit fait le mariage, mais qui ne vouloit ni fâcher Monseigneur, ni désespérer Madame la Duchesse, qui avoit répandu que c'étoit uniquement pour lui jouer ce tour que Mme la duchesse d'Orléans venoit de mettre ses filles en religion[7], le Roi, dis-je, demanda à M. le duc d'Orléans s'il ne les

chacune (lettres de la marquise d'Huxelles, citées dans le *Journal de Dangeau,* tome XIII, p. 180; *Mémoires de Duclos,* tome III, p. 153; *Pièces intéressantes et peu connues,* tome II, p. 52). Les affaires de la maison se trouvaient fort obérées à la fin du dix-septième siècle (*Mémoires de Sourches,* tome II, p. 155).

1. Louise-Élisabeth de Bourbon : ci-dessus, p. 192, 212, etc.

2. « *En l'air* se dit aussi figurément pour dire sans effet, sans fondement : *des paroles en l'air, parler en l'air* » (*Académie,* 1718).

3. Lorsque Mademoiselle, tante de la future duchesse de Berry, avait épousé le duc de Lorraine, en 1698, elle n'avait point eu de mante (*Mémoires de Sourches,* tome VI, p. 80).

4. Louise-Anne de Bourbon : ci-dessus, p. 218.

5. Tome XVII, p. 131, et ci-dessus, p. 113 et 289.

6. Ce substantif, que nous avons déjà rencontré bien des fois sans le relever, et que nous retrouverons, n'était pas dans le *Dictionnaire de l'Académie* de 1718, qui ne donnait que le verbe *picquer,* mais y est entré en 1740, au sens de brouillerie. Saint-Simon écrit comme en 1718.

7. Comme on l'a vu ci-dessus, note 8, elles n'étaient à Chelles que depuis quelques jours.

feroit point venir aux noces de leur sœur. M. le duc d'Orléans, foible[1], facile, content au delà de toute espérance, et l'homme le plus éloigné de haine et de malignité, oublia tout ce qui lui avoit été dit là-dessus, et tout ce qu'il avoit promis à Mme la duchesse d'Orléans : au lieu de s'en tirer par la modestie d'en éviter la dépense, et mieux encore par la crainte[2] de les dissiper par le spectacle de cette pompe, il consentit à les faire venir. Je n'oserois dire que la misère de leur en donner le plaisir eut part à une complaisance si déplacée. Mme la duchesse d'Orléans, au désespoir, imagina de voiler ce retour de ses filles, qui n'étoient encore qu'ondoyées[3], par le supplément des cérémonies du baptême[4], et les fit tenir deux jours avant les fiançailles par Monseigneur et Madame, et par Mme la duchesse de Bourgogne et M. le duc de Berry[5].

1. *Foible* corrige *fa[cile]*.

2. Les mots *la crainte* sont en interligne, au-dessus de *celle*, biffé.

3. C'est-à-dire qui n'avaient reçu que l'infusion de l'eau sur la tête, ce qui est l'essentiel du sacrement.

4. Les exorcismes et prières spéciales prononcés sur l'enfant, les onctions d'huile sur sa poitrine et sur sa nuque, et de salive sur ses yeux et ses oreilles, le dépôt d'un peu de sel sur sa langue, les engagements pris par le parrain et la marraine, etc.

5. Le 3 juillet : *Dangeau*, p. 198-199 ; *Sourches*, p. 251 ; Cérémonial de Desgranges, ms. Mazarine 2746, fol. 1 et suivants. Il n'y eut de baptisés que le jeune duc de Chartres et Mlle de Valois, la future duchesse de Modène, les deux princesses cadettes l'ayant été auparavant. Notre auteur lit fort mal Dangeau, qui avait écrit ceci : « M. le duc de Chartres et Mlle de Valois, sa troisième sœur, furent baptisés dans la chapelle en bas, par M. le cardinal de Janson. Mgr le duc de Bourgogne et Madame tinrent M. le duc de Chartres, à qui ils donnèrent le nom de Louis ; Mgr le duc de Berry et Mademoiselle tinrent Mlle de Valois, à qui ils donnèrent le nom de Charlotte-Aglaé : c'est Mme la duchesse d'Orléans qui a voulu qu'on lui donnât ce dernier nom. » L'annotateur des *Mémoires de Sourches* ajoute ce détail : « Il ne se trouva personne, même parmi le clergé, qui connût cette sainte, que l'abbé de Sourches, aumônier du Roi, pendant que Madame et le duc d'Orléans la connoissoient. » Des extraits authentiques des deux actes de baptême, d'après les registres paroissiaux de Versailles, sont aux Archives nationales, dans le carton K 543, n° 123, et on y remarque que les baptisés signèrent eux-

Ainsi, Mlle de Chartres, qui a depuis été abbesse de Chelles[1], porta la mante aux fiançailles[2], où les deux fils de M. du Maine[3] signèrent pour la première fois au contrat de mariage[4] en conséquence de leur nouveau rang[5].

Mariage de M. le duc de Berry et de Mademoiselle.

Le lendemain, dimanche 6 juillet, le mariage fut célébré sur le midi, dans la chapelle, par le cardinal de Janson,

mêmes. Le nom Aglaé fut orthographié *Aglaye* par le rédacteur de l'acte et par la titulaire, qui signa de même au contrat de mariage du duc de Berry, mais plus tard *Aglaée*.

1. Tome XVI, p. 265, et ci-dessus, p. 347.

2. Elles furent célébrées le samedi 5 juillet (*Dangeau*, p. 200; *Sourches*, p. 255-256). Voici le récit de ce dernier journal : « Sur les quatre heures et demie après midi, on commença à s'assembler dans la chambre du Roi, pour la cérémonie des fiançailles du duc de Berry, et on y vit arriver une prodigieuse quantité de dames parées ; pour les hommes, ils furent bien en grand nombre, mais point du tout magnifiques. Tous les princes et princesses étant dans le cabinet du Roi, où il entra autant de dames qu'il en put tenir, Mademoiselle ne paroissoit point encore avec Madame, le duc et la duchesse d'Orléans, et c'étoit qu'ils attendoient que le duc de Berry vînt chercher Mademoiselle. (*Ici, l'annotateur a ajouté en note :* Madame vouloit qu'on observât toutes les longues et les brèves en ce qui regardoit la considération pour le rang de sa maison.) Il y alla donc, et, peu de temps après, il parut en habit noir à manteau tout chamarré de diamants, menant par la main la princesse vêtue magnifiquement et ayant une grande mante toute de réseau d'or, qui étoit portée par Mlle de Valois (*ce fut Mlle de Chartres, comme le dit Saint-Simon*). Dès que les futurs époux furent entrés dans le cabinet avec Madame et le reste de la maison d'Orléans, les futurs époux, après avoir rendu leurs respects au Roi et aux personnes desquelles ils dépendoient par le droit de la nature, signèrent le contrat de mariage, et, après eux, le Roi et toute la famille royale, chacun en son rang, et, le cardinal de Janson ayant fiancé les deux époux, chacun se retira de son côté. » Comparez ci-après, p. 537-558, le procès-verbal de Desgranges.

3. Le prince de Dombes et le comte d'Eu : ci-dessus, p. 74.

4. L'original du contrat est aux Archives nationales, carton K 543, n° 933 du *Musée*, avec diverses pièces annexes ; des copies s'en trouvent dans le registre O[1] 54, fol. 215 v°, et au Dépôt des affaires étrangères, vol. *France* 1173, fol. 194-203.

5. Ci-dessus, p. 91-96. Les jeunes princes signèrent de Louis-Auguste de Bourbon et Louis-Charles de Bourbon, immédiatement après leur père, et avant le comte de Toulouse, qui fut le dernier.

grand aumônier[1]. Deux aumôniers du Roi[2] tinrent le poêle[3]; le Roi, les personnes royales, les princes et les princesses du sang et bâtards présents[4]; beaucoup de duchesses sur leurs carreaux tout de suite[5] des princesses du sang, et les ducs de la Trémoïlle, de Chevreuse, de Luynes, son petit-fils de[6] dix-sept ans[7], Beauvillier, Aumont, Charost, le duc de Rohan, et plusieurs autres, sur les leurs[8]; aucun des princes étrangers, mais des princesses étrangères sur leurs carreaux, parmi les duchesses; les tribunes toutes magnifiquement remplies, où je me mis pour plonger à mon aise sur la cérémonie ; en bas, beaucoup de dames derrière les carreaux, et d'hommes derrière les dames. Après la messe, le curé apporta son registre sur le prié-Dieu du Roi, où il signa, et les seules personnes royales, mais aucun prince ni princesse du sang, sinon les

1. *Dangeau*, p. 200-202 ; *Sourches*, p. 256-258 ; *Mercure* du mois, p. 50-57 ; *Journal du marquis de Torcy*, p. 217 et 219 ; *Souvenirs de Mme de Caylus*, p. 189-191 ; *Mémoires de Mme de Maintenon*, par la Beaumelle, tome V, p. 121-124 ; *Correspondance de Mme de Maintenon*, recueil Bossange, tome II, p. 84 et 127, et recueil Geffroy, tome II, p. 249-250 ; *Lettres de Madame*, recueil Brunet, tome I, p. 126 ; *Mémoires du duc de Luynes*, tome IX, p. 223 ; Bertin, *les Mariages dans l'ancienne société*, p. 20 et suivantes ; récit du baron de Breteuil, dans le ms. Arsenal 3863, p. 517-524, publié dans le *Magasin de librairie*, tome II, p. 135-140 ; récit de Desgranges, ci-après, appendice XII.

2. L'évêque de Metz, premier aumônier, et l'abbé d'Entragues, aumônier de jour (*Sourches*, p. 257).

3. « *Poisle* (Saint-Simon a écrit ici : *poësle*) se dit du voile que l'on tient sur la tête des mariés durant une partie de la messe qui se dit pour la bénédiction nuptiale » (*Académie*, 1718). On n'a parlé, au tome XV, p. 73, que de l'usage de mettre sous le même poêle les enfants nés avant le mariage, et que les mariés voulaient reconnaître.

4. Une figuration coloriée des rangs à la chapelle est dans le registre de Desgranges, ms. Mazarine 2746, fol. 13 v° et 14.

5. « *De suite*, l'un après l'autre, sans interruption » (*Académie*, 1718). Voyez notre tome IV, p. 105, et ci-dessus, p. 223.

6. Il a corrigé *à* en *de*.

7. Celui que nous avons vu ci-dessus, p. 31-32, épouser Mlle de Neuchâtel.

8. Le manuscrit porte : *leur*, sans accord.

enfants de M. le duc d'Orléans[1]. Ce fut alors que Mme de Saint-Simon partit de dessus son carreau, qui étoit à gauche au bord des marches du sanctuaire, et se vint ranger derrière Mme la duchesse de Berry, qui alloit signer. La signature finie, on se mit en marche pour sortir de la chapelle. Il y eut force gentillesses entre Madame et Mme la duchesse de Berry, qui fit ses façons d'assez bonne grâce, et que Madame prit enfin par les épaules, et la fit passer devant elle[2]. Chacun, de là, fut dîner chez soi, le Roi à son petit couvert, et les mariés chez Mme la duchesse de Bourgogne, qui tint après, jusqu'au soir, un grand jeu dans le salon qui joint la galerie à son appartement, où toute la cour abonda[3]. Le Roi, qui tint conseil d'État le matin et l'après-dînée, et qui travailla le soir, à l'ordinaire, chez Mme de Maintenon[4], vint sur l'heure du souper chez Mme la duchesse de Bourgogne, où il trouva tout ce qui devoit être du festin préparé dans la pièce qui a un œil-de-bœuf[5] joignant sa chambre[6], sur une table à fer

Festin où les enfants de M. du Maine sont admis.

1. Les neuf derniers mots ont été ajoutés en interligne. — L'original de l'acte de mariage existe encore au folio 32 v° du registre de la paroisse de Versailles pour l'année 1710, conservé actuellement à la mairie de la ville. Desgranges en a inséré le texte dans son registre, reproduit à l'Appendice. Nous avons vu, dans les Additions et corrections de notre tome XIV, p. 639-642, quelles étaient les principales prescriptions relatives à la tenue obligatoire de ces registres des baptêmes, mariages et sépultures.

2. Voici le passage de Dangeau (p. 200-201) : « Au sortir de la messe, Mme la duchesse de Berry passa devant Madame ; mais elle fut assez polie pour lui dire : « Poussez-moi donc, Madame ; car il faut « me pousser pour me faire passer devant vous, et il me faut encore « quelque temps pour m'accoutumer à cet honneur-là. »

3. Ce n'est pas dans Dangeau que notre auteur prend ces derniers détails, confirmés d'ailleurs par les *Mémoires de Sourches*, p. 257.

4. *Dangeau*, p. 200 et 201.

5. « En architecture, *œil-de-bœuf* se dit d'une espèce de petite lucarne faite en rond ou en ovale, dans la couverture des maisons » (*Académie*, 1718).

6. « La pièce qui est entre la chambre du Roi et celle où il soupe d'ordinaire, » dit Dangeau ; son grand salon ou antichambre, dit le Cérémonial. Ce salon, formé en 1701 par la réunion de l'ancienne

à cheval[1], où ils allèrent se mettre quelques moments après[2]. Ils étoient vingt-huit, rangés en leurs rangs à droit et à gauche, le Roi seul au milieu, dans son fauteuil, avec son cadenas[3]. Les conviés qui y soupèrent, et il n'en manqua aucun, furent Monseigneur, Mgr et Mme la duchesse de Bourgogne, M. et Mme la duchesse de Berry, Madame, M. et Mme la duchesse d'Orléans, le duc de Chartres, Madame la Princesse, le comte de Charolois, car Monsieur le Duc étoit à l'armée de Flandres, les deux princesses de Conti, Mlles de Chartres et de Valois[4], depuis duchesse de Modène, Mlles de Bourbon et de Charolois, Mmes du Maine et de Vendôme, M. le prince de Conti, que je devois mettre plus tôt[5], et ses deux sœurs[6], le duc du Maine, ses deux fils, et le comte de Toulouse, Madame la Grand-Duchesse, que j'ai oublié à mettre après Mme la duchesse d'Orléans. Aucune femme assise n'entra dans le lieu du festin[7], et fort peu d'autres y parurent; nuls

ainsi qu'à la signature du contrat, pour la première fois.

[Add. St-S. 930]

chambre de Louis XIII et du salon des Bassans, s'appelait alors l'antichambre du Roi ou, quelquefois, le salon des Nobles (tome VIII, p. 240, note 3). C'est seulement sous Louis XV qu'il prit le nom de salon de l'Œil-de-bœuf, à cause de la fenêtre ovale qu'on avait pratiquée, dès 1701, dans le haut de la partie méridionale de la pièce, et qui donne sur la cour dite de la Reine. Il communiquait par trois portes avec la galerie des Glaces. (Dussieux, *le Château de Versailles*, tome I, p. 344.)

1. A noter cette façon de parler incorrecte, qui n'est peut-être qu'un *lapsus*. On ne trouve partout qu'*en fer à cheval*.

2. On a un plan de la table dans le registre de Desgranges, ms. Mazarine 2746, fol. 15, ainsi qu'une liste des convives, par rang de séance, qui est transcrite dans les *Mémoires de Sourches*, p. 258; voyez aussi une gravure de la collection Hennin, n° 7346.

3. Tomes I, p. 95, et IX, p. 230. Ici, *cadenat*. — M. Émile Bourgeois a donné des représentations figurées de la nef et du cadenas dans l'illustration de son *Grand siècle*, p. 58 et 73.

4. Cette dernière manque dans la liste des *Mémoires de Sourches*.

5. Après les deux princesses de Conti, sa tante et sa mère.

6. Mlles de Conti et de la Roche-sur-Yon.

7. Dans l'Addition 930 placée ici, Saint-Simon avait expliqué que les duchesses et les princesses étrangères ne se trouvaient jamais aux festins où les princes et princesses du sang étaient admis.

ducs ni princes étrangers, quelques autres hommes de la cour[1]. Au sortir de table, le Roi alla dans l'aile Neuve à l'appartement des mariés[2]. Toute la cour, hommes et femmes, l'attendoit en haie dans la galerie, et l'y suivit avec tout ce qui avoit été du souper. Le cardinal de Janson fit la bénédiction du lit[3]. Le coucher ne fut pas long[4]. Le

1. Le soir même, Mme de Maintenon écrivait à la princesse des Ursins (recueil Geffroy, tome II, p. 249): « Les noces qui se sont faites aujourd'hui à Versailles n'ont donné de la joie qu'à la famille de M. le duc d'Orléans et à M. le duc de Berry, qui paroît ravi de se marier. Tout le reste est en alarmes de ce qui se peut passer en Flandres. Bien des raisons ont empêché de faire des dépenses à ce mariage ; mais les dames n'en ont point été moins parées, avec des habits légers, convenables à la saison où nous sommes. »

2. On installait le nouveau ménage, dit Dangeau (p. 178), « dans les appartements qui sont depuis le nouveau salon devant la chapelle jusqu'au degré qui sépare la galerie de l'aile Neuve, et, pour cela, on déloge M. le duc de Chartres et les enfants de M. du Maine, et on leur donne l'appartement qu'avoit Mgr le duc de Berry, qui est partagé en deux. » C'est de ce côté que va être logé le ménage Saint-Simon.

3. Cette coutume, tombée en désuétude de nos jours, était encore habituelle au dix-huitième siècle, et la formule de la *Benedictio thalami* se retrouve dans les sacramentaires du temps. Dom Edmond Martène (*De antiquis ritibus Ecclesiæ*, tome II, p. 359, 363, 365, 366, 369, 371 et 374) a donné les formules en usage dans l'Église à diverses époques. Le *Dictionnaire de l'Académie* de 1718 citait comme exemple : « Le curé est venu bénir le lit nuptial. » Pour celui-ci, c'était un profit en « plats de noces. » Du temps où Pierre de Gondy était évêque de Paris, il avait prescrit que cette bénédiction se fît de jour, ou, tout au moins, avant le souper.

4. Dangeau est très bref sur le coucher ; il semble au contraire que ce fut long, si nous en croyons les *Mémoires de Sourches*, p. 258 : « Le souper fut magnifique, et dura jusqu'à plus d'onze heures et un quart ; mais, aussitôt qu'il fut fini, le Roi se mit en marche pour mener les mariés à leur appartement.... Le Roi passa d'abord, avec Monseigneur et toutes les femmes, à la chambre de la mariée, pour la faire déshabiller, et le duc de Bourgogne resta dans celle du marié, avec les hommes. Il fut bientôt déshabillé, et le Roi, en ayant été averti, vint lui donner sa chemise en lui disant qu'il lui rendoit la pareille, puisqu'il la lui avoit donnée bien des fois : ensuite de quoi il retourna à la chambre de la mariée. La duchesse de Bourgogne lui donna la chemise, et il étoit plus d'une heure et un quart quand elle fut au lit.

Le duc de Beauvillier, comme gouverneur, est préféré au duc de Bouillon, grand chambellan, à présenter au Roi la chemise de M. le duc de Berry.

Roi donna la chemise à M. le duc de Berry. M. de Bouillon avoit prétendu la présenter comme grand chambellan; M. de Beauvillier, comme gouverneur, eut la décision du Roi pour lui, et la présenta. J'y tenois le bougeoir[1], et je fus surpris que M. de Bouillon ne s'en allât pas, et vît donner cette chemise[2]. Mme la duchesse de Bourgogne la donna à la mariée, présentée par Mme de Saint-Simon, à qui le Roi fit les honnêtetés les plus distinguées[3]. Les mariés couchés, M. de Beauvillier et Mme de Saint-Simon tirèrent le rideau de chacun leur côté, non sans rire un peu d'une telle fonction ensemble. Le lendemain matin, le Roi fut, en sortant de la messe, chez Mme la duchesse de Berry[4]. En se mettant à sa toilette, Mme de Saint-Simon lui présenta, et lui nomma toute la cour, comme à une étrangère, et lui fit baiser les hommes et les femmes titrées[5] : après quoi[6], les personnes royales et les princes

Aussitôt on vint avertir le duc de Berry, qui s'y en alla avec le duc de Bourgogne, et, quand on les eut vus tous deux au lit, le Roi se retira à son appartement pour se coucher, et tout le monde en fit autant. »

1. Ni Dangeau, ni Sourches, ni Desgranges ne donnent ce détail, ni ne parlent de la contestation entre MM. de Bouillon et de Beauvillier; mais il faut nous souvenir que la « félonie » du cardinal était toute récente.

2. Voyez nos tomes IV, p. 314, VIII, p. 347, et XII, p. 424.

3. Ce très singulier emploi de *distingué*, qui subsiste encore dans certaines formules de politesse, était reconnu par *l'Académie*, laquelle, cependant, ne citait que des exemples moins choquants : *mérite distingué, qualité distinguée, emploi distingué, naissance distinguée.*

4. *Mémoires de Sourches*, p. 259 : « Le Roi, après avoir entendu la messe, alla voir les nouveaux mariés. Le duc de Berry, averti de sa marche, se jeta à bas de son lit, s'habilla en diligence, et vint au devant de lui, comme il entroit dans son appartement. Après lui avoir demandé comment il se portoit, il passa à l'appartement de la duchesse de Berry, qui étoit encore au lit, et fut quelque temps à son chevet; ensuite, il reprit le chemin de son appartement. »

5. Il n'y a rien dans Dangeau sur le défilé; les *Mémoires de Sourches* (p. 259) donnent quelques détails, et disent que Mme de Marey suppléa notre duchesse dans cet office.

6. Ce *quoy* est suivi, dans le manuscrit, du pronom *il*, avec un autre mot surchargé et illisible.

et princesses du sang vinrent à cette toilette. Après le dîner comme la veille, même jeu dans le même salon, où le Roi avoit ordonné que toutes les dames se trouvassent parées comme la veille, pour recevoir[1] la reine et la princesse d'Angleterre[2], car le roi d'Angleterre étoit à l'armée de Flandres comme[3] l'année précédente. La reine et la princesse sa fille allèrent d'abord voir Monseigneur, qui jouoit chez Mme la princesse de Conti, puis chez Mme de Maintenon, où étoit le Roi. Elle vint après dans ce salon, voir Mgr et Mme la duchesse de Bourgogne, et finit par aller chez les mariés, d'où elle retourna à Chaillot, après quoi il ne fut plus du tout mention de noces. La reine et la princesse d'Angleterre, qui s'étoient toujours flattées de ce mariage, qui même s'étoit pensé faire, comme je crois l'avoir dit[4], ne se faisoient aucune justice sur la situation des affaires ; elles étoient désolées. Cela fit que le Roi voulut[5] leur épargner la noce, et même toute la cérémonie de la visite, que, pour cela, il régla comme il vient d'être rapporté. Le grand deuil de Madame la Duchesse lui épargna aussi tout ce spectacle. Monseigneur dit à Mme de Saint-Simon qu'il lui feroit plaisir de faciliter à Madame la Duchesse, encore dans son premier deuil, un moment de voir Mme la duchesse de Berry en particulier, ce qui fut promptement exécuté : la visite fut

Visite et douleur de la reine et de la princesse d'Angleterre.

1. La première lettre de *recevoir* surcharge une *l* effacée du doigt.

2. *Dangeau*, p. 202 ; *Sourches*, p. 259-260. Mme de Maintenon écrivait la veille à la princesse des Ursins (recueil Geffroy, tome II, p. 250) : « La reine d'Angleterre n'a point voulu venir ni à la noce, ni au souper ; elle aime mieux prier Dieu à Chaillot. La bataille lui donne bien des alarmes pour son fils, qui d'ailleurs a presque toujours la fièvre et une mauvaise santé. La reine viendra demain à Versailles, faire ses visites à tous ceux à qui elle a accoutumé de faire cet honneur. »

3. L'abréviation *co^e* surcharge une autre lettre.

4. Ci-dessus, p. 240. L'annotateur des *Mémoires de Sourches* dit, à l'occasion de cette visite (p. 237) : « C'étoit un compliment qui serroit bien le cœur à cette pauvre princesse, qui avoit toujours espéré être duchesse de Berry. »

5. *Voulut* surcharge *ne*.

courte; Mme de Saint-Simon en fut accablée de compliments et d'excuses de ce que son état de veuve l'avoit empêchée d'aller chez elle. Le mercredi suivant, on alla à Marly[1]. Le Roi, qui avoit fait un présent de pierreries fort médiocre à Mme la duchesse de Berry, ne donna rien à M. le duc de Berry[2]. Il avoit si peu d'argent, qu'il ne put jouer les premiers jours du voyage; Mme la duchesse de Bourgogne le dit au Roi, qui, sentant l'état où il étoit lui-même, la consulta sur ce qu'il n'avoit pas plus de cinq cents pistoles à lui donner, et qu'il lui donna avec excuse sur le malheur des temps, parce que Mme la duchesse de Bourgogne trouva avec raison que ce peu valoit mieux que rien et ne pouvoir jouer[3].

Mme de Marey refuse* obstinément d'être dame d'atour. Quelle; son traitement**. Causes de ce refus trop sensées, tristes réflexions. [*Add. St-S. 931*]

Ce[4] voyage de Marly fut l'époque du retour des deux sœurs de Mme la duchesse de Berry à Chelles[5], et de la liberté de Mme de Marey. Elle avoit été gouvernante des enfants de Monsieur en survivance de la maréchale de Grancey, sa mère, puis en chef après elle, et l'étoit demeurée de ceux de M. le duc d'Orléans, avec beaucoup de considération. Le Roi et Mme de Maintenon comptoient qu'elle seroit dame d'atour de Mme la duchesse de Berry, qu'elle avoit élevée, et à qui elle paroissoit fort attachée, et Mademoiselle à elle; Madame et M. et Mme la duchesse d'Orléans le vouloient: jamais on ne l'y put résoudre, quelque pressantes et longues que fussent les instances que tous,

1. Le 9 juillet: *Dangeau*, p. 203; *Sourches*, p. 261.

2. Le duc d'Orléans avait donné à sa fille une dot de huit cent mille livres, cent huit mille livres de pierreries venant de sa mère et un trousseau équivalent; le duc de Berry avait plus de trois cent mille livres de pierreries, et une très belle orfèvrerie de toilette, ouvrage de Ballin: Bibl. nat., ms. Joly de Fleury 2396, fol. 174-175. Le Roi donna, le 5 juillet, une attache de trente et un diamants, un collier d'autant de perles, et un beau rubis d'Orient en bague, le tout valant 73 630 livres (ms. Fr. 14 113, fol. 437).

3. Les états de dépenses sont dans le carton du Contrôle G⁷ 1019.

4. Ici, l'encre et la plume changent. — 5. Ci-dessus, p. 347-349.

* Au manuscrit, *refus*.

** *Son traitement* a été ajouté en interligne.

jusqu'à Mme de Maintenon, lui en firent[1]. Il faut savoir que la maréchale de Grancey étoit sœur de Villarceaux chez qui Mme de Maintenon avoit tant passé d'étés, et puis à Montchevreuil avec lui, et qui, toute sa vie, en conserva un souvenir si cher, comme je l'ai dit ailleurs[2]. Ce ne fut qu'aux refus opiniâtres et réitérés de Mme de Marey qu'on nomma une dame d'atour : elle prétexta son âge, sa santé, son repos, sa liberté. Elle se retira donc avec les regrets de tout le monde, les nôtres surtout : elle étoit ma parente, et de tout temps intimement mon amie[3], et elle avoit beaucoup d'amis considérables, et plus de sens et de conduite encore que d'esprit. Elle eut des présents, deux[4] mille écus de pension du Roi[5], un logement à Luxembourg, et conserva le sien au Palais-Royal, ses établissements de Saint-Cloud[6], et les douze mille [livres] d'appointements de M. le duc d'Orléans[7], avec le titre de gouvernante de ses filles, dont elle ne s'embarrassa plus des fonctions. Nous ne fûmes pas longtemps sans découvrir la cause de son opiniâtre résistance à demeurer auprès de Mme la duchesse de Berry : plus cette princesse se laissa connoître, et elle ne s'en contraignit guères, plus nous trouvâmes que Mme de Marey avoit raison, plus nous admirâmes par quel miracle de soins et de prudence rien n'avoit percé, plus nous sentîmes à quel point on agit en aveugles dans ce qu'on desire avec le plus de passion, et dont le succès cause le plus de peines, de travaux et de joie, plus nous gémîmes du malheur d'avoir réussi dans une affaire que, bien loin d'avoir entreprise et suivie au point que je le fis, j'aurois[8] traversée avec encore plus d'activité quand même Mlle de Bourbon en eût dû profiter et l'ignorer, si

1. *Fit* corrigé en *firent*.
2. Dans les tomes I, p. 107-108, et VI, p. 370-372 et 587-588.
3. Ci-dessus, p. 272. — 4. *Deux* a été ajouté en interligne.
5. Le brevet, du 6 juillet, est dans le registre O¹ 54, fol. 100 v°.
6. Ci-dessus, p. 268. — 7. *Dangeau*, p. 182 et 187.
8. Avant *j'aurois*, il a biffé *mais que*.

j'avois su le demi-quart, que dis-je? la millième partie de ce dont nous fûmes si malheureusement témoins[1]. Je n'en dirai pas davantage pour le présent, et je n'en dirai dans la suite que ce qui ne s'en pourra taire; et je n'en[2] parle si tôt que parce [que] ce qui arriva depuis en tant d'étranges sortes commença à pointer, et à se développer même un peu dès ce premier Marly. Il est temps maintenant de remonter d'où nous sommes partis[3] pour n'interrompre point la suite de ce mariage.

Dépôts des papiers d'État. [*Add. St-S. 932*]

Jusque fort avant dans le règne de Louis XIV, on n'avoit eu soin, sous aucun Roi, de ramasser les papiers qui concernoient l'État[4], à l'exception de la partie, en ce genre, la moins importante à tenir secrète, qui est les finances, laquelle, ayant des formes juridiques, avoit par conséquent des greffes et des dépôts publics à la Chambre des comptes[5]. Louvois fut le premier qui sentit le danger que les

1. Ci-dessus, p. 214. Sur ce point, Mme de Caylus insiste bien autrement que notre auteur, dans ses *Souvenirs*, p. 188-193; non seulement la nouvelle mariée, dit-elle, s'enivra deux jours après ses noces, devant sa mère et Mme la duchesse de Bourgogne, mais elle « se montra, dès le lendemain, telle qu'elle étoit, c'est-à-dire une autre reine de Navarre pour les mœurs, à quoi elle ajoutoit le goût du vin, et une ambition que les personnes fort dissolues n'ont ordinairement pas. »

2. *Ne m* corrigé en *n'en*.

3. Ci-dessus, p. 189.

4. Saint-Simon oublie le Trésor des chartes, qui, constitué dès le douzième siècle, fut installé, au treizième, au-dessus de la sacristie de la Sainte-Chapelle, et resta au Palais jusqu'à la Révolution, sous l'autorité du procureur général du Parlement. Depuis la fin du seizième siècle, les dépôts de pièces au Trésor étaient devenus de plus en plus rares, sauf pour les titres domaniaux, et cependant nous voyons dans la publication récente des *Mémoriaux du Conseil de Louis XIV en 1661*, tome I, p. 301, et ailleurs, qu'on y fit alors rentrer des papiers d'État, instruments diplomatiques, etc., repris chez les descendants d'anciens ministres ou ambassadeurs.

5. Pour les archives de la Chambre des comptes, on trouvera des renseignements précis dans la Préface du *Répertoire numérique de la Chambre des comptes de Paris*, publié en 1896 par M. A. Bruel, et dans l'Introduction aux *Pièces pour servir à l'histoire des Premiers*

dépêches et les instructions qui, du Roi et de ses ministres, étoient adressées aux généraux des armées, aux gouverneurs, et aux autres chefs de guerre, et même des intendants des frontières[1], et de ceux-là au Roi et aux ministres, restassent entre les mains de ces particuliers[2], et, après eux, de leurs héritiers, et souvent de leurs valets, qui en pouvoient faire de dangereux usages, et quelquefois jusqu'aux beurrières[3], dont il est arrivé à des curieux d'en retirer de

Présidents, publiées par A. de Boislisle en 1874. Là étaient versés régulièrement les actes de foi et hommage, dénombrements féodaux, terriers, inventaires, etc., intéressant le domaine royal. Comme le Trésor des chartes, ce dépôt est conservé actuellement aux Archives nationales, l'un portant la cote J, et l'autre la cote P. De plus, un fonds spécial, série Q[1], comprend des « Titres domaniaux » extraits des fonds de la Chambre des comptes, du Contrôle général des finances, de la Ville de Paris, des chartriers ecclésiastiques, etc. ; mais cette série n'est qu'un fonds factice, formé depuis la Révolution.

1. Les six derniers mots ont été ajoutés en interligne. — Les provinces frontières étaient du département du secrétaire d'État de la guerre.

2. Beaucoup de personnages appelés à diriger les affaires de l'État, ou simplement certaines parties de l'administration publique, avaient compris la nécessité de conserver en bon ordre et de transmettre ensuite à leurs héritiers les actes, dossiers et correspondances de leurs services, de même que le faisaient des hommes de guerre, hommes de finance ou diplomates, toujours en vue de la conduite des affaires ou de leur histoire personnelle, mais au seul profit de leurs propres maisons Richelieu, Mazarin, Colbert, les le Tellier, les de l'Aubespine, Phélypeaux, les Bouthillier de Chavigny, les Brienne, le premier président Harlay sont les plus illustres personnages de cette catégorie dont les papiers soient parvenus jusqu'à nous, mais par suite de leur entrée postérieure, par voie indirecte, dans les collections ou dépôts de l'État. En ce qui concerne la guerre, Sublet de Noyers et Servien, prédécesseurs de Michel le Tellier et de son fils Louvois, n'avaient pas manqué à faire classer et conserver les documents de correspondance ou d'administration restés entre leurs mains : Louvois fit de même qu'eux, c'est-à-dire dans une vue toute personnelle, et comme s'il se fût agi d'archives privées. C'est qu'à la fin de sa vie, très probablement, qu'il se préoccupa de réunir à cette collection ce qui avait pu subsister des papiers de ses prédécesseurs, mais sans doute encore pour son propre profit.

3. « *Beurrier, ère,* substantif. Qui vend du beurre. On dit figurément, d'un mauvais livre qui ne se vend point, qu'*il faut l'envoyer aux*

très importants d'entre leurs mains[1]. Quoique alors les guerres dont il s'agissoit dans ces papiers fussent finies, et quelquefois depuis fort longtemps, ceux contre qui la France les avoit soutenues y pouvoient trouver l'explication dangereuse de bien des énigmes, et l'éclaircissement de beaucoup de ténèbres importantes à n'être pas mises au jour, et peut-être des trahisons achetées, encore plus fatales à découvrir pour les familles intéressées, et pour donner lieu à s'en mieux garantir. Ces considérations, qu'on ne comprend pas qui n'aient plus tôt frappé nos Rois et leurs ministres, saisirent M. de Louvois : il rechercha tout ce qu'il put retirer d'ancien en ce genre, se fit rendre à mesure ces sortes de papiers, et les fit ranger par années dans un dépôt aux Invalides[2], où cet ordre a continué depuis à être soigneusement observé, tellement qu'outre la conservation du secret, on a encore, par là, des instructions sûres où on peut puiser utilement[3].

beurrières, qu'*il n'est bon que pour les beurrières.* » (*Académie*, 1718.) Cela se retrouvera encore dans la suite des *Mémoires*, tome XIII de 1873, p. 386.

1. Voyez l'Introduction aux *Pièces pour servir à l'histoire des Premiers Présidents de la Chambre des comptes*, p. CXXVII-CXXX.

2. Notre auteur se trompe. Louvois, en effet, depuis 1688, et probablement sous l'inspiration de Chamlay, commença l'installation d'un dépôt des archives de la guerre ; mais il l'établit dans son hôtel, comme avaient pu le faire Richelieu et Mazarin. C'est seulement en 1701 que Chamillart fit transporter ces papiers aux Invalides, et les y installa définitivement (*Journal de Dangeau*, tome VIII, p. 150 ; *Gazette d'Amsterdam*, 1701, n° XLVII). Sur les origines et l'histoire de ce dépôt, on peut voir plusieurs mémoires et lettres conservés dans le volume Guerre 1181, n°s 55, 58 et 60-66, dans le ms. Fr. 8210, fol. 231, dans le ms. Mazarine 2626, fol. 31, dans le carton M 641 des Archives nationales, n° 13 ; Henri Bordier, *les Archives de la France* (1855), p. 288-298 ; le comte de Luçay, *les Secrétaires d'État*, p. 154, note ; la *Correspondance des Contrôleurs généraux*, tome I, p. III-V et X ; Jung, *le Masque de fer*, p. 452-456 ; Laurencin-Chapelle, *les Archives de la guerre* (1898), p. 5-16 ; une note de M. Albert de Rochas, dans la *Revue historique* de novembre 1893, p. 311-316, etc.

3. C'est seulement en 1720 que le premier commis de la Faye orga-

Ce même défaut étoit encore plus périlleux dans la partie de la négociation, et la chose est si évidente, qu'elle n'a pas besoin d'explication. Croissy, chargé des affaires étrangères, fut réveillé par l'exemple que[1] lui donna Louvois[2] : il l'imita pour les recherches du passé, et pour se faire rendre les papiers qui regardoient son département à mesure ; mais il en demeura là[3]. Torcy, son fils, proposa au Roi, en mars de cette année, de faire un dépôt public de ces papiers, qui le trouva fort à propos[4]. Torcy prit

nisa le dépôt et commença le travail que complète aujourd'hui la confection de l'inventaire numérique et analytique confiée par le ministère à M. Félix Brun.

1. L'abréviation de *que* surcharge un *d*.

2. Voyez le livre de Bordier, p. 307-314. Saint-Simon, bien avant d'écrire ceci, avait parlé de l'établissement des archives diplomatiques dans ses *Projets de gouvernement du duc de Bourgogne*, p. 25.

3. Armand Baschet (*Histoire du Dépôt des archives des affaires étrangères*, p. 74-82) a exposé les efforts de Croissy pour réunir dans ses bureaux les pièces diplomatiques qui se rapportaient aux ministères de ses prédécesseurs.

4. *Dangeau*, p. 119, 9 mars 1710 : « M. de Torcy a demandé au Roi un cabinet dans le Louvre, à Paris, pour y mettre toutes les dépêches des ambassadeurs et toutes les instructions qu'ils ont eues, afin qu'après la mort de ceux qui auront la charge de secrétaire d'État des affaires étrangères, tous les papiers qui regardent les négociations ne puissent être détournés par la famille de ceux qui auront eu la charge. M. de Torcy a ramassé tout ce qui s'est passé depuis l'année 1662 ; M. de Croissy, son père, qui est mort dans cette charge, avoit commencé de ramasser tous ces papiers-là. Le Roi a accordé, depuis quelques mois, à M. de Torcy ce qu'il lui demandoit : l'on travaille pour cela à un cabinet qui est au-dessus de la chapelle où le Roi entendoit la messe quand il étoit au Louvre. » Notre auteur a mal interprété ce texte de Dangeau c'est en effet, dès décembre 1709, et non en mars 1710, que M. de Torcy avait obtenu du Roi le local du vieux Louvre pour les papiers des affaires étrangères, et ce ministre en parle dans un article de son *Journal*, p. 76. Voyez aussi le recueil des *Pièces intéressantes et peu connues*, tome II, p. 89-90, la *Correspondance des Contrôleurs généraux*, tome I, p. IX-X, surtout l'*Histoire du Dépôt des affaires étrangères*, par Baschet, p. 82-144. Le Dépôt resta au Louvre jusqu'en 1761, que le duc de Choiseul le fit transporter à Versailles, parce que le local était devenu depuis longtemps trop exigu et eût pu être détruit

pour le Roi un pavillon des Petits-Pères, près la place[1] des Victoires[2], parce qu'il entroit de son jardin dans le leur[3], à l'autre bout duquel est ce pavillon, très détaché et éloigné du couvent, isolé de tout, et où on peut entrer tout droit de la rue[4]. Il y fit mettre en bel ordre tout ce curieux et important dépôt, où les ministres et les ambassadeurs trouvent tant de quoi s'instruire, et qui est soigneusement continué jusqu'à présent, en sorte que les héritiers même des ministres de ces départements et de leurs principaux commis[5] et secrétaires sont obligés d'y remettre tout ce qui se trouve dans les bureaux[6] des secrétaires

par un des incendies qui se produisaient fréquemment dans les nombreux logements particuliers du palais, comme cela avait failli arriver en 1740, quand brûla celui de M. de Tessé (*Mémoires du marquis d'Argenson,* tome III, p. 39-40). Remarquons, en passant, que l'Angleterre possédait depuis longtemps son « State papers office. »

1. Il a écrit : *places,* au pluriel, par mégarde.

2. Le couvent des Petits-Pères ou Augustins déchaussés réformés, établi d'abord en 1619 dans une petite maison du faubourg Montmartre, fut transféré en 1630 dans les bâtiments que la munificence royale permit de bâtir sur des terrains acquis par les religieux en 1628 et dépendant du fief de la Grange-Batelière, non loin de la nouvelle rue des Fossés-Montmartre. Louis XIII, qui venait de conquérir la Rochelle, voulut que l'église du couvent fût érigée sous le vocable de Notre-Dame-des-Victoires ; commencée en 1629, elle fut dédiée en 1640. L'historique de la fondation du couvent est raconté dans la *Vie du vénérable frère Fiacre* (par le frère Gabriel), imprimée en 1722, p. 66-69.

3. L'hôtel de Torcy, situé rue Vivienne, en face de la rue Colbert, et tout voisin de la maison de Desmaretz, était en effet contigu par derrière aux Petits-Pères. M. de Croissy l'avait acheté du financier Tubeuf. Ce n'est qu'en 1714 que Torcy se transportera à l'hôtel de Boisfranc, dans la rue Bourbon, aujourd'hui rue de Lille.

4. Comme on l'a vu, ce n'est pas aux Petits-Pères, mais au Louvre, que fut placé le Dépôt des affaires étrangères, tandis que le pavillon dont parle notre auteur était occupé par le Dépôt de la marine et de la maison du Roi dès le commencement de l'année 1700 (ci-après, p. 364, note 3). Cette confusion de la part de Saint-Simon est vraiment étonnante.

5. Tomes XIV, p. 350, et XVII, p. 189.

6. Le mot *bureaux* a été ajouté en interligne, au-dessus de *cabinets,* que Saint-Simon a oublié de biffer.

d'État lorsque, par mort ou autrement, ils perdent leurs charges[1]. Un commis principal, et de confiance particulière, est chargé de ce dépôt par département, sous le secrétaire d'État en charge, et y répond de tout[2]. Pontchartrain, ensuite, en a fait autant pour le sien de la marine et de la maison du Roi[3]. On peut dire que cet établissement n'est pas un des moindres, ni des moins importants, qui aient été faits du règne de Louis XIV[4]; mais il seroit

1. En réalité, il ne semble pas qu'il y eût de prescription générale pour ce versement; mais, depuis 1681, dès qu'un secrétaire d'État ou un principal commis perdait sa charge « par mort ou autrement, » un ordre du Roi intervenait pour faire mettre leurs papiers sous scellés et en retirer ceux qui intéresseraient le service. Nous en avons déjà vu des exemples.

2. Le premier garde du Dépôt des affaires étrangères, en 1710, fut Jean-Yves de Saint-Prest, mort en 1720, auquel succédèrent Nicolas-Louis le Dran, l'abbé de la Ville, J.-G. de la Porte du Theil, etc. Tous étaient en même temps des historiographes, et rédigeaient des abrégés ou des commentaires que l'on possède encore. En finissant cet article, on doit faire remarquer que le dépôt si justement vanté par Saint-Simon est celui qui reçut ses propres papiers après sa mort, mais que jamais il n'y eut de centralisation des archives d'autres secrétaireries que celle de la marine aux Petits-Pères, ni ailleurs, comme notre texte pourrait le faire croire.

3. Dès 1680, Colbert avait désigné Pierre Clairambault pour classer les papiers de ce département, qui remontaient jusqu'à 1640, dans un dépôt établi à Saint-Germain-en-Laye. C'est son troisième successeur, Pontchartrain fils, qui, dix ans avant Torcy, le 30 septembre 1699, signa avec le prieur du couvent des Petits-Pères le bail de location d'un pavillon sis au bout de leur jardin sur la rue des Filles Saint-Thomas (ci-dessus, p. 363), moyennant un loyer annuel de deux cents livres, pour y loger les archives de la marine et de la maison du Roi. Ce pavillon était composé de deux pièces au rez-de-chaussée, deux au premier étage et deux au second, avec grenier et cave. Le prix de location fut successivement porté à trois cents, puis à cinq cents livres, et, le comte de Toulouse ayant, en 1720, loué deux salles dans le cloître, pour les plans et cartes de l'Amirauté, lorsque cette location arriva à expiration en 1728, M. de Maurepas renouvela le bail du pavillon et des deux salles pour le prix de mille livres (Archives nationales, carton S 3645; *État sommaire des archives de la marine*, p. 2, note 2; Piganiol, *Description de Paris*, tome II, p. 571; *Mémoires de Luynes*, tomes X, p. 201-203, et XI, p. 45).

4. Saint-Simon avait d'abord mis *une des moindres choses*; il a biffé

à desirer que ces autres dépôts fussent placés aussi sûrement et aussi immuablement que l'est celui de la guerre.

Destination des généraux d'armée pareille à la dernière.

Le Roi, qui avoit fait une nombreuse promotion militaire[1], destina les mêmes généraux aux mêmes armées. Le duc de Noailles partit de bonne heure pour le Roussillon[2]. Le duc d'Harcourt avoit pris les eaux de Bourbonne[3], et y devoit retourner au mois de mai, pour se rendre de là à l'armée du Rhin ; en attendant, il étoit au Pallier[4], château du comte de Tavannes[5], pour éviter le voyage, où Bezons eut ordre d'aller conférer avec lui, et de prendre après le commandement de l'armée en l'y attendant, pour y demeurer sous lui après[6].

Villars se perd auprès du Roi, et se relève incontinent.

Villars, choisi pour la Flandre, où le maréchal de Montesquiou avoit commandé tout l'hiver et le devoit seconder pendant la campagne, considéra avec peine le fardeau dont il s'alloit charger[7]. Monté au plus prodigieux comble de faveurs et de privances, de richesses, d'honneurs et de grandeurs, [il] crut pouvoir hasarder, pour la première fois de sa vie, quelques vérités, parce que, n'ayant plus

choses, corrigé *une* en *un*, *importantes* en *importants*, *faitt*[*es*] en *faits*, puis surchargé *de ce* en *du*, et corrigé enfin *Loüis XIII* en *Loüis XIV*.

1. Promotion du 30 mars 1710, comprenant vingt-cinq lieutenants généraux, vingt et un maréchaux de camp, trente brigadiers d'infanterie, dix-huit brigadiers de cavalerie et de dragons (ci-dessus, p. 151 ; *Dangeau*, p. 130-132, 139-140 ; *Sourches*, p. 181-188, 192-210).

2. Le 13 mai (*Sourches*, p. 224). Philippe V avait vainement demandé, depuis quatre mois, que son ami entrât en Catalogne dès le mois de janvier, pour faire diversion.

3. Ci-dessus, p. 8.

4. Le Pailly, château à douze kilomètres de Langres, bâti de 1563 à 1573 par le maréchal de Saulx-Tavannes, contre un donjon plus ancien, présente encore une façade et deux ailes très remarquables.

5. Henri-Charles de Saulx : tome XVIII, p. 103. Le maréchal se trouvait allié par sa femme, Brûlart de Genlis, au comte de Tavannes, qui avait pour bisaïeule une Brûlart. — Saint-Simon avait commencé à écrire : S[*aulx*].

6. *Dangeau*, p. 133-134, 136, 140 ; *Sourches*, p. 190, 191, 213-215 ; Guerre, vol. 2239, nos 164, 165, 167, 186, 192.

7. *Chargé* corrigé en *charger*.

où atteindre, ces vérités, qui déplairoient, alloient à sa décharge. Il en dit donc beaucoup à Desmaretz et à Voysin sur le triste état des places, des magasins, des garnisons, des fournitures[1] pour la campagne, les manquements de toute espèce, l'état pitoyable des troupes et des officiers, leur paye et la solde[2]. Peu content de l'effet de ses représentations, il osa les porter dans toute leur crudité à Mme de Maintenon et au Roi même[3] : il leur parla papier sur table[4], par preuves et par faits qui ne se pouvoient contester[5]. A la levée de ce fatal rideau[6], l'aspect leur parut si hideux, et tout si fort embarrassant, qu'ils eurent plus court de se fâcher que de répondre à un langage si nouveau dans la bouche de Villars, qui n'avoit fait tout ce qu'il avoit voulu qu'à force de leur dire et de leur répéter que tout étoit en bon état et alloit à merveilles. C'étoit la fréquence et la hardiesse de ces mensonges qui le leur avoient fait regarder comme leur seule ressource, et lui donner tout et lui passer tout, parce que lui seul trouvoit tout bien, et se chargeoit de tout, sans jamais rien dire de désagréable, et faisant au contraire tout espérer, comme

1. Le pluriel a été ajouté après coup à *fourniture*.

2. Voyez un certain nombre de ses lettres dans les Additions et corrections de notre tome XVIII, p. 515-519.

3. Ces « représentations » transpirèrent parmi les courtisans, et l'auteur des *Mémoires de Sourches* s'en est fait l'écho (p. 175-176) ; voyez aussi le *Journal du marquis de Torcy*, p. 135. Tout en offrant de partir, il insistait sur ce que la paix la plus dure serait préférable aux risques d'une bataille. Torcy dit aussi (p. 184) que les officiers parlaient de même. Voyez d'ailleurs ci-après, p. 564, une lettre de Villars, 29 janvier.

4. Le *Dictionnaire de l'Académie* de 1718 ne donnait pas cette expression, non plus que celle de *cartes sur table*, qui a le même sens. Nous trouverons *papiers sur table* dans la suite des *Mémoires*, tome X de 1873, p. 64.

5. La correspondance du maréchal a été publiée en partie par Soulavie, dans le tome I de ses *Pièces inédites*, en partie dans l'édition des *Mémoires* donnée par Anquetil, en partie dans celle de M. le marquis de Vogüé et dans le *Villars d'après sa correspondance*.

6. *L'Académie* ne citait que *tirer le rideau sur quelque chose de fâcheux, de désagréable*.

trouvant tout facile. Le voyant alors parler le langage des autres, et de tous les autres, l'espérance en ses prodiges s'évanouit avec tous les appâts[1] dont il les avoit bercés si utilement pour lui. Alors ils commencèrent à le regarder avec d'autres yeux, à le voir comme le monde l'avoit toujours vu, à le trouver ridicule, fou, impudent, menteur, insupportable, à se reprocher une élévation de rien si rapide et si énorme, à l'éviter, à l'écarter, à lui faire sentir ce qu'ils en pensoient, à le laisser apercevoir aux autres[2]. A son tour, Villars fut effrayé. Son dessein étoit bien d'essayer, à l'ombre de sa blessure, et de tant de manquements à suppléer qui demandoient une pleine santé, de jouir en repos de toute sa fortune, et d'éviter les épines sans nombre et toute la pesanteur d'un emploi qui, au[3] point où il étoit parvenu, ne pouvoit plus lui présenter de degrés à escalader ; mais il vouloit, en même temps, conserver entiers sa faveur, son crédit, sa considération, ses privances, et une confiance qui le fît consulter et[4] lui donnât influence sur les partis à prendre, les ordres à envoyer aux différentes armées, se rendre juge des coups et de la conduite des généraux, et augmenter son estime auprès du Roi par ses propos avantageux sur la guerre, de l'exécution desquels il ne seroit pas chargé. Quand il sentit un si grand changement à son égard, sur lequel l'ivresse de son orgueil et de son bonheur n'avoit pas compté, il vit avec frayeur à quoi il s'étoit exposé, et ce qu'il pourroit devenir hors d'emploi, de faveur et de crédit, sans parents et sans amis qui pussent le protéger contre tant d'ennemis et d'envieux, ou plutôt contre tout un public qu'il avoit sans cesse bravé et insulté, et que sa fortune avoit irrité. Il prit brusquement son parti, et, comme la honte ne l'avoit jamais arrêté sur rien, il n'en eut point de changer tout à coup de langage, et de reprendre celui

1. Écrit : *apas*. — 2. Cela se voit surtout dans les chansons satiriques.
3. *Au* est en interligne, au-dessus d'un premier *au* biffé.
4. Ce second *et* est en interligne, au-dessus de *que*, biffé.

dont il s'étoit si bien trouvé pour sa fortune[1]. Il saisit les moments d'incertitude à qui donner le dur emploi de commander en Flandres qui[2] lui étoit destiné, et qu'on lui vouloit ôter sur le point de l'aller prendre; il recourut, avec cette effronterie qui lui étoit naturelle, à la flatterie, à l'artifice, au mensonge, à braver les inconvénients, à se moquer des dangers, à présenter en soi des ressources à tout, à faire tout facile. La grossièreté de la variation[3] sautoit aux yeux; mais l'embarras de choisir un autre général sautoit à la gorge[4], et l'heureux Villars se débourba[5]. Ce ne fut pas tout: raffermi sur ses étriers[6] après une si violente secousse, il osa se donner publiquement pour un Romain[7] qui, au comble de tout, abandonnoit repos et santé et tout ce qui peut flatter, qui n'a plus rien à prétendre, et qui, malgré une blessure qui à grand peine lui permettoit de monter à cheval[8], couroit au secours de l'État et du Roi qui le conjuroit de se prêter à la nécessité et aux périls de la conjoncture présente. A ces bravades il ajouta qu'il faisoit à la patrie un sacrifice des eaux qui l'auroient empêché de demeurer estropié, et il tint là-dessus tant de scandaleux propos, que le duc de Guiche, qui alloit aux eaux pour une blessure au pied, reçue aussi à Malplaquet, mais bien moins considérable

1. Cependant, par les lettres citées ou rappelées plus haut, on a pu juger que le maréchal, dès 1709, ne cachait de parti pris ni les périls de la situation, ni la difficulté d'y porter remède.

2. *Qu'o[n]* corrigé en *qui*.

3. Au sens de versatilité, palinodie, comme Bossuet avait dit: *les Variations des églises protestantes*. Comparez, dans le *Dictionnaire de l'Académie* de 1718, *variations de témoins* ou *d'hérétiques*.

4. « On dit figurément qu'*une chose saute aux yeux*, pour dire qu'elle est évidente, qu'elle se fait voir d'abord, qu'on la voit sans peine, » et, en parlant d'une personne, « *lui sauter à la gorge*, pour dire prendre à la gorge » (*Académie*, 1718).

5. Expression déjà relevée dans le tome VI, p. 277.

6. Nous avons eu *perdre les étriers* dans le tome XVIII, p. 8.

7. Tome XIII, p. 159.

8. Dès janvier, les chirurgiens assuraient qu'il serait en état de faire campagne (*Dangeau*, p. 92).

que celle de Villars[1], prit tous ces discours pour soi, et ne le lui pardonna pas. Le maréchal, moyennant sa blessure, partit pour la frontière dans son carrosse à petites journées[2]. Pendant son voyage, il arriva une[3] aventure qui eût été fort plaisante, si elle n'eût pas été telle aux dépens de l'État. Le maréchal de Montesquiou, qui assembloit l'armée sous Cambray, qui[4], comme je l'ai dit[5], avoit passé l'hiver en Flandres, et qui n'en avoit pas déguisé les désordres au maréchal de Villars, destiné dès lors à y faire la campagne avec lui, écrivit au Roi des merveilles du bon état de toutes choses. Le Roi fut si aise de ces bonnes nouvelles, qu'il envoya à Villars cette dépêche de Montesquiou : le hasard fit[6] que ce courrier atteignit Villars en chemin deux heures après qu'il eut reçu une longue lettre de Montesquiou remplie d'amertume et de détails les plus inquiétants sur tout ce qui

Rare aventure de deux lettres contradictoires de Montesquiou, qui brouille Villars avec lui.

1. Notre auteur n'a pas même nommé le duc de Guiche à Malplaquet, où il reçut en effet une balle à la jambe (Sautai, *Denain*, p. 284-286). On avait estimé alors que son rétablissement demanderait deux ans (*Dangeau*, p. 36, 42, 49, 50, 53, 62 et 137 ; *Sourches*, p. 60, 62, 64, 74, 94, 101, 109 et 133 ; *Correspondance de Mme de Maintenon*, recueil Bossange, tome I, p. 462 et 475 ; *Gazette d'Amsterdam*, 1709, n° XCI). Mme de Maintenon, l'ayant rencontré en décembre chez Mme de Saint-Géran, écrivit à la princesse des Ursins (recueil Bossange, tome II, p. 17) : « Je le vis hier ressemblant assez à un héros de roman, grand, bien fait, un peu pâle, brûlant du desir de retourner à l'armée. Il n'y a que les béquilles de trop ; mais un grand air raccommode tout. On ne voit point d'héroïnes de romans aussi contentes que la duchesse de Guiche, qui possède en paix son mari, sans qu'il puisse se partager. »

2. Après avoir dû partir le 9 mai, il ne quitta Paris que le 13, et arriva le 15 à Péronne, où le maréchal de Montesquiou vint au devant de lui (*Dangeau*, p. 151, 153 et 157 ; *Sourches*, p. 225). La *Gazette d'Amsterdam* (n° XXXVIII) prétendit qu'on lui avait donné carte blanche. Après avoir pris congé le 7, il dit à Torcy (*Journal*, p. 177) qu'il n'avait cessé d'insister sur la nécessité d'une paix à tout prix, auprès du Roi et de Mme de Maintenon : voyez ci-après, p. 371, fin de note.

3. Saint-Simon a écrit : *un*, par mégarde.

4. Avant ce *qui*, il a biffé un *et*. — 5. Ci-dessus, p. 365.

6. Le mot *fit*, omis, a été ajouté en interligne.

manquoit aux places, aux magasins, aux troupes, en un mot de tous côtés. Villars, bien moins surpris de l'une que de l'autre, n'en fit point à deux fois[1] : sur-le-champ il renvoya au Roi le courrier qu'il venoit d'en recevoir, et le[2] chargea de la lettre dont je viens de parler et de celle qui[3] lui avoit été envoyée, et, avec ces deux contradictoires de même date et du même homme, il ne fit que joindre un billet au Roi et un autre à Voysin, par lesquels il les prioit de juger à laquelle des deux lettres ils devoient ajouter le plus de foi, et continua son voyage, ravi du bonheur de présenter, aux dépens d'un autre, et si naturellement, les mêmes vérités qui l'avoient conduit si près de la disgrâce et de la chute, et de montrer tout le poids du fardeau dont il alloit se charger[4]. Les suites n'ont point montré dans le Roi l'effet de ce rare contraste ; mais il devint public tout aussitôt par Villars même, qui se garda bien de s'en taire, et l'éclat en fut épouvantable. Les deux maréchaux ne s'en parlèrent point ; mais on peut juger de l'union que cette aventure dut mettre entre eux, et quel spectacle pour l'armée, qui n'avoit d'ailleurs ni estime ni affection pour eux, qui aussi ne s'étoient pas mis en soin de se concilier ni l'une ni l'autre.

Douay assiégé, Albergotti* dedans.

Le prince Eugène et le duc de Marlborough, qui ne vouloient point de paix[5], et dont le but étoit de percer en

1. Après *fois*, Saint-Simon a biffé un second *point à deux fois.*

2. *Le* corrige une *f.*

3. *Qui* est en interligne, au-dessus de *qu'il*, biffé, et, plus loin, *esté* est aussi en interligne

4. Voyez une note sur cet épisode, p. 565.

5. Le prince Eugène avait toujours été opposé à la paix ; en mai 1709, il se vantait de revoir bientôt Paris en vainqueur, ravivait chez les Hollandais la haine de la France, et déclarait publiquement qu'il fallait la réduire si bas que les enfants des enfants n'eussent pas seulement la tentation de se relever (*Dangeau*, tome XII, p. 380 et 403 ; *Sourches*, tomes XI, p. 343 et 347-348, et XII, p. 219 ; Dépêches vénitiennes, dans le ms. Ital. 1930, p. 9). Il feignit de s'étonner du rejet des propo-

* Le commencement d'*Albergotti* surcharge *Dr[eux]*.

France, l'un par vengeance personnelle contre le Roi et se faire[1] de[2] plus en plus un grand nom, l'autre pour gagner des trésors, qui étoit à chacun leur passion dominante, avoient résolu de[3] profiter de l'extrême foiblesse

sitions inacceptables des alliés et s'opposa à tout adoucissement, offrant d'entrer en France, quoi qu'en dît M. de Sinzendorf, avec trente-cinq mille hommes, et garantissant qu'il ferait signer le traité (*Recueil.... sur les Préliminaires*, etc., Bibl. nat., Lc² 33; p. 100). Pour Marlborough, vraisemblablement, il était animé de meilleures dispositions : c'est ce que font croire sa négociation secrète avec Berwick en 1708-1709, que feu M. Legrelle nous a révélée en 1893, et son rôle dans les conférences tenues à la Haye avec Heinsius et Petkum, où, malgré l'opposition d'Eugène, on décida l'envoi de ce dernier en France (*Gazette d'Amsterdam*, 1709, nos XCI, XCII et XCIII; *Letters and dispatches of Marlborough*, tome IV, p. 645-659 et 678). En 1711, à la Chambre des lords, il protesta d'avoir toujours été favorable à la paix (*Gazette d'Amsterdam*, 1712, n° I). La Hollande et l'Angleterre la désiraient incontestablement ; en France, on n'y aspirait pas moins : c'est le seul remède que Desmaretz proposât au Roi pendant l'été de 1709 (*Correspondance des Contrôleurs généraux*, tome III, p. 603 et 604). Au dire de Mme de Maintenon (recueil Bossange, tome II, p. 12), Villars déclarait qu'il fallait la faire à quelque prix que ce fût, et c'est aussi le conseil que Harcourt donnait, au même moment, au duc du Maine (Dépôt de la guerre, Supplément, carton VII, dossier *Allemagne*, n° 15), ajoutant : « Vous jouez trop gros jeu là-bas, et vous perdrez tout d'un coup le royaume. Gagnons, s'il se peut, l'hiver : qui a temps a vie. Voilà ce à quoi nous engage la sottise de l'ancien ministre qui laisse, au mois de juin, la même provision à quarante mille hommes que pour une alouette. L'Ange exterminateur n'a jamais fait plus de mal. » Au commencement de la campagne de 1710, la cour et le public passaient par des alternatives continuelles, dont on suit la trace dans nos journaux, et Madame a très justement peint la situation, lorsqu'elle écrivait à la raugrave Louise (recueil Jaeglé, tome II, p. 118) : « La paix a la fièvre tierce : un jour on dit qu'elle est signée, et le lendemain on est de nouveau à la guerre. » En août, personne n'ayant plus aucune espérance, Fénelon préconisa des mesures extraordinaires, telles que la convocation des Notables, et même des états généraux : « Notre mal vient de ce que cette guerre n'a été jusqu'ici que l'affaire du Roi ;... il faudroit en faire l'affaire véritable de tout le corps de la nation » (*Correspondance*, tome I, p. 388-391).

1. Pour se faire. — 2. *Un* surchargé en *de*.
3. Le manuscrit porte : *ne*, par mégarde.

et du délabrement de nos troupes et de nos places pour pousser pendant cette campagne leurs conquêtes le plus avant qu'ils pourroient. Albergotti, lieutenant général, et Dreux, maréchal de camp, avoient eu ordre d'aller à Douay, où ils eurent à peine le temps de donner ordre aux choses les plus pressées, qu'ils furent investis, et la tranchée ouverte du 4 au 5 mai[1]. Pomereu[2], frère du feu conseiller d'État[3], et ancien capitaine aux gardes, avoit eu ce gouvernement[4] en se retirant; il y avoit diligemment pourvu à tout ce qu'il avoit pu. Il compta pour moins le dégoût de se voir commandé dans sa place, que la démarche d'en sortir au moment d'un siège : il passa donc sur toute autre[5] considération, et fut d'un grand et utile secours à Albergotti pendant tout ce siège[6]. La gar-

1. La ville avait été investie dès le 22 avril, et, quelques jours auparavant, on y avait arrêté un commissaire des guerres, ancien secrétaire du maréchal de Boufflers, accusé d'intelligence avec les ennemis. Voyez *Dangeau,* p. 132, 133, 140, 141, 143, 145 et 147; *Sourches,* p. 190, 191, 213, 214, 216, 218 et 220; *Gazette,* p. 215, 227-228 et 239-240; *Gazette d'Amsterdam,* n°s XXXIV-LIV; *Histoire militaire du prince Eugène,* tome II, p. 290-295; *Histoire militaire,* par le marquis de Quincy, tome VI, p. 318-341; Dépôt de la guerre, vol. 2225; *Mémoires du chevalier de Quincy,* tome III, p. 9-11; *Feldzüge des Prinzen Eugen,* tome XII, p. 152-181 et 586-608, etc. Le capitaine du génie Allard a publié en 1834 une *Relation du siège de Douay en 1710,* avec un plan, dans le tome XVI du *Spectateur militaire.*

2. Alexandre-Jacques de Pomereu, capitaine aux gardes en 1667, ancien ami de Foucquet et du cardinal Mazarin, avait eu le gouvernement de Douay en 1688, et il le conserva jusqu'à sa mort, 29 septembre 1718, à quatre-vingt-quatre ans. Quoique les généalogies, et notre auteur lui-même (suite des *Mémoires,* tome XVI de 1873, p. 96), le qualifient de maréchal de camp, même de lieutenant général, il ne parvint jamais à ces grades supérieurs, et eut seulement la lieutenance de Roi de Lille, après avoir sollicité celle de Flandre (Archives nationales, G^7 552, lettres des 1er et 21 mai 1692).

3. Auguste-Robert de Pomereu : tome IV, p. 16.

4. Ce gouvernement valait vingt-quatre mille livres.

5. *Autre* a été ajouté en interligne.

6. Il vendit sa vaisselle d'argent pendant le siège et emprunta quarante mille livres pour payer la garnison. Protecteur des Jésuites de

nison y étoit nombreuse et choisie[1], les munitions de guerre et de bouche abondantes : tout s'y prépara à une belle défense. Monsieur le Duc étoit déjà à l'armée[2] ; le roi d'Angleterre y arriva sous le nom et l'*incognito* ordinaire de chevalier de Saint-Georges[3], comme le maréchal de Villars étoit en situation de pouvoir combattre les ennemis. Le Roi, piqué de ses pertes continuelles, desiroit passionnément une victoire qui ralentît les desseins des ennemis, et qui pût changer l'état de la triste et honteuse négociation qui se traitoit à Gertruydemberg[4]. Cependant les ennemis étoient bien postés. Villars avoit perdu en arrivant sur eux une belle occasion de les battre : toute son armée avoit remarqué cette faute ; il en avoit été averti à temps par plusieurs officiers généraux et par le maréchal de Montesquiou, sans les avoir voulu croire, et il n'osoit chercher à les[5] attaquer après les dispositions qu'il leur avoit laissé le loisir de faire[6]. L'armée cria beaucoup

Douay, il avait fondé en 1704, dans leur collège, une chaire de mathématiques et quatre bourses pour des fils d'anciens magistrats (Arch. nat., Y 277, fol. 112, et E 1942, fol. 43 et 156).

1. Dix-sept bataillons d'infanterie, deux régiments de dragons, une compagnie de canonniers et une brigade de mineurs et bombardiers ; plus, trois bataillons et six compagnies d'invalides dans le fort de Scarpe : en tout, sept mille cinq cents hommes selon le marquis de Quincy.

2. Il était parti le 17 mai (*Dangeau*, p. 157).

3. C'est le 15 mai que le jeune prince quitta Saint-Germain (*Dangeau*, p. 153-154 ; *Sourches*, p. 210). Mme Dunoyer (*Lettres*, tome III, p. 412) le qualifiait malignement de « roi à la suite. »

4. Ci-dessus, p. 11 et 14-18. Nos plénipotentiaires étaient toujours en conférence avec ceux des alliés (*Dangeau*, p. 156-157 ; *Sourches*, p. 174, 189-191, 216, 218, etc.) ; de son côté, Villars entretenait avec eux une correspondance suivie, dont plusieurs lettres ont été publiées par M. de Vogüé à la suite du tome III des *Mémoires*, p. 273-284.

5. La première lettre de *les* surcharge un *r*.

6. Cette accusation tombe à tort sur Villars, qui n'arriva à l'armée qu'après le 15 mai (ci-dessus, p. 369, note 2), alors que le siège de Douay était commencé et que les deux armées de Marlborough et d'Eugène occupaient de très fortes positions autour de la ville (*Mémoires militaires*, tome X, p. 27-28).

d'une faute si capitale[1]. Villars, empêtré de sentir que ce n'étoit pas à tort, paya d'effronterie, et ne parloit que de manger l'armée ennemie, avec ses[2] rodomontades usées, tandis qu'il ne savoit plus en effet par où la rapprocher[3].

Berwick envoyé examiner ce qui se passoit à l'armée de Flandres.

Dans cette crise, que la division des deux maréchaux[4], et le manque d'estime et d'affection des troupes rendoit très fâcheuse, le Roi jugea à propos d'envoyer en Flandres le duc de Berwick comme modérateur des conseils[5], et un peu comme dictateur de l'armée, mais sans autre commandement que celui de son ancienneté de maréchal de France, et encore dans une armée où il n'étoit qu'en passant[6]. La bataille livrée, ou jugée ne la devoir pas être, il avoit ordre de revenir aussitôt rendre compte de toutes choses, pour passer ensuite à la tête de l'armée de Dauphiné, où la campagne s'ouvroit plus tard qu'ailleurs à cause des neiges et des montagnes[7].

Récompenses d'avance. Fortune rapide de Berwick, qui est fait duc et pair. Clause étrange de ses

Mais ce n'étoit plus guères la coutume de rien faire sans une récompense qui devançât l'entreprise, et qui mît en sûreté le succès personnel de celui qui en étoit chargé : usage nouveau, pernicieux à l'État et au Roi, qui, de cette façon, avoit de rien formé plusieurs géants de grandeur,

1. Ni le chevalier de Quincy, dans ses *Mémoires*, ni non plus son frère le marquis n'ont relaté ce blâme prétendu de toute l'armée. Ci-après, p. 381 et 382.

2. *Ces* corrigé en *ses* possessif.

3. Il avait d'abord été d'avis de marcher à l'ennemi, à moins de désavantage évident (*Mémoires militaires*, p. 29-31, lettre de Villars du 16 mai).

4. Ci-dessus, p. 369 et 370.

5. Comparez de précédents emplois de *modérateur* dans nos tomes XI, p. 240, et XVI, p. 106.

6. En octobre de l'année précédente, il avait déjà été envoyé en Flandre pour seconder Boufflers (*Dangeau*, p. 48-50 ; *Sourches*, p. 99, 100, 104 et 110). Villars le demanda plusieurs fois à partir de mai (Dépôt de la guerre, vol. 2215, n° 87 ; *Journal de Torcy*, p. 183), et on cacha sa destination jusqu'au dernier jour (*Dangeau*, p. 157-158 ; *Sourches*, p. 227).

7. En partant, le maréchal affirma qu'il serait en Dauphiné le 15 juin.

et des pygmées[1] d'actions, dont on n'avoit pas daigné se servir depuis, sinon de quelques-uns, encore par reprise, et à défaut d'autres, très sentie[2]. Nous étions en l'âge d'or[3] des bâtards. Berwick n'avoit que dix-huit ans lorsqu'il arriva en France en 1688, avec le roi Jacques II, à la révolution d'Angleterre : il fut fait lieutenant général à vingt-deux ans tout d'un coup[4], et en servit en 1692 à l'armée de Flandres[5] sans avoir passé auparavant par aucun autre grade, et n'ayant servi que de volontaire[6]. A trente-trois ans il commanda en chef l'armée de France et d'Espagne en Espagne, avec une patente de général d'armée[7], et, à trente-quatre ans[8], mérita, par sa victoire d'Almanza[9], d'être fait grand d'Espagne et chevalier de la Toison d'or[10].

lettres, et sa cause. Nom étrange imposé à son duché, et pourquoi. Usage d'Angleterre.

1. « On appelle *pygmée* un nain ou un fort petit homme » (*Académie*, 1718). Notre auteur écrit : *pigmée*.

2. Ainsi au manuscrit. — Par exemple, Gacé fut créé maréchal pour faire cette expédition d'Écosse qui échoua piteusement (tome XV, p. 419 et 429-430); mais notre auteur doit penser encore à Villars récompensé pour ses fautes de Malplaquet : ci-dessus, p. 2.

3. « On appelle proverbialement et figurément *un âge d'or* un temps heureux » (*Académie*, 1718).

4. Dans la promotion du 30 mars 1693. — 5. Tome I, p. 243.

6. Notre auteur ignorait probablement, peut-être oubliait les services de Berwick aussitôt après avoir fait en France son éducation, à Juilly d'abord, puis chez les Jésuites du Plessis et de la Flèche. En 1686-1687 il alla combattre comme volontaire en Hongrie à la tête d'un régiment de cavalerie, et fut légèrement blessé au siège de Bude (*Gazette* de 1686, p. 334, 375 et 423, et de 1687, p. 49, 232 et 517; *Mémoires de Berwick*, tome I, p. 4-13). Nommé en janvier 1688 gouverneur de Portsmouth et colonel de cavalerie, il fut fait brigadier en novembre de la même année, et, après son arrivée en France avec son père, il fut chargé de réunir les émigrants anglais, écossais et irlandais catholiques, pour former un régiment d'infanterie à quarante-cinq compagnies (*Gazette* de 1688, p. 652, et de 1689, p. 60; *Mémoires de Sourches*, tome III, p. 15). Enfin, lors de l'expédition d'Irlande en 1690, il commanda en chef les troupes anglaises de Jacques II, comme lieutenant général. Ces premiers services sont rappelés dans les lettres d'érection du duché de Fitz-James, ci-après, p. 376, note 12.

7. En 1703 : tome XI, p. 316. — 8. Lisez : *trente-six ans*.

9. Ici encore, *Almenza*. — 10. Tome XIV, p. 415-420 et 433-435.

Il commanda toujours depuis des armées en chef, ou dans de grandes provinces, jusqu'en février 1706[1], qu'il fut fait[2] maréchal de France seul[3], qu'il n'avoit pas encore trente-six ans. Il étoit duc d'Angleterre[4], et, quoiqu'ils n'aient point de rang en France[5], le Roi l'avoit accordé à ceux qui avoient suivi le roi Jacques, qui avoit donné la Jarretière à Berwick sur le point de la Révolution[6]. C'étoit bien et rapidement pousser la fortune sous un roi qui regardoit les gens de cet âge comme des enfants, mais qui, pour les bâtards, ne leur trouvoit non plus d'âge qu'aux dieux[7]. Il y avoit déjà un an que Berwick, qui vouloit tout accumuler sur sa tête, et le partager à ses enfants, avoit demandé d'être fait duc et pair. Le Roi, à qui, de fois à autre, il prenoit[8] des flux[9] de cette dignité qu'il avoit tant avilie, en avoit aussi des temps de chicheté[10] : Berwick donna dans un de ceux-là, et n'avoit pu réussir. En l'occasion dont je parle, il sentit qu'il étoit cru nécessaire : il en saisit le moment ; il fit entendre qu'il ne pouvoit partir mécontent, et se fit faire duc et pair[11]. Berwick n'avoit

1. Avant l'abréviation *fr*, Saint-Simon a biffé un *1*, et il a ajouté après coup le *0* de *1706*.

2. *Fait* a été ajouté en interligne. — 3. Tome XIII, p. 300.

4. C'est le 19 mars 1687, avant d'être renversé, que Jacques l'avait créé duc de Berwick, comte de Teignmouth et baron Bosworth.

5. Tome V, p. 56.

6. En octobre 1688. Dès le mois de janvier 1690, le nouveau gouvernement l'en déclara déchu (*Gazette* de 1690, p. 48).

7. On peut rapprocher cette phrase de La Bruyère sur les bâtards du Roi (*Œuvres*, tome I, p. 163-164) : « Les fils des dieux n'attendent presque rien du temps et des années ; le mérite chez eux devance l'âge ».

8. Les mots *il prenoit*, d'abord omis, ont été ajoutés en interligne.

9. Expression déjà rencontrée dans le tome V, p. 163.

10. « Épargne basse et sordide, crainte de dépenser » (*Académie*, 1718).

11. *Dangeau*, p. 152, avec l'Addition 933 indiquée plus loin ; *Sourches*, p. 222 ; *Mercure* de mai, p. 241-243. Les lettres d'érection de mai sont dans le registre du Parlement X^{1A} 8707, fol. 292, et ont été imprimées dans l'*Histoire généalogique*, tome V, p. 162-165. On trouvera ci-après, appendice XIII, une notice inédite de Saint-Simon.

qu'un fils de sa première femme[1], et il avoit de la seconde[2] plusieurs fils et filles[3]. Il étoit sur l'Angleterre comme les Juifs qui attendent toujours le Messie[4]; il se flattoit toujours aussi[5] d'une révolution qui remettroit les Stuarts sur le trône, et lui, par conséquent, en ses biens et honneurs. Il étoit fils de la sœur[6] du duc de Marlborough, dont il étoit fort aimé, et avec lequel, du gré du Roi et du roi d'Angleterre, il entretenoit un commerce secret[7], dont tous trois furent les dupes, mais qui servoit à Berwick à en entretenir d'autres en Angleterre et à y dresser ses batteries en sorte qu'il espéra son rétablissement particulier, même sous le gouvernement établi. C'est dans ce principe qu'il obtint la grâce inouïe du choix de ses enfants, et encore de le pouvoir changer tant qu'il voudroit, pour succéder à sa grandesse[8]. Par la même raison, il osa proposer, et on eut la honteuse foiblesse de la[9] lui accor-

1. Jacques-François Fitz-James, fils d'Honorée de Burke (tomes V, p. 24, et IX, p. 176), qui deviendra duc de Liria et de Xerica en 1716.

2. Anne Bulkeley : tome VII, p. 115.

3. En 1710, Berwick avait trois enfants de son second mariage : 1° Jacques, duc de Fitz-James : tome XIV, p. 434 ; 2° Henriette, née le 16 septembre 1705, mariée le 7 novembre 1722 à Jean-Baptiste-Louis de Clermont d'Amboise, marquis de Renel et de Monglat, dame du palais de la Reine en mai 1728, morte le 1er juin 1739 ; 3° François, né le 9 juin 1709, d'abord duc de Fitz-James en 1721 par la mort de son frère aîné, mais qui entra dans les ordres en 1727, devint abbé de Saint-Victor en 1728 et de Saint-Georges-de-Boscherville en 1738, vicaire général de Rouen en 1735, évêque de Soissons en décembre 1738, et mourut le 19 juillet 1764, sans avoir pu obtenir le chapeau. Après 1710, le maréchal eut encore trois fils et trois filles, plus quatre enfants qui moururent jeunes.

4. « *Messie*, le Christ promis de Dieu dans l'Ancien Testament : *les Juifs attendent encore le Messie* » (*Académie*, 1718).

5. *Aussy* est en interligne.

6. Arabella Churchill : tome X, p. 190.

7. Dangeau le dit lui-même en 1702 (tome VIII, p. 479) ; voyez aussi la brochure de feu M. Legrelle citée ci-dessus, p. 371.

8. Il en a été parlé dans notre tome XIV, p. 434-435.

9. *La*, corrigeant *le*, est en interligne.

der, l'exclusion formelle de son fils aîné dans ses lettres de duc et pair, dans lesquelles il fit appeler tous ceux du second lit[1]. Son projet étoit de revêtir l'aîné de la dignité de duc de Berwick et de tous ses biens d'Angleterre[2], de faire le second duc et pair, et le troisième[3] grand d'Espagne, où son dessein étoit de chercher à le marier et l'attacher. Trois fils héréditairement élevés à la première dignité des trois premiers royaumes de[4] l'Europe, il faut convenir que ce n'étoit pas mal cheminer à quarante ans, avec tout ce qu'il avoit d'ailleurs ; mais l'Angleterre lui manqua. Il eut beau la ménager toute sa vie outre mesure, en courtiser le ministère, recueillir tous les Anglois considérables qui passoient en France, lier un commerce d'amitié étroite avec ses ambassadeurs en France[5], jamais il ne put obtenir de rétablissement : tellement que, n'y ayant plus de ressource en France pour l'aîné après son exclusion de la dignité de duc et pair, il se rejeta pour lui sur la grandesse, l'attacha en Espagne, l'y[6] maria à une sœur du

1. Dans les lettres d'érection, le Roi disait : « Il nous a très humblement représenté que, pouvant donner à son fils aîné et à ses autres enfants des établissements considérables, tant par les biens qui lui appartiennent en Angleterre que par le duché de Liria et Xerica et la grandesse d'Espagne, il n'a pas de plus juste disposition à faire du duché-pairie qu'il nous plaît ériger, que de le faire passer après lui à Jacques Fitz-James, son second fils .... A ces causes, ... nous avons créé, etc..., pour, par notredit cousin Jacques Fitz-James, duc de Berwick, maréchal de France, et, après lui, Jacques Fitz-James, son second fils, et ses descendants mâles, et, à leur défaut, ses autres fils puînés et leurs descendants mâles, ... jouir, etc. »

2. Par l'événement, il eut, à défaut de l'Angleterre, les duchés de Liria et Xerica, et fit souche en Espagne, comme on va le voir. Là, on le considérait comme régnicole en sa qualité d'Irlandais.

3. C'est celui qui devint évêque de Soissons, nommé ci-dessus, p. 377, note 3.

4. Ces cinq mots sont en interligne, au-dessus d'un *de* corrigé en *des*, puis biffé.

5. Ses relations avec les Walpole, avec lord Stair, avec Bolingbroke, etc., sont bien connues.

6. *Le* corrigé en *l'y*.

duc de Veragua[1], lequel mourut après sans enfants et laissa à cette sœur et à ses enfants plus de cent mille écus de rente, avec des palais, des meubles et des pierreries en quantité, et les plus grandes terres[2]. J'aurai lieu d'en parler plus amplement[3]. Le scandale fut grand de la complaisance qu'eut le Roi pour cet arrangement de famille, qui mettoit sur la tête d'un cadet la première dignité du Royaume après son père, et[4] qui réservoit l'aîné à l'espérance de celle d'Angleterre ; mais le temps des monstres[5] étoit arrivé. Berwick acheta Warties, médiocre terre sous Clermont-en-Beauvoisis[6], qu'il fit ériger sous le barbare et le honteux nom de Filtzjames[7], autre foiblesse qu'on eut encore pour lui. Le Roi, qui passa la chose, fut choqué du nom, lequel[8], en ma présence, en demanda la [*Add. St-S. 933*]

1. Catherine-Ventura de Portugal-Colomb, sœur de Pierre-Nuño III, duc de Veragua : tome VIII, p. 122.

2. En 1733. Duché, palais et grandesse sont dévolus maintenant aux ducs d'Albe.

3. Suite des *Mémoires*, tomes XVII de 1873, p. 313-314, et XVIII, p. 23, 46-48, 109, 129, 325, etc.

4. *Et* est en interligne.

5. « Animal qui a une conformation contraire à l'ordre de la nature » (*Académie*, 1718). Comparez ci-dessus, p. 19 et 21. — L'annotateur des *Mémoires de Sourches* (p. 222) fait aussi remarquer qu'il était sans exemple de voir le même homme, déjà pair de France et pair d'Angleterre, grand d'Espagne, revêtu des ordres de la Jarretière, de la Toison et de Saint-Louis, avoir encore le Saint-Esprit.

6. Warty, aujourd'hui Fitz-James, à trois kilomètres N. E. de Clermont, avait été acheté par Berwick, en mars 1710, de la succession de M. de la Frette, pour le prix de trois cent mille livres (*Dangeau*, p. 119 ; *Sourches*, p. 222 ; voyez une lettre de la princesse d'Harcourt à Mme de Maintenon, au sujet de la mise en vente en 1709, dans le recueil de la Beaumelle, tome XIV, p. 190). Cette terre était venue aux Gruel de la Frette de Louise de Faudoas, fille de Françoise de Warty (notre tome XVI, p. 517). M. de Berwick avait d'abord songé à faire établir son duché sur la terre de Guerchy, selon la *Gazette d'Amsterdam*, 1710, n° XLII.

7. Ainsi écrit. L'auteur des *Mémoires de Sourches* disait : fils de Gemmes (tome XIII, p. 526).

8. *Lequel* est en interligne, au-dessus de *qui*, biffé.

raison au duc de Berwick, qui la lui expliqua sans aucun embarras, et que voici. Les rois d'Angleterre, en légitimant leurs enfants[1], leur donnent un nom et des armes qui passent au parlement d'Angleterre[2] et à leur postérité. Les armes, qui sont toujours celles d'Angleterre[3], ont des sortes de brisures distinctes[4]. Le nom varie : ainsi, le duc de Richemont[5], bâtard de Charles II, a eu le nom de Lennox[6]; les ducs de Cleveland et de Grafton[7], du même roi, celui de Filtzroy, qui veut dire fils de roi; le duc de Saint-Albans[8], aussi du même roi, celui de Beauclerc[9];

1. Voyez ce qui a été dit dans le tome V, p. 312, des bâtards des rois d'Angleterre, et comparez les *Mémoires de Sourches*, tome II, p. 133.

2. Qui y reçoivent l'enregistrement officiel.

3. *Angl.* surcharge des lettres illisibles. — Pour les armes d'Angleterre, voyez nos Additions et corrections, p. 566.

4. Pour Berwick, une bordure componée d'azur et de gueules, chargée alternativement d'une fleur de lis et d'un léopard d'or ; pour Richmond, une bordure componée d'argent et de gueules, chargée de huit roses d'azur ; pour Cleveland, Grafton et Saint-Albans, un bâton d'émaux divers péri en barre. On appelle *brisure* « toute pièce d'armoirie que les cadets (ou les bâtards) ajoutent à l'écu des armes pleines de la maison dont ils sont » (*Académie*, 1718). Nous avons eu *briser des armoiries* au tome XV, p. 295.

5. Charles Lennox, duc de Richmond : tome V, p. 57.

6. Lennox (Saint-Simon écrit : *Lénox*) est le nom d'un château d'Écosse, sur les bords du lac Lomond.

7. Charles Fitz-Roy, fils de Barbe Villiers, duchesse de Cleveland, reçut de son père, le comté de Chichester et le duché de Southampton en 1675, et prit le titre de duc de Cleveland en 1709, à la mort de sa mère ; il ne mourut que le 20 septembre 1730. Son frère, Henry Fitz-Roy, né le 20 septembre 1673, fut créé duc de Grafton en 1675, colonel des gardes à cheval en 1681, vice-amiral en 1682, et servit comme volontaire parmi les troupes françaises au siège de Luxembourg en 1684. Lors de la révolution de 1688, il se rallia à Guillaume d'Orange, qui lui rendit en septembre 1689 la charge de colonel des gardes, dont il avait été dépouillé ; il mourut d'une blessure mortelle reçue le 9 octobre 1690, au siège de Cork, dans les troupes orangistes. Sa veuve dut soutenir un long procès pour la propriété de sa charge de colonel des gardes.

8. Tome V, p. 55. — Avant *S. Albans*, notre auteur a biffé *Sommerset*.

9. Sans doute en mémoire du roi Henri Ier, fils de Guillaume le Conquérant, surnommé *Beauclerk*.

enfin, le duc de Berwick, de Jacques II, duc d'York quand il l'eut, mais roi quand il le légitima et le fit duc, celui de Filtzjames, qui signifie fils de Jacques : en sorte que son nom de maison pour sa postérité est celui-là, et son duché-pairie en France, le duché de Fils de Jacques en françois, et les ducs, en même langue, les ducs et pairs Fils de Jacques[1]. On ne sauroit s'empêcher de rire du ridicule de ce nom, s'il se portoit en françois, ni de s'étonner du scandale de l'imposer en anglois en France. Le Parlement n'osa, ou ne daigna souffler ; tout y fut enregistré sans la moindre difficulté sur le nom, ni sur la clause[2]. Berwick ne quitta point que cela ne fût fait et consommé, et, aussitôt après, il s'en alla en Flandres[3]. Il y trouva l'armée des ennemis si avantageusement postée et retranchée, qu'il n'eut pas de peine à se rendre au sentiment commun des généraux et officiers généraux de celle du Roi, qu'il n'étoit plus temps de songer à l'attaquer[4]. Il recueillit[5] sagement et séparément les leurs[6] sur ce qui s'étoit passé jusqu'alors, et les trouva uniformes dans celui que Villars avoit manqué la plus belle occasion[7] du

1. Ici, *Jaques*.

2. Le 23 mai : registres du Parlement, X¹ᴬ 8707, fol. 292 ; ci-après, Additions et corrections, p. 566. Il est à remarquer que, quoique Berwick eût été naturalisé français par lettres de décembre 1703, cette naturalité n'avait été enregistrée au Parlement que le 13 juin 1709, sur des lettres de surannation du 13 avril (registre X¹ᴬ 8706, fol. 411 v°). Sa femme et ses fils ne furent naturalisés qu'en mars 1716.

3. *Dangeau*, p. 157, 18 mai : « Le duc de Berwick prit hier congé du Roi à Marly ; mais il ne partira de Paris qu'à la fin de la semaine, parce qu'il attend que ses lettres de duc et pair soient registrées au Parlement, et cela doit être fait jeudi. » Il se mit en route le 20, arriva le 25, et demanda à repartir le 9 juin (Guerre, vol. 2215, n°s 103 et 104).

4. Lettre de Berwick du 1er juin, insérée dans le *Journal de Dangeau*, p. 174, et lettre de Villars du 31 mai, publiée dans les *Mémoires militaires*, p. 38-40. Au reçu de celle-ci, on avait déjà su qu'il « paroissoit impossible d'attaquer les ennemis » (*Sourches*, p. 235).

5. L'initiale de *recueillit* surcharge une autre lettre.

6. Leurs sentiments. Ici, *leur*, sans accord.

7. Ci-dessus, p. 373-374.

monde de les attaquer. Berwick, n'ayant rien de plus dans sa mission que de se bien instruire de toutes choses, ne fut pas trois semaines absent[1]. Son rapport consterna fort le Roi et ceux qui le pénétrèrent. Bientôt après, les lettres de l'armée mirent tout le monde dans le secret, qui révolta fort contre ce matamore en paroles[2].

Berwick en Dauphiné; reçu duc et pair à son retour. Étrange absence d'esprit de Caumartin au repas de cette réception.

Le duc de Berwick ne fut guères plus de vingt-quatre heures de retour à la cour, qu'il partit pour le Dauphiné[3], et ne put être reçu duc et pair au Parlement que l'onze décembre suivant[4]. Cet événement est si peu important à intervertir, que je raconterai ici une aventure qui arriva à cette occasion, et dont le court intermède mérite de n'être pas oublié. Nous assistâmes en nombre à cette réception, avec la singularité d'y avoir eu à notre tête[5] bâtards et bâtardeaux[6], et, à notre queue à tous, un bâtard d'Angleterre: ce fut matière à réflexions sur le maintien des lois dans cette île, et par quelle protection ferme, solide et constante, et l'interversion de toutes les nôtres *ad nutum*[7]. Le duc de Tresmes, ami de Berwick, et accou-

1. Dangeau disait, le 12 juin (p. 182) : « Le Roi a accordé au maréchal de Berwick son congé pour revenir de Flandre, et, dès qu'il sera arrivé ici, il en repartira pour aller commander l'armée de Dauphiné. » Selon les Vendômistes (notre tome XVIII, p. 491), son premier passage à l'armée, en 1709, avait été piteux.

2. Villars affecta d'offrir de céder la place à Berwick (Guerre, vol. 2215, n° 192).

3. Arrivé le 16, il repartit le 19 (*Sourches*, p. 241, 243 et 245).

4. *Suivant* est en interligne. — Le procès-verbal de réception est dans le registre du Parlement X[1A] 8427, fol. 17 v° et 18; et l'original de l'information pour être reçu pair, en date du 3 décembre, dans le carton K 617, n° 1, aux Archives nationales.

5. Le mot *y* a été ajouté après coup, et *eu* mis en interligne, ainsi que *teste*, oublié d'abord.

6. Ce substantif, qu'on retrouvera dans la suite des *Mémoires*, tomes IX de 1873, p. 399, X, p. 217, et XIX, p. 102, ne figure dans le *Dictionnaire de l'Académie* qu'avec le sens de digue, et non comme diminutif méprisant de *bâtard*.

7. A volonté. Locution latine déjà rencontrée sous la plume de Saint-Simon, dans l'appendice XII de notre tome VIII, p. 529.

tumé aux fêtes comme gouverneur de Paris[1], donna le festin[2] au sortir du Parlement, où la plupart des ducs se trouvèrent avec plusieurs autres personnes de considération, entre autres Caumartin, conseiller d'État et intendant des finances[3], qui étoit fort répandu à la cour et dans le plus beau monde, fort ami du duc de Tresmes, et oncle de sa belle-fille[4]. Il savoit beaucoup, et agréablement jusqu'à être un répertoire fort curieux ; il étoit beau parleur, et avec de l'esprit; un[5] air de fatuité imposante par de grands airs et une belle figure, quoique, au fonds, il fût bon homme, et même, à sa façon, respectueux. Je ne sais par quelle étrange absence d'esprit il s'engagea à table au récit d'un procès bizarre d'un bâtard dont il avoit autrefois été l'un des juges, et s'étendit sur les difficultés qui rouloient toutes sur cette sorte de naissance et sur la sévérité des lois à leur égard, qu'il déploya avec emphase[6] et avec approbation. Chacun[7] baissa les yeux, poussa son voisin : un silence profond, que Caumartin prit pour attention à la singularité du fait et aux grâces de son débit. Le duc de Tresmes voulut rompre les chiens[8] plus d'une fois : à toutes, Caumartin l'arrêtoit, haussoit le ton, et continuoit. Ce récit dura bien trois bons quarts d'heure. On s'étouffoit de manger ou de mâcher; personne n'osa boire de peur d'un éclat de rire involontaire : on en mouroit, et, dans la même crainte, on n'osoit se

1. Tome XVIII, p. 134-135.
2. Tome XVII, p. 226.
3. Louis-Urbain : tome II, p. 194. C'est le maître de ce château de Saint-Ange dont il a été parlé ci-dessus, p. 84.
4. Marie-Madeleine-Émilie Mascranny, que nous avons vue épouser le marquis de Gesvres en 1709 (tome XVII, p. 349), avait pour mère Jeanne-Baptiste le Fèvre de Caumartin, sœur de Louis-Urbain.
5. Avant *un*, il a biffé *avec*. — 6. Ici, *amphase*.
7. *Chacun* a été écrit en interligne, au-dessus d'un premier *chacun* biffé.
8. Cette expression, empruntée au vocabulaire de la vénerie, signifie au figuré « empêcher qu'un discours qui pourroit avoir quelque mauvaise suite ne continue » (*Académie*, 1718).

regarder. Jamais Caumartin, engoué de son histoire et du plaisir de tenir le dé [1], ne s'aperçut d'une si énorme disparade [2]. Berwick, à qui, comme à l'homme du jour, il adressa souvent la parole, comprit bien qu'il avoit totalement oublié qui il étoit, et ne s'en offensa jamais ; mais le pauvre Tresmes en étoit [3] que la sueur lui en tomboit du visage. Il est vrai que l'extrême ridicule d'une scène si entière et si longue me divertit extrêmement et par les yeux, et par les oreilles, et par les réflexions sur ce contraste du matin et du festin même de ce triomphe des bâtards, et de l'énergique étalage de toute leur infamie et de leur néant.

Chapelle de Versailles bénie par le

La nouvelle chapelle [4] étant enfin entièrement achevée, et admirée du Roi et de tous les courtisans [5], il s'éleva une

1. Expression déjà relevée au tome XII, p. 195.

2. Anecdote à rapprocher de cette séance de l'Académie française (notre tome II, p. 193-197) où l'abbé de Caumartin, frère consanguin de celui que nous avons ici, fit rire tout Paris aux dépens de Monsieur de Noyon.

3. A rapprocher de la définition du *Dictionnaire de l'Académie* de 1718 : « On dit d'un homme troublé, embarrassé, qui ne sait ce qu'il fait, qui ne sait par où sortir d'affaire, qu'*il ne sait où il en est*. »

4. Ci-dessus, p. 124-126. Il a déjà été question des trois chapelles successives de Versailles dans nos tomes I, p. 71, II, p. 12, VI, p. 53, et XII, p. 88, note 2, plus spécialement même de la « nouvelle, » commencée par Mansart en 1698, et dont notre auteur a blâmé les proportions en la comparant à un « enfeu » (tome XVI, p. 44). On en peut voir la description dans les *Curiosités* de Saugrain (1716), dans le Catalogue d'Eudore Soulié, tome I, p. 3-6, dans l'ouvrage de Dussieux sur le château de Versailles, tome II, p. 110-112, et dans celui, plus récent, de M. de Nolhac, p. 110 et 226.

5. Le Roi était allé la visiter à diverses reprises en ces derniers temps et y avait fait chanter un motet par toute sa musique, pour en essayer l'acoustique (*Dangeau*, p. 159 ; *Sourches*, p. 166, 216 et 227). Sur l'ensemble du monument, l'admiration ne fut pas unanime, à en juger par ce passage des *Mémoires de Sourches* (p. 227-228) : « Tout le monde fut très content de la magnificence de cet édifice et de la beauté des peintures ; mais il s'y trouva encore des gens qui y remarquèrent des défauts. » Et l'annotateur ajoute : « Le Roi s'en plaignit même assez fortement, marquant qu'il connoissoit les gens de qualité qui s'étoient signalés dans cette censure. » On peut compter au nombre

grande dispute à qui la consacreroit. Le cardinal de Janson, grand aumônier, avec tout ce qui est sous sa charge, la prétendoit exempte de la jurisdiction de l'ordinaire[1], en alléguoit beaucoup de titres et de preuves[2], et prétendoit que c'étoit à lui à faire cette cérémonie. Le cardinal de Noailles, archevêque diocésain, s'en tenoit au droit commun, alléguoit qu'il avoit officié avec sa croix devant le Roi[3] dans la chapelle[4], et qu'à tout ce qui s'étoit fait en présence du Roi de mariages, de baptêmes[5], etc., le curé de Versailles y avoit toujours été présent en étole, ainsi qu'aux convois qui en étoient partis[6]; et il réclamoit la justice et la piété du Roi, et son amour de l'ordre et des règles. Il l'emporta, par[ce] qu'il étoit encore bien avec lui et Mme de Maintenon, et dans la vénération de l'un et de l'autre[7], et il fit la cérémonie le jeudi matin 5 juin, en présence de Mgr le duc de Bourgogne[8]. La

Le cardinal de Noailles, archevêque de Paris, qui l'emporte sur la prétendue exemption. [Add. StS. 934]

de ceux-ci, comme nous l'avons vu ci-dessus, p. 126-127, M. de Coislin l'évêque de Metz. Le *Journal de Verdun*, 1709, 1re partie, p. 31, avait publié un sonnet louangeur du poète Maugard.

1. « *Ordinaire* se dit de l'évêque diocésain » (*Académie*, 1718; notre tome VII, p. 12).

2. Notre auteur a déjà parlé de ces difficultés entre le grand aumônier et l'archevêque de Paris, dans le tome VII, p. 12. Aux références indiquées alors, on peut ajouter ce qu'en dit le duc de Luynes dans les tomes VII de ses *Mémoires*, p. 326, et VIII, p. 359 et 362-363. Cette question n'était pas nouvelle, puisque le cardinal de Retz y avait déjà fait allusion dans ses *Mémoires* (tome I, p. 255-256). En réalité, le grand aumônier ne s'appuyait que sur des faits, sans produire aucune bulle apostolique exemptant les chapelles royales de la juridiction épiscopale.

3. Les mots *le Roy* sont en interligne, au-dessus de *luy*, biffé.

4. Notamment en février 1698 (*Dangeau*, tome VI, p. 288) et en 1700 (notre tome VII, p. 12).

5. Le *p* de *baptesmes* corrige un *t*.

6. On vient de le voir ci-dessus, p. 351, pour le mariage du duc de Berry, et il en avait été de même pour le curé de Fontainebleau au mariage de la duchesse de Lorraine (*Journal de Dangeau*, tome VI, p. 439, note).

7. Tout ce qui précède, depuis *par*, a été ajouté en interligne.

8. Et aussi de la duchesse, venue de Marly exprès; le soir, le Roi et toute la cour y entendirent le salut (*Dangeau*, p. 175; *Sourches*,

chapelle s'étoit assez échauffée là-dessus; mais, entre les deux cardinaux, la dispute se passa avec politesse et modestie. On détruisit incontinent après l'ancienne chapelle[1], et on ne se servit plus que de celle-là. Nonobstant ce jugement, la chapelle s'est maintenue dans toute[2] sa prétention, le curé dans son usage d'assister en étole, comme il fit depuis au mariage de M. le duc de Berry[3] et à tous les autres, et aux baptêmes, comme auparavant[4]; mais il est vrai que, depuis, aucun archevêque de Paris n'a officié à la chapelle à cause de la difficulté de sa croix, malgré l'exemple antérieur du cardinal de Noailles, et, la seule fois que son successeur y a officié, étant nommé à Paris, à une fête de l'Ordre, il n'avoit pas encore ses bulles[5] : ainsi, il étoit sans croix, et sans prétention de l'y faire porter devant lui[6].

Mort de la duchesse

Mme de la Vallière mourut en ce temps-ci[7] aux Carmé-

p. 237; *Gazette*, p. 276). On y plaça des reliques de saint Louis, tirées du trésor de l'abbaye de Saint-Denis (registre O[1] 54, fol. 86). Cette chapelle était « d'une prodigieuse magnificence, disent les *Mémoires de Sourches* (p. 237-238), tant par les peintures que par les sculptures, les bronzes dorés, les ornements de menuiserie et les dorures; » magnificence « qui répond plus à la piété du Roi qu'à notre état présent, » écrivait Mme de Maintenon (recueil Geffroy, tome II, p. 250). Il avait été question d'y construire un tabernacle en pierres précieuses (*Correspondance des Contrôleurs généraux*, tome III, p. 638-639).

1. Tome I, p. 11, 12 et 71. Elle ne fut pas détruite à proprement parler, une partie servant de passage pour aller à la nouvelle (*Dangeau*, p. 178; *Sourches*, p. 239 et 256; *Correspondance de Mme de Maintenon*, recueils Bossange, tome II, p. 84, et Geffroy, tome II, p. 248 et 250).

2. *Son* corrigé en *toutte*. — 3. Le 6 juillet : ci-dessus, p. 351.

4. Voyez les Additions et corrections, p. 566.

5. C'est ce que dit le duc de Luynes, tomes VII, p. 326, et VIII, p. 359).

6. C'est M. de Vintimille du Luc qui, désigné le 12 mai 1729, par le Roi, pour occuper l'archevêché de Paris, officia à la chapelle de Versailles le jour de la Pentecôte, 5 juin, comme commandeur de l'Ordre (*Gazette*, p. 275-276); il ne reçut ses bulles que le 16 juillet.

7. Le 6 juin : *Dangeau*, p. 176-177; *Sourches*, p. 238; *Gazette*, p. 288. Elle était âgée de soixante-cinq ans et dix mois, étant née en août 1644, à Tours, dans un hôtel sur lequel feu Charles de Grandmai-

lites de la rue Saint-Jacques[1], où elle avoit fait profession le 3 juin 1675[2] sous le nom de sœur Marie[3] de la Miséricorde, à trente et un ans. Sa fortune et la honte, la modestie, la bonté dont elle en usa, la bonne foi de son cœur sans aucun autre mélange[4], tout ce qu'elle employa pour empêcher le Roi d'éterniser la mémoire de sa foiblesse et de son péché en reconnoissant et légitimant les enfants qu'il eut d'elle[5], ce qu'elle souffrit du Roi et de

de la Vallière, carmélite, etc., dont la princesse de Conti drape.

[Add. S^tS. 935]

son a publié une notice en 1882. Les portraits peints ou gravés de cette favorite sont extrêmement nombreux dans nos collections ; on signale particulièrement une toile venue par héritage à la maison d'Uzès et conservée au château de Bonnelles.

1. Tome II, p. 94.

2. Non pas le 3, mais le 4 juin, mardi de la Pentecôte, en présence de la Reine et des princesses ; elle avait pris l'habit de novice le 2 juin de l'année précédente (*Gazette* de 1675, p. 408 ; *Mémoires de Mademoiselle*, tome IV, p. 357 et 396). « Elle n'a jamais été si belle ni si contente, » écrivait alors Bussy-Rabutin (*Correspondance*, tome II, p. 353). Dans les mois qui précédèrent sa mort au monde, elle disposa, avec la permission du Roi, de ses pierreries et des revenus de son duché en faveur de ses enfants, de sa famille, de l'hôpital de Château-la-Vallière, de la maison des filles de la Charité de Lublé, qu'elle avait fondée, et de diverses œuvres de bienfaisance (Arch. nat., O[1] 19, fol. 13 v° ; registres X[1A] 8671, fol. 343, et 8681, fol. 142 v° ; carton S 6169).

3. *Louise*, et non *Marie*.

4. Tous les contemporains sont d'accord sur sa douceur, sa timidité, sa modestie et sa réserve, qualités que Mademoiselle atténuait en lui reconnaissant peu d'esprit (*Souvenirs de Mme de Caylus*, p. 32-35 ; *Mémoires de Mme de la Fayette*, p. 38, *de Bussy-Rabutin*, tome II, p. 111, et *de Mademoiselle de Montpensier*, tome IV, p. 241 et 394-396 ; *Journal d'Olivier d'Ormesson*, tome II, p. 442 ; *Mémoires de Sourches*, tome I, p. 18, note 1 ; *Correspondance de Madame*, recueil Brunet, tome II, p. 91). La *Carte de la cour*, de 1663 (p. 69), l'avait décrite sous le nom de « l'ingénieuse CLARICE. »

5. Elle eut quatre enfants du Roi : 1° Charles, né le 19 décembre 1663, au palais Brion, baptisé à l'église Saint-Leu sous un nom supposé, et mort le 15 juillet 1666 ; 2° Philippe, né le 7 janvier 1666, baptisé le 8 à Saint-Eustache, aussi sous un faux nom, et qui ne vécut pas ; 3° Mlle de Blois, celle qui devint princesse de Conti, née le 2 octobre 1666 ; 4° Louis, comte de Vermandois, né le 2 octobre 1667 (ci-après, p. 389). Sur les deux premiers, on peut voir de curieuses notes de Colbert dans

Mme de Montespan[1], ses deux fuites de la cour, la première aux Bénédictines de Saint-Cloud[2], où le Roi alla en personne se la faire rendre, prêt à commander de brûler le couvent[3], l'autre aux Filles de Sainte-Marie de Chaillot[4], où le Roi envoya M. de Lauzun, lors capitaine des gardes, avec main-forte pour enfoncer le couvent, qui la ramena[5] ; cet adieu public si touchant à la Reine, qu'elle avoit toujours respectée et ménagée, et ce pardon

le recueil de ses *Lettres,* tome VI, p. 462-464, le *Journal d'Olivier d'Ormesson,* tome II, p. 69-70, les *Mémoires de Louis XIV,* tome I, p. CIV et CV, la *Revue rétrospective* de 1834, tome IV. Le comte de Vermandois fut légitimé en février 1669 (reg. du Parlement X^{1A} 8667, fol. 62). Pour Mlle de Blois, il n'y eut pas de lettres patentes ; le procès-verbal d'enregistrement de l'érection du duché-pairie de la Vallière (X^{1A} 8395, fol. 108 v°, 14 mai 1667) porte seulement cette phrase : « En cas que ladite Marie-Anne, fille dudit seigneur Roi, laquelle il auroit déclarée légitime et capable de tous honneurs, droits et effets civils, vînt à décéder, etc. » Les *Mémoires de Louis XIV* renferment, sur cette érection, un passage (éd. Dreyss, tome II, p. 310-320) où le rédacteur, amplifiant l'idée originelle du Roi, lui a fait dire : « Je crus qu'il étoit juste d'assurer à la fille que j'avois eue d'elle l'honneur de sa naissance, et de donner à la mère un établissement convenable à l'affection que j'avois pour elle depuis six ans. »

1. *Souvenirs de Mme de Caylus,* p. 33-34 ; *Lettres de Madame,* recueil Brunet, tome II, p. 90 ; Jules Lair, *Louise de la Vallière,* p. 187, 211, 212, 250, 255, etc.

2. Il n'y avait pas de Bénédictines à Saint-Cloud, mais un couvent d'Ursulines, dont la fondation venait d'être approuvée par lettres patentes d'août 1660 (reg. X^{1A} 8662, fol. 78 v°).

3. M. Lair (*Louise de la Vallière,* p. 72-73) a montré que ce n'est pas à Saint-Cloud que Louise se réfugia le 25 février 1662, mais dans le parloir extérieur d'un couvent de chanoinesses à Chaillot (aujourd'hui maison de Sainte-Périne), où le Roi alla la voir secrètement, bien loin de vouloir brûler le couvent, et la décida à revenir à la cour.

4. Il a déjà été parlé de ce couvent-ci dans notre tome IX, p. 293.

5. Le 11 février 1671. Ce ne fut pas Lauzun, mais Colbert, qui réussit à ramener Mlle de la Vallière (Lair, *Louise de la Vallière,* p. 249-250 ; Walckenaer, *Mémoires sur Mme de Sévigné,* tome III, p. 213). Tous ces détails romanesques ne sont-ils pas, chez notre auteur, des réminiscences des *Mémoires d'Artagnan,* l'ouvrage apocryphe de Gatien de Courtilz de Sandras ?

si humble qu'elle lui demanda prosternée à ses pieds devant toute la cour, en partant pour les Carmélites[1]; la pénitence si soutenue tous les jours de sa vie fort au-dessus des austérités de sa règle, cette fuite exacte des emplois de la maison[2], ce souvenir si continuel de son péché, cet éloignement constant de tout commerce, et de se mêler de quoi que ce fût[3], ce sont des choses qui, pour la plupart, ne sont pas de mon temps, ou[4] qui sont peu de mon sujet, non plus que la foi, la force et l'humilité qu'elle fit paroître à la mort du comte de Vermandois[5],

1. C'est le 19 avril 1674 qu'elle se retira aux Carmélites, après avoir fait ses adieux au Roi, à la Reine et à toute la cour (*Gazette*, p. 520; *Correspondance de Bussy-Rabutin*, tome II, p. 344-345; *Lettres de Mme de Sévigné*, tome III, p. 406; *Relation de Spanheim*, édition Bourgeois, p. 78, etc.). M. Lair aurait fait erreur en plaçant cette retraite au 21 avril, s'il est vrai que, par un acte daté du 20, « du couvent des Carmélites, » la duchesse ait reconnu avoir emprunté cent cinquante mille livres au comte de Vermandois, son fils, pour payer ses dettes (catalogue des autographes de la vente Baylé, 5 mai 1883, n° 89).

2. Nous avons eu plus haut, p. 170, « une fuite des fêtes. »

3. Elle ne rompit guère cette retraite absolue que pour obtenir pour son couvent des faveurs ou des appuis, ou pour féliciter d'anciens amis parvenus à de hautes situations, comme Desmaretz ou le cardinal le Camus (notre tome XV, p. 561; *Bulletin d'histoire du diocèse de Valence*, 1890, p. 182-183). Nous espérons publier d'elle, quelque jour, une suite de lettres inédites, à ajouter à celles qui ont été publiées en 1860 dans son édition de l'œuvre pieuse de la duchesse: *Réflexions sur la miséricorde de Dieu*.

4. *Ou* est en interligne, au-dessus d'un premier *ou* corrigeant *et* et biffé.

5. Louis, né le 2 octobre 1667, avait été élevé par les soins de Mme Colbert, et eut pour gouverneur un Orléanais nommé Gédouin et pour précepteur l'abbé Fleury. Légitimé en 1669 (ci-dessus, p. 387, note 5), il jouit dès lors du même traitement que les princes de Conti, mais en évitant les « occasions trop marquées » (*Œuvres de Louis XIV*, tome V, p. 539), et reçut, par lettres patentes du 12 novembre de la même année, la charge d'amiral de France, supprimée depuis la mort du duc de Beaufort. Agréable et bien élevé, la fréquentation du chevalier de Lorraine et de son frère Marsan le firent tomber dans des débauches qui mécontentèrent vivement le Roi. En 1683, ayant suivi celui-ci au siège de Courtray, il tomba malade d'une fièvre pernicieuse, et mourut

son fils[1]. Mme la princesse de Conti lui rendit toujours de grands devoirs et de grands soins[2], qu'elle éloignoit et qu'elle abrégeoit autant qu'il lui étoit possible[3]. Sa délicatesse naturelle avoit infiniment souffert de la sincère âpreté de sa pénitence de corps, d'esprit, et d'un cœur fort sensible, dont elle cachoit tout ce qu'elle pouvoit; mais on découvrit qu'elle l'avoit portée jusqu['à] s'être entièrement abstenue de boire pendant toute une année, dont elle tomba malade à la dernière extrémité[4]. Ses infirmités s'augmentèrent; elle mourut enfin d'une descente[5] dans de grandes douleurs, avec toutes les marques d'une grande sainteté, au milieu des religieuses[6], dont sa douceur et ses vertus l'avoient rendue les délices, et dont elle se croyoit et se disoit sans cesse être la dernière, indigne de vivre parmi des vierges. Mme la princesse de Conti ne fut avertie de sa maladie, qui fut fort prompte[7], qu'à l'extrémité : elle y courut, et n'arriva que pour la voir mourir[8]. Elle parut d'abord fort affligée; mais elle se

le 18 novembre. Son corps fut inhumé à Arras, et y fut retrouvé en 1786; le procès-verbal d'exhumation est dans le carton K 542, dossier 52, n°s 1-4.

1. Mme de Caylus (*Souvenirs*, p. 34-35) a rapporté sa réponse à Bossuet qui lui annonçait la mort du jeune comte; voyez aussi les *Mémoires de Luynes*, tome IX, p. 253, et la *Correspondance de M. de Saint-Fonds*, publiée par Poidebard, tome I, p. 13. M. Lair, dans *Louise de la Vallière*, p. 325, n'a pas cru devoir conserver cette légende.

2. Sa fille l'appelait « belle maman, » tandis que la mère ne l'appelait que « Mademoiselle » (*Lettres de Mme de Sévigné*, tome III, p. 365).

3. Elle était « honteuse d'être maîtresse, d'être mère, d'être duchesse, » a dit Mme de Sévigné (*Lettres*, tome VII, p. 53). Au contraire, la fille ne répudia jamais sa naissance illégitime et protégea toujours les parents de sa mère, comme nous l'avons déjà constaté.

4. Ce fait est raconté un peu différemment dans la circulaire des Carmélites publiée par P. Clément.

5. Nous avons vu, au tome VI, p. 29, ce terme appliqué à la hernie.

6. Il avait commencé à écrire *de s[es]*, et a corrigé en *des Rl[ses]*.

7. Ces quatre mots ont été ajoutés en interligne.

8. *Dangeau*, p. 176; *Sourches*, p. 238. La marquise d'Huxelles écrivait, le 7 juin : « La très honorée sœur Louise de la Miséricorde, duchesse de la Vallière auparavant, mourut hier, à midi, aux Carmé-

consola bientôt. Elle reçut sur cette perte les visites de toute la cour ; elle s'attendoit à celle du Roi, et il fut fort remarqué qu'il n'alla point chez elle[1]. Il avoit conservé pour Mme de la Vallière une estime et une considération sèche, dont il s'expliquoit même rarement et courtement ; il voulut pourtant que la Reine et les deux Dauphines l'allassent voir, et qu'elles la fissent asseoir, elle et Mme d'Épernon[2], quoique religieuses, comme duchesses qu'elles avoient été, ce que je crois avoir remarqué ailleurs[3]. Il parut peu touché de sa mort ; il en dit même la raison : c'est qu'elle étoit morte pour lui du jour de son entrée aux Carmélites. Les enfants de Mme de Montespan furent très mortifiés de ces visites publiques reçues à cette occasion, eux qui, en pareille, n'en n'avoient osé recevoir de marquée[4]. Ils le furent bien autrement quand ils virent [Add. S^tS. 936] Mme la princesse de Conti draper[5] contre tout usage pour[6] une simple religieuse[7], quoique mère, eux qui n'en

lites du grand convent, où elle a été un exemple de pénitence et d'humilité depuis trente ans. On dit qu'elle en pouvoit bien avoir soixante-sept ou huit. La maladie n'a duré que deux ou trois jours, qui étoit une colique causée par un boyau noué, à quoi on n'a pas songé assez tôt pour y remédier, accompagnée d'une grande fièvre. Mme la princesse de Conti vint hier pour la voir ; mais elle ne parloit plus : elle donna seulement quelque signe qu'elle la connoissoit encore. Cette princesse s'en retourna au désespoir ; Madame la Duchesse vint au-devant d'elle, et toutes les princesses se rendirent à son appartement. »

1. Mme de Maintenon expliqua que le Roi n'avait pas voulu renouveler les souvenirs du temps passé en allant chez la princesse de Conti (recueil Geffroy, tome II, p. 247).

2. Anne-Louise-Christine de Foix de la Vallette : tome II, p. 93.

3. Aux tomes II, p. 94, et IX, p. 70. Comparez les *Écrits inédits*, tome V, p. 300, et les *Lettres de Mme de Sévigné*, tome IV, p. 423.

4. Notre tome XV, p. 107. — 5. Voyez notre tome VII, p. 338.

6. Ce *p^r* corrige un *d'*, sans que l'apostrophe ait été biffée.

7. Mme de Maintenon avait écrit à la princesse des Ursins, en pareille occasion, pour l'abbesse de Maubuisson : « Il est vrai que c'est une mode assez déraisonnable de porter le deuil des religieuses, ou bien il faudroit le prendre le jour qu'elles font leurs vœux et qu'elles prétendent être mortes au monde » (recueil Geffroy, tome II, p. 201, et recueil Bos-

avoient point, et qui, pour cette raison[1], n'avoient osé, jusque sur eux-mêmes, porter la plus petite marque de deuil à la mort de Mme de Montespan[2]. Le Roi ne put refuser cette grâce à Mme la princesse de Conti, qui le lui demanda instamment, et qui ne fut guères de son goût. Les autres bâtards essuyèrent ainsi cette sorte d'insulte que le simple adultère fit au double dont ils étoient sortis, et qui rendit[3] sensible à la vue de tout le monde la monstrueuse horreur de leur plus que ténébreuse naissance, dont ils furent cruellement piqués.

Mort de Sablé. [*Add. StS. 937*]

Une autre mort arrivée en même temps parut moins précieuse devant Dieu[4] et fit moins de bruit dans le monde : ce fut celle de Sablé[5], fils de Servien, surintendant des finances, qui avoit amassé tant de trésors, et qui en avoit tant dépensé à embellir Meudon, dont il enterra le village, et le rebâtit auprès, pour faire cette admirable terrasse si prodigieuse en étendue et en hauteur[6]. Il avoit marié sa fille au duc de Sully[7] frère de la duchesse du Lude, et laissé ces deux fils, Sablé et l'abbé Servien[8], si

sange, tome IV, p. 231 ; *Mémoires de Luynes*, tomes IV, p. 425-426, et X, p. 49 et 352). Voyez notre tome XVII, p. 98, note 1.

1. Les trois derniers mots sont en interligne, et, plus loin, *osé* corrige *oser*.

2. Tome XV, p. 107. — Les sept derniers mots ont été ajoutés en interligne.

3. *Qui* est en interligne, et *rendue* a été corrigé en *rendit*.

4. *Pretiosa in conspectu Domini mors sanctorum ejus* (Psaume 115, verset 15).

5. Louis-François Servien, marquis de Sablé (tome X, p. 8), mourut le 29 juin, d'une hernie, comme notre auteur le dit de Mlle de la Vallière (*Dangeau*, p. 194 ; *Sourches*, p. 250 ; le vicomte de Grouchy, *Meudon, Bellevue et Chaville*, p. 42-43).

6. Tome II, p. 283-284. Il est parlé plus particulièrement des transformations de Meudon dans les *Écrits inédits*, tome VII, p. 154-155.

7. Marie-Antoinette Servien (tome II, p. 12) épousa, le 1er octobre 1658, Maximilien-Pierre-François de Béthune, duc de Sully : voyez les vers de Loret dans sa *Muse historique*, tome II, p. 530.

8. Augustin Servien : tome X, p. 8. — Ici, *Servient*, qui était l'ancienne orthographe.

connus tous deux par leurs étranges débauches avec beaucoup d'esprit, et fort aimable et orné[1]. Sablé vendit Meudon à M. de Louvois, sur les fins Sablé à M. de Torcy[2], mangea tout[3], vécut obscur, et ne fut connu que par des aventures de débauche[4], et par s'être fait estropier, lui, et rompre le cou à l'arrière-ban[5] d'Anjou, qu'il menoit au maréchal de Créquy[6]. Ainsi périssoient prompte-

1. Saint-Simon reviendra sur eux, avec plus de détails, en 1714 et 1715.

2. La seigneurie de Sablé avait été érigée en marquisat, le 7 janvier 1602, pour Urbain de Laval (reg. du Parlement X^{1A} 8644, fol. 359). Le fils du président de Maisons, l'ayant achetée en 1650, la revendit, quatre ans plus tard, à Abel Servien. Par suite de la liquidation de la succession de celui-ci, elle fut mise en vente (arrêt du Conseil du 28 septembre 1699, reg. E 1908, n° 87) sans trouver acquéreur, et ne fut achetée qu'en février 1710, et non sans hésitation, par M. de Torcy (*Journal de Torcy*, p. 114, 132 et 344 ; *Dangeau*, p. 58 et 122 ; *Sourches*, p. 152 ; Affaires étrangères, vol. *France* 1192, fol. 30), qui obtint une nouvelle érection en marquisat (reg. X^{1A} 8708, fol. 268 v°). Saint-Simon y passa quatre jours en juillet 1728. M. de Torcy fut un des bienfaiteurs de l'hôpital (Arch. nat., X^{1A} 8718, fol. 216 v°), et songea, en 1713, à établir une blanchisserie.

3. Les 28 janvier 1685 et 12 janvier 1686, il obtint des arrêts de surséance contre ses créanciers (reg. E 1834).

4. Déjà dit au tome X, p. 8. Il eut d'une certaine Jeanne de la Chauvetière une bâtarde, qu'il fit légitimer en juin 1703 (Archives nationales, O^1 47, fol. 281 v°). En 1704, il fut poursuivi pour des violences contre ses vassaux de Sablé (O^1 366, fol. 14).

5. Il a été question de l'arrière-ban dans notre tome I, p. 153. Comparez *la Milice françoise*, par le P. Daniel, tome II, p. 489-496, et *le Traité du ban et de l'arrière-ban*, par G. de la Roque, p. 133-134, ou *la Noblesse sous l'ancien régime*, par M. le vicomte d'Avenel (1901), p. 54-59. Après la convocation de 1674 dont il est question ici, on pensa encore à rassembler l'arrière-ban en 1689 ; même celui de Paris fut convoqué sur la grande place des Tuileries le 29 avril 1690 (*Mémoires de Foucault*, p. 250-251 ; *Mémoires de Sourches*, tome III, p. 52 ; Pithon-Curt, *Noblesse du Comtat-Vénaissin*, tome IV, p. 570), et, le 1er avril 1693, il y eut un ordre pour réunir celui de Champagne et de Brie (Archives nationales, K 121, n° 24). Ce fut sans doute la dernière tentative de levée.

6. C'est dans les premiers jours de novembre 1674 que le marquis de Sablé, campé, avec deux escadrons, entre Lunéville et Blamont, pour garder un passage, fut surpris de nuit par mille chevaux du duc de Lorraine et fait prisonnier, avec ses troupes, après un léger combat

ment[1] les races des ministres avant qu'ils eussent trouvé l'art d'établir leurs enfants, aux dépens des seigneurs[2], dans les premières charges de la cour après les grandes[3].

Mort et caractère* du maréchal de Joyeuse. [Add. StS. 938 et 939]

Le maréchal de Joyeuse[4] mourut aussi[5], à plus de quatre-vingts ans, sans enfants d'une fille de sa maison qu'il avoit épousée, dont il étoit veuf, et qui ne fut pas heureuse[6]. Il ressembloit[7] tout à fait à un roi des Huns[8]. Il avoit de l'esprit, de la noblesse, de la hauteur, et une grande valeur ; excellent officier général, surtout de cavalerie,

où il reçut à la jambe une blessure qui le rendit boiteux à jamais (*Histoire militaire*, tome I, p. 409 ; *Histoire de la guerre de Hollande*, tome I, p. 261-262 ; *Gazette*, p. 1153). Sur cette réunion de l'arrière-ban en 1674, on peut voir *les Lettres historiques de Pellisson*, tome II, p. 150, 152, 208 et 214, les *Mémoires de Saint-Hilaire*, tome I, p. 176, *Claude Pellot*, par O'Reilly, tome II, p. 299-306, la *Relation de Spanheim*, éd. Bourgeois, p. 512, l'*Histoire de Louvois*, tome II, p. 94-101.

1. Les premières lettres de *promptem*t surchargent *les races*.

2. Sur le sens que Saint-Simon donnait à ce terme, voyez, en dernier lieu, notre tome XVII, p. 361.

3. Cet aphorisme, déjà émis aux tomes V, p. 86 et 99, X, p. 9, XII, p. 41-42 et 161, et XVI, p. 372, reviendra encore dans la suite des *Mémoires*, notamment dans le tome XVIII de l'édition de 1873, p. 156.

4. Tome I, p. 114, et, en dernier lieu, tome XI, p. 150.

5. Dans son hôtel de la place Royale, le 1er juillet : *Dangeau*, p. 197 ; *Sourches*, p. 251 ; *Gazette*, p. 324.

6. Marguerite de Joyeuse, fille de Michel, baron de Verteil, épousa son cousin Jean-Armand de Joyeuse en juin 1658, et mourut le 24 juin 1694, d'un cancer (*Sourches*, tome IV, p. 349). Son mari avait longtemps entretenu Mme de Saint-Sernin, qui, disait-on, pratiquait des trous à ses poches, pendant qu'il dormait, pour en faire couler les pistoles (Chansonnier, ms. Fr. 12 691, p. 500).

7. Son portrait était déjà esquissé ainsi dans l'Addition n° 939. Les *Portraits et caractères du Musée britannique de 1703*, p. 34, le dépeignent comme « d'une taille médiocre, et pas mal fait de sa personne. » La copie de la toile du Saint-Esprit qui se trouve dans les mss. Clairambault 1165, fol. 1, et 1238, fol. 82, le représente avec des traits gros et durs, mais rien de plus.

8. Attila, dit le *Dictionnaire de Moréri*, « quoique de petite taille, jetoit la terreur dans les âmes les plus intrépides, tant il avoit la démarche fière et le regard foudroyant. »

*Au manuscrit, *carctére*.

très bon à mener une aile ; mais, pour une armée, dont il ne commanda jamais aucune en chef qu'en passant et par accident, la tête lui en tournoit, et aux autres aussi par son embarras et sa brutalité, qui le rendoit inabordable[1]. Il étoit assez pauvre[2], et cadet d'un aîné ruiné, excellent lieutenant général, qu'on appeloit le comte de Grandpré, chevalier de l'Ordre en 1661[3], mort il y avoit longtemps[4], qui traînoit d'ordinaire son cordon bleu à pied faute de voiture, et qui ne laissa point d'enfants. Ce maréchal de Joyeuse étoit une manière de sacre[5] et de brigand, qui pilloit tant qu'il pouvoit pour le manger avec magnificence[6]. Il avoit eu[7] le gouvernement de Metz et du pays Messin[8] à la mort du duc[9] de la Ferté[10]; il fut donné deux jours après au maréchal de Villars en lui conservant

Villars gouverneur de Metz.

1. Voyez ce que notre auteur a déjà dit de lui en 1695, lorsqu'il remplaça le maréchal de Lorge malade (notre tome II, p. 294). Tous les contemporains s'accordaient à lui reconnaître de la bravoure, de la finesse et de l'habileté, mais aussi un caractère emporté, brutal, méticuleux, qui l'avait fait surnommer le maréchal Chicot, et surtout de la rapacité et de l'avarice (notre tome II, p. 170-171, 300 et 335 ; Spanheim, *Relation,* édit. Schefer, p. 392, 393 et 419 ; *Portraits et caractères de 1703,* p. 34 ; *Mémoires de Sourches,* tome II, p. 233 ; *Mémoires de Villars,* tome I, p. 156 ; Chansonnier, ms. Fr. 12 691, p. 499-500).

2. Nous avons, dans les Papiers du Contrôle général, G^7 1017, 25 mars 1710, une lettre, du 22 février de sa dernière année, où il réclamait dix mille écus sur l'arriéré de ses appointements et pensions.

3. Charles-François de Joyeuse, comte de Grandpré, mort en 1680 : tome XII, p. 259.

4. *Avoit* est en interligne, au-dessus d'*a,* biffé, et il y a un *et* biffé après *longtemps.*

5. Expression déjà employée dans le tome XVII, p. 62.

6. Plusieurs lettres qu'il adressa au contrôleur général Desmaretz, en 1709, sont dans le carton G^7 543, aux Archives nationales. En mourant, il légua la baronnie de Verpel, dans les Ardennes, qui lui venait de sa femme, à son neveu Jules de Joyeuse, comte de Grandpré, et celui-ci eut à soutenir à ce sujet un procès contre les Chalais (Bibliothèque nationale, Fm in-folio, n° 7929).

7. *Eu* est en interligne. — 8. Tome XI, p. 150.

9. *Duc* surcharge *Mᵃˡ*. — 10. En août 1703 : notre tome III, p. 93.

les quinze mille livres d'appointements[1] comme ayant perdu le gouvernement de Fribourg[2].

Mort de Renti et de sa sœur la maréchale de Choiseul.

[*Add. S^tS. 940*]

Le marquis de Renti[3] le suivit de près, dans une grande piété, et depuis quelque temps dans une grande retraite[4]. Il étoit fils de ce marquis de Renti qui a vécu et est mort en réputation de sainteté[5], et il étoit frère de la maréchale de Choiseul[6], qui ne le survécut que de quelques mois[7]. C'étoit un très brave, honnête et galand homme, d'un esprit médiocre, et assez difficile quoique très bon homme, mais impétueux, médiocre à la guerre pour la capacité, mais honorable et tout à fait désintéressé[8]. Il étoit lieute-

1. *Dangeau*, p. 197; *Sourches*, p. 251. Le produit total du gouvernement pouvait atteindre vingt-huit mille livres; mais Villars demanda à conserver les appointements de son ancien gouvernement de Fribourg, se plaignant que ses cadets eussent été traités plus généreusement (Dépôt de la guerre, vol. 2216, n° 10).

2. Depuis 1698, que cette ville avait été rendue à l'Empire par le traité de Ryswyk.

3. Jean-Jacques, marquis de Renty: tome III, p. 236.

4. Il mourut le 29 juin, dans son château patrimonial du Bény-Bocage, en basse Normandie (*Dangeau*, p. 200; *Sourches*, p. 259; *Gazette*, p. 348).

5. Gaston-Jean-Baptiste, baron de Renty, né en 1611, eut le commandement d'une compagnie de cavalerie en Allemagne pendant la guerre de Trente ans, mais se retira du service dès 1638 pour se livrer à la piété sous la direction du P. de Condren, et aux œuvres de charité; il fut un des fondateurs de ces confréries d'artisans qui pratiquaient la vie en commun et l'assistance des pauvres, et qui subsistèrent jusqu'au milieu du dix-huitième siècle. Il mourut au Bény le 24 avril 1648. Le P. Saint-Jure écrivit sa Vie, qui eut plusieurs éditions; on peut également consulter sur lui la *Vie de M. Ollier*, par Faillon. Bouhours le proclamait le premier homme du siècle en matière de spiritualité.

6. Catherine-Alphonsine de Renty (tome III, p. 236, note 4) épousa, par contrat du 5 mai 1658, Claude de Choiseul-Francières, et mourut au château de la Roue, près Montlhéry, le 17 octobre 1710, à soixante-quatorze ans, séparée de son mari depuis près de cinquante ans.

7. Les huit derniers mots ont été ajoutés en interligne, notre auteur trouvant dans Dangeau, p. 265, une mention de la mort de la maréchale.

8. « Il auroit été depuis longtemps maréchal de France, dit l'annotateur des *Mémoires de Sourches* (tome XII, p. 259), sans quelques

nant général, et lieutenant général de Franche-Comté[1], où on ne le laissa guères commander, assez mal à propos ; mais le titre en est devenu un d'exclusion[2]. Il n'étoit pas riche[3], et a laissé un fils[4] très brave et honnête homme aussi, mais que l'extrême incommodité de sa vue a retiré fort tôt du service, et presque du monde[5].

État de l'armée et de la frontière de Flandres, et du siège de Douay.

Le maréchal de Villars trouva l'armée assemblée sous Cambray[6]. Elle étoit de [cent] cinquante-sept bataillons et deux cent soixante-deux escadrons, toutes les places, outre cela, garnies[7] ; mais ces troupes n'étoient pas bien complètes, même d'officiers. Depuis un mois le prêt[8] leur étoit

démêlés qu'il eut, qui apportèrent un dérangement étrange dans sa fortune, malgré sa naissance et tout son mérite. » Il avait d'ailleurs toujours été mal en cour, et le Roi l'avait « oublié » dans la grande promotion de l'Ordre de 1688, qui comprit tant d'officiers généraux (*ibidem*, tomes II, p. 294, et IV, p. 245).

1. Le lieutenant général de Franche-Comté, qui était en même temps commandant de la province, recevait des appointements de vingt mille livres. Nous avons dans le carton G7 277, aux Archives nationales, trois lettres de M. de Renty, des 24 juin, 26 juillet et 26 août 1692, adressées en cette qualité au contrôleur général Pontchartrain.

2. Il veut dire que posséder le titre de lieutenant général d'une province était devenu un obstacle à ce que le Roi y laissât commander le titulaire, souvent mal à propos.

3. Cependant son fils (ci-dessous), en mourant, fit légataire universel de sa fortune M. de Verderonne, son ami, au détriment de Mme de Novion, qui eût dû être son héritière (*Mémoires de Luynes*, tome XV, p. 209).

4. Jean-Jacques II, marquis de Renty et baron de Landel, cornette des chevau-légers de la Reine en avril 1698, acheta en février 1707 la charge de capitaine-lieutenant des gendarmes de Bourgogne, fut blessé à Malplaquet, se retira du service en 1713, et mourut en août 1756, à soixante-dix-neuf ans.

5. Cette myopie très prononcée avait failli le faire refuser par le Roi pour la charge des gendarmes (*Sourches*, tome X, p. 255 et 264).

6. Ci-dessus, p. 369.

7. *Dangeau*, p. 160 ; *Mémoires militaires*, tome X, p. 33. Notre auteur, copiant mal Dangeau, a écrit : *57 bat.*, au lieu de *157*.

8. « .... On appelle aussi *prêt* ce que les officiers payent à leurs soldats pour leur solde ordinaire » (*Académie*, 1718).

payé, et on leur donnoit du pain passable et quelque viande[1]. Albergotti se défendoit bien dans Douay. Le duc de Mortemart y commanda une sortie qui fit un grand désordre dans les tranchées, tua beaucoup de monde, et n'en[2] perdit presque point[3]. L'attaque aussi fut vigoureuse et de part et d'autre. On travailla fort sous terre pour faire des mines, et pour les éventer. Outre ce qui faisoit le siège, l'armée des ennemis étoit aussi forte que celle du Roi[4], et tenta une entreprise sur Ypres[5]. Ils crurent avoir gagné un partisan de la garnison, et, par son moyen, surprendre la place. Le partisan[6] en avertit Chevilly, qui y commandoit[7], et, par son ordre, suivit l'entreprise. Les ennemis, pleins de confiance en leur marché, détachèrent deux mille chevaux ou dragons de leur armée portant chacun un fantassin en croupe, sous prétexte de renforcer leurs garnisons de Lille et de Menin, et le partisan marchoit assez près à la tête, avec douze ou quinze hommes. Il se présenta à la barrière, qu'on lui ouvrit ; en même temps, ses

Entreprise manquée sur Ypres.

1. C'est Dangeau qui dit cela textuellement, p. 159 et 160.

2. *N'en* est en interligne, au-dessus de *ne*, biffé.

3. C'est le 7 mai qu'eut lieu cette sortie (*Dangeau*, p. 153-154 ; *Sourches*, p. 223).

4. Elle était bien plus forte, de près de quarante mille hommes, suivant le général Pelet (*Mémoires militaires*, tome X, p. 27 et 35).

5. Dans la nuit du 9 au 10 juin (*Dangeau*, p. 183 ; *Sourches*, p. 241-242 ; *Gazette*, p. 299-300 ; vol. Guerre 2215, n°s 156 et 172).

6. Il s'appelait Badot, comme nous le verrons ci-contre, note 1.

7. Claude Hatte de Chevilly, né en 1683, petit-fils d'une Bullion et frère d'un fermier général, entra au service à dix-sept ans, fut d'abord capitaine aux gardes, puis major et colonel de dragons, mais avait vendu son régiment à Caylus en 1688, de dépit de n'avoir pas été fait brigadier, et avait obtenu en échange la lieutenance de Roi d'Ypres. Il devint brigadier en 1694, maréchal de camp en 1702, lieutenant général en 1704, et mourut le 25 septembre 1722, à soixante-dix-neuf ans. Il avait eu une pension de deux mille livres sur l'ordre de Saint-Louis en 1693, et en reçut une autre, de six mille, en 1713, lorsque Ypres fut rendue par le traité d'Utrecht. Son contrat de mariage, du 20 janvier 1682, avec la veuve d'un sieur Charles Arondeau, trésorier de France, est dans le registre Y 241, fol. 380, aux Archives nationales.

douze ou quinze hommes furent pris. Le détachement arrivoit ; mais il fut averti à temps par le hasard d'un fusil d'un soldat de milice qui étoit dans les dehors, qui tira. A ce bruit, le détachement se crut découvert et s'arrêta. Il se retira aussitôt après. On leur tua ou blessa une cinquantaine d'hommes du feu que la place fit sur eux de tous côtés. Le partisan en eut une petite pension et une commission de lieutenant-colonel[1]. Un autre de nos partisans, sorti quelques jours après de Namur, trouva moyen de se glisser dans Liège, se rendit maître du corps de garde qui étoit à la porte, marcha à la place, tua celui qui y commandoit, prit toute la garde, pilla la maison du ministre de l'Empereur et celle d'un Hollandois qui commandoit dans la ville, et s'en revint avec un assez gros butin et cinquante prisonniers, sans y avoir laissé qu'un homme[2].

Bagatelle à Liège*.

1. C'est le récit presque textuel de Dangeau ; celui des *Mémoires de Sourches* (p. 241-242) renferme plus de détails : « On apprit aussi une chose singulière qui étoit arrivée dans Ypres. Un partisan de la place, nommé Badot, avoit fait accroire aux généraux des ennemis qu'il la leur livreroit, s'ils vouloient lui donner des troupes suffisamment pour s'en rendre maîtres, et il étoit convenu avec eux du jour et de l'heure auxquels il devoit la leur livrer ; mais il avoit averti Chevilly, qui y commandoit, lequel, au jour nommé, avoit disposé toutes ses troupes pour les envelopper quand ils viendroient. Ils y vinrent effectivement au nombre de quatre bataillons, avec quelque cavalerie, et ils arrivèrent au point du jour jusque sur le glacis ; leur premier détachement, conduit par Badot, entra même dans le second chemin couvert, dont il trouva la barrière ouverte, comme Badot le leur avoit promis, et ils y alloient tous entrer, quand un soldat étourdi de la garnison tira un coup de fusil, et ainsi découvrit l'embuscade. Les ennemis se retirèrent en diligence, et il fallut se contenter de leur faire un grand feu de canon et de mousqueterie, qui ne leur fit pas grand mal à cause de l'obscurité du jour, et de prendre ce premier détachement qui étoit avec Badot, lequel fut lui-même blessé au bras d'un coup de fusil. » On a les rapports de Chevilly au Dépôt de la guerre.

2. Notre auteur transcrit encore le texte du *Journal de Dangeau*, p. 190. Voici la relation de la *Gazette* (p. 310) : « On écrit de Liège que, le 10 juin, à quatre heures du matin, un parti de Namur de quatre

* Cette manchette est deux lignes trop haut dans le manuscrit.

Ce pendant le siège de Douay s'avançoit[1]. Il s'y étoit passé, le 20 juin, une action considérable. Les ennemis s'étoient rendus maîtres d'une demi-lune : Dreux et le duc de Mortemart les en chassèrent ; ils revinrent, et s'établirent sur la berme[2], où un fourneau[3] qui joua à propos les fit tous sauter. Ils perdirent environ deux mille hommes[4] ; mais ils revinrent une troisième fois, et gagnèrent l'angle de cet ouvrage[5]. Deux jours après, ils se rendirent maîtres de deux demi-lunes, et, comme la brèche étoit fort grande, Albergotti fit battre la chamade le 25[6]. Le duc de Mortemart apporta la capitulation au Roi[7], qui fut[8]

Douay rendu, Albergotti chevalier de l'Ordre, etc.

à cinq cents hommes, commandé par le capitaine Mackinai, s'étoit saisi de la porte du pont par le moyen de quelques soldats déguisés en bourgeois, qui tuèrent la sentinelle et se saisirent de la garde ; qu'étant ensuite entrés, ils avoient surpris la grande garde qui étoit devant la maison du sieur de Rochebrune, commandant de la ville ; que sa maison fut pillée, ainsi que celle du comte de Wels, envoyé de l'Empereur, avec la vaisselle d'argent qui y étoit, les chevaux et les meilleurs effets : après quoi ils s'étoient retirés, n'ayant eu que trois hommes tués, et vingt faits prisonniers pour s'être trop arrêtés. » Les *Mémoires de Sourches* ne parlent pas de cet épisode.

1. Ci-dessus, p. 370. Il y a un journal du siège dans les gazettes de Hollande et plusieurs autres au Dépôt de la guerre, *Mémoires historiques*.

2. Ce mot n'était pas dans le *Dictionnaire de l'Académie* de 1718. Voici la définition qu'en donna le *Dictionnaire de Trévoux* : « Petit espace de trois ou quatre pieds entre le rempart et le fossé, qui sert à recevoir les terres qui s'éboulent par le canon, afin que le fossé n'en soit pas comblé. » Saint-Simon, comme Dangeau, a écrit : *berne*.

3. *Fourneau* « se dit d'un creux fait en terre et chargé de poudre pour faire sauter une muraille ou quelque autre ouvrage » (*Académie*, 1718).

4. L'abréviation *h.* a été ajoutée après coup.

5. *Dangeau*, p. 191-192 ; *Sourches*, p. 247 ; *Gazette*, p. 323 ; *Gazette d'Amsterdam*, Extraordinaire L.

6. *Dangeau*, p. 193-194 ; *Sourches*, p. 249, 250 et 252 ; *Gazette*, p. 323-324 ; *Gazette d'Amsterdam*, n° LII ; Dépôt de la guerre, vol. 2225, n° 256 ; Pelet, *Mémoires militaires*, p. 49. Les lettres d'Albergotti sont dans le volume Guerre 2215, nos 240 et 243-252.

7. Arrivé à Versailles le 29 juin, à une heure après midi, il fut reçu aussitôt par le Roi.

8. *Fut* est en interligne, au-dessus d'*a cste* (sic), biffé.

toute telle qu'Albergotti la voulut[1]. La brèche étoit capable pour[2] deux bataillons de front[3]. Le Roi, content de cette belle défense, et accoutumé à prostituer le collier du Saint-Esprit en récompenses militaires, fit Albergotti[4] chevalier de l'Ordre[5], Dreux, blessé le dernier jour du siège[6], lieutenant général[7], et donna à la garnison d'autres récompenses[8]; Albergotti eut aussi en même temps le gouvernement de Sarrelouis[9], vacant déjà depuis quelque temps par la mort de Choisy[10],

1. Le texte en est donné par la *Gazette d'Amsterdam*, n° LII et Extraordinaire. Le fort de Scarpe fut compris dans la capitulation, quoiqu'il n'eût pas été assiégé. Le reine Anne fit faire des médailles satiriques à cette occasion. Selon les *Mémoires de Sourches*, les ennemis avaient perdu huit mille hommes; la garnison, ayant eu douze cent soixante-trois hommes tués ou blessés, ne comptait plus que vingt bataillons et deux régiments de dragons, dont les chevaux avaient été mangés.

2. Pouvant contenir, dit Littré en citant cet exemple.

3. C'est ce que dit Dangeau, p. 194. — 4. L'*e* surcharge une *l*.

5. *Dangeau*, p. 197; *Sourches*, p. 251; *Journal de Torcy*, p. 310; vol. Guerre 2216, n°s 2 et 3. Mme de Maintenon écrivit (recueil Geffroy, tome II, p. 249): « Sa défense a été généralement louée de tout le monde, et on le trouve trop peu récompensé par le cordon bleu et le gouvernement de Sarrelouis. » Les preuves pour l'Ordre sont au dossier bleu 208.

6. Il reçut un éclat de bombe à la cuisse; mais quelques « écus blancs » qu'il avait dans sa poche furent cause que la blessure se réduisit à une « grosse contusion » (*Sourches*, p. 250).

7. Ainsi que le Suisse Brendlé et l'ingénieur Valori.

8. Villars envoya ses propositions le 4 juillet; M. le marquis de Vogüé a publié sa lettre dans le tome III des *Mémoires*, p. 278-280.

9. Ce gouvernement valait seize mille livres. — Ici, *Saarreloüis*.

10. L'ingénieur Thomas de Choisy avait d'abord servi dans les mousquetaires et dans l'infanterie lorsqu'il s'attacha à Vauban, qui, en 1668, l'employa aux fortifications de Charleroy; il fit toutes les campagnes d'Allemagne et de Flandres depuis 1672, eut en 1675 la lieutenance de Roi de Limbourg, fut fait brigadier en 1676 pour récompense de sa belle défense de Maëstricht, devint gouverneur de la citadelle de Cambray en 1677, commandant en 1678, et, l'année suivante, gouverneur de Sarrelouis, dont il venait d'achever les fortifications avec Vauban. Maréchal de camp en 1689, lieutenant général en 1704, il est mort le 26 février 1710, à soixante-dix-huit ans, ayant obtenu en avril 1692 l'érec-

et le duc de Mortemart fut maréchal de camp [1].

Béthune assiégé, Puy-Vauban, gouverneur, dedans.

Les ennemis, après avoir réparé et pourvu leur nouvelle conquête, ne perdirent pas de temps à en faire d'autres, dans l'impuissance où Villars leur paroissoit de les en empêcher[2]. Ils marchèrent à Béthune, et y ouvrirent la tranchée le 24[3]. Du Puy-Vauban[4], gouverneur de la place, y commandoit avec quatre mille [hommes] de garnison. Il n'en avoit pas voulu davantage, et il étoit suffisamment

tion en marquisat de sa terre de Moigneville. Très bon ingénieur au dire de Vauban (G. Michel, *Histoire de Vauban*, p. 171-175), il était cousin de l'abbé de Choisy, qui parle de lui dans ses *Mémoires* (tome II, p. 9-10); il prétendait ressembler au grand Condé (ms. Nouv. acq. fr. 4529, p. 103). Le *Mercure* de mars 1710 (p. 277-280) donna l'énumération de ses services. Son fils unique, appelé de Moigneville, passé en Hollande en 1701, par ressentiment contre le père (*Gazette de Rotterdam*, 1702, n° II), puis revenu en France, avait été arrêté en 1705 et enfermé quelque temps à la Bastille (*Archives de la Bastille*, tome XI, p. 249, 250 et 257).

1. Le Roi se montra très satisfait de sa manière de rendre compte du siège et de la capitulation (*Dangeau*, p. 194); cependant on attribua cet avancement au crédit de son beau-père : voyez les *Mémoires du chevalier de Quincy*, tome III, p. 5. Villars l'avait recommandé au Roi par une lettre que M. de Vogüé a publiée au tome III des *Mémoires*, p. 279.

2. Les alliés déclarèrent qu'ils iraient jusqu'au bout, si on ne leur rendait l'Espagne et les Indes.

3. Cette place était investie depuis le 18 juillet (*Dangeau*, p. 214; *Sourches*, p. 282 et 283; *Gazette*, p. 371). Il y a une description dans les *Mémoires du chevalier de Quincy*, tome III, p. 30, un plan dans l'*Histoire militaire du prince Eugène*, tome II, p. 296-297, et une étude militaire dans les *Feldzüge*, tome XII, p. 184-218. Les correspondances sont au volume Guerre 2216.

4. Antoine le Prestre, comte de Vauban, dit du Puy-Vauban (il signait : VAUBAN-DUPUIS), était fils d'un cousin germain du maréchal. Lieutenant au régiment de Normandie en 1672, il servit comme ingénieur au siège de Besançon en 1674, parvint en 1693 au grade de brigadier, fut fait maréchal de camp en 1702, lieutenant général en 1704, eut le gouvernement de Béthune la même année, et ensuite la charge de directeur des fortifications d'Artois. Il mourut le 10 avril 1731, à soixante-dix-sept ans. Une lettre qu'il écrivit au contrôleur général Desmaretz en octobre 1709 (Archives nationales, carton G^7 571) retrace sommairement ses services. Au mois d'août 1725, il obtint l'érection en comté de sa terre de Saint-Sernin, en Mâconnais, sous le nom de Vauban.

muni et approvisionné. Il fit faire une sortie cette même nuit de l'ouverture de la tranchée, leur tua huit cents hommes, et y perdit fort peu[1]. Il y eut force coups de main[2]; mais, après une belle défense, du Puy-Vauban battit la chamade le 28 août, et eut la capitulation telle qu'il la voulut[3]. Il avoit le cordon rouge : le Roi y ajouta la grand croix et les mille écus de plus, en attendant la première vacante[4], qui fut une chose tout à fait contre son usage[5], et donna des récompenses aux principaux de la garnison. Tout à la fin de ce siège, on tenta une entreprise sur Menin[6]. Les troupes détachées furent mal conduites par les guides : au lieu d'arriver la nuit, elles furent surprises par le jour, et s'en revinrent comme elles étoient allées[7].

Béthune rendu ; récompenses.

Entreprise manquée sur Menin.

Tout au commencement de ce même siège, nos plénipotentiaires arrivèrent de Gertruydemberg, plus que fort

Retour de nos plénipotentiaires.

1. *Dangeau*, p. 214 ; *Sourches*, p. 294 ; *Gazette*, p. 371 ; *Gazette d'Amsterdam*, n° LXI.

2. La *Gazette d'Amsterdam* donna un journal du siège.

3. Tout comme Albergotti, p. 401 : *Dangeau*, p. 235-237 ; *Sourches*, p. 342, 343 et 353 ; *Gazette*, p. 403 et 443-444 ; *Gazette d'Amsterdam*, nos LXX, LXXI (texte de la capitulation) et Extraordinaire.

4. *Dangeau*, p. 237, 240 et 244 : « Le Roi a donné à M. du Puy-Vauban l'expectative de la première place des huit grand-croix de l'ordre de Saint-Louis qui vaquera, et, en attendant, il lui permet de porter la grande croix, et il aura les deux mille écus de pension qu'ont les autres. Il avoit déjà le cordon rouge et mille écus de pension ; ainsi il ne profite que de mille écus. » Comparez *Sourches*, p. 356, et voyez le volume Guerre 2217, nos 225 et 237. Ci-après, p. 566.

5. Cependant nous en avons déjà vu un exemple au profit de M. de Lée, en 1708 : notre tome XVI, p. 447.

6. Dangeau ne paraît pas avoir parlé de cette surprise manquée, tandis que les *Mémoires de Sourches* en donnent tous les détails, venus dans une lettre du 28 août. Villars avait voulu réserver l'honneur de l'entreprise à son frère : vol. Guerre 2216, nos 99, 100, 154 et 197.

7. *Sourches*, p. 341-342. Il était arrivé à Menin, peu auparavant, un grand convoi de munitions (*Gazette d'Amsterdam*, Extraordinaire LXVI). Un plan de la ville en 1709 est dans le volume Guerre 2150, n° 41, et le « dispositif » de la surprise, dans le volume 2258, nos 47 et 48. Une pareille tentative d'Albergotti avait déjà échoué en 1708 : tome XVI, p. 360-361.

fraîchement ensemble. Ils vinrent un matin à Marly, où le Roi les entretint assez longtemps dans son cabinet avec Torcy[1]. Ce qui se trouvera là-dessus dans les Pièces m'empêche d'en dire ici davantage[2].

Ridicule aventure du maréchal de Villars et d'Heudicourt.

Il arriva au maréchal de Villars une aventure fort ridicule[3], qui fit grand bruit à l'armée et à la cour. Sa blessure, ou les airs qu'il en prenoit, lui faisoit souvent tenir la jambe sur le cou de son cheval à peu près comme les dames. Il lui[4] échappa un jour, dans l'ennui où il se trouvoit dans son armée, qu'il étoit bien las de monter à cheval comme ces putains[5] de la suite de Mme la duchesse de

1. Ils arrivèrent à Paris le 29 juillet, et furent reçus à Marly dès le lendemain ; Dangeau ne parle pas de dissentiment entre eux (*Journal*, p. 214-216 ; *Sourches*, p. 283, 285 et 286). Les gazettes de Hollande venaient d'imprimer toutes les pièces françaises et hollandaises, qui sont reproduites dans les *Mémoires de Sourches*, p. 297-317. On doit voir, à ce sujet, dans l'ancien texte des *Mémoires de Villars*, éd. Michaud et Poujoulat, p. 189-194, la correspondance par laquelle il s'efforçait de relever la confiance des plénipotentiaires ; il s'offrit enfin pour risquer les dernières cartes. « C'est jouer gros jeu, disait-il ; mais on peut le trouver dans le talon. » Ci-après, p. 566. Dans le conseil où furent reçus les plénipotentiaires, on décida de faire partir Vendôme.

2. Comme ci-dessus, p. 18.

3. Le *Journal de Dangeau* (p. 246, 249 et 250) et les *Mémoires de Sourches* (p. 366) ne parlent qu'en peu de mots de cette « aventure ; » mais le chevalier de Quincy (*Mémoires*, tome III, p. 45-47) est beaucoup plus complet, et son récit confirme de tous points celui de notre auteur. La scène se passa en septembre 1710. Le maréchal de Villars n'en a rien dit dans ses *Mémoires*, quoique l'ayant démentie à peu près dans une lettre qu'on trouvera ci-après, appendice XIV.

4. La plume et l'encre changent ici.

5. « *Putain*, terme d'injure qui se dit d'une femme ou d'une fille prostituée ; c'est un terme malhonnête, » disait le *Dictionnaire de l'Académie* de 1718. Notre auteur l'a employé à diverses reprises (suite des *Mémoires*, tomes XIV de 1873, p. 349, et XIX, p. 173, et *Écrits inédits*, tome VIII, p. 43), et on le trouve usité couramment à cette époque (lettre de Louville publiée dans notre tome IX, p. 351-352 ; *Correspondance de Madame*, recueil Brunet, tome II, p. 230 et 280 ; lettre de Mme de Sévigné, dans le recueil Capmas, tome II, p. 253 ; Molière, dans *Amphitryon*, etc.). Tallemant des Réaux (*Historiettes*, tome III, p. 335) dit que, de son temps, on l'appliquait même aux

Bourgogne, qui, par parenthèse, étoient toutes les jeunes dames de la cour et les filles de Madame la Duchesse[1]. Un tel propos, tenu en pleine promenade[2] par un général d'armée peu aimé, courut[3] bientôt d'un bout à l'autre du camp, et ne tarda guères à voler à la cour et à Paris. Les dames cavalières[4] s'offensèrent, les autres prirent parti pour elles ; Mme la duchesse de Bourgogne ne put leur refuser de s'en montrer irritée et de s'en plaindre. Villars en fut tôt averti, et fort en peine d'un surcroît d'ennemis si redoutable, dont sa campagne n'avoit pas besoin : il se mit dans la tête de découvrir qui l'avoit décelé ; il[5] fit si bien qu'il sut, à n'en pas douter, que c'étoit Heudicourt[6] qui l'avoit mandé, et il en fut d'autant plus piqué que, pour faire sa cour à sa mère, ce mauvais ange de Mme de Maintenon[7], et à Mme de Montgon, sa sœur[8], il l'avoit adomestiqué[9], protégé, et, chose fort étrange pour le maréchal, lui avoit souvent, non pas prêté, mais donné de l'argent, dont il étoit toujours fort dépourvu par sa mauvaise conduite et l'avarice de son père, qui mangeoit[10] tout, à son âge, avec des créatures[11]. La vieille Heudicourt et sa fille étoient mortes ; mais Heudicourt, fort protégé du Roi par Mme de Maintenon à cause de sa défunte

« meilleures dames. » Au dire de Saint-Simon, la Reine ne se servait que de l'espagnol *puta*, francisé en *pute*, pour désigner Mme de Montespan, et ce mot, primitivement, ne se prenait pas en mal.

1. Voyez une chanson à boire de 1710, ms. 12694, p. 565-573.

2. Ce fut à table.

3. *Court* corrigé en *courut*, puis *tarde* en *tarda*.

4. Nous avons eu ci-dessus, p. 39, *parure cavalière*.

5. Avant *il*, Saint-Simon a biffé *et*.

6. L'auteur de tant de méchancetés et de lardons dont il a été parlé plus d'une fois.

7. Tome XVII, p. 69. — *Ange* est écrit avec une initiale majuscule.

8. Louise Sublet d'Heudicourt : ci-dessus, p. 314 ; nous l'avons vue mourir en 1707 (tome XIV, p. 260).

9. Terme déjà rencontré dans notre tome XI, p. 41.

10. La première lettre de *mangeoit* corrige un *d*.

11. Notre tome XVII, p. 66.

mère, étoit demeuré comme l'enfant de la maison[1] partout où étoit le maréchal de Villars. C'étoit un drôle de beaucoup d'esprit, qui excelloit à donner des ridicules, à la plaisanterie la plus salée, aux chansons les plus immortelles[2], et qui, gâté par la faveur qui l'avoit toujours soutenu, ne s'étoit contraint pour personne, et. par cette même faveur et par l'audace et le tranchant de sa langue[3], s'étoit rendu redoutable. Il n'avoit point d'âme ; grand ivrogne et débauché, point du tout poltron, et une figure hideuse de vilain satyre[4]. Il se faisoit justice là-dessus ; mais, hors d'état d'espérer de bonnes fortunes, il les facilitoit volontiers, étoit sûr[5] dans cet honnête commerce, et s'étoit acquis par là beaucoup d'amis de la fleur de la cour, et encore plus d'amies. Par contraste à sa méchanceté on ne l'appeloit que le Petit Bon[6], et le Petit Bon étoit de toutes les intrigues, en menoit quantité, et en étoit un répertoire. C'étoit, parmi les dames à la cour, à qui l'auroit, dont pas une n'eût osé se brouiller avec lui, à commencer par les plus hautes. Cette protection, que personne n'ignoroit, le rendoit encore plus hardi, tellement que le maréchal de Villars se trouva dans le dernier embarras. Toutefois, après y avoir bien pensé, il eut recours à l'effronterie, qui toujours l'avoit si utilement servi. Pour cela, il envoya chercher une quinzaine d'officiers généraux, tous considérables par leurs poids[7] à l'armée, ou par leurs entours à la cour, et Heudicourt avec

1. Le *Dictionnaire de l'Académie* de 1718 ne donnait pas cette expression au figuré.

2. Comme celle qu'il fit sur les Montsoreau (nos tomes XIII, p. 261-262, et XVII, p. 67-68; *Mémoires du chevalier de Quincy*, tome III, p. 45-46).

3. *L'Académie* ne donnait pas cette acception figurée de *tranchant*.

4. « Une manière de chèvre-pied, aussi méchant et plus laid encore que son père, » a-t-il dit déjà en 1709 (tome XVII, p. 67).

5. Avant *seur*, Saint-Simon a biffé *sceu*.

6. C'est ce que disent les *Mémoires du chevalier de Quincy*, p. 45.

7. Saint-Simon a bien écrit : *leurs poids*, au pluriel.

eux. Quand il les sut tous arrivés, il sortit de sa chambre et alla où ils étoient avec ce que le hasard y avoit conduit d'autres gens, comme il en fourmille toujours de toute espèce chez le général[1], qui vouloit faire une scène publique[2]. Là, il demanda tout haut à chacun de ceux qu'il avoit mandés, et l'un après l'autre, s'ils se souvenoient qu'il eût dit telle chose qu'il répéta. Albergotti, revenu à l'armée après avoir fait, au sortir de Douay, un tour de huit ou dix jours à Paris et à la cour[3], prit en matois la parole le premier, répondit[4] qu'il se souvenoit qu'il avoit parlé ainsi des vivandières[5] et des créatures du camp, et jamais d'autres. Nangis, le prince de Rohan[6], le prince Charles fils de Monsieur le Grand[7], et tous les autres, ravis d'une si belle ouverture, la suivirent l'un après l'autre, et la confirmèrent jusqu'au dernier. Alors Villars, dans le soulagement qu'on peut juger, insista pour faire mieux confirmer et consolider la chose ; puis, éclatant contre l'inventeur d'une si affreuse calomnie, et contre l'imposteur qui l'avoit écrite à la cour, adressa la parole à Heudicourt, qu'il traita de la plus cruelle façon du monde[8]. Le Petit Bon, qui n'avoit pas prévu qu'il seroit découvert, ni la scène où il se trouvoit, fut étrangement interdit, et se voulut défendre ; mais Villars produisit des preuves qui ne purent être contredites. Alors, le vilain, acculé, avoua sa turpitude, et eut l'audace de s'approcher de Villars pour lui parler bas ; mais le maréchal, se reculant, et le repoussant avec un air d'indignation, lui dit de parler tout haut, parce qu'avec des fripons

1. C'est ainsi que le chevalier de Quincy fut témoin de la scène.
2. Comparez la version de Villars lui-même, dans l'appendice XIV.
3. *Dangeau*, p. 210 et 212.
4. La première lettre de *répondit* surcharge un *d*.
5. « *Vivandier, ière*, subst. ; marchand qui suit l'armée ou un corps de troupes, et qui leur vend des vivres » (*Académie*, 1718).
6. Hercule-Mériadec de Rohan-Soubise : tome II, p. 126.
7. Tome XVII, p. 267.
8. Quincy, témoin de la scène, reproduit le discours.

de sa sorte il ne vouloit rien de particulier. Alors, Heudicourt, reprenant ses esprits, se livra à toute son impudence : il soutint qu'aucun de tout ce qui étoit là, et que Villars avoit interrogé, n'osoit lui déplaire en face, mais savoient fort bien tous la vérité du fait telle qu'il l'avoit écrite ; qu'il pouvoit avoir tort de l'avoir mandée, mais qu'il n'avoit pas imaginé que, dite en si nombreuse compagnie et en lieu si public, elle pût demeurer secrète, et qu'il fît plus mal de la mander que tant d'autres qui en avoient pu faire autant. Le maréchal, outré de colère d'entendre une réponse si hardie, et au moins si vraisemblable, lui reprocha ses bienfaits et sa scélératesse ; il ajouta que, quand la chose seroit vraie, il n'y auroit pas moins de crime à lui de la publier qu'à l'inventer, à toutes les obligations[1] qu'il lui avoit, le chassa de sa présence, et, quelques moments après, le fit arrêter et conduire au château de Calais[2]. Cette violente scène fit, à l'armée et à la cour, autant de bruit que ce qui l'avoit causée. La conduite suivie et publique du maréchal fut approuvée[3]. Le Roi déclara qu'il le laissoit maître du sort

1. L'*a* d'*obligations* surcharge un *t*.

2. Dans le fort de Nieulay, proche de cette ville (*Mémoires de Sourches*, p. 366).

3. Cependant le texte de Dangeau lui-même (p. 246), comme celui de notre auteur, qui l'a sous les yeux, semble prouver que Villars ne s'en tira pas très net : « On avoit rendu un mauvais office au maréchal de Villars sur un discours qu'on lui faisoit tenir à l'armée, et qui étoit fort offensant contre toutes les dames qui ont l'honneur de suivre Mme la duchesse de Bourgogne à la chasse. Le maréchal s'en justifie fort et cherche à découvrir l'auteur de cette ridicule histoire. » Cinq jours plus tard (p. 249), Dangeau a ajouté : « M. de Villars a fait mettre en prison M. d'Heudicourt, qu'il accuse d'avoir inventé un discours qu'il faisoit tenir à ce maréchal. Il le fit venir devant beaucoup d'officiers, et prétendit l'avoir convaincu. M. de Villars a rendu compte au Roi des raisons qu'il avoit eues pour faire arrêter d'Heudicourt, et le Roi le laisse maître de le laisser en prison tant qu'il le jugera à propos. On l'a envoyé dans un petit fort auprès de Calais. » C'est sur ces deux textes que notre auteur a fait l'Addition. On jugera de la question d'après les lettres de Villars lui-même, qui seront placées à l'Appendice.

d'Heudicourt, Mme de Maintenon et Mme la duchesse de Bourgogne qu'elles l'abandonnoient; ses amis avouoient[1] que sa faute étoit inexcusable. Mais la chance tourna bientôt: après le premier étourdissement, l'excuse du Petit Bon parut valable aux dames qui avoient leurs raisons pour l'aimer, et pour craindre de l'irriter; elle la parut aussi dans l'armée, où le maréchal n'étoit pas aimé. Plusieurs de ceux qu'il avoit si publiquement interrogés se laissèrent entendre que, dans la surprise où ils s'étoient trouvés, ils n'avoient pas voulu se commettre. On en vint bassement à cette discussion que cette allure du maréchal et son prétendu propos ne pouvoit aller aux vivandières et aux autres femmes des armées[2], qui alloient toutes à cheval jambe deçà jambe delà, au contraire des dames, surtout de celles qui montoient à cheval avec Mme la duchesse de Bourgogne[3]. On contesta jusqu'au pouvoir des généraux d'armée de se faire justice à eux-mêmes[4] de leurs inférieurs pour des choses personnelles et où le service n'entroit pour rien: en un mot, Heudicourt, au sortir de Calais, où il ne fut pas longtemps[5], demeura le Petit Bon à la mode en dépit du maréchal[6].

Tant de choses lui tournèrent mal cette campagne, qu'il prit la résolution de s'en aller aux eaux: il fit tant qu'il

Villars veut aller* aux

1. Le verbe *avoüoient* a été ajouté en interligne.

2. *Des* corrige *de l'*, et le signe du pluriel a été ajouté à *armée*.

3. Brantôme raconte (*Œuvres*, tome VII, p. 345) que Catherine de Médicis fut la première à mettre la jambe sur l'arçon de la selle, tandis qu'auparavant les dames qui ne voulaient pas chevaucher « jambe de ci jambe de là, » se tenaient assises sur la selle comme elles le font encore sur le bât d'un âne, les pieds reposant sur une planchette.

4. *Mesme*, au singulier, dans le manuscrit.

5. Peu de jours, puisque Dangeau annonce le 27 septembre sa mise en liberté, à la demande même du maréchal (*Dangeau*, p. 252; *Sourches*, p. 373; *Mémoires du chevalier de Quincy*, p. 48; Guerre, vol. 2217, n° 74; lettre de Villars reproduite ci-après, p. 547-548).

6. D'après le chevalier de Quincy, il se réconcilia sincèrement avec Villars, qui lui rendit toute son ancienne amitié.

* Le manuscrit porte: *allers*.

eaux. Harcourt sur le Rhin; mandé à la cour. Est reçu duc et pair au Parlement; va commander l'armée de Flandres.

l'obtint[1]. Harcourt, qui ne faisoit qu'arriver à Strasbourg après les avoir prises tout à son aise, eut ordre de revenir, et la permission de faire le voyage à petites journées dans son carrosse[2]. Peu de jours après être arrivé[3], il se fit recevoir duc et pair au Parlement[4]. Il demeura plus d'un mois à Paris[5], et s'en alla après, dans son carrosse, à petites journées, à Dourlens[6], où il avoit rendez-vous avec le maréchal de Villars[7], et, de là, l'un à l'armée de Flandres, l'autre droit à Bourbonne, sans passer à Paris ni à la cour, ce qui parut assez extraordinaire et peu agréable[8]. Ainsi un boiteux en remplaça un autre, et un général aussi peu

1. *Dangeau*, p. 242 et 245; *Sourches*, p. 350, 353 et 359. Voyez l'ancienne édition des *Mémoires de Villars*, dans la collection Michaud et Poujoulat, p. 196-198, et l'édition de M. de Vogüé, tome III, p. 91, 98, 100, 286, 287 et 291-292. Affectant de ne plus avoir la force nécessaire, il demanda, le 20 juillet, qu'on le remplaçât par Berwick (vol. Guerre 2216, nos 77 et 89), tandis qu'il mettait bien au-dessous le maréchal d'Harcourt (*Mémoires de Villars*, tome III, p. 285-286).

2. Comme Villars lui-même, p. 369. Arrivé à Strasbourg le 18 juin, il en repartit presque aussitôt pour la cour (*Dangeau*, p. 187, 190 et 193).

3. Il arriva le 15 juillet à Marly (*Dangeau*, p. 208). Le 19, Mme de Maintenon écrivait au duc de Noailles (recueil Geffroy, tome II, p. 251-252): « M. le maréchal d'Harcourt est revenu. Je l'ai trouvé maigri et abattu, mais tout à fait raisonnable. Ce n'est plus cet homme dur et inhumain : il ne veut pas qu'on parle du passé, mais qu'on prenne les choses dans l'état où elles sont, qu'on s'unisse pour aider au Roi, pour le soulager, pour prendre les meilleurs moyens. Il n'admet aucune aversion particulière; il veut que tout cède au bien public, et que le maître se serve de tous selon leurs différents talents. »

4. La réception eut lieu le 9 août (*Dangeau*, p. 223), et le procès-verbal s'en trouve dans les registres du Parlement, aux Archives nationales, registre X1A 8426, fol. 355 vo et 356.

5. On ne sut sa désignation pour l'armée de Flandre que dans les premiers jours de septembre, et il ne partit que le 19 (*Dangeau*, p. 242 et 245; *Sourches*, p. 359; vol. Guerre 2217, nos 19 et 20).

6. Ancienne orthographe, déjà rencontrée à plusieurs reprises.

7. *Dangeau*, p. 245; *Sourches*, p. 361, 366 et 367; vol. Guerre 2217, no 97.

8. L'auteur a dit plus haut, p. 368, que Villars avait fait valoir son sacrifice de renoncer à un traitement qui pouvait l'empêcher de rester estropié.

en état de fatiguer que celui à qui il succédoit[1]. L'un commença, l'autre finit par Bourbonne, et Harcourt par la Flandres, qu'il avoit évitée d'abord[2].

Aire et Saint-Venant assiégés. Goësbriand dans Aire. Force combats*. Ravignan bat un convoi.

Il y trouva une grande désertion dans l'armée, et les ennemis devant Aire et Saint-Venant à la fois[3]. Chevilly, qui commandoit à Ypres[4], informé que les ennemis faisoient partir un grand convoi de Gand, fit sortir de sa place Ravignan, maréchal de camp, la nuit, avec deux mille cinq cents hommes. Ravignan trouva le convoi à Vive-Saint-Éloy[5]; il y avoit quarante-cinq balandres[6]

1. L'arrivée de ce collègue déplut fort à Montesquiou.

2. Pendant son séjour à la cour, le bruit courut de nouveau qu'il allait entrer au Conseil (*Correspondance de Fénelon*, tome I, p. 385). Tessé écrivait à cette occasion : « Le maréchal d'Harcourt n'a d'exclusion que son état apoplectique, et certainement il ne peut agir. Il pourroit être excellent dans les conseils; c'en est assez pour être exclus, parce qu'immanquablement il s'élève des cabales contre tout ce qui dit le mal tel qu'il est » (ms. Nouv. acq. fr. 20 274, fol. 20 v°). Une lettre de Valincour racontant sa visite à Pontalie vient d'être publiée par M. Léon Pélissier dans *les Correspondants du duc de Noailles*, p. 112, tirage à part de la *Revue d'histoire littéraire*, janvier 1904.

3. Les deux villes furent investies le même jour, 6 septembre, Aire par le prince d'Anhalt-Dessau, Saint-Venant par le prince de Nassau. Les lettres relatives à ces deux sièges sont dans le volume Guerre 2217. On peut voir aussi la *Gazette*, p. 456, 465, 466, 477-478, 490-491, 502-504, 515-516, 527-528, 539; la *Gazette d'Amsterdam*, n°s LXXV-XCII et Extraordinaires; le *Journal de Dangeau*, p. 239, 245, 248, 253-256, 258-263, 265, 268, 269, 272-277 et 279-282; les *Mémoires de Sourches*, p. 351-400, *passim*; l'*Histoire militaire*, tome VI, p. 365-374; les *Mémoires militaires*, tome X, p. 81-99; l'*Histoire militaire du prince Eugène*, tome II, p. 298-300; le *Mercure* d'octobre, p. 77-86, 134-143, 352-357; les *Mémoires du chevalier de Quincy*, tome III, p. 42; le *Journal du siège d'Aire*, publié par N. Dubois dans le *Bulletin de la Société des Antiquaires de la Morinie*, 1872, 4e volume, p. 198-230; les *Feldzüge*, p. 230-260. Les cartons du Contrôle général G^7 575 et 576 renferment nombre de lettres adressées à Desmaretz sur la belle conduite de son gendre Goësbriand à la défense d'Aire.

4. Ci-dessus, p. 398.

5. Village sur la Lys : notre tome XVI, p. 453.

6. On disait plutôt *bélandres*, et notre auteur lui-même emploiera

* *Combats* est ajouté en interligne.

chargées de munitions de guerre et de bouche, escortées au bord de l'eau par treize cents hommes, dont huit cents Anglois, et six cents chevaux. Ravignan les attaqua brusquement : les treize cents hommes furent tous tués, noyés ou pris, et la cavalerie, qui prit la fuite de bonne heure, perdit au moins moitié. Le fils du comte d'Athlone[1] et presque tous les principaux officiers furent pris[2]. Après cette expédition, Ravignan éloigna ses troupes, brûla les quarante-cinq balandres, et fit sauter treize cents milliers de poudre, qui détruisirent le village de Vive-Saint-Éloy. On crut que cette affaire coûta près de trois millions aux ennemis[3]. Aire et Saint-Venant se défendoient toujours ; il y eut de grosses actions aux deux sièges. La tranchée avoit été ouverte à Aire en deux endroits à la fois, le 12 septembre. Goësbriand, gendre de Desmaretz[4], y commandoit, et y faisoit de grandes sorties[5]. Le chevalier

Listenois et Béranger

cette forme dans la suite des *Mémoires*, tome VIII de 1873, p. 440 ; ici, il copie l'orthographe de Dangeau. C'était un petit bâtiment plat (une sorte de petite frégate, disent les *Mémoires de Sourches*, tome III, p. 517), qui servait au transport des marchandises sur les canaux et rivières de Flandre, et quelques-unes jaugeaient jusqu'à quatre-vingts tonneaux.

1. Frédéric-Christian Ginkel, comte d'Athlone, fils de celui qui avait commandé en Espagne et était mort en 1703 (tome I, p. 259), était lieutenant général de cavalerie ; sa carrière militaire fut arrêtée par cette captivité, bien qu'échangé en septembre 1711, et il mourut le 15 août 1719.

2. Cette affaire du 19 septembre est racontée dans un article des *Mémoires de la Société des Antiquaires de la Morinie*, année 1886, p. 24-26.

3. Voyez la *Gazette*, p. 466-467 ; la *Gazette d'Amsterdam*, nos LXXVII et LXXIX ; le *Journal de Dangeau*, p. 249 ; l'*Histoire militaire* du marquis de Quincy, p. 374-376, et surtout la très curieuse relation du chevalier de Valence, insérée dans les *Mémoires de Sourches*, p. 364-366, et beaucoup plus détaillée que celle de Dangeau, p. 248, qui a été suivie par notre auteur, mais où ne se trouve pas le chiffre des pertes. Comparez les rapports de Villars et de Chevilly, dans le volume Guerre 2217, nos 77-83 et 101-102.

4. Il a été parlé de lui en dernier lieu au tome XVI, p. 435.

5. Outre les documents indiqués ci-dessus, p. 411, fin de la note 1,

de Selve[1] en fit aussi à Saint-Venant, dans une desquelles Listenois fut tué[2], et le chevalier de Rothelin[3] eut les deux cuisses percées à Aire[4], et, à Saint-Venant, Béranger[5],

tués ; le chevalier de Rothelin fort blessé*.

sur la belle défense de M. de Goësbriand, on peut voir les *Lettres de Mme de Maintenon,* dans le recueil Bossange, tome II, p. 115 et 119, et le témoignage rendu par les ennemis eux-mêmes (*Gazette d'Amsterdam,* Extraordinaire XCIII).

1. Pierre de Selve, d'abord lieutenant-colonel du régiment de Picardie, puis brigadier en 1704, avait eu, en avril 1710, le gouvernement de Saint-Venant et le grade de maréchal de camp ; il mourut le 21 mars 1721, à soixante-quatorze ans. C'est lui qui défendra Bouchain en 1711.

2. La nouvelle de la mort de M. de Listenois d'abord regardée comme douteuse à Versailles, fut confirmée seulement quatorze jours plus tard (*Dangeau,* p. 254, 258, 259 et 261 ; *Sourches,* p. 371-372, 380 et 382). Tué le 24 septembre, d'un coup de feu à la tête et d'un éclat de bombe dans l'estomac, il fut enterré le 26 (vol. Guerre 2221, n° 105). C'était un « fou sérieux, » dont notre auteur a parlé en détail dans le tome XV, p. 280-281, et qui est désigné sous le surnom de PIERROT, des *Danseurs de corde,* dans cette liste de sobriquets de théâtre appliqués à des personnes de la cour dont nous avons déjà usé. Mme de Maintenon fit son éloge en annonçant sa mort à Mme des Ursins (recueil Bossange, tome II, p. 104). En 1707, il avait obtenu des privilèges pour exploiter les mines des environs de Luxeuil (Archives nationales, G^7 1421-1422, mars, mai, juillet et septembre 1707). Par brevet du 10 octobre, le Roi reporta sur la tête de sa veuve la pension de six mille livres dont il jouissait, et, quelque temps après, elle en obtint une autre, de même somme, sur le département de la Guerre (Archives nationales, reg. O^1 54, fol. 140 v°, et O^1 391, fol. 139).

3. Alexandre d'Orléans-Longueville, chevalier puis marquis de Rothelin, né le 15 mars 1688, fut d'abord capitaine au régiment d'Artois, puis guidon aux gendarmes écossais en 1706, enfin sous-lieutenant des chevau-légers de Berry en 1707. A la suite de sa blessure du siège d'Aire il obtint un brevet de mestre de camp réformé, fut promu brigadier en 1720, maréchal de camp en 1734, lieutenant général en 1748, et mourut le 15 mai 1764, ayant le gouvernement de Port-Louis depuis 1731.

4. *Dangeau,* p. 253 ; *Écrits inédits de Saint-Simon,* tome VII, p. 13. Le bruit de sa mort courut quelque temps (*Sourches,* p. 374 et 384).

5. Charles, comte de Bérenger, d'une ancienne maison de Dauphiné,

* *Rhotelin* dans le texte, et *Rotelin* dans la manchette.

colonel de Bugey[1] fort estimé, fut tué[2]. Ce régiment fut donné à son frère[3], et celui de Listenois au sien[4]. Goësbriand fit abandonner aux ennemis l'attaque du côté du château et, par deux fois, les fours à chaux qui étoient à la tête des ouvrages de la place, mais que lui-même abandonna à la troisième attaque[5]. Il les repoussa aussi du chemin couvert, qu'ils[6] vouloient emporter, où le second fils du comte de la Motte fut tué[7]. Ils le furent encore jusqu'à trois fois le 2 novembre, à une grande attaque qu'ils firent[8]; mais enfin Goësbriand capitula le 8 novembre[9], et obtint toutes les conditions qu'il demanda[10]. Il rendit en même temps le fort Saint-François faute de

avait succédé à son père, en 1704, comme colonel du régiment de Bugey, et avait épousé en 1708 la fille du colonel suisse Surbeck; il fut tué le 24 septembre.

1. Ce régiment, créé en octobre 1692, avait eu pour premier colonel le neveu du P. de la Chaise; il fut incorporé en 1714 dans le régiment de Champagne. Il valait quarante-deux mille livres.

2. *Dangeau*, p. 254; *Sourches*, p. 371.

3. Pierre, comte de Bérenger, qui avait servi d'abord au régiment de Leuville, devint colonel du régiment de Bugey en 1710, puis de celui de Vivarais en 1731, brigadier en 1734, maréchal de camp en 1738, lieutenant général en 1744, chevalier des ordres en 1746, et mourut le 23 juillet 1751, âgé de soixante-quinze ans.

4. Louis-Bénigne, marquis de Bauffremont: tome XV, p. 280. Le Roi permit qu'il allât en Espagne pour demander le collier de la Toison laissé vacant par son frère (Affaires étrangères, vol. *Espagne* 203, fol. 470 et 509, et vol. 204, fol. 43).

5. C'est exactement ce que dit Dangeau (p. 259). Comparez le *Sourches*, p. 376-377.

6. *Il*, singulier, au manuscrit.

7. François-Hercule de la Motte, dit le comte d'Houdancourt, né le 21 novembre 1688, avait le régiment de Lorraine-infanterie depuis le mois de mars 1710; il fut tué le 2 novembre (*Dangeau*, p. 275 et 276).

8. *Dangeau*, p. 279; *Sourches*, p. 395-398.

9. Vol. Guerre 2217, n°s 199-201 et 207-209; *Dangeau*, p. 280-282; *Sourches*, p. 399-400; *Gazette*, p. 532 et 544; *Gazette d'Amsterdam*, n° XCII, avec le texte de la capitulation; *Mémoires militaires*, tome X, p. 334-339; *Feldzüge des Prinzen Eugen*, p. 237-260.

10. Comme Albergotti et comme du Puy-Vauban.

Aire et Saint-Venant rendus; Goësbriand chevalier de l'Ordre. Campagnes finies en Flandres, sur le Rhin et en Dauphiné, sans qu'il se passe rien aux deux dernières.

vivres à y mettre[1]. Saint-Venant s'étoit rendu quelque temps auparavant[2]. Ainsi finit la campagne en Flandres, qui fut la dernière du duc de Marlborough[3]. Les armées entrèrent en quartiers de fourrages, et incontinent après en quartier[4] d'hiver. M. d'Harcourt avoit eu pendant ce siège quelque petit soupçon d'apoplexie qui ne fut rien[5]; la fin de la campagne lui vint à propos. Le maréchal de Montesquiou demeura pour tout l'hiver à commander en Flandres, d'où tous les officiers généraux non employés l'hiver, et les particuliers, ne tardèrent pas à revenir. Goësbriand, comme Albergotti[6], fut chevalier de l'Ordre[7]; et force récompenses à sa garnison[8].

Sur le Rhin, la campagne se passa toute à chercher tranquillement à subsister, et finit en même temps que celle de Flandres[9]. Le duc de Berwick passa la sienne en

1. Ce fort, situé à quatre cents toises en aval de la ville, défendait des écluses au moyen desquelles on pouvait inonder tout le pourtour de la place. Goësbriand fut forcé de capituler par l'interception d'une lettre où le Roi parlait de cette nécessité; mais sa défense de cinquante-huit jours tourna tout à son honneur: vol. Guerre 2217, n° 219; *Journal de Torcy*, p. 303-304 et 310; *Mémoires de la Société des Antiquaires de la Morinie*, année 1886, p. 1-41.

2. Le 30 septembre; le texte de la capitulation est dans les *Mémoires militaires*, p. 313-318. Voyez les *Feldzüge*, p. 230-237, et les volumes 2217 et 2232 du Dépôt de la guerre.

3. Nous le verrons cependant prendre encore part à la campagne de 1711 et assiéger Bouchain; il ne sera disgracié qu'à la fin de l'année.

4. *Quartier* est bien ici au singulier, quoique au pluriel dans la ligne précédente.

5. *Dangeau*, p. 260-261.

6. Ci-dessus, p. 401.

7. Le Roi lui accorda en même temps douze mille livres de pension, lui promit un gouvernement, et agrémenta le tout des paroles les plus flatteuses (*Dangeau*, p. 286-287; *Sourches*, p. 404).

8. Cette dernière phrase semble avoir été ajoutée après coup à la fin du paragraphe. — Villars, qui, de Bourbonne, avait offert de revenir au secours de la garnison assiégée, adressa aussi ses propositions de récompenses (vol. Guerre 2217, n°s 202, 204 et 214).

9. Voyez le récit de la campagne dans les *Mémoires militaires*,

chicanes et en observations[1]. M. de Savoie ne la fit point[2] : il étoit mal content de l'Empereur, qu'il menaça même de songer à ses intérêts particuliers[3]. La récompense d'un démembrement de quelque chose du Milanois étoit un objet qui entretenoit la mésintelligence, et qui, pour le déterminer[4], l'empêcha de faire cette année de grands efforts[5]. Il faut maintenant voir ce qui s'est passé d'ailleurs, dont il n'eût pas été à propos d'interrompre la campagne de Flandres, par la même raison que celles d'Espagne et de Roussillon, qui seront rapportées après, demandent à l'être tout de suite.

tome X, p. 187-234, et dans les *Feldzüge des Prinzen Eugen*, p. 301-324.

1. *Mémoires*, p. 103-186; Dépôt de la guerre, vol. 2248 et 2249.

2. Selon la correspondance du comte de Grignan, on avait craint, au début de la campagne, que Victor-Amédée n'opérât sur Gênes et Nice tandis que M. de Thaun pénétrerait en Dauphiné.

3. De premières ouvertures avaient été faites auprès de ce prince, par le canal de Monteleon, en mars 1710 (*Journal de Torcy*, p. 151-152). Elles furent continuées avec la participation du maréchal de Berwick, par l'intermédiaire du P. Arnaud, théologien du prince, et du procureur général Laurent. Berwick entretint à ce sujet une correspondance active en 1710 et 1711, et de même Villars; mais le Roi ne s'y prêta point (Affaires étrangères, vol. *Piémont* 116, fol. 47-67, 104, 136-140, 193, etc.; *Journal de Torcy*, p. 258-259).

4. Pour déterminer ce démembrement, ou pour déterminer l'Empereur à le lui accorder. — L'auteur a corrigé *la* en *le*.

5. Dangeau avait enregistré cette nouvelle le 12 juin (p. 182) : « L'Empereur a enfin accordé à M. de Savoie les fiefs des Langhes (*l'éditeur a lu :* langues) qu'on lui avoit fait espérer, mais dont on ne lui laissoit pas la jouissance libre, et M. de Savoie a promis à l'Empereur d'entrer en campagne au commencement de juillet. » Suivant les *Mémoires de Sourches*, à la même date (p. 242), le prince Eugène, aussitôt Douay pris, devait pénétrer en Franche-Comté pour rejoindre Victor-Amédée.

APPENDICE

PREMIÈRE PARTIE

ADDITIONS DE SAINT-SIMON

AU *JOURNAL DE DANGEAU*

908. *Villars fait défendre au maréchal d'Harcourt de se faire recevoir pair avant lui.*

(Page 6.)

7 avril 1710. — Il y avoit une contestation de rang entre les ducs de Saint-Simon et de la Rochefoucauld, et qui étoit encore indécise : M. de la Rochefoucauld, premier érigé, et premier enregistré duc et pair par les mêmes lettres d'érection, prétendoit précéder ; M. de Saint-Simon, premier reçu au serment et à la séance et fonction de pair, prétendoit aussi précéder, tous deux étant ceux en faveur de qui les deux érections avoient été faites. M. d'Harcourt avoit été fait pair à l'occasion du maréchal de Villars : celui-ci, hors d'état de se faire recevoir par l'état de sa blessure, craignit d'être gagné de la main par le maréchal d'Harcourt, et de tomber dans le cas de M. de la Rochefoucauld ; il demanda donc au Roi de défendre à M. d'Harcourt de se faire recevoir avant lui, et il l'obtint au grand regret de l'autre, qui avoit eu dessein, en effet, de se faire recevoir avant lui.

909 et 910. *Les faux Chavigny.*

(Page 27.)

13 février 1710. — Jamais impudence ne fut pareille, ne sembla punie avec plus d'éclat, et ne l'a été moins en effet. Ce Chavigny en conserva le nom, alla pour quelque temps en pays étrangers, et trouva moyen de se soutenir au dehors par les ministres le reste de ce règne, et d'y être continuellement employé après, à la honte et d'eux et de la nation. Il y reçut forces avanies, qu'il sut avaler comme l'eau, et aller

toujours à son fait. Il est encore employé en Angleterre avec toute a confiance de nos premiers ministres et tout le mépris des Anglois. Peu d'hommes ont plus d'esprit, d'adresse, de souplesse ; il est fort instruit, rampant à l'excès, et haut comme s'il ne lui fût jamais rien arrivé, suivant les occasions. Son frère, sans ressource pour l'Église, s'est fait président à mortier à Besançon, où il domine la province, et tous deux ont mis force foin dans leurs bottes. L'un et l'autre étoient les âmes damnées et les plus chers confidents du cardinal Dubois, et tous deux en étoient parfaitement dignes.

28 mars 1718. — On a vu en son temps[1] qui étoit ce Chavigny, son incroyable audace à tromper le Roi et le public sur son sort, et la punition qui en fut faite ; mais l'impudence se relève de tout quand elle est soutenue par l'esprit. Réduit hors du Royaume, il s'intrigua à Utrecht pendant qu'on y traitoit la paix ; il y plut à nos plénipotentiaires, qui s'en servirent à des découvertes, et à Torcy, qu'il instruisit de plusieurs choses. Après cette paix, ce ministre s'en servit sourdement au dehors. Revenu en France à la mort du Roi, il s'attacha à l'abbé Dubois : l'un et l'autre étoient fort semblables ; cette conformité les unit. L'abbé en fit son homme de confiance, tâcha de laver son aventure en l'envoyant publiquement à Gênes de la part du Roi. Il l'employa après à bien des manèges à Paris, et ensuite dans les pays étrangers. Les successeurs de l'abbé Dubois l'y trouvèrent les uns après les autres, et l'y continuèrent, au scandale de toutes les nations, dont son aventure étoit pleinement connue, et il est maintenant en Angleterre, depuis longtemps chargé des affaires du Roi.

911. *Bouffonneries de Courcillon.*

(Page 37.)

2 mars 1710. — Ce Courcillon, fils unique de l'auteur de ces Mémoires[2], étoit un original sans aucune copie ; beaucoup d'esprit et d'ornement dans l'esprit, un fond de gaieté et de plaisanterie inépuisable, dont il y a des contes sans fin, une débauche effrénée, et effronterie à ne rougir de rien. Mme de Maintenon le garda avec des soins de mère, par amitié pour la sienne, dans une maladie qu'elle seule et Mme de Dangeau ignoroient, et dont Courcillon faisoit des farces pour se consoler de l'ennui qu'il avoit eu de cette compagnie. Il en fit d'une autre espèce quand on lui coupa la cuisse ; mais la plus rare fut lorsqu'on la lui recoupa. Le danger étoit grand, Dangeau et sa femme le tournoient pour le faire venir à la confession : cela l'importuna ; il connoissoit son père, et il se délivra à cette importunité. Il feignit d'entrer dans ce qu'il lui insinuoit, et lui dit que, puisqu'il en falloit venir là, il vouloit aller au mieux ; qu'il lui fît donc venir le P. de la Tour, mais

1. Dans l'Addition qui précède.
2. Le *Journal de Dangeau.*

qu'il ne vouloit jamais ouïr parler d'aucun autre. A ce nom, Dangeau frémit de la tête aux pieds. Il venoit de voir combien son assistance à la mort de M. le prince de Conti et de Monsieur le Prince avoit étrangement déplu : il n'osa jamais courir les mêmes risques, d'autant que, survivant son fils, il en porteroit l'iniquité. De ce moment il ne fut plus mention de confession de sa part, et Courcillon, qui ne vouloit que cela, n'en parla pas aussi davantage. Dangeau avoit un frère abbé, pédant, grammairien, le meilleur homme du monde, mais fort ridicule : Courcillon, voyant son père au chevet de son lit fort affligé, se prend à rire comme un fol et à le prier d'aller pleurer plus loin, parce qu'il fait en pleurant une si plaisante grimace, qu'il en faut mourir de rire ; et de là passe à dire que, sûrement, s'il meurt, l'abbé se mariera pour soutenir la maison, et à en faire une telle description en plumet et en parure, que tout ce qui étoit là ne put se tenir d'en rire aux larmes.

912. *L'abbé de Grandpré.*

(Page 50.)

1er mars 1710. — Cet abbé de Grandpré ou de Joyeuse étoit un imbécile[1], et qui en avoit aussi tout le maintien. Il ne l'avoit pas été de corps comme d'esprit : on l'appeloit l'abbé Quatorze, et les dames lui avoient donné ce nom. Quelque prodigieux que cela soit, elles méritent être crues, et cela avoit passé en telle notoriété, que la singularité fait surmonter ici sur la honte de le rapporter.

913. *Monsieur le Duc ; son caractère.*

(Page 50.)

4 mars 1710. — Monsieur le Duc ne jouit pas longtemps du plaisir de la délivrance d'un père fâcheux et d'un beau-frère qui, en plus d'une sorte, avoit fait le malheur après le désespoir de sa vie. Il fut attaqué d'accès violents de maux de tête, qui redoublèrent sur la fin à l'excès, et qui obligèrent Madame la Princesse, pour qui il avoit de la considération et de l'amitié, de le presser de changer de vie et de penser à lui : il le lui promit enfin pour après le carnaval, qu'il voulut passer à son ordinaire Les Mémoires ne sont pas corrects ici ; mais la faute est légère[2]. Madame la Duchesse vouloit courre le bal le mardi gras avec plusieurs dames ; mais cela ne se pouvoit qu'avec Monsieur le Duc, et ils étoient l'un et l'autre à Paris pour cela : tandis qu'elle s'amusoit à préparer la mascarade, il alla à l'hôtel de Bouillon, puis voir le duc de Coislin, déjà bien malade et fort de ses amis. Revenant de là à l'hôtel de Condé souper, pour aller après courre le bal par la ville, il se trouva si mal sur le pont Royal, qu'il tira son cordon, et qu'il fit mon-

1. Ici le copiste a laissé un mot en blanc.
2. Cette phrase a été biffée par le correcteur. Dangeau n'a pas raconté la mort au gré de notre auteur.

ter auprès de lui le seul laquais qui le suivoit, qui le soutint quelque temps ; mais, en chemin, il perdit connoissance, et ne la recouvra plus. Ce laquais fit arrêter le carrosse à un petit degré qui donnoit dans les garde-robes de Monsieur le Duc ; on l'apporta par là sur son lit. Madame la Duchesse et sa compagnie furent bientôt averties par les cris de la maison ; tout ce qui fut tenté ne servit pas à la moindre chose : en deux heures cela fut fini. On lui trouva un corps étrange dans la tête, qui, parvenu à une certaine grosseur, le tua. Madame la Duchesse demeura fort surprise, et, si elle fut affligée, ce fut de perdre le plaisir qu'elle s'étoit proposé de courre le bal. Peut-être d'autres souvenirs troublèrent-ils l'extrême soulagement d'une délivrance trop tardive ; mais enfin ce fut une délivrance dont elle ne tarda pas à sentir tout le prix. On vient de voir, sur le changement de nom du maréchal de Montesquiou[1], quel homme étoit Monsieur le Duc, et un autre échantillon le découvrira encore[2].... Monsieur le Duc étoit fort capable d'amitié, de rompre des glaces, et de toutes les façons, pour ceux qu'il aimoit, et de leur être fidèle ; mais il étoit terrible avec ses amis, et pas un d'eux n'étoit un moment en sûreté avec lui. Outre ces fougues qu'un rien provoquoit, et dont la crainte tenoit chacun continuellement en garde et en malaise, il avoit des pointes de raillerie perçantes, et, à table, il faisoit des chansons en face qui emportoient la pièce et qui demeuroient à toujours. Il en porta bien aussi le talion, et plus cruellement qu'homme de France. Avec cela, il choisissoit mal ses amis, et, pour un très petit nombre qui lui faisoient honneur, et qui encore n'étoient les siens que par un engagement qu'ils n'osoient rompre, il en avoit d'autres dont qui que ce soit n'auroit voulu. Il étoit jaloux d'eux, curieux de leurs parties, boudoit et faisoit des sorties quand il s'apercevoit qu'on l'évitoit, et se mettoit de leurs parties, quand il en demeuroit, à les faire enrager. Il avoit de l'esprit et quelque savoir, mais rien en comparaison de Monsieur le Prince et de M. le Prince de Conti ; de la valeur autant qu'eux, et, comme il avoit l'esprit hardi de soi et peu mesuré, il eût peut-être plus brillé à la guerre que son beau-frère. Il avoit de la politesse, mais l'orgueil même, l'insolence même dans son orgueil et dans ses entreprises, avec une fougue de tourbillon que rien ne pouvoit arrêter ; violent aussi et plein d'humeur, mais bon avec ses valets, et ni avare ni injuste. Il avoit même commencé à se faire honneur aux états de Bourgogne, et pour réparer bien de mauvaises choses couvertes de l'autorité de Monsieur le Prince et de la sienne, et par travailler de bonne façon au bien de la province et des particuliers. Nulle bassesse de cour comme son père et son beau-frère. C'étoit en tout un homme qui, avec quelques excel-

1. Addition placée au tome précédent, n° 900.

2. Cette phrase a été effacée avec un soin particulier ; ensuite vient l'anecdote de l'emportement de Monsieur le Duc contre le comte de Fiesque, qui a déjà trouvé place, sous le n° 409, au tome IX, p. 339.

lentes parties, en avoit beaucoup plus, et de désagréables, et de terribles, et d'insupportables. Il avoit passé sa vie à être jaloux de Madame la Duchesse, à l'adorer, à la faire enrager, et à être fort malheureux ensemble. Sa mort fut un soulagement pour la cour, pour le monde et pour tous excepté un très petit nombre de gens.

914. *Règlement de rangs entre les princesses du sang.*

(Page 62.)

5 mars 1710. — Les conquêtes des princes du sang, par le moyen des bâtards, qui avoient annulé toutes les règles, et plus encore, s'il se peut, les particulières des bâtards, avoient ouvert un champ libre à toutes prétentions. Mme la duchesse d'Orléans, peu contente de voir borner à soi le grand et nouveau rang de petite-fille de France, voulut essayer, malgré Monsieur son mari, d'en tirer quelque bribe pour ses enfants comme arrière-petits-fils de France : elle tenta, elle essaya, elle évita. Tant que cela fut ténébreux, parce que l'âge de ses enfants l'étoit, on n'y prit pas garde ; mais, à la fin, il fallut venir au but, et il éclata par le refus qu'elle fit aux femmes des princes du sang de les laisser passer ni signer devant ses filles. Jamais, en aucun état égal, fille n'avoit imaginé de précéder femme, et les princes du sang, déjà assez blessés de toutes les différences dont on les avoit séparés d'avec M. le duc d'Orléans, ne portèrent pas tranquillement l'extension qu'on tâchoit d'y faire ajouter. Cela balança quelque temps, mais sans aucun avantage pour les filles de Mme d'Orléans, que de s'abstenir de signer et de se trouver en compétence. A la fin, le Roi, se trouvant pressé des deux côtés, donna le règlement que les Mémoires racontent[1], et prit le temps de la mort de Monsieur le Duc pour se servir de cette occasion à empêcher Mme d'Orléans de se brouiller de plus en plus là-dessus avec Madame la Duchesse. Mme d'Orléans fut outrée de dépit ; M. d'Orléans n'en fit que rire, et approuva le règlement.

915. *Le marquis de Livry Sanguin et sa famille*[2].

(Page 85.)

7 juin 1687. — Sanguin avoit nom des Mazis, parce que Claude des Mazis, sieur de Brière, épousa Catherine Sanguin, qui hérita de ses cousins germains. Le père de cette Catherine étoit cousin germain du cardinal Sanguin, dit de Meudon parce qu'il en avoit la terre et en commença le château, et à qui la célèbre maîtresse de François Ier, Anne de Pisseleu, duchesse d'Étampes, fille de sa sœur, fit une grande fortune. Le bonhomme Sanguin étoit venu à la cour par la charge de

1. Dangeau en a donné le texte en entier.

2. Cette Addition aurait pu se placer dans notre tome II, en regard de la page 284, où il est parlé du cardinal de Meudon.

maître d'hôtel ordinaire du Roi. Il y acquit du bien, et s'y fit estimer, de manière qu'il eut l'agrément de celle de premier maître d'hôtel du Roi, quand le maréchal de Bellefonds la quitta. Il acquit Livry, dont son fils porta le nom; il eut la survivance, et parvint à épouser la fille du duc de Saint-Aignan. Sur la fin de la vie du Roi, il eut besoin de tout le crédit du duc de Beauvillier pour se conserver sa charge, quoique, jusque-là, il eût toujours été bien avec le Roi : son fils en eut la survivance pendant la Régence, et fut bientôt après chevalier du Saint-Esprit. Il avoit un frère abbé, d'une grande ambition, qui se cassa le nez en Portugal, et qui, passant en Espagne, y fut chargé de l'étrange paquet du renvoi de l'Infante, quoique sans caractère. Il fut après ambassadeur en Pologne, et mourut comptant sur le cardinalat, et non sans fondement.

916. *Le chaperon et les costumes de deuil à la cour.*

(Page 87.)

6 avril 1710. — Cet habillement dont les Mémoires parlent ici[1] ne fut jamais un chaperon, qui est d'étoffe, et qu'on ne connoît plus qu'aux cérémonies funèbres, par-dessus lequel on porte un bonnet carré pareil à ceux des prêtres et des magistrats : c'est un domino de prêtre, dont le coqueluchon est mou et plat, mais un domino qui va jusqu'aux pieds en forme de robe, qui a des manches fort larges, le corps étroit, et une queue longue qui finit en pointe. C'est un habit de bien plus grand deuil que le long manteau, et qui n'est porté que par ceux qui servent plus particulièrement à la cérémonie. Ceux qui sont chevaliers du Saint-Esprit portent toujours le collier sur cet habit, mais serré autour du col, et point autour des épaules, et point de croix brodée sur cet habit, avec lequel il n'y a ni cravate, ni rabat, ni manchettes, ni quoi que ce soit, que noir; il n'est que pour les hommes. A l'égard du couvre-chef, c'est une coiffure de toile d'Hollande, singulière, qui est basse, qui enveloppe la tête et les épaules, et qui est plus ample, et surtout plus longue, par degrés de rang, comme les queues, c'est-à-dire à proportion de la longueur des queues; ce n'est pas plus un habillement des princesses du sang que la queue, lorsqu'on en porte de mesurée. La reine et les duchesses en ont, et tout l'entre-deux, et des couvre-chefs pareillement, avec ces proportions gardées de longueur par rang, et différentes : la Reine a onze aunes de queue, les filles de France neuf, les petites-filles de France sept, les princesses du sang cinq, les duchesses trois; telle est la règle; les couvre-chefs, sans comparaison, plus courts, mais dans la même proportion dans ces divers degrés. Il est à remarquer que l'invention du rang de petite-fille de France pour Made-

1. Dangeau a dit que Madame la Duchesse « étoit sur son lit et en chaperon, qui est un habillement des princesses du sang quand elles reçoivent en cérémonie les compliments sur la mort de leurs maris. »

moiselle fille de Gaston a crû la Reine de deux pieds et la fille de France de même. Les mantes et les manteaux, dont il y avoit des piles à la porte de Madame la Duchesse pour ceux qui y entroient, se passèrent avec la même indécence affectée que ce qu'on a vu sur ceux de la mort de Monsieur le Prince[1].

917. *Les visites en mantes et en manteaux de deuil.*

(Page 88).

28 mars 1720. — On a déjà vu, en ces Notes, la nouveauté de ces visites en manteaux, la répugnance qu'on y eut, et l'indécence avec laquelle elles se firent, la patience avec laquelle tout fut souffert, et la précaution singulière d'un magasin de manteaux dans les antichambres, de peur que quelqu'un n'en prît pas. Ce furent, en cette occasion, toutes les mêmes choses[2] ; ainsi, rien de plus, ni de différent, à en dire de ce qui a déjà été dit.

918. *Élévation des bâtards du Roi.*

(Pages 92.)

16 mars 1710. — Ce seroit, non quelques Additions pour éclaircir ou s'amuser, mais des dissertations et un juste volume, qu'entrer dans le détail des divers degrés, circonstances et appendances, moyens et occasions par lesquels les bâtards sont devenus, non pas des hommes comme les autres, malgré leur état, mais des dieux pareils aux dieux anciens, et plus même qu'eux, puisqu'ils les ont rehaussés infiniment plus qu'ils ne l'étoient auparavant par une fortune dont le Roi, qui l'a faite, n'avoit pas la moindre idée d'abord, et n'en a eu qu'à mesure qu'il l'a portée de degré en degré. Ce grand pas, toutefois, ne fut pas fait sans peine. Mme de Maintenon y mit toute son industrie, et l'arracha plus qu'elle ne l'obtint; Monseigneur et Mgr le duc de Bourgogne ne répondirent à ce que le Roi leur en dit que par un morne silence ; le comte de Toulouse, qui n'avoit eu aucune part aux démarches de M. du Maine, fut bien aise qu'on le sût, et qu'il ne l'approuvoit pas; la cour fut consternée au milieu des compliments qu'elle n'osa refuser à M. et à Mme du Maine. Le Roi, qui n'ignora pas comment cette grâce étoit reçue du monde, se repentit tellement de l'avoir faite, qu'il fut au moment de la révoquer : M. du Maine en eut toute la peur, et Mme de Maintenon eut besoin de tout son art pour l'empêcher. Il arriva même une assez plaisante bagatelle là-dessus, et qui montre l'embarras où elle fut, et qu'elle n'oublia pas jusqu'à des

1. Dans l'Addition nº 866, placée au tome XVII.
2. Dangeau a dit : « Toutes les dames qui y allèrent étoient en mantes et les hommes en grand manteau. »

riens pour maintenir son ouvrage. Le Roi le lui reprochant et montrant sa peine de celle qui paroissoit dans toute la cour, elle tâcha d'affoiblir en lui ces impressions, et se mit à lui dire qu'il étoit si peu exactement informé, que jusqu'au duc de Saint-Simon avoit été témoigner sa joie à M. du Maine. Il la fit répéter, et, sur ce qu'elle l'assura que M. du Maine le lui avoit dit, il se tourna à Mme la duchesse de Bourgogne, devant qui cela se passoit, et lui dit, comme en se consolant, que, puisque celui-là y avoit été, il falloit donc bien qu'il n'y eût pas tant à redire dans ce qu'il avoit fait. Mme la duchesse de Bourgogne ne répondit rien, et Mme de Maintenon continua. Il faut savoir que M. de Saint-Simon passoit pour être fort attaché à son rang et pour trouver fort amer tout ce qui le blessoit. Il n'avoit point fait de compliments aux bâtards sur les premiers degrés de grandeur qu'ils avoient obtenus; et cela avoit été trouvé fort mauvais, sans que pourtant on eût voulu se fâcher ; et c'étoit pour cela même que M. du Maine s'étoit vanté de sa visite à Mme de Maintenon, qui en avoit fait si bon usage pour soutenir le Roi dans ce qu'il avoit fait. Le lendemain, Mme la duchesse de Bourgogne voulut savoir ce qu'avoit fait et ce que pensoit M. de Saint-Simon, et le lui fit demander de sa part par Mme de Nogaret, qui étoit fort de ses amis et de sa femme. Saint-Simon lui dit qu'il étoit vrai que, sachant combien le Roi avoit été piqué qu'il n'eût fait jusqu'alors aucun compliment aux bâtards sur leurs agrandissements de rangs, et voyant que personne ne s'en dispensoit en cette occasion-ci, il avoit cru ne devoir pas s'attirer quelque éclat pour un défaut de compliment qui n'empêcheroit pas une chose faite ; qu'il étoit entré et étoit sorti fort sérieusement de chez M. du Maine avec un compliment fort court, et qu'il étoit surpris qu'il se fût vanté de si peu de chose, si courte, si froide et si forcée ; que, pour la chose en elle-même, il la détestoit comme la nouveauté la plus injuste, sous laquelle son impuissance baissoit la tête, et qu'il prioit Mme la duchesse de Bourgogne d'être persuadée qu'il ne penseroit jamais sur ces choses-là que de la même façon et comme il avoit toujours fait, mais de lui en garder le secret, parce qu'il ne vouloit pas se perdre, et fort inutilement. Elle fut très contente de cette réponse. On a rapporté cette anecdote curieuse pour montrer combien peu volontiers le Roi se porta à cette élévation des enfants de M. du Maine, combien il la sentoit nouvelle, injuste, désapprouvée, et combien peu il tint qu'il ne la révoquât aussitôt qu'accordée. Qui lui eût dit ce qu'il fit peu après, il ne l'auroit jamais pu croire, comme, plus anciennement, il n'eût pas imaginé rien d'approchant de ce qu'il fit jusqu'alors. L'entreprise de Mme du Maine de ne céder pas aux filles de Monsieur le Duc à l'occasion de la prétention des filles de M. le duc d'Orléans de ne céder pas aux femmes des princes du sang, et le dépit qu'elle témoigna du règlement qui intervint là-dessus, fut un des grands véhicules de ce que le Roi fit pour ses enfants, en consolation de ce qu'elle se plaignoit de perdre par le règlement pour elle-même et pour M. du Maine.

919 et 920. *Le duc de Vendôme épouse Mademoiselle d'Enghien.*

(Page 110.)

26 avril 1710. — Monsieur le Prince mort, et Monsieur le Duc aussi, il n'y eut d'obstacle au mariage de M. de Vendôme que sa disgrâce. Le Roi étoit fort entré dans ce mariage[1] longtemps auparavant qu'elle arrivât. M. du Maine en avoit fait son affaire: ses liaisons étoient les plus grandes du monde avec M. de Vendôme; il regardoit de plus ce mariage comme avantageux pour lui-même, parce qu'il n'avoit pas encore pris l'essor au-dessus de M. de Vendôme au point où cela arriva depuis. La disgrâce ne les avoit rien moins que séparés, et M. du Maine n'oublia rien pour achever son mariage. Il en vint donc à bout, mais d'une manière qui ne montra que de plus en plus jusqu'à quel point M. de Vendôme étoit perdu. Il eut peine à obtenir d'aller à Versailles parler au Roi sur ce mariage; ce fut à condition de se tenir beaucoup dans sa chambre et de n'y voir personne, et personne aussi, ou presque personne, ne s'y présenta. Ses conversations avec le Roi furent sèches et très courtes, et, quand il fut question de la signature de son contrat de mariage, il n'eut pas même la permission de s'y trouver. Bien loin d'être fiancé dans le cabinet du Roi, la noce se fit avec obscurité à Sceaux, sans qui que ce fût que d'indispensable, cinq ou six personnes au plus, bien loin des fêtes et des réjouissances, et sans compliment de la part du Roi, ni des personnes royales, même à Mlle d'Enghien. À peine même en parla-t-on dans le monde; et pas d'espérance de se relever un peu, même sur le point de son départ pour l'Espagne, dont il s'étoit flatté de se faire un chausse-pied.

13 mai 1710. — Il a été parlé de tout ce qui regarde le mariage de M. de Vendôme à la page 228[2].

921. *Le duc de Coislin; sa mort, et la succession à sa pairie.*

(Page 115.)

7 mai 1710. — Le duc de Coislin étoit un homme de beaucoup d'esprit, extraordinaire au dernier point, et qui se piquoit de l'être, plaisant en sérieux et fort amusant, dangereux aussi, qui ne se refusoit rien, qui méprisoit la cour et la guerre, où il n'alloit plus depuis longtemps, et presque jamais à la cour, où il étoit mal avec le Roi, et ne s'en mettoit guères en peine, passoit sa vie avec une comédienne, qui le ruinoit quoique impuissant, avoit des amis en fort petit nombre. C'étoit

1. Le correcteur a biffé ces trois derniers mots et ajouté *y* en interligne, avant *estoit*.
2. C'est l'Addition qui précède.

le seul homme qui ne passoit rien à Monsieur le Duc, qui eût pris empire sur lui, et qui toutefois demeura toujours fort bien avec lui, à qui il lâchoit quelquefois des choses étranges, sans que Monsieur le Duc osât souffler. On sut sa mort à Marly, où la cour étoit, vers le midi ou une heure. Son duché-pairie passoit de plein droit à l'évêque de Metz, son frère unique : cela fit la conversation. Le comte de Roucy, qui, sans avoir le sens commun, mais beaucoup de brutalité et de bassesse et d'assiduité, étoit de tout à la cour de Monseigneur, et point mal avec le Roi, étoit aussi, avec un air de bonhomme, et sans façon avec tout le monde, et surtout avec les valets, le plus curieux homme du monde, se trouva choqué que Monsieur de Metz fût duc et pair. Il s'en fut chez Monseigneur, à qui il dit que Monsieur de Metz seroit plaisant à voir en bouquet de plumes[1], et, comme il avoit affaire à un aussi habile homme que lui, il l'infatua par ces sottises-là que Monsieur de Metz, étant prêtre et évêque, ne pouvoit être duc et pair, comme si, pour l'être, il falloit une épée et un bouquet de plume, et qu'il n'y eût pas des pairs ecclésiastiques séants au Parlement avec un habit qui leur est particulier. De là, il alla à la fin du dîner de Mme la duchesse de Bourgogne, avec ces mêmes propos ; mais il y trouva Mgr le duc de Bourgogne, qu'ils ne persuadèrent pas si aisément, et qui démontra que Monsieur de Metz pouvoit et devoit recueillir la dignité de son frère puisqu'il en héritoit de droit, qu'il étoit fils de celui pour qui l'érection avoit été faite, et qu'il n'étoit mort au monde par aucun crime, ni par aucun vœu de religion. Les envieux dans les cours ne sont pas rares : il s'en trouva un nombre qui firent chorus avec le comte de Roucy, sans que pas un pût alléguer quoi que ce soit, que ce ridicule contraste d'épée et de bouquet de plume, qui à peine auroit pu surprendre les petits enfants. Monsieur de Metz avoit aussi son extraordinaire et n'étoit pas aimé de tout le monde, et sa fortune ecclésiastique avoit révolté contre lui beaucoup de gens de cet état, quoique la plupart hors de portée d'un poste comme Metz et d'une charge comme la sienne. Toute la journée se passa en ces disputes dans le salon et dans les compagnies ; mais l'étonnement fut grand le soir quand on sut que le Roi y faisoit de la difficulté, que Monseigneur l'avoit fort appuyé dans le cabinet après le souper, et que Mgr le duc de Bourgogne avoit aussi solidement qu'inutilement plaidé pour Monsieur de Metz. Le lendemain, il eut défense, par M. de Pontchartrain, de prendre ni qualité, ni marque, ni rang, ni honneur aucun de duc, jusqu'à ce que le Roi se fût fait rendre compte de son affaire. Monsieur de Metz eut beau presser du moins que quelqu'un en fût chargé ; il n'en put venir à bout, et s'en alla de dépit brusquement à Metz. Il n'avoit garde d'obtenir que quelqu'un fût chargé de l'entendre pour en rendre compte au Roi, encore moins d'être entendu lui-même. Le Roi, quoique peu instruit, savoit bien qu'il n'y avoit aucune difficulté, et qu'il étoit duc et pair de

1. Le correcteur a effacé le signe du pluriel.

plein droit à l'instant de la mort de son frère ; mais il étoit outré contre Monsieur de Metz, il l'étoit de façon à ne vouloir pas le montrer, et il fut ravi de cette sottise du comte de Roucy et du bruit qu'elle fit dans un peuple ignorant et jaloux de tout; il la saisit, et, ne pouvant faire pis à Monsieur de Metz, il le châtia de la manière la plus cruelle, sous prétexte de ne rien précipiter et d'un éclaircissement qu'il n'avoit garde de prendre, mais qu'il pouvoit suspendre tant qu'il lui plairoit, et par conséquent le désespoir de Monsieur de Metz, à qui la tête en pensa tourner réellement. Son fait étoit double. Le Roi, après avoir fort aimé le cardinal de Coislin, [et] eu pour lui, jusqu'à la fin, une estime qui alloit à la vénération, se laissa aller au P. le Tellier, qui, pour fourrager le diocèse d'Orléans, de concert en cela avec Messieurs de Saint-Sulpice, persuadèrent au Roi que ce cardinal étoit janséniste, et qu'il avoit mis en place à Orléans tous gens qu'il en falloit chasser. C'étoient des hommes du premier mérite, qui étoient fort attachés à ce cardinal; ils furent ôtés, et quelques-uns exilés. Tout le diocèse cria : cela aigrit les persécuteurs, qui firent ôter la tombe du cardinal, parce qu'on s'étoit accoutumé à y aller prier, et on empêcha avec violence ce pieux usage, et qui avoit commencé dès sa mort, et qui n'étoit qu'une suite de la constante réputation de toute sa vie. Monsieur de Metz, qui avoit protégé tant qu'il avoit pu les ecclésiastiques déplacés et exilés, perdit toute patience à l'enlèvement de la tombe, surtout après en avoir inutilement et fortement parlé au Roi : il s'échappa en propos qui furent rapportés et envenimés par ceux qu'ils regardoient le plus, et qui mirent le Roi de part dans leur querelle et dans leur ressentiment. L'autre point de Monsieur de Metz fut que, s'étant trouvé un jour avec M. de la Rocheguyon et fort peu d'autres, ils allèrent voir la nouvelle chapelle qu'on commençoit à découvrir, et qui étoit achevée, et ils menèrent Fornaro avec eux. Ce Fornaro étoit un prétendu duc sicilien que M. de la Feuillade avoit ramené avec lui de Sicile, où il n'avoit osé retourner depuis l'amnistie, accusé d'avoir empoisonné sa femme. Il demeura chez M. de la Feuillade tant qu'il vécut, suivant son fils comme un espèce de gouverneur, dans sa jeunesse. Il tiroit quelque chose du Roi, et se fourra depuis chez M. de la Rochefoucauld, où il commença à faire l'homme de qualité. Il avoit un goût exquis pour les bâtiments, et surtout pour les grands édifices; il fit un degré charmant à Liancourt, dans un emplacement où l'on n'en avoit jamais pu mettre. Cela lui donna de la réputation : M. de la Rochefoucauld le prôna et le fit aller à Marly, où le Roi lui parloit quelquefois de ses bâtiments et de ses fontaines, au point que Mansart en avoit pris jalousie et peur. Il fut accusé de rapporter, et en effet M. de la Rochefoucauld le chassa de chez lui pour quelque chose qui y avoit été dit entre trois ou quatre personnes, dont aucune autre que Fornaro ne pouvoit être soupçonné, et que le Roi reprocha à M. de la Rochefoucauld, et tout de suite doubla la pension à Fornaro, qui demeura à Versailles, et souvent alloit à Marly, mieux avec le Roi que devant, mais fui et méprisé de tout le monde. Monsieur de Metz allant donc voir la chapelle neuve avec quatre ou cinq autres, ils y menèrent Fornaro avec eux, pour la mieux considérer et voir ce qu'il en diroit. Monsieur de Metz, aigri des affaires d'Orléans et frappé de l'extrême quantité et magnificence de dorures, sculptures et peintures, ne put s'empêcher de dire que le Roi feroit bien mieux, et une œuvre bien plus agréable à Dieu, de payer ses troupes, qui mouroient de faim, que d'entasser tant de choses superbes au dépens du sang de ses peuples, qui périssoient de misère sous le poids des impôts; et alloit paraphraser cette morale, quand M. de Castries, aussi considéré que l'autre étoit imprudent, le retint et lui fit peur de Fornaro; mais il en avoit bien dit assez, et, dès le soir, le Roi le sut mot pour mot. Les lettres que Monsieur de Metz écrivit depuis, de Metz, à ses amis ne furent pas plus discrètes, et, comme le Roi en voyoit les extraits depuis le fatal secret de M. de Louvois à violer la foi publique et le secret des lettres et des amis, c'étoient de nouveaux sujets de colère, qui piquoient le Roi d'autant plus que, retenu par la nature des voies qui l'informoient, il ne vouloit pas la faire éclater : aussi se plut-il plus de dix-huit mois à se venger cruellement de Monsieur de Metz en suspendant son état, sans en vouloir ouïr parler; et, quand il crut enfin que cela ne se pouvoit soutenir plus longtemps sans une iniquité trop déclarée, il fit dire un matin à Monsieur de Metz, par M. de Pontchartrain, qu'il n'avoit pas besoin d'éclaircissement sur son affaire, qu'il n'avoit jamais douté qu'il ne fût de plein droit duc et pair par la mort de son frère, qu'il avoit eu ses raisons pour en user comme il avoit fait, mais qu'il trouvoit bon alors qu'il prît la qualité, les marques, le rang et les honneurs de duc et pair, et qu'il lui permettoit même de prendre sa place au Parlement et de s'y faire recevoir en cette qualité. Monsieur de Metz, qui avoit ôté ses armes de ses carrosses, de sa vaisselle et de partout, parce qu'il avoit défense de porter le manteau ducal, alla remercier le Roi une heure après; mais il n'en put tirer quoi que ce fût sur les raisons qu'il avoit eues : il fut reçu honnêtement, et ce fut tout. Aussitôt il prit tout ce qu'il auroit dû avoir dès la mort de son frère, et ne tarda pas aussi de se faire recevoir au Parlement; mais, pour achever cette affaire tout de suite, il trouva un hoquet, pour sa réception, auquel il n'avoit pas lieu de s'attendre. Son habit fut contesté; des magistrats du Parlement, et même des ducs, dont beaucoup ne savent rien, ni ne veulent rien apprendre, prétendirent qu'il ne devoit paroître qu'en rochet et camail, parce qu'il n'étoit pas pair par son siège, mais par lui-même. Cela étoit d'autant plus absurde que pairs ecclésiastiques n'est qu'un nom, et non pas une chose, puisque, quant à la dignité, il n'y a différence quelconque entre les ecclésiastiques et les laïques, et que l'habit des uns et des autres ne peut être que le même suivant sa profession et son état ecclésiastique ou laïque. Ainsi, après quelques disputes, la raison, à la fin, l'emporta, et Monsieur de Metz fut reçu en habit de pair ecclésiastique, et n'en a point porté d'autre.

922. *Le duc Fornari.*

(Page 124.)

3 janvier 1685. — Ce Fornare, avec ce titre de duc qui est vénal en Sicile, en étoit revenu avec M. de la Feuillade, chez qui il étoit domestique, et suivoit son fils comme une espèce de gouverneur. A la mort du père, il s'attacha à M. de la Rochefoucauld, chez qui il fit à Liancourt un escalier charmant, dont personne n'avoit pu venir à bout. Il excelloit en bâtiments et en architecture, et donna souvent ombrage à Mansart. Il devint rapporteur, et fort décrié, sans que M. de la Rochefoucauld, qui le protégeoit, en voulût rien croire jusqu'à ce qu'il y fût lui-même échaudé, et le chassa de chez lui avec éclat. Il n'en fut pas moins à Marly, ni moins payé et augmenté de sa pension. Personne ne lui parloit, quoique le Roi le traitât bien ; mais on n'osoit ne le pas recevoir, et il étoit fort hardi, avec de l'esprit. Il n'osoit retourner chez lui, pour avoir empoisonné sa femme : il mourut à Chaulnes, où il faisoit travailler sur ses desseins pour M. de Chaulnes, pendant la Régence.

923. — *La maréchale de la Meilleraye.*

(Page 130.)

16 mai 1710. — Cette maréchale de la Meilleraye a fourni d'étranges preuves de l'égarement de l'esprit humain. Elle étoit sœur du duc de Brissac père de la dernière maréchale de Villeroy et de Cossé père de celui qui fut duc de Brissac par la mort sans enfants du frère de la dernière maréchale de Villeroy. Elle avoit eu beaucoup de beauté et de monde, avoit beaucoup d'esprit, et le maréchal de la Meilleraye, veuf de la fille du maréchal d'Effiat, l'avoit épousée en secondes noces, et n'en n'eut point d'enfants. L'amour que le cardinal de Retz eut pour elle eut la principale part à tout ce qu'il entreprit sous la minorité de Louis XIV, dans l'extravagante idée qu'il brouilleroit tant, et qu'il deviendroit si considérable, qu'il obligeroit à tout faire pour lui, jusqu'à lui obtenir dispense, quoique prêtre et évêque, de l'épouser. Elle n'a pas donné lieu à reprendre ses mœurs ; mais son orgueil, qui alloit jusqu'à la folie, fut rudement châtié : elle s'amouracha de Saint-Ruth, qui, de page de son mari, devint lieutenant général, commanda en Guyenne, et fut tué général d'armée en Irlande après avoir été longtemps lieutenant des gardes du corps. Il étoit fort laid, brutal, et toutefois elle fit avec lui un mariage secret pour conserver son nom et son rang. Elle n'en eut point d'enfants, mais tant de soufflets, de coups de pied et de poing, et tant de toutes sortes de traitements énormes, qu'elle eut recours au Roi, à qui elle fit confidence de son mariage et de ses malheurs. Le Roi, qui étoit touché de ces sortes de confiances, lava bien la tête à Saint-Ruth, et lui défendit de donner lieu de se

plaindre davantage à la maréchale ; mais, sa brutalité ne pouvant être contenue, la maréchale obtint qu'il fût continuellement employé, et s'en délivra de la sorte. Elle étoit folle de sa maison et la croyoit ou la vouloit faire croire au-dessus de toute autre du Royaume. Étant un jour à Brissac, elle se promenoit avec complaisance dans une galerie où ses ancêtres étoient peints, et de temps en temps faisoit des révérences aux maréchaux de Brissac et à quelques autres ; puis, se tournant vers la duchesse de Brissac, sa nièce, elle l'exhortoit à regarder ces grands hommes. Cette nièce, belle comme le jour, étoit fille du duc de Saint-Simon ; elle avoit beaucoup d'esprit, étoit fort jeune, et son mari, d'avec qui elle fut séparée depuis pour des choses énormes, ne lui donnoit pas lieu de se plaire beaucoup à Brissac, ni d'affectionner ses ancêtres. Elle demanda donc à la maréchale qui étoit un vieux barbouillé qu'elle voyoit là parmi les autres : la maréchale, scandalisée, lui en conta merveilles, et tant de choses hors de raison et d'apparence, que la nièce, pour se moquer d'elle et se divertir, prit occasion de lui faire accroire à son tour que ce personnage avoit eu quelque principauté en Italie, et lui en ajusta l'histoire sur-le-champ. La maréchale fut ravie et la goba, puis la distribua ; mais, pour que ce ne fût pas sans preuves, elle fit mettre à ce portrait un de ces bonnets modernes qu'on a imités des Électeurs : de là, elle crut ce fondement suffisant pour communiquer ce bonnet à toute la maison. C'est l'unique source et l'époque d'où il leur [est] venu, et que cette duchesse de Brissac n'appeloit jamais, en se moquant, que le *bonnet de ma tante*. Son entêtement pour la naissance alloit à la folie. Le chevalier de Soissons mourut fort promptement avec des bénéfices, après une vie fort déréglée : on en parloit et on moralisoit sur son salut. « Je vous assure, dit la maréchale, qu'il n'en faut pas aussi être si en peine, et que Dieu y regarde à deux fois pour des gens de cette qualité-là. » Elle avoit un précieux dans toute sa personne, qui en relevoit les dits, et qui y ajoutoit. Ce qu'elle proposoit de plus raisonnable étoit qu'il falloit toujours épouser des filles de bonne maison, parce qu'il en pleuvoit ou qu'il en dégouttoit ; et la vérité est que celles qui sont mariées souvent sur le pied de n'avoir rien deviennent par des hasards des héritières. La maréchale de la Meilleraye conserva de la considération et du Roi et du monde jusqu'à la fin de sa vie.

924. *Mot de la maréchale de la Meilleraye.*

(Page 134.)

4 octobre 1693. — Ce prince Philippe, grand escroc et grand débauché, mourut fort promptement. On moralisoit là-dessus en présence de la maréchale de la Meilleraye, avec grand doute de son salut. « Je vous assure, répondit la maréchale fort sérieusement, qu'à des gens de cette qualité-là, Dieu y regarde bien à deux fois pour les damner. » On peut juger par-là quelles idées la vanité avoit données à cette femme,

qui d'ailleurs avoit beaucoup d'esprit. Elle se retrouvera encore dans la suite. Elle étoit sœur de l'abbé de Brissac dont on a vu la mort p. 307[1], et du duc de Brissac père de la dernière maréchale de Villeroy.

925. *Saint-Ruhe.*

(Page 135.)

25 mai 1684. — Saint-Ruth avait été nourri page du maréchal de la Meilleraye. Sa seconde femme, fille et sœur des ducs de Brissac, dont il ne laissa point d'enfants, et la plus glorieuse de sa naissance qui se pût voir, et, avec cela, la plus plaisante en dits, et qui avoit été fort belle, s'amouracha de Saint-Ruth jusqu'à l'épouser secrètement, quoique fort laid. Il en usa mal jusqu'à la battre, au point qu'elle fut réduite à faire toute sa confidence au Roi, qui gronda fort Saint-Ruth et, dans la suite, l'éloigna par des emplois de guerre, dont il étoit fort capable. Il n'eut point d'enfants, et étoit lieutenant des gardes du corps fort distingué.

926. *Préliminaires du mariage du duc de Berry.*

(Page 189.)

31 mai 1710. — A la façon dont M. le duc d'Orléans étoit avec le Roi, avec Mme de Maintenon, avec Monseigneur, et, s'il ne faut rien oublier, avec l'Empereur, rien ne fut plus étonnant que ce mariage, et la surprise montera au comble en ajoutant qu'il fut déterminé à l'insu de Monseigneur et fait malgré lui. Ce fut aussi l'ouvrage de bien des pièces différentes, qu'il fallut toutes rassembler, unir, diriger au même but, et les y faire frapper ensemble, et avec une cadence dont le moindre contretemps auroit tout déconcerté. Tant de ressorts furent conduits par un seul homme[2], qui trouva moyen d'y réunir des gens d'ailleurs ou très étrangers les uns aux autres, ou même très opposés, et de quelques-uns desquels il n'étoit à nulle portée. Ce fut le même qui répondit avec si peu d'embarras à M. le chancelier de Pontchartrain sur l'affaire d'Espagne qu'on vouloit porter au Parlement, et le même qui sépara M. le duc d'Orléans d'avec Mme d'Argenton, et qui le réconcilia avec sa femme. Il crut pouvoir faire profiter grandement M. le duc d'Orléans de ces premiers temps de règle et de réunion : il hasarda le projet, il le mit en mouvement, et ne quitta point prise qu'il n'en fût venu à bout. Cette anecdote seroit trop longue à raconter ici, elle est aussi trop curieuse pour n'en rien dire. La duchesse de Villeroy étoit

1. C'est la page du manuscrit du *Journal de Dangeau* dont se servait Saint-Simon ; elle correspond au 7 septembre 1693, p. 354 du tome IV de l'impression du *Journal.*

2. C'est Saint-Simon en personne, du moins à son propre dire.

de longue main amie intime de Mme la duchesse d'Orléans; un caprice de la maréchale d'Estrées, qui s'en étoit engouée, l'initia chez Mme la duchesse de Bourgogne, sur laquelle d'autres raisons lui firent prendre ensuite l'ascendant. Elle vivoit avec la maréchale de Rochefort presque comme avec une mère; Nangis, petit-fils de la maréchale, ne bougeoit de chez elle, ni de chez la duchesse de Villeroy, mais lequel[1] ignoroit toute cette affaire. Il étoit extrêmement lié avec Mme d'O, qui étoit mise à portée de tout avec Mme la duchesse de Bourgogne, et laquelle, avec cela, étoit assez bien avec Mme de Maintenon pour hasarder certaines choses et les bien remarquer toutes. L'amitié invariable de M. le duc d'Orléans pour Monsieur de Cambray et un commerce de science avec le duc de Chevreuse les lui avoient parfaitement acquis, et, avec eux, le duc de Beauvillier, qui ne faisoit qu'un avec ces deux autres. Mme de Levis, fille du duc de Chevreuse et dame du palais, étoit à portée de bien des choses sérieuses avec Mme la duchesse de Bourgogne, et fort bien avec Mme de Maintenon, et sur un grand pied d'estime et d'amitié. Le P. Tellier fut gagné absolument, et le maréchal de Boufflers aussi, alors fort à la mode, ce qui ne dura qu'un moment. Ainsi Mme la duchesse de Bourgogne et Mme de Maintenon étoient des roues sans lesquelles rien ne se pouvoit en cette affaire, et qui, avec le P. Tellier, devinrent celles avec qui on put tout. Le contradictoire étoit la guerre, la misère, la dépense, l'apanage, des mariages étrangers, l'âge de M. le duc de Berry, qui ne pressoit point, les princes nés de Mgr le duc de Bourgogne, qui diminuoient[2] l'empressement de le marier, la haine trop ouverte et trop marquée en tout de Monseigneur pour M. le duc d'Orléans, son attachement extrême pour Madame la Duchesse, l'aversion des deux sœurs, la passion de celle-ci de parvenir à ce grand mariage pour sa fille, la faveur et les manèges de d'Antin, tout à celle-ci et à Monseigneur, les réflexions qui se pouvoient si aisément faire à l'égard de l'Espagne, et tout ce qui environnoit Monseigneur infiniment opposé à M. d'Orléans et dévoué à Madame la Duchesse. La dévotion sur l'âge et la brillante santé de M. le duc de Berry déterminèrent le Roi à le marier, les mêmes raisons à ne point attendre la fin incertaine de la guerre; le peu d'usage pour les affaires d'un mariage étranger et le dégoût de mettre une inconnue dans leur sein déterminèrent encore le Roi et Mme de Maintenon à un mariage domestique, et l'intérêt des bâtards, si cher à tous les deux, acheva de les emporter. Le procès de la succession de Monsieur le Prince avoit brouillé à l'excès M. du Maine avec Madame la Duchesse: il fit sentir au Roi et à sa gouvernante[3] de quelle importance il lui étoit, pour l'avenir, de faire M. le duc de Berry gendre de sa sœur, et cousin

1. Le correcteur a biffé *lequel* pour le remplacer par *il*.
2. Ce verbe a été écrit en interligne, au-dessus de *connoissoient*, sans doute mal lu par le copiste.
3. Le correcteur a ajouté en interligne *Mme de Maintenon*.

germain de ses enfants, et, entre ses deux sœurs, il n'avoit pas de choix, outre qu'indépendamment du procès qui les brouilloit avec Madame la Duchesse, il n'ignoroit pas qu'elle étoit toute princesse du sang, et Mme d'Orléans toute bâtarde. C'en fut assez pour y dévouer Mme de Maintenon et lui faire oublier à cet égard le mari en faveur de la femme et du frère de sa femme. Mme la duchesse de Bourgogne n'aimoit pas Madame la Duchesse, elle la craignoit auprès de Monseigneur : de sorte qu'elle et Mme du Maine, ayant par différentes raisons le même point d'aversion, se réunirent, sans concert, dans le même point de desir. Mme la duchesse de Bourgogne, de plus, craignoit une étrangère, et vouloit qu'une duchesse de Berry lui eût l'obligation de sa fortune, dépendît d'elle, ne pût lui donner d'ombrage d'aucun côté, et avoit de plus l'enfance d'être flattée d'en devenir la gouvernante. Outre ces raisons, Mgr le duc de Bourgogne et elle, intimement unis à M. le duc de Berry, lui vouloient une femme qui, bien loin de les délier d'ensemble, devînt encore un nouveau lien, et c'est ce qu'ils crurent qui ne se pouvoit trouver que dans la fille du duc et de la duchesse d'Orléans. Cette dernière raison toucha extrêmement les ducs de Chevreuse et de Beauvillier, et, après l'intérêt de M. du Maine, rien n'enleva tant Mme de Maintenon que celui de Mme la duchesse de Bourgogne, et de lui donner une belle-sœur obligée et dépendante, et d'en éviter une qui, par l'agrément de la nouveauté, eût pu partager le Roi avec elle, et encore plus Monseigneur, auprès duquel elle n'avoit aucun soutien, et tout contraire. Trois mois virent naître et consommer ce grand ouvrage, dont qui que ce soit ne s'aperçut que vers les derniers dix ou douze jours, et encore bien peu et d'une manière fort incertaine. Alors il ne resta plus que deux difficultés : Monseigneur, dont on marioit le fils bien-aimé sans lui en avoir rien dit, et avec certitude de sa plus que répugnance ; l'autre, M. [le] duc d'Orléans à faire parler au Roi. Tout étoit néanmoins parvenu au point d'être arrangé, de sorte que Mme de Maintenon et Mme la duchesse de Bourgogne pressoient également cette démarche, et, quoiqu'elles n'osassent répondre du succès, elles assuroient qu'il étoit temps de la faire ; néanmoins, tout bien considéré, M. et Mme d'Orléans crurent impraticable de pousser plus avant sans avoir fait quelque démarche auprès de Monseigneur. Le même ami de M. d'Orléans l'étoit des Bignons de tout temps, et la femme de l'intendant des finances l'étoit intime de Mlle Choin : cela fut donc tenté par là, quoique la Choin et Madame la Duchesse ne fussent qu'un ; mais, dans la nécessité d'une démarche auprès de Monseigneur sur le point de la conclusion, l'on ne pouvoit pas espérer qu'il ne la dît à cette confidente de son âme, et c'étoit la blesser, et, par elle, Monseigneur, que de ne pas s'adresser à elle. Cela fut donc exécuté en telle sorte qu'on ne fit qu'effleurer sans découvrir à quel point on étoit, et cela sous un voile de respect et de consulter les volontés de Monseigneur sur un desir si raisonnable. Au premier mot, la Choin, en furie, répondit tout ce qui se pouvoit dire de plus offensant, reprit toute l'affaire d'Espagne au plus criminel, et vomit des injures. Heureusement tout étoit consenti : Mme la duchesse de Bourgogne et Mme de Maintenon, averties le soir même de la réponse de la Choin, pressèrent la mesure ; le Roi parla à Monseigneur en père, et qui savoit l'être, mais qui faisoit semblant d'ignorer l'éloignement de Monseigneur, et qui toutefois n'en vouloit pas trouver, et Monseigneur, qui savoit même plus que de raison à qui il avoit affaire, baissa la tête et répondit monosyllabe au Roi, qu'il étoit le maître. C'étoit tout ce que le Roi vouloit, et ne lui en parla plus ; dès le lendemain, il déclara le mariage. Mais, après ce gros du réel de l'affaire, il ne sera peut-être pas moins curieux d'en raconter la bagatelle, qui est ce qui se passa là-dessus de M. le duc d'Orléans au Roi. Tout étant préparé à souhait, il ne s'agissoit plus que de parler au Roi lui-même. M. le duc d'Orléans n'avoit jamais montré en faire difficulté, et au contraire ; mais, quand ce vint à l'exécution au voyage de Marly qui précéda celui où le mariage fut déclaré, il recula. Pressé par Mme la duchesse d'Orléans, qui l'étoit elle-même par Mme la duchesse de Bourgogne et par Mme de Maintenon, il chercha divers prétextes, et, poussé enfin à bout, il avoua à sa femme et à l'ami[1] qui les avoit raccommodés, et qui avoit principalement ourdi toute cette trame de mariage, qu'il ne pouvoit s'y résoudre, que ce mariage étoit si fou dans un temps de guerre et de misère, et, par un nombre de raisons qu'il étala avec éloquence, que c'étoit une proposition qu'il n'oseroit jamais faire. L'étonnement des deux témoins fut grand, et ils se trouvèrent d'autant plus déconcertés qu'ils reconnurent que la peur du Roi et de la situation où il avoit été avec lui, et où il étoit encore en grande partie, étoit le motif secret qui l'arrêtoit tout court, et qu'il cachoit sous l'apparence des autres. Cependant sans cette démarche tout manquoit, quand tout étoit prêt à réussir selon toute apparence. De ce débat il résulta que sa femme lui proposa d'écrire et de donner lui-même sa lettre au Roi, s'il ne vouloit pas lui parler : tout aussitôt il accepta, et montra par là qu'on en avoit jugé juste, parce que c'étoit un des hommes du monde qui parloit le mieux, le plus aisément, et à qui, sans cette frayeur du Roi, le parler auroit moins coûté que d'écrire. Tout de suite il fut pressé d'aller faire sa lettre, et il sortit pour l'aller écrire. Comme il sortoit, Mme d'Orléans demanda à leur ami s'il le laisseroit sans aller avec lui, et qu'il étoit fort à craindre, s'il ne lui voyoit faire la lettre, qu'il n'en usât comme pour parler. L'ami sentit la force de cette juste crainte, et s'en alla après lui. Mme d'Orléans logeoit en haut, au château, et lui en bas, au premier pavillon du côté de la chapelle ; en chemin, ils parlèrent de la lettre, et, en arrivant chez lui, M. d'Orléans, qui n'avoit jamais de quoi écrire, en demanda. Il fit encore quelques tours de chambre avant de se mettre à écrire, puis demeura la plume immobile à la main. L'autre, le voyant ainsi, le laissoit faire, sans montrer qu'il le voyoit, et s'impa-

1. Saint-Simon lui-même.

tientoit d'autant. Enfin, cela ne finissant point, il lui demanda s'il ne commenceroit point : M. d'Orléans lui dit qu'il étoit embarrassé, et qu'il vaudroit mieux qu'ils fissent ensemble. L'ami, haussant les épaules, se mit à la table; mais cela n'en fut pas mieux : tellement que, de dépit, il lui proposa qu'ils écrivissent chacun à part sur cette table, pour [que], quand ils auroient fait, il choisît celle des deux lettres qu'il voudroit, ou que, des deux, il en fît une troisième. C'est que l'ami prévoyoit qu'avec cette répugnance que la crainte inspiroit, il n'écriroit point, et qu'au moins, se trouvant une lettre faite, on parviendroit à la lui faire copier et donner; et c'est ce qui arriva. L'ami se mit à écrire, et, tout de suite, en tournant la feuille, il vit celle de M. le duc d'Orléans vuide, et lui qui n'écrivoit point; il lui en demanda la raison : M. d'Orléans dit qu'il écriroit quand il auroit vu la lettre écrite, et l'autre poursuivit. Quand elle fut achevée, M. le duc d'Orléans eut plus tôt fait de la trouver admirable qu'en écrire une autre. Il se contenta de deux ou trois petites corrections de mots et de rien, puis la voulut prendre pour la montrer à Mme la duchesse d'Orléans; mais, ayant essayé de la lire, il ne le put, parce qu'il avoit la vue très mauvaise, et que cela étoit écrit fort petit et couramment, de sorte qu'il fallut que celui qui l'avoit faite l'emportât chez lui pour, avec une meilleure plume, l'écrire bien et gros, et la leur porter à tous deux ensemble le même soir. Le lendemain, elle fut copiée par M. le duc d'Orléans. Il fut question de la donner et d'en prendre bien le temps : il en manqua deux de pure male peur; enfin, pressé de la part de Mme la duchesse de Bourgogne et de Mme de Maintenon tout ce qu'on le peut être, un matin qu'on sut le Roi de bonne humeur, Mme de Maintenon dans Marly et point à Saint-Cyr, le P. le Tellier à Marly et d'Antin absent, l'ami amena M. le duc d'Orléans dans le salon tandis que le Roi, au sortir de sa messe, étoit chez Mme de Maintenon, et l'exhorta de son mieux à finir dès que le Roi seroit rentré chez lui. Dès qu'il le fut, M. d'Orléans s'approcha, puis s'éloigna à diverses reprises, et son ami, toujours lui parlant, le tournoit de l'épaule pour l'acheminer, avec grand peur que tout ce qui étoit là ne s'aperçût de ce manège. Enfin, après bien des pirouettes, des excuses, des résolutions, des refuites, le chemin fut enfilé, et plus d'une fois ralenti, jusqu'à ce que, forcé d'épaule et de propos, il le conduisit dans la porte du cabinet; mais ce fut une autre peine quand son ami, qui s'étoit assis dans la fenêtre près de cette porte, avec quelques seigneurs qui attendoient que le Roi sortît pour sa promenade, vit, fort peu de moments après, M. le duc d'Orléans sortir du cabinet et traverser de suite pour s'en aller. L'autre n'osa ni le suivre, ni encore moins lui parler. Le Roi fut assez longtemps sans venir, puis alla à la promenade; quelque temps après, M. le duc d'Orléans le vint joindre à un bassin de carpes. Comme le Roi le quitta, M. d'Orléans demeura en arrière, et son ami aussi, avec impatience de lui parler, et là il apprit qu'il avoit donné sa lettre, que le Roi lui avoit paru surpris de ce qu'il lui écrivoit, qu'il lui avoit dit que c'étoit de chose qui ne pouvoit lui déplaire, mais lui marquer de plus en plus son attachement et sa confiance, et de telle nature en même temps, et si importante, qu'il avoit eu peur d'être trahi par la force de son desir en lui parlant, et qu'il avoit mieux aimé lui écrire; qu'il le supplioit de vouloir bien lire sa lettre, et qu'il se retiroit pour lui laisser toute liberté. Il ajouta qu'en sortant il avoit tourné la tête et vu le Roi ouvrir la lettre. Le fait étoit qu'il craignit que le Roi ne lui parlât après l'avoir lue, et, son coup de pistolet tiré, il s'enfuit. Le soir, le Roi la lut à Mme de Maintenon et à Mme la duchesse de Bourgogne, et la loua avec engouement. De ce moment le mariage fut résolu; la considération de Monseigneur le suspendit sans le faire balancer, et ce ne fut que pendant les premiers jours du Marly suivant que, le voyant prêt à être déclaré, on fit auprès de Mlle Choin la démarche dont on a parlé. Le particulier du Roi et de M. d'Orléans a paru trop curieux pour l'omettre; il caractérise même en partie un prince qui a gouverné depuis l'État.

927. *Partialité des jésuites en faveur de Monsieur de Cambray*[1].

(Page 208.)

25 mars 1697. — Il est vrai qu'une partie des jésuites fut d'un côté, et une autre partie de l'autre, mais sourdement. Celui qui étoit opposé à Monsieur de Cambray ou s'affaiblit, ou changea quand la Constitution[2] prit vigueur, et la Société a depuis adopté et protégé Monsieur de Cambray et son petit troupeau, irrité au dernier point contre le cardinal de Noailles, seul resté de ceux qui firent condamner Monsieur de Cambray, et par là violents promoteurs de la Constitution, et de plus en plus aux jésuites et aux plus ardents chefs de parti, comme Monsieur de Sens, Languet, l'a montré à découvert par sa *Vie de Marie Alacoque*.

928. *La duchesse de Saint-Simon est nommée dame d'honneur de la duchesse de Berry.*

(Page 237.)

15 juin 1710. — Le duc de Saint-Simon savoit ce qui se passoit sur le mariage de M. le duc de Berry; il avoit entrevu qu'on songeoit à sa femme, et il avoit paré, et fait sentir que cette place n'étoit ni de son goût ni du sien. La duchesse de Saint-Simon en parla plus d'un mois d'avance à Mme la duchesse de Bourgogne, dans une audience qu'elle lui demanda exprès dans son cabinet, qui lui dit les choses du monde les plus engageantes pour lui persuader de l'accepter. Elle et Mgr le duc de Bourgogne la destinoient à remplacer la duchesse du

1. Cette Addition aurait pu se placer dans notre tome IV, en regard des pages 82 et suivantes.
2. Un correcteur a ajouté ici *Unigenitus* en interligne.

Lude, dont l'âge et les infirmités menaçoient, mais qui les survécut longtemps. Mme de Saint-Simon tint bon, et obtint, au grand regret de Mme la duchesse de Bourgogne, qu'elle tâcheroit de détourner le Roi et Mme de Maintenon de penser à elle. Mme la duchesse d'Orléans en parla ouvertement, à Saint-Cloud, au duc de Saint-Simon, le jour des compliments, qui refusa respectueusement, mais si fermement, qu'elle le quitta en pleurant; elle n'en poussa pas moins sa pointe. Quand il fut tout à fait question du choix[1], le Roi prit une liste des duchesses entre Mme la duchesse de Bourgogne et Mme de Maintenon, car, depuis la planche de Mme de Ventadour, le Roi ne crut pas en devoir nommer d'autres. Il s'arrêta à Mme de Saint-Simon comme à celle dont le mérite, la conduite, la naissance et l'habitude à la voir lui convenoit le mieux. Mme de Maintenon y applaudit malgré son âge, car elle n'avoit que trente-deux ans. Mme la duchesse de Bourgogne se taisoit, et le Roi lui demanda pourquoi. Elle lui proposa de continuer la liste, qui n'étoit pas au quart: le Roi continua, et en revint à Mme de Saint-Simon. Surpris de la froideur de Mme la duchesse de Bourgogne, il lui demanda si elle avoit quelque chose contre elle: elle répondit qu'il s'en falloit beaucoup, mais qu'elle croyoit qu'il feroit mieux d'en chercher quelque autre. Le Roi et Mme de Maintenon, avec qui pourtant Mme de Saint-Simon n'avoit aucun commerce, et qui n'aimoit point son mari, pressèrent de nouveau la princesse, qui, à la fin, dit qu'elle ne savoit si cette place leur conviendroit. A ce mot, le Roi dit avec vivacité qu'il voyoit bien ce que c'étoit: que le duc de Saint-Simon étoit glorieux, et qu'il n'en voudroit point, mais qu'il savoit bien se faire obéir; se remit à louer la duchesse, et se fixa sur elle, puis ajouta qu'il mettroit cette place sur un tel pied qu'il les consoleroit de l'avoir. M. et Mme de Saint-Simon se tenoient cependant à Paris, contre leur coutume, pour laisser nommer la dame d'honneur; le bruit avoit été sur elle dès le moment de la déclaration du mariage, et cela les tenoit fort à l'écart. Cependant le Roi fit le logement qu'on voit dans ces Mémoires[2], et il régla les entrées et les appointements sans aucune différence de ceux de la duchesse du Lude, et payés par lui. Puis, se lassant de voir la refuite, il fit parler au duc de Saint-Simon obliquement, et à sa femme, par différentes personnes, et, n'y gagnant rien, il en vint aux menaces et fit entendre au duc par le Chancelier et par le maréchal de Boufflers, ses amis intimes, qu'il n'étoit pas accoutumé aux refus, et qu'il l'enverroit si loin, et cela nettement exprimé, qu'il auroit longtemps lieu de s'en repentir. Cela les fit résoudre et retourner à Versailles pour n'irriter pas, et voir s'il n'y avoit pas moyen encore d'éviter; mais le parti étoit pris, et le Roi buté. Il n'y eut rien

1. Il y a eu ici une correction de la ponctuation primitive.

2. Ces six mots ont été biffés par le correcteur. Ils renvoient à l'article du 11 juin, où Dangeau avait annoncé d'avance que la dame d'honneur aurait les appartements de Mmes Sforce et de Gondrin.

d'honnête dont ils n'assaisonnèrent ce mauvais poisson en discours au mari et à la femme, et en choses, et Mme la duchesse de Bourgogne fut doublement aise de sa fidélité, et de ce qu'elle n'avoit pas réussi. Pour M. et Mme d'Orléans, tous les deux leur en dirent leur avis ; puis, comme c'étoit chose finie, ils eurent l'égard de ne leur en rien faire sentir depuis. Ce fut la première duchesse riche et intimement unie avec son mari et sa famille qui fut faite dame d'honneur de fille de France, et la première aussi qui fit plus pour l'éviter qu'on ne fait pour obtenir les places qu'on desire le plus : aussi y fut-elle toujours avec la distinction la plus marquée du Roi et de tous les côtés.

929. *La marquise de la Vieuville.*

(Page 340.)

22 février 1689. — La marquise de la Vieuville étoit fille d'un frère du maréchal de la Motte. Elle avoit été fille de la Reine, et fort au gré du Roi, qui avoit conservé pour elle beaucoup de considération ; sœur du comte de la Motte longtemps depuis grand d'Espagne. C'est la seconde femme de son mari qui a été dame d'atour de Mme la duchesse de Berry à son mariage.

930. *Cérémonial des festins royaux.*

(Page 353.)

6 juillet 1710. — A ces festins royaux, où les princes et les princesses du sang sont admis, les duchesses et princesses étrangères ne s'y trouvent jamais ; celles qui sont en fonction auprès de Mme la duchesse de Bourgogne, comme précédemment de la Reine et de Madame la Dauphine, comme la dame d'honneur et les dames du palais en semaine, l'accompagnent jusqu'au lieu du festin, puis se retirent. A la fin du fruit, elles viennent attendre dans la pièce où le Roi passe après le festin. Cela se fit de la sorte en celui-ci, et par la duchesse de Saint-Simon même, quoique dame d'honneur de la mariée, et cela s'est passé toujours de même et avant et depuis.

931. *Madame de Marey refuse d'être dame d'atour de la duchesse de Berry.*

(Page 357.)

17 juin 1710. — Mme de Marey étoit fille du maréchal de Grancey et de sa seconde femme, sœur du vieux Villarceaux le grand ami, et plus, de Mme de Maintenon. Elle étoit devenue veuve très jeune et sans enfants d'un Grancey comme elle, et avoit demeuré avec son père et sa mère, de qui elle eut la survivance de gouvernante des enfants de Monsieur ; elle l'étoit demeurée de ceux de M. le duc d'Orléans. Elle étoit vieille, avoit des amis, un grand usage du monde, et eut assez de bon

sens pour ne vouloir point changer de vie et être dame d'atour de Mme la duchesse de Berry. Elle mourut très âgée, et eut toujours de la considération.

932. *Les dépôts des papiers d'État.*

(Page 350.)

9 mars 1710. — Jusque fort avant dans le ministère de M. de Croissy, il n'y avoit presque aucun papier des affaires étrangères ; les héritiers des secrétaires d'État de ce département avoient eu tout ce qu'ils avoient laissé, et pareillement ceux des ambassadeurs et des autres ministres employés au dehors, les dépêches et les mémoires de leurs négociations. Cela étoit d'une dangereuse conséquence en rendant publiques[1] avec le temps les plus secrètes affaires de l'État, qui, en attendant, étoient entre les mains de particuliers, et quelquefois des beurrières. Croissy ramassa ce qu'il put trouver épars de M. de Lionne, et ainsi en remontant, et de même ce qu'il put recouvrer des ministres et des négociations au dehors. Torcy, son fils, continua cela avec plus de soin, et y mit un grand ordre dans un dépôt public aux Petits-Pères, avec un commis chargé de ce soin. Outre que c'est un recours souvent nécessaire d'y trouver beaucoup de choses et de leçons, c'est un moyen d'empêcher les étrangers d'acheter de ces importants papiers, comme plusieurs ont fait, et les ambassadeurs et autres ministres au dehors y doivent, à leur retour, remettre leurs instructions et tous les papiers qui leur restent. M. de Louvois en a fait autant aux Invalides pour tout ce qui regarde la guerre : de sorte que l'un et l'autre, étant joint, fournira un trésor pour l'histoire depuis cet établissement. Les papiers de MM. de Chavigny, que le Roi voulut retirer de cette famille après la mort de l'ancien évêque de Troyes, valurent en 1733 un régiment à son petit-neveu, tandis que personne, même de la première qualité, n'en pouvoit obtenir. MM. de Pontchartrain en ont fait un aussi[2], à cet exemple, pour la marine et la maison du Roi.

933. *Le maréchal de Berwick, et son duché-pairie de Fitz-James.*

(Page 379.)

10 mai 1710. — On a déjà dit, à l'occasion de la grandesse accordée avec pareille clause au duc de Berwick[3], la raison de ces clauses uniques en Espagne et en France, qui étoit l'état de sa famille : un fils unique du premier lit, plusieurs du second, et son dessein d'établir ce fils du premier lit en Angleterre, s'il pouvoit venir à bout de s'y faire rétablir, ce qu'il espéroit toujours lorsque la paix se feroit ; et, pour cela, il falloit être maître des dignités qu'il acquéroit,

1. *Public*, au masculin singulier, dans le manuscrit. — 2. Un dépôt.
3. Addition n° 398, dans notre tome IX.

pour les pouvoir faire passer à ses cadets, sans quoi elles alloient de droit à l'aîné, comme sa dignité de duc et pair d'Angleterre, dont il ne pouvoit le dépouiller parce qu'il n'avoit pas obtenu la même clause quand il avoit obtenu cette dignité. Il fit donner à la terre d'Ouarty, dont il forma son duché-pairie, le nom de Filtzjames, qui veut dire en anglois *Fils de Jacques*. Les rois d'Angleterre, en légitimant leurs bâtards ou ceux des autres, leur donnent en même temps un nom et des armes qui demeurent à leur postérité : celui qui avoit été donné au duc de Berwick étoit celui-ci, qui, tout étrange qu'il nous paroît, n'est pas rare en Angleterre, où on voit des Filtz-Gérard, des Filtz-Morice, etc.

934. *Le cardinal de Noailles bénit la nouvelle chapelle de Versailles.*

(Page 385.)

5 juin 1710. — Ce ne fut pas sans opposition de la part du grand aumônier et de toute la chapelle que le cardinal de Noailles fit cette cérémonie, qu'elle prétendoit si contraire à l'exemption et aux droits dont elle étoit si jalouse contre les ordinaires, et appartenir au grand aumônier ; mais le Roi le voulut de la sorte. L'amour des règles fut, en cette occasion, fort aidé de la vénération qu'avoient alors le Roi et Mme de Maintenon pour le cardinal de Noailles.

935. *La duchesse de la Vallière carmélite.*

(Page 386-387.)

6 juin 1710. — La fortune de la duchesse de la Vallière, la façon dont elle sut en user et la perdre, les suites qu'elle eut, et la sainteté si constamment soutenue de sa pénitence sont trop connues pour avoir besoin d'en parler ici. Le contraste en fut longuement grand avec Mme de Montespan. Le Roi fut presque aussi insensible pour l'une que pour l'autre ; mais la vertu de celle-ci lui arrachoit par-ci par-là quelques retours, comme quand il voulut que les deux Dauphines l'allassent voir. Pour Mme de la Vallière, elle n'en ouvrit jamais la bouche, et se contentoit de pleurer son malheur de l'avoir aimé tendrement et de l'aimer encore autant que cela pouvoit n'être pas contraire à sa pénitence. La mort de M. de Vermandois, qui la toucha vivement, fit paroître sa force et sa pénitence. Mme la princesse de Conti lui rendit de grands devoirs et l'aimoit extrêmement, et cette mère si sainte les supportoit avec tendresse, mais avec peine, et les éloignoit tant qu'elle pouvoit. Il ne se peut rien ajouter aux soins qu'elle en eut dans ces derniers jours, ni le détachement et la pénitence avec laquelle elle mourut. Sa pénitence d'esprit, de cœur et de corps avoit été continuelle et affreuse ; elle avoit été une fois une année entière sans boire, et en fut après à l'extrémité. Elle ajoutoit tout ce qui lui étoit possible aux austérités de la vie des Carmélites, et se regardoit comme indigne

d'être parmi ces vierges après un péché tel que le sien, et s'en humilioit sans cesse et publiquement. Il est pourtant vrai qu'au milieu de ce péché même et de toute la pompe, le crédit et la splendeur de la cour, elle en gémissoit, que son cœur étoit pris, et que le remords et la honte lui en ôtoient toute la douceur. Bonne dame, bienfaisante, désintéressée, elle s'y fit aimer jusque par la Reine, qu'elle combla toujours de services, et à qui elle voulut faire une amende honorable publique en se jetant dans les Carmélites, où elle en fut visitée souvent depuis. Elle y fut l'exemple et les délices de toutes les religieuses, parmi lesquelles elle refusa constamment toutes sortes de charges et d'emplois pour y vivre comme la plus indigne et la dernière.

936. *La princesse de Conti porte le deuil de sa mère.*

(Page 391.)

8 juin 1710. — Mme la princesse de Conti fut infiniment touchée de la mort de sa mère. Quoique carmélite, elle en drapa, et ce fut un crève-cœur pour les enfants de Mme de Montespan, qui les mit au désespoir. Cette différence mit au jour celle du double adultère de leur naissance : il n'y avoit que peu de mois qu'ils avoient perdu leur mère; ils n'avoient osé prendre la moindre marque de deuil, personne n'avoit osé leur faire compliment que leurs amis ou leurs familiers, et encore comme en secret, et ils voyoient la princesse de Conti les recevoir publics de la mort de Mme de la Vallière et en user pour son deuil comme une fille légitime pour sa mère. Cela fut humiliant au dernier point, et senti aussi dans toute son étendue. Mme la princesse de Conti ne le sentit pas moins à travers son affliction, et affecta de jouir de cette prodigieuse différence avec une complaisance qui sauta aux yeux.

937. *Le marquis de Sablé et sa famille.*

(Page 392.)

29 juin 1710. — M. de Sablé étoit un homme parfaitement bien fait, avec de l'esprit, et de bonne compagnie, mais d'un esprit si déréglé et de si étranges mœurs, que les plus débauchés avoient honte de le fréquenter. Sur lui tomba la malédiction si ordinaire aux familles des ministres : il se ruina avec un fort grand bien, qu'il dissipa jusqu'au point que les Mémoires le rapportent[1], et passa une longue vie obscure et misérable. Il ne voulut faire aucun métier, et il ne fut connu à la guerre que pour s'y être laissé sottement enlever avec l'arrière-ban d'Anjou, que, comme sénéchal de la province, il menoit joindre M. de

1. Dangeau a dit : « Il étoit fort ruiné; C'est lui qui avoit vendu Meudon à M. de Louvois, et qui venoit de vendre Sablé à M. de Torcy; Le roi lui avoit donné par charité une pension de mille écus. »

Turenne, et s'y fit estropier le pied sans honneur, qui en fut toujours difforme sans l'avoir rendu boiteux. Il mourut comme il avoit vécu, et sans s'être marié. Il étoit frère de la duchesse de Sully et de l'abbé Servien, un des plus agréables hommes du monde par son esprit, si une débauche plus infâme que celle de son frère ne l'avoit séparé toute sa vie de la compagnie des honnêtes gens, et pour laquelle il fut chassé et mis en prison plus d'une fois sans qu'il ait changé de conduite. Ils étoient enfants de M. Servien, qui, de procureur général au parlement de Dauphiné, fut employé et mis en diverses affaires et fait secrétaire d'État à la mort de M. de Beauclerc en 1630[1] il fut employé en diverses négociations et au traité fameux de Quiérasque, en 1631; mais, s'étant brouillé avec le cardinal de Richelieu, il fut chassé en 1636, et reçut cent mille écus de des Noyers pour sa charge de secrétaire d'État. Aussitôt après la mort de Louis XIII, la Reine mère le rappela, puis l'envoya, avec M. de Longueville et M. d'Avaux, à Münster. Il s'y brouilla avec eux, les fit rappeler, puis fit le traité avec l'Empire, et revint à la cour, où il fut fait ministre d'État. Chassé encore malgré la Reine dans les troubles, elle le rappela dès qu'elle le put, et le fit garde des sceaux de l'Ordre et surintendant des finances à la mort de M. de la Vieuville. Il n'en jouit guères que cinq ou six ans, et mourut à soixante-six ans, en 1659, à Meudon, où il avoit dépensé des trésors, surtout à combler le village, qui étoit en grande partie dans ce qui fait l'avant-cour et la terrasse, et dont le terrain étoit aussi bas que celui qu'on voit encore au bas de cette terrasse, qu'il ne craignit point d'entreprendre et qu'il mit fort près de perfection. Qui lui eût dit que le procureur du Roi au Châtelet le Tellier qui le venoit amuser, les soirs, dans sa première fortune, des contes de la ville, et qu'il poussa par là à l'intendance de l'armée d'Italie, surpasseroit la sienne de si loin, et qu'il auroit un fils plus puissant encore que l'un et l'autre, qui achèteroit Meudon du sien, et qui, par les millions qu'il jetteroit en ce lieu sans endommager la fortune de ses enfants, la porteroit où ils sont parvenus à Meudon, au point des plus belles maisons royales, en sorte qu'il n'y auroit, après lui, que le Roi en état de la posséder? Servien vit encore la peu durable fortune du célèbre Lionne, fils de sa sœur. Servien eut trois frères, dont l'un eut plusieurs emplois de finance et de justice en Dauphiné, président de la Chambre des comptes, puis du Conseil souverain de Pignerol, et ambassadeur en Savoie; il a laissé un fils obscur. L'autre frère fut évêque de Bayeux, et le troisième s'est mêlé de quelques négociations en Italie, et a été camérier de Clément IX et d'Innocent XI, et a eu des bénéfices. Pour achever ces Serviens, il faut ajouter que le surintendant étoit cousin germain de M. Servien trésorier des parties casuelles à Paris, qui n'eut que trois filles : l'une épousa Bauquemare, président aux enquêtes à Paris; l'autre fut mère de MM. de la Frette, célèbres par leur duel et ses suites, puis se remaria à un le

1. Cette date, peut-être écrite 1634 par erreur, a été biffée.

Féron, dont elle eut une fille unique, qui épousa le duc de Chaulnes gouverneur de Bretagne si connu par ses ambassades, et la troisième, le duc de Saint-Aignan, qui fut mère du duc de Beauvillier et de la femme de Livry, premier maître d'hôtel du Roi.

938 et 939. *Le maréchal de Joyeuse.*

(Page 394.)

5 mai 1685. — M. de Joyeuse, qui eut le gouvernement de Nancy, est mort maréchal de France.

1er juillet 1710. — Ce maréchal de Joyeuse[1] pilloit tant qu'il pouvoit pour le manger avec magnificence. Excellent officier de cavalerie, fort bon lieutenant général, mais à qui le commandement d'une armée, qu'il n'eut jamais que par accident, faisoit tourner la tête, et aux autres aussi par sa brutalité. Il ne laissa point d'enfants d'une fille de sa maison qu'il avoit épousée, et qui ne fut pas heureuse avec lui. Il étoit frère cadet d'un aîné ruiné qui étoit le comte de Grandpré, ancien et bon lieutenant général, chevalier de l'Ordre, qu'il portoit souvent à pied par les rues, et mort longtemps avant lui. L'abbé Quatorze, dont on a parlé en ce volume[2], étoit aussi leur frère. Le maréchal étoit fort vieux et ressembloit à un roi des Huns.

940. *Le marquis de Renty.*

(Page 396.)

5 juillet 1710. — Ce marquis de Renty étoit un très brave homme, mais médiocre officier, frère de la maréchale de Choiseul, et fils de ce marquis de Renty célèbre par la sainteté de sa vie. Celui-ci étoit un très honnête homme et fort homme de bien ; il a laissé un fils fort brave aussi, mais d'une vue si basse, qu'il n'a pu continuer à servir.

941. *Le maréchal de Villars et Heudicourt.*

(Page 404.)

24 septembre 1710. — Il étoit échappé des ordures au maréchal de Villars sur les dames qui montoient à cheval avec Mme la duchesse de Bourgogne, qui furent paraphrasées et mandées, et qui les scandali-

1. Le copiste avait mis ici *estoit une manière de ;* mais, comme il n'avait pu lire le mot suivant, qui était *sacre,* le correcteur a biffé tout ce membre de phrase.

2. Ci-dessus, p. 419, Addition n° 912.

sèrent au point d'en faire du bruit. Heudicourt, qui les en avoit informées, fut le bouc émissaire sur qui tout tomba ; c'en étoit un, et de jeu, et de figure, au moyen de laquelle il étoit reçu chez toutes les dames, dont il étoit volontiers le Mercure, et en avoit tout l'esprit ; plaisant, méchant, hardi, impudent de la faveur de sa mère, et qui s'enivroit de rien. Il faisoit des chansons qui ne mourront jamais, et savoit bien à qui s'adresser pour toutes ses manigances ; mais, pour cette fois, il se méprit[1]....

1. La fin de cette Addition a été placée sous le n° 651, au tome XIII, p. 261.

APPENDICE

SECONDE PARTIE

I

LES LETTRES DE PAIRIE DU MARÉCHAL DE VILLARS[1]

Nous avons cherché sans succès le texte primitif préparé par le président de Maisons ; mais, lorsque Boufflers eut vivement protesté, Villars se trouva contraint d'écrire trois lettres consécutives au secrétaire d'Etat Pontchartrain, dont on rencontre des copies du temps[2], et que M. le marquis de Vogüé a publiées d'après les papiers du maréchal venus à lui par héritage[3]; cependant il paraît impossible que nous ne les donnions pas à nouveau comme commentaire du récit de Saint-Simon, et nous ferons suivre ces textes, d'abord de la partie revisée des lettres patentes, dans leur forme officielle, puis de quelques-unes des pièces satiriques dirigées contre Villars.

1. *Le maréchal de Villars au comte de Pontchartrain.*

« A Versailles, le 25e novembre 1709.

« J'ai été ravi de voir, Monsieur, que mes lettres patentes servissent à l'éloge de M. le maréchal de Boufflers, qui seroient et devroient être plus étendues, si le peu de volume desdites lettres le permettoit. Je vous assure, Monsieur, que je l'augmenterois avec la plus grande joie, honorant et respectant un général auquel j'ai d'anciennes obligations, et, récemment, de si vives, que je ne les oublierai jamais.

« Je dois me souvenir toujours avec la plus vive reconnoissance qu'un maréchal de France plus ancien, comblé de mérite, d'actions et de dignités, a bien voulu servir de volontaire dans une armée que

1. Ci-dessus, p. 5, note 4.
2. Bibl. nat., ms. Clairambault 1163, fol. 175-178, copie ajoutée à un exemplaire de l'impression de la lettre écrite au Roi par Boufflers le 11 septembre 1709, au soir même de la défaite de Malplaquet.
3. *Mémoires de Villars*, éd. Vogüé, tome III, p. 269-272.

j'avois l'honneur de commander, et, bien que S. M. ait pensé que la jalousie si naturelle entre gens de même état me pourroit faire quelque peine, elle eut la bonté de me mander que M. le maréchal de Boufflers ne viendroit à l'armée qu'au cas que quelque blessure ou maladie m'obligeassent à en quitter le commandement. Je suppliai M. le maréchal de Boufflers de vouloir bien le venir partager avec moi, et, dans le commencement de l'action, de se charger de la principale et plus noble partie de l'armée, où il fit des merveilles, s'exposant plus que personne. Sans contredit, il est au-dessus des louanges que je pourrois lui donner ; cependant je ne les épargne en nulle occasion. Mais celles qu'il a méritées dans cette action, et dont je suis ravi de voir une partie dans mes patentes, ne peuvent m'empêcher de desirer que l'on y voie ce qui a porté S. M. à m'en honorer, et que vous trouverez très simplement expliqué dans le mémoire ci-joint.

« Je dois vous supplier aussi, Monsieur, de vouloir bien faire corriger un endroit[1] où l'on appelle places les deux petites villes de Cézanne. Je n'ai garde de vouloir me donner un honneur que je n'ai pas mérité. Il est vrai que les troupes du Roi ont plus acquis de gloire, emportant ces deux petites villes soutenues par l'armée de M. le duc de Savoie, où il étoit en personne, que si elles avoient fait deux sièges ; mais, comme S. M. permet d'ordinaire que l'on suive les mémoires donnés par ceux qu'elle honore des dignités, ils en seroient indignes, s'ils étoient capables d'altérer la vérité. Vous la trouverez bien exacte dans celui que j'ai l'honneur de vous envoyer. Au reste, Monsieur, je vous supplierai que cette lettre, et tout ce qui s'est passé sur le changement de mes patentes, demeure dans un entier secret. L'on a déjà cherché à me brouiller avec M. le maréchal de Boufflers, que j'honore, et respecte, et aime de tout mon cœur. Je suis ravi de le voir dans mes patentes. S'il m'étoit permis, j'augmenterois encore ce qu'elles en disent ; comme aussi je suis bien persuadé que, pour ajouter à ses belles actions à la droite, il ne voudroit pas diminuer les services que je tâchois de rendre à la gauche, desquels lui-même a dit plus de cent fois que la victoire auroit été suivie, si ma blessure, celle de M. d'Albergotti, et la mort de M. de Chemerault n'avoit entièrement suspendu des succès aussi heureux.

« Je suis, avec plus d'attachement que personne du monde, Monsieur, votre très humble et très obéissant serviteur.

« Le maréchal-duc de Villars. »

2. *Le même au même.*

« 26 novembre 1709.

« Je vous assure, Monsieur, que je suis au désespoir que l'on ait eu à parler si longtemps d'une chose que je croyois finie avant mon arri-

1. *Histoire généalogique*, tome V, p. 99.

vée à Paris, et, quoique j'eusse desiré que l'on eût un peu expliqué une dernière action qui rappeloit les précédentes et sembloit m'attirer la grâce dont il a plu au Roi de m'honorer, croyant tout scellé et fini, je n'aurois jamais songé à y faire aucun changement, hors les deux villes de Cézanne, que je ne nommerai jamais places, ce qui auroit été un ridicule pour moi ; il me semble même que, dans le mémoire de M. de Maisons, il y avoit qu'Exilles auroit été secouru, s'il ne s'étoit rendu le même jour que l'armée du Roi arrivoit à sa vue.

« Mais pardonnez-moi la liberté de vous dire que, si vous aviez eu la bonté de me faire savoir les changements que M. le maréchal de Boufflers desiroit, tout auroit été fini en un moment. Au reste, Monsieur, j'ai l'honneur de vous supplier encore que, si vous pouvez penser que M. le maréchal de Boufflers desirât quelque chose, de le mettre : j'aime mieux cent fois être oublié, et qu'il soit content de moi. Peut-être mon secrétaire n'a-t-il pas spécifié que M. le maréchal de Boufflers ne s'est retiré que trois ou quatre heures après ma blessure ; ayez la bonté de le mettre, et surtout celle de faire que tout cela soit entre M. le Chancelier et vous. Je ne donne aucun lieu aux brouilleries que l'on veut exciter entre M. le maréchal de Boufflers et moi. M. de Contades, qui ne m'a point quitté pendant l'action, a vu ce que je mets des choses où j'ai part, et, en vérité, quand tout va bien à l'aile où est M. le maréchal de Boufflers, il n'est pas contre lui qu'il soit dit que j'ai rétabli celle où il n'étoit pas, et défait la tête de l'infanterie ennemie qui avoit déposté la nôtre.

« Je dois vous demander mille pardons de la peine que je vous donne. En vérité, je croyois tout terminé, et mes lettres remises au Parlement, quand on m'a dit que l'on les avoit changées, et qu'on alloit en sceller de nouvelles.

« Je suis, etc.

« Le maréchal-duc de Villars. »

3. *Le même au même.*

« 27 novembre 1709.

« S. M. ayant eu la bonté de me faire dire, Monsieur, en nommant M. le maréchal d'Harcourt pair de France, que son intention n'étoit pas que l'impossibilité où je suis, par ma blessure, de me faire recevoir, me fît perdre le rang que je dois tenir avant lui au Parlement par la grâce dont le Roi m'a honoré il y a trois mois, permettez-moi de vous supplier de vouloir bien insérer dans mes lettres, avant qu'elles soient scellées, ce qui conviendra pour que l'intention de S. M. y soit expliquée. Je suis persuadé que vous voudrez bien que ce soit de manière à ne laisser aucun doute à Messieurs du Parlement, et me rendre la justice de me croire, etc.

« Le maréchal-duc de Villars. »

4. *Fragment des lettres de pairie*[1].

« .... En la présente année 1709, l'ayant choisi pour le commandement de nos armées de Flandres, après avoir surmonté par son application les difficultés infinies qu'apportoit la stérilité presque générale à la subsistance des troupes, il fit un camp retranché, que les ennemis ne purent attaquer, couvrit Aire et Béthune, que les ennemis avoient dessein d'assiéger pour faire une irruption dans le Royaume, ce qui les obligea de se jeter sur Tournay, qu'il ne put secourir par la disette des vivres. Prévoyant que les ennemis vouloient se placer entre Douay et Valenciennes, il fit des retranchements et des inondations, qui rompirent ce projet ; mais, les voyant marcher pour assiéger Mons, secondé des conseils et de la présence de notre cousin le maréchal-duc de Boufflers, qui, croyant tous les emplois dignes de lui quand il peut rendre des services à nous et à l'État, nous avoit demandé, quoique plus ancien maréchal de France, d'aller servir volontaire dans une conjoncture si considérable, le maréchal de Villars prit la résolution de se saisir des trouées qui sont entre les bois de Sart et d'Aulnoy. Ce poste avantageux mettoit les ennemis dans la nécessité d'abandonner le siège de Mons, ou d'attaquer notre armée : ils prirent le dernier parti, se fiant à la supériorité de leur nombre. Le maréchal-duc de Villars, voyant le plus gros corps de l'infanterie ennemie tomber sur la gauche, se porta où il jugea qu'ils feroient le plus grand effort. Notre cousin le maréchal de Boufflers soutenoit la droite avec une conduite et une valeur infinie, et toujours avec avantage, la gauche soutenoit le feu de l'artillerie et les efforts des troupes des alliés avec la même intrépidité ; mais le grand nombre des ennemis et la mort de plusieurs officiers donna lieu de pénétrer dans le bois, d'où l'infanterie, dépostée, se retira avec beaucoup d'ordre. Le maréchal de Villars songea dès lors à charger les ennemis quand ils déboucheroient : pour cela, il envoya chercher les carabiniers, qui étoient à la gauche de tout, les plaça près de la trouée, mit en bataille notre infanterie qui quittoit le bois, la fortifia des brigades de Champagne, Poitou, Gondrin, des Irlandois, et, s'étant mis à la tête, chargea, la baïonnette au bout du fusil, l'infanterie ennemie, dont il défit entièrement vingt bataillons ; et, comme il marchoit pour charger avec les carabiniers, et profiter de l'ébranlement des ennemis, il reçut une blessure très dangereuse. Celle du marquis d'Albergotti, la mort du marquis de Chemerault, les plus anciens lieutenants généraux, arrivées dans le même temps, suspendirent ces mouvements, qui promettoient un avantage considérable à cette aile de l'armée ; notredit cousin ne laissa pas d'agir et donner ses ordres nonobstant les douleurs qu'il souffroit, jusqu'à ce que la perte du sang et la foiblesse

1. *Histoire généalogique*, tome V, p. 99-100.

dans laquelle il tomba obligea de l'emporter. Notre cousin le maréchal de Boufflers prit le commandement de l'armée, fit faire, et fit lui-même, pendant quatre heures, plusieurs et différentes charges avec la conduite et l'intrépidité qui accompagnent toujours ses actions à la guerre, en sorte que les ennemis, quoique fort supérieurs en nombre, furent poussés plusieurs fois et hors d'état de le troubler, voyant la fierté et l'ordre de sa retraite. Les ennemis ont perdu à cette bataille près de trente-cinq mille hommes tués ou blessés, plusieurs officiers généraux, et grand nombre de drapeaux et d'étendards gagnés sur eux en cette journée.... »

5. *Chansons sur le maréchal de Villars et la bataille de Malplaquet*[1].

I

. . . .
A Malplaquet il fut capot
Et ne put pas dire un seul mot,
Landerirette !
A Broglio non plus qu'à Nangis,
Landeriri !

De Boufflers il n'a point parlé
Quoiqu'il se fût fort distingué,
Landerirette !
Devant lui qu'il étoit petit !
Landeriri !

Quand dans sa charge il fut entré,
Il disoit à son écuyer,
Landerirette !
« Promptement tire-moi d'ici,
Landeriri ! »

La gauche avoit abandonné
Et sa retraite médité,
Landerirette !
Avant qu'aucun coup n'eût senti,
Landeriri !

Il a fait faire des chansons
Qui disent que ce rodomont,
Landerirette !
Sans sa blessure eût tout détruit,
Landeriri !

Mais le monde n'ignore pas
Qu'à Dorante il ne cède pas,
Landerirette !
Quand il est question de menti,
Landeriri !

1. Chansonnier, ms. Fr. 12694, p. 483, 542-544, 485, 553-554 et 559.

Connétable nous le verrons;
Car on croit à ces fanfarons,
Landerirette!
Dans ce maudit pays ici,
Landeriri!

II

Villars, ce n'est point votre fait
De commander grandes armées:
Contre un général si parfait
Vos grands feux s'en vont en fumée,
Et, chez eux ainsi que chez nous,
Vous ne passez que pour un fou.

Vous lisez avec un grand soin,
Tous les jours, le grand *Artamène*.
Imitez, dans notre besoin,
La conduite du prince Eugène;
Vous apprendrez, en l'imitant,
A être sage et conquérant.

Vous dites que le manque d'eau
Vous a dérobé la victoire;
Les soldats et les généraux
Nous mandent qu'il n'en faut rien croire
Puisqu'il parut à tout le camp
Que vous ne voyiez qu'un étang[1].

La Maintenon vous a gâté
Et vous a fait tourner la tête;
Le Roi, pour mieux vous confirmer,
Eut sa visite toute prête:
C'est ce qui fait dire partout
Que le pauvre Villars est fou.

Jour et nuit on a travaillé
A parachever l'édifice
Où nous devons, tout prosterné,
Prier Dieu qu'il nous soit propice.
C'est où le Roi et Maintenon
Attendent votre *Te Deum*.

III

Villars est parti de Marly
Plus fier que le grand Artamène;
Mais son courage s'est ralenti
Quand il a vu le prince Eugène,
Car la face des conquérants
Fait peur au héros de romans.

1. Cette locution familière a été expliquée ci-dessus, p. 333.

Il dit que c'est le manque d'eau
Qui nous déroba la victoire;
Mais les soldats et généraux
Assurent qu'il n'en faut rien croire:
Il leur parut en ce moment
Qu'il ne voyoit plus qu'un étang.

Héros que Louis a choisi
Pour commander son armée,
Quand vous approchez l'ennemi,
Vos grands feux s'en vont en fumée
Le péril un peu trop pressant
Vous fait changer de sentiment.

Votre femme fait beaucoup mieux;
Elle fait bien plus de conquêtes,
Elle triomphe dans cent lieux,
Et veut couronner votre tête:
Couronne très digne, entre nous,
D'un général fait comme vous.

IV

« Lorsque je fus blessé,
Je gagnois la bataille;
Par mille funérailles
J'allois me signaler
Lorsque je fus blessé. »

Est-il vrai, Monseigneur?
Tout le monde l'ignore;
Mais l'on dit plus encore
Que vous aviez grand peur.
Est-il vrai, Monseigneur?

II

CHAUVIGNY, CHAVIGNY ET CHEVIGNARD[1]

(Fragments inédits de Saint-Simon.)

I

« André[2] de Chauvigny épousa Louise de Bourbon.

« Elle étoit sœur du malheureux connétable tué devant Rome, comme il a été dit en expliquant cette branche de MONTPENSIER[3]. Elle se maria la première fois à Saint-Pierre-le-Moutier, 17 juillet 1449[4], et n'eut point d'enfants d'André de Chauvigny, seigneur de Châteauroux. Devenue veuve en 1502, elle se remaria à Moulins, 21 mars 1503, à Louis de Bourbon, prince de la Roche-sur-Yon, et elle mourut 5 juillet 1561[5]. De ce second mariage est issue la branche des ducs de Montpensier, qui en eut les biens de la première branche par cette héritière.

« La maison de Chauvigny seigneurs de Châteauroux, éteinte depuis longtemps, étoit grande et illustre[6]. Il faut prendre garde à n'en pas confondre les idées avec celle de le Roy-Chavigny comtes de Clinchamp, éteinte en 1606, et dont les deux derniers ont été capitaines des gardes du corps et chevaliers du Saint-Esprit[7], qui n'a rien de l'ancienneté ni de la grandeur de l'autre.

« On a vu vers la fin du règne de Louis XIV deux aventuriers qui osèrent se produire dans le monde sous le nom de Chauvigny, protégés par les jésuites. M. de Soubise, à qui ils furent présentés arrivant de Poitou, comme ses parents, y fut trompé le premier, et jeta le Roi dans la même erreur. Le crédit que la beauté de Mme de Soubise lui avoit acquis et conservé, joint au témoignage du confesseur du Roi de la pauvreté et de la naissance très distinguée de ces jeunes gens, leur valurent une pension, une charge bientôt après dans les gendarmes de la garde, dont M. de Soubise étoit capitaine-lieutenant, et qu'il fit payer au Roi, enfin une grosse abbaye à l'autre. Tout cela, soutenu d'infiniment d'esprit, de souplesse, de hardiesse et d'art, passa dans le monde, où ils furent très bien reçus; mais l'abbaye gâta tout: la jalousie

1. Ci-dessus, p. 23-26.

2. Extrait des ALLIANCES DIRECTES DE SEIGNEURS FRANÇOIS AVEC DES FILLES DU SANG DE NOS ROIS, vol. 44 des Papiers de Saint-Simon, aux Affaires étrangères (aujourd'hui *France* 199, fol. 66).

3. Même volume, ALLIANCES DIRECTES DE FILLES DE SEIGNEURS PARTICULIERS AVEC DES SEIGNEURS ET DES PRINCES DU SANG DE NOS ROIS, fol. 120-121.

4. Lisez: *1499*.

5. Brantôme parle de son grand âge.

6. Voyez l'*Histoire de Berry*, par Thaumas de la Thaumassière, p. 810-812, et les *Dossiers bleus* du Cabinet des titres, vol. 179, dossier 4669.

7. Ci-après, p. 453.

des aboyeurs alla déterrer des preuves que ces deux jeunes seigneurs étoient les fils d'un procureur de [*blanc*] nommé Chavignard, et ces preuves furent à M. de Soubise, et jusqu'au Roi, qui ôta l'abbaye, dont il n'y avoit pas encore de bulles, la charge des gendarmes, les pensions, leur fit défendre de se présenter jamais devant lui, et leur fit dire de s'éloigner de Paris. Comme le fait étoit parfaitement vrai, la honte fut encore plus grande que la disgrâce. Ils sortirent du Royaume et firent divers personnages. Celui d'espion leur valut le mieux, et les mit en quelque relation avec M. de Torcy, ministre, et secrétaire d'État alors pour les affaires étrangères. Lors du congrès d'Utrecht, ils firent leur cour au maréchal d'Huxelles et à l'abbé de Polignac, et leur rapportoient ce qu'ils pouvoient écumer chez les autres ministres où ils s'étoient procuré des entrées. A la mort du Roi, ils revinrent en France portant le nom de Chauvigny, qui, peu à peu, par l'usage, s'est tourné en Chavigny. Le maréchal d'Huxelles, qui se trouvoit alors à la tête des affaires étrangères, les protégea et s'en servit obscurément. L'abbé Dubois, qui devint à son tour cardinal et premier ministre, les goûta. Le plus avisé des deux en profita pour se faire, au lieu de son abbaye perdue, président à mortier à Besançon; l'autre, parfaitement conforme de cœur, d'âme, de mœurs et d'esprit à l'abbé Dubois, devint son favori et son tout, et, par lui, fut d'abord envoyé se décrasser à Gênes, puis alla, comme son homme de confiance, en Angleterre, où les gouvernements suivants l'ont laissé[1] en attendant de le pousser à une plus haute fortune. L'Espagne, où on l'envoya pour une commission tandis que le duc de Saint-Simon y étoit ambassadeur extraordinaire, et à qui le cardinal Dubois l'adressa, en fut scandalisée au point de ne vouloir ni le voir, ni l'entendre, et de faire à ce duc les plus amères plaintes d'un ministre si infime et si publiquement déshonoré, et qu'on ne pouvoit envoyer que dans le dessein de tromper; et ce ne fut qu'avec beaucoup de peine que le roi d'Espagne lui permit de lui faire la révérence, et que Grimaldo, seul ministre alors, lui donna quelques autres et sèches audiences. »

II

« Le[2] comte de Clinchamp, François le Roy, seigneur de Chavigny, dont la trisaïeule étoit de la branche de Dreux, et la grand mère fille du grand maître de Boisy Gouffier, étoit fils d'un père qui avoit eu plusieurs emplois honorables sous François Ier, et d'Antoinette, héritière de Saint-Père et de Clinchamp. Il fut homme de valeur, d'honneur et fidèle, qui servit toute sa vie avec distinction, capitaine des gardes du corps en survivance de son père, et, après lui, 1553, lieutenant général aux gouvernements d'Anjou, Touraine et Maine, et gouverneur du Mans.

1. Ceci a donc été écrit entre 1732 et 1737.

2. Extrait des *Chevaliers du Saint-Esprit*, vol. 34 des Papiers de Saint-Simon (aujourd'hui *France* 189, fol. 65). Comparez l'*Histoire généalogique*, tome VIII, p. 249-252.

M. de Brezé, capitaine des gardes, et lui arrêtèrent le prince de Condé par ordre du Roi, à Amboise, en 1560, par la toute-puissance des Guises, qui, sans la mort de François II, faisoient périr ce prince et toutes les branches royales. M. de Clinchamp quitta sa charge en 1575 pour prendre la première compagnie des cent gentilshommes de la maison du Roi, dont il se démit en 1594. Il eut la garde du château de Chinon et du cardinal de Bourbon, qui y avoit été conduit après avoir été arrêté à Blois à la mort des duc et cardinal de Guise. M. de Clinchamp mourut aveugle et retiré dans son château de Chavigny, 18 février 1606, à quatre-vingt-sept ans, le dernier de sa maison, et sans enfants de ses deux femmes, l'une la Tour, de MM. de Bouillon, l'autre Avaugour, des bâtards de Bretagne.

« Un procureur de Dijon nommé Chavignard avoit deux fils bien faits, et dont le cadet[1] surtout étoit plein d'esprit, d'audace et d'artifice, qui entreprirent de faire fortune par une similitude de nom. Ils vinrent à Paris sous le nom de Chavigny, comme enfants d'un vieux gentilhomme de cette maison le Roy pauvre et retiré dans sa province. Ils s'intriguèrent avec les jésuites, qui, les jugeant très propres à leurs manèges, les introduisirent partout où ils purent sur le pied de ce qu'ils vouloient être. Après un peu de progrès, ils s'adressèrent à M. de Soubise, comme ayant l'honneur de lui appartenir, qui le crut, ou en fit le semblant sur la foi des jésuites, qu'il ménageoit fort pour son fils, depuis cardinal de Rohan, à qui réciproquement les jésuites et lui ont été si utiles. MM. de Chavigny présentèrent bientôt à M. de Soubise une lettre de leur prétendu père, qui fut si bien reçue, qu'il les présenta au Roi sur le pied de ce qu'ils se disoient, et comme gens qui méritoient ses grâces n'ayant pas de quoi sortir des mousquetaires, où ils s'étoient mis. Le P. Tellier, tout-puissant confesseur, appuya la demande, et, quelque temps après, l'aîné[2] eut gratuitement une sous-lieutenance dans la gendarmerie, et le P. Tellier fit prendre le petit collet au second[3] pour le pousser dans l'Église, où, quelque temps après, il eut une abbaye considérable. Ce fut son malheur, et celui de son frère. Rien de si envieux que la gent ecclésiastique : l'abbaye étoit de vingt mille livres de rente ; tous les aboyants se soulevèrent, cherchèrent, furetèrent, et trouvèrent enfin que ces Messieurs étoient Chevignards[4], fils d'un procureur de Dijon. Ils eurent soin d'en avoir des preuves authentiques et de les faire passer au P. Tellier, à M. de Soubise, et jusqu'au Roi. La chose, avérée, fit un grand bruit. Les bulles n'étoient pas encore arrivées : le Roi, en colère de l'insolence de cette duperie, manda à Rome de ne le[s] point expédier, et retira son brevet. En même temps, il fit donner à l'autre la démission de sa sous-lieutenance, et les chassa tous deux hors du Royaume. Ils errèrent quelque

1. Ces deux mots sont en interligne, au-dessus de *l'aisné*, biffé.
2 et 3. Ici, la correction n'a pas été faite.
4. Ainsi ici.

temps obscurs; mais ils ne perdirent point courage: ils s'intriguèrent si bien en Hollande, qu'ils écumèrent de quoi se faire avouer sourdement par M. de Torcy pour lui donner des nouvelles et continuer leurs manèges. Ils ne furent pas inutiles, à Utrecht, au maréchal d'Huxelles et à l'abbé de Polignac, et ils obtinrent des gratifications sous prétextes de frais. Le Roi mort, sans la participation duquel M. de Torcy s'étoit servi d'eux, il en parla à M. le duc d'Orléans, qui se servoit trop volontiers de fripons. L'abbé Dubois, qui se vouloit mêler pour entrer et arriver, fit connoissance avec eux: en bien des choses, ils étoient homogènes. Le cadet[1] Chavigny fut envoyé à Gênes, et, quand l'abbé Dubois eut percé, il en fit son confident et l'envoya en Espagne, où il fut très mal reçu: le roi d'Espagne put à peine souffrir qu'il lui fût présenté par le duc de Saint-Simon, qui y étoit lors ambassadeur extraordinaire pour le mariage du Roi et de l'Infante, et le marquis Grimaldo, seul vrai ministre alors, se plaignit amèrement à lui de l'envoi d'un fripon public qui étoit toute confiance. Aussi n'y put-il guères démeurer[2]; mais il n'y perdit pas: son patron l'envoya à Ratisbonne, puis[3] [en] Angleterre, vers où il formoit tous les projets pour sa future grandeur qui lui réussirent si bien, et, tant qu'il a vécu, Chavigny a été son confident le plus intime. Le frère de Chavigny avoit cependant pris le parti de la robe; le crédit de son frère auprès du cardinal Dubois, lors tout-puissant, força tous les obstacles du parlement de Besançon[4], malgré lequel ce frère y eut une charge de président à mortier, qu'il y exerce encore. L'esprit, l'intrigue et la capacité de Chavigny en affaires étrangères l'y ont soutenu depuis la mort du cardinal Dubois jusqu'à présent, qu'il est en Danemark, où il est témoin du traité d'Angleterre avec cette couronne[5], faute de quelque argent de plus que le ministère de France, ou plutôt le premier ministre, avoit cru pouvoir épargner. Si le cardinal Tencin revient premier ministre de Rome, où il est allé prendre son chapeau[6], ce sera la fortune de Chavigny: outre la conformité de mœurs, d'esprit, d'audace, de suite et d'intrigue, ils ont lié une amitié intime du temps que la religieuse Tencin commença la fortune de ce frère, lorsqu'elle étoit maîtresse du cardinal Dubois. »

1. *Le cadet* est en interligne, au-dessus de *L'aisné*, biffé. Saint-Simon avait oublié de faire la même correction vingt et une et vingt-trois lignes plus haut.
2. Ce verbe, d'abord oublié, a été ajouté en interligne.
3. Les trois derniers mots ont été ajoutés en interligne, au-dessus d'*en* biffé, mais sans rétablir la préposition nécessaire.
4. *Besançon* est en interligne, au-dessus de *Dijon*, biffé: voyez p. 453 et 454.
5. C'est-à-dire entre 1737 et 1739.
6. C'est-à-dire en 1739. Voyez ci-après, p. 458, note 3.

III

LE DIPLOMATE CHAVIGNY

A plusieurs reprises[1], et non sans raison, Saint-Simon a protesté contre l'indifférence apparente ou l'inertie du gouvernement royal à l'égard des usurpateurs de noblesse, de titres et de noms ; il reviendra à la charge bien des fois encore : « Nulle loi ni justice ; la France est un pays de confusion et où, comme que ce soit, il n'y a qu'à prétendre, être audacieux, impudent, et ne quitter point prise.... Comme les rangs, les honneurs et les distinctions sont peu à peu tombés au pillage, aussi ont fait les noms, les armes, les maisons : s'ente qui veut et qui peut ; de cela nulle justice[2].... »

En effet, dans cet organisme monarchique dont la classe aristocratique était considérée comme la première assise[3], on chercherait vainement une juridiction spéciale qui fût capable de réprimer et punir des attentats devenus plus communs de siècle en siècle, tandis que les autres monarchies de l'Europe étaient en mesure d'y mettre ordre[4].

Et cependant Louis XIV avait vu de bonne heure le mal[5] ; il ordonna et fit poursuivre pendant un demi-siècle la « recherche des faux nobles, » fortifia l'institution du juge d'armes, obligea tous les porteurs d'armoiries à en faire enregistrer le blason, encouragea mainte fois à la lutte les grandes compagnies judiciaires, Chambres des comptes, Cours des aides, Parlements, et même fit quelques exemples retentissants, comme le procès des Faussaires à la Chambre de l'Arsenal ; mais presque

1. Ci-dessus, p. 23-28, Additions n°s 909 et 910, et appendice II.

2. Voyez nos tomes VI, p. 553, IX, p. 344, XIV, p. 150, XV, p. 455-468, et l'édition de 1873, tomes X, p. 84, XIX, p. 59, XXI, p. 93.

3. C'est Chérin qui disait en 1788 : « La noblesse est la force de la constitution du Royaume ; elle en est le soutien, elle est comme l'essence de la monarchie. » Montesquieu s'exprimait à peu près de même : « Sans roi point de noblesse, sans noblesse point de roi. »

4. Voyez nombre de mémoires et de propositions du dix-huitième siècle dans les Papiers de Chérin : Bibl. nat., mss. Clairambault 925 et 930.

5. « Le moindre défaut dans l'ordre de la noblesse étoit de se trouver mêlée d'un nombre infini d'usurpateurs sans aucun titre, ou avec titre acquis à prix d'argent sans aucun service » (*Mémoires de Louis XIV*, éd. Dreyss, tome II, p. 377).

> Quel abus de quitter le vrai nom de ses pères
> Pour en vouloir prendre un bâti sur des chimères !
> De la plupart des gens c'est la démangeaison....
> (*École des femmes*, acte I, scène I.)

toutes les mesures ordonnées par ses ministres, et parfois rigoureuses en apparence, ne tournaient qu'au profit du fisc ou des traitants[1].

Quant à l'effet moral, ou, si l'on veut, l'effet légal, d'ordre public, il était nul, à moins que quelque partie intéressée, comme nous l'avons vu dans l'affaire de la Tour-d'Auvergne, ne parvînt à pousser plus avant la vindicte publique parce que les privilèges et prérogatives de la princerie ou de la pairie avaient été lésés ou menacés[2].

Dans les *Projets de gouvernement par le duc de Bourgogne*[3], Saint-Simon a exposé tout un plan de réglementation, qui, selon lui, aurait pu rétablir l'ordre dans la hiérarchie nobiliaire et remédier aux usurpations : « On prend de grands noms, des noms de villes principales, des noms de pays et de provinces, et des armes de même, comme on veut, sans qu'on craigne là-dessus au delà du ridicule, qui se tourne bientôt en droit, en distinction, en titre, et la mascarade impose à tout le monde. » Comme exemples, il a cité ou citera les usurpations ou les prétentions des Bailleul, des Mesmes, des Melun de Maupertuis, des Dreux, des Pranzac, des Ruffey, des Rouvroy (celle-ci lui tenait plus au cœur que toute autre) ; mais c'étaient là des cas relativement véniels, même celui des Bouillons, ne pouvant faire tort qu'à des familles éteintes ou à peu près, n'offensant guère que la dignité de l'histoire généalogique. Tout autre fut le cas des deux Chevignard, puisque leur fraude eut pour première victime le Roi lui-même, et qu'ils abusèrent publiquement de sa bonté naturelle, de sa crédulité, dans des circonstances humiliantes pour sa majesté. Aussi Saint-Simon, qui semble ne jamais se souvenir des prétentions ridicules de sa propre famille à relever le nom quasi royal de Vermandois[4], a-t-il amplement profité de cette occasion, non pas

1. Ainsi la recherche des faux nobles, dont nous avons dit le piteux résultat, eut plutôt pour but, comme le demandait Colbert, de retrancher de la classe non taillable un petit nombre de privilégiés sans droit, tous gens secondaires, qui s'étaient ainsi soustraits à la taille, que d'intimider les usurpateurs de plus grande envergure, et, quant à l'enregistrement des armoiries ordonné en 1696, il ne visait point les nobles à proprement parler, mais toute sorte de gens qui, gros ou petits, légitimement ou sans aucune qualité, se trouvèrent désormais autorisés à arborer des emblèmes nobiliaires moyennant la somme minime versée au traitant, et celui-ci, souvent, s'empressait de fournir les armoiries à ceux qui n'en avaient pas encore pris. C'était comme un demi-anoblissement, du moins au point de vue moderne.

2. Chérin, *Abrégé chronologique*, p. XLVI-LII et 611-614. — En 1703, le procureur du Roi au Châtelet, chargé de la poursuite contre le faussaire de Bar, représenta à Chamillart (*Correspondance des Contrôleurs généraux*, tome II, n° 469) que, s'il n'y avait une partie civile, la justice était désarmée contre la fabrication ou la production de titres faux, encore que ce fût là un crime grave et capital. Saint-Simon dissertera assez longuement sur ce point en reprenant, dans notre prochain volume, l'affaire de Bouillon.

3. Éd. Mesnard, p. 140-141.

4. Voyez l'Appendice de notre tome I, p. 385-407.

seulement pour la curiosité du fait, ou parce que la cour s'en émut pendant quelques jours et, plus tard, traita les deux coupables avec une singulière indulgence, mais aussi parce qu'il voyait là une preuve désolante de l'ignorance de Louis XIV et des lacunes de son instruction première, où, selon lui, la connaissance des vieilles et bonnes maisons eût dû tenir une place d'honneur[1].

Le récit qui vient de passer dans l'année 1710, les deux Additions au *Journal de Dangeau* que nous en avons rapprochées[2], les deux notices de rédaction un peu postérieure insérées dans l'appendice qui précède celui-ci[3], se compléteront plus tard, à l'année 1722[4], par une redite plus longue, plus précise et raisonnée, plus remarquable aussi[5]. Tous ces morceaux témoignent d'informations assez exactes, mais pèchent par quelques détails ou par des lacunes. Au reste, il en est de même de l'unique biographie contemporaine que l'on possède, celle que le président Bertin du Rocheret écrivit vers 1740[6] : si curieux et habile à se renseigner que fût d'ordinaire cet amateur de généalogies, si bien placé qu'il se trouvât à la source de toutes informations dans l'entourage intime où les deux Chevignard vécurent au temps de leurs épreuves, puis de leur rentrée en grâce, il a laissé nombre de faits à découvrir ou à vérifier. D'autre part, l'un des frères ayant fini par occuper une place tout à fait considérable dans la diplomatie du règne de Louis XV, en dépit, quoi que nous dise Saint-Simon, de ses origines « déshonorantes, » ces considérations réunies m'ont fait croire qu'il y avait lieu de placer en regard des textes de nos *Mémoires* un commentaire appuyé sur des faits et des documents comme

1. Saint-Simon racontera que le Roi, élevé dans une parfaite ignorance de tout, ne sut jamais un mot des « choses les plus connues d'histoire, d'événements, de fortunes, de conduites, de naissance, de lois, » et que ce défaut capital l'exposa plus d'une fois, même en public, aux « absurdités les plus grossières. » Par exemple, il regardait le marquis de Renel, c'est-à-dire un Clermont-Gallerande, pour un simple « homme de fortune, » et ne savait pas que Cheverny fût un Monglat, Saint-Hérem un Montmorin.

2. Additions nos 909 et 910, écrites pendant que Chavigny était chargé d'affaires en Angleterre, c'est-à-dire entre 1731 et 1737.

3. Appendice II. La seconde notice fut écrite pendant que Chavigny occupait les postes de Londres et de Copenhague, c'est-à-dire après 1737, et alors que le cardinal de Tencin revenait de Rome, peut-être pour devenir premier ministre au cas où Fleury mourrait, c'est-à-dire en 1739, comme on le voit dans le *Journal de Barbier* et dans les *Mémoires de Luynes*.

4. Cette partie des *Mémoires* fut écrite entre 1751 et 1752.

5. Éd. 1873, tome XVIII, p. 285-292. Là, on peut noter certaines atténuations, très relatives il est vrai, et explicables par ce fait que le diplomate était alors ambassadeur à Venise et avait donné la mesure de ses talents dans les affaires d'Allemagne.

6. *Histoire des deux Chavigny*, dans les *Œuvre choisies de Bertin du Rocheret*, p. 23-38, publiés en 1865 par Auguste Nicaise d'après les manuscrits du président conservés à la bibliothèque de Châlons.

il est d'usage ici. S'il y subsiste encore des lacunes, des obscurités, des invraisemblances, je souhaite qu'elles tentent quelque émule de l'historien qui naguère reconstitua la carrière diplomatique des deux Vergennes, et qui, précisément, rencontra à son point de départ les deux Chevignard de Chavigny, grands-oncles de ces personnages[1].

Peu de personnes sans doute connaissent l'*Histoire des deux Chavigny*, par Bertin du Rocheret, à laquelle il était fait allusion tout à l'heure; ne pouvant la reproduire intégralement, je me bornerai à en donner ici le thème ou canevas primitif[2], que les gardes du Cabinet des titres ont classé à CHAVIGNART, tandis que quelques rares pièces entraient dans une autre série sous le nom CHEVIGNARD, qui est la vraie orthographe[3]:

« Chavignard, procureur du Roi de Beaune en Bourgogne, homme d'affaires du seigneur le Roy comte de Chavigny, meurt et laisse deux fils sous la tutelle de Vinchon, leur oncle maternel. Le tuteur, aussi agent d'affaires du comte de Chavigny, se fit adjuger par décret la terre de Besvres, qui étoit le seul bien qui restât au comte son maître, devenu en démence et dont deux fils moururent enfants. Il substitue ses neveux, qu'il avoit dépaysés, aux fils du comte, et, publiant la mort de ses propres neveux, il les envoie au collège de Clermont à Paris, l'aîné sous le nom de comte de Besvres, et l'autre sous le nom d'abbé de Chavigny.

« Le comte de Chavigny mort, son intendant fit entendre qu'il vouloit toujours demeurer attaché aux prétendus enfants de son maître. Il les entretenoit au collège en chambre particulière, avec un préfet et un valet de chambre, et en enfants de grande condition; les jésuites prônèrent ces enfants et en parlèrent au vieux prince [de] Soubise, qui fut charmé d'apprendre que son bon cousin et son ancien camarade eût laissé postérité: il fit venir ces enfants, et leur fit beaucoup de caresses; il les recommanda même au cardinal de Rohan. Le prince de Soubise parla d'eux au feu Roi, et il les lui présenta en 1706.

« En 1707, S. M. donna un guidon de gendarmerie à l'aîné, qui se distingua à la journée de Malplaquet : les généraux firent son éloge au Roi, qui donna au cadet l'abbaye de Bellefontaine, ordre de Saint-Benoît, diocèse de la Rochelle.

« Ces différentes grâces leur attirèrent des envieux. On insinua au Roi que c'étoient des aventuriers; il en fut blessé, et dit : « Il suffit « que je veuille du bien à quelqu'un pour qu'on cherche à lui nuire! » Cela ne rebuta point les envieux, et l'histoire de leur supposition fut donnée au Roi par écrit; le Roi chargea M. de Torcy de vérifier les faits, ce qui tourna à la confusion de ces pauvres jeunes gens. Ils eurent

1. *Le Chevalier de Vergennes*, par M. Bonneville de Marsangy, publié en 1898.

2. Cette feuille vient de Bertin, mais n'est pas de sa main. Je n'en reproduis que la première partie.

3. *Dossiers bleus*, vol. 181, dossier 4683, fol. 2-4; *Pièces originales*, vol. 746, dossier 16992.

ordre de sortir de la cour et de Paris en vingt-quatre heures. La nomination de l'abbé fut retirée, et l'abbaye de Belle étoile (*sic*) donnée à l'abbé d'Entragues, et le guidon de gendarmerie au comte de Pons.... »

On s'étonne que, pourvu de bons correspondants en toutes provinces, Bertin du Rocheret n'ait pas tenté de connaître les degrés antérieurs à 1700, ou que, tout au moins, dans les innombrables dossiers qui sont venus de lui au Cabinet des titres[1], le nom de Chevignard ou celui de Chavigny ne soit plus représenté que par les trois ou quatre feuillets où je viens de prendre le canevas de l'*Histoire des deux Chavigny*. Serait-ce le résultat d'une de ces suppressions de documents comme en pratiquèrent plus d'une fois les familles et les personnages parvenus à une situation assez brillante pour que le besoin et la possibilité leur vinssent de soustraire aux curieux futurs et aux indiscrets des témoignages d'origines trop humbles à leur gré, ou la preuve de quelque falsification[2]? Ce soupçon s'est accentué chez moi lorsque j'ai voulu prendre des informations à Beaune même et avoir, par exemple, l'acte de baptême du diplomate Chavigny : la réponse officielle a été que « le registre de l'année 1687 manquait *depuis longtemps* dans la collection municipale. » Par bonheur, le conservateur de la bibliothèque de la ville, M. le professeur Berrod, à qui j'avais pris la liberté de m'adresser, voulut bien faire part de mon désir à M. Fournier, secrétaire de la sous-préfecture, et celui-ci, très courtoisement, très généreusement, s'empressa de mettre à ma disposition un tableau généalogique de la famille Chevignard qu'il avait dressé lui-même[3]. De ce document il ressort que les Chevignard, depuis l'an 1500, étaient de bonne race bourgeoise et avaient toujours marqué dans leur ville de Beaune comme notaires, comme secrétaires de la ville ou comme maires, comme magistrats au bailliage, ou comme trésoriers de France au bureau des finances de Bourgogne[4]. Dans les premiers temps du règne de Louis XIV, deux frères possédèrent successivement l'office de procureur du Roi au bailliage[5], et furent honorés du mandat de maire en 1656 et en 1659. L'aîné, Théodore, mourut sans enfants ; le cadet, Pierre, qui avait été primitivement notaire et secrétaire de la ville, eut de Vivande Varizot trois fils : le premier, Regnault, grenetier au grenier à sel de Beaune et à la chambre de Chagny, fut père d'un certain Chevignard de Charosdon dont il sera parlé plus loin ; le troisième a été la tige des Che-

1. Acquisition de l'année 1766. De son vivant, le président avait envoyé au Cabinet beaucoup de ses papiers. Il mourut en 1762.

2. C'est ainsi que disparurent les deux cartulaires de Brioude et de Sauxillanges employés pour les Bouillons (notre tome XIV, p. 558).

3. Je pense que M. Bonneville de Marsangy avait eu, avant moi, la même communication.

4. Voyez ci-après, p. 480.

5. Il convient de remarquer que Saint-Simon, lorsqu'il rédigea la notice ci-dessus, p. 453, ignorait encore que ce fût cet office-là et celui de Beaune, ou bien l'avait momentanément oublié.

vignard qui existent encore en Bourgogne ; le deuxième, Théodore, fut père des deux faux Chavigny.

Complétant le croquis, j'ajouterai que ce Théodore II eut pour neveu un autre Théodore qui fut receveur aux susdits grenier et chambre, puis secrétaire du Roi : c'est le quintaïeul des Chevignard actuels[1].

Sans se parer d'aucun titre de noblesse personnelle, tous ces Chevignard, et même un de plus[2], qui ne figure pas sur l'arbre généalogique, firent enregistrer leurs armoiries au bureau ouvert en Bourgogne par le traitant de 1696[3]. Ces armoiries, que peut-être le commis leur imposa pour toucher les vingt livres de taxe par écusson, étaient une allusion « parlante » au nom de famille : d'or à un ceps de *vigne* de sinople, tigé et feuillé de deux feuilles de même, au *chef* d'azur chargé d'un soleil d'or.

L'avant-dernier des Théodore que j'ai énumérés[4] fut au nombre des inscrits ; ainsi qu'il est dit au registre de 1696, il avait été procureur du Roi après son père (1653-1658), et, en outre, secrétaire du grand Condé comme gouverneur de Bourgogne : effectivement, il figure en cette qualité dans les comptes conservés à Chantilly[5]. Il se maria bien plus tard, semble-t-il, que son frère aîné, et, de sa femme, qui se nommait Jeanne Pourcher, il eut deux fils : Philibert, né ou du moins baptisé à Beaune le 4 janvier 1685 ; Anne-Théodore, notre diplomate, baptisé le 3 avril 1687. C'est l'arbre généalogique qui donne ces dates, tandis que bien des textes, à commencer par celui de Bertin, présentent Théodore comme l'aîné, et Philibert comme le cadet. Saint-Simon n'était pas fixé sur ce point : dans les *Mémoires*, il a évité de se prononcer sur l'aînesse ; dans une de ses notices reproduites plus haut[6], on remarquera qu'après avoir écrit que Chavigny le diplomate était l'aîné, il s'est corrigé en relisant, puis, quelques lignes plus loin, a oublié de répéter cette correction, et néanmoins l'a renouvelée vers la fin. Bien que Bertin du Rocheret, lui aussi, et Torcy, et Mirabeau père[7] aient fait de Théodore l'aîné, on verra plus loin que ce devait être le contraire[8]. Quoi qu'il en soit, la date de 1687 est bien celle de la naissance de notre Théodore, puisque son acte d'inhumation dit qu'il était dans sa quatre-vingt-quatrième année en 1771.

Le père dut disparaître peu après 1696, laissant, ainsi que le dit

1. Comparez deux pièces du dossier CHEVIGNARD des *Pièces originales*.
2. Blaise, trésorier de France au bureau de Dijon. Il y en eut deux autres.
3. L'original est au Cabinet des titres.
4. Ce nom se répéta bien des fois dans la famille.
5. Condé avait huit de ces secrétaires, sans doute pour les affaires de la province et des états, et il donnait à chacun quatre cents livres par an.
6. Notice du comte de Clinchamp, p. 454-455. — 7. Ci-après, p. 480 et 553.
8. Sur la primogéniture, comme d'ailleurs sur la généalogie elle-même, je suis obligé de faire des réserves expresses, faute d'avoir eu les documents nécessaires; mais on verra, p. 472 et suivantes, quelles raisons me portent à la fixer ainsi.

Bertin du Rocheret, la tutelle des deux garçons, âgés alors de douze ou quinze ans, à un beau-frère de sa femme, leur oncle maternel, du nom de Vinchon [1], de qui certains contemporains font un trésorier de France. Toujours d'après Bertin, Théodore II, après s'être démis de ses fonctions de magistrat, aurait été « homme d'affaires du seigneur le Roy, comte de Chaviguy. » D'autres disent chirurgien, marchand de vins, cardeur de laine, ou autre chose encore ; mais ce doit être autant d'erreurs. Vinchon lui succéda auprès de ce seigneur en même temps qu'il prit la tutelle de ses neveux. C'est Vinchon, et non le père, qui aurait imaginé et perpétré l'imposture au profit de ceux-ci [2].

Mais ici se présente une série d'invraisemblances et de contradictions gênantes pour qui veut serrer de plus près la légende.

Les Chavigny-le-Roy étaient une très ancienne maison du Loudunois, illustre même, fort bien alliée puisqu'ils pouvaient se réclamer d'une Jeanne de Dreux descendante du roi Robert, et que, pour cette raison, Saint-Simon, qui connaissait leur généalogie et les savait éteints depuis longtemps, leur a donné place dans son recueil des « Alliances directes de seigneurs françois avec des filles du sang des Rois [3]. » Je ne vois guère comment Chevignard le père, petit magistrat en Beaunois, et son beau-frère Vinchon, ou tout autre oncle, avaient pu prendre contact avec ces grands seigneurs d'un pays aussi éloigné du Poitou que la Bourgogne, et régir, puis accaparer les domaines du dernier représentant du nom de Chavigny-le-Roy.

Celui-ci [4], les généalogistes établissent positivement qu'il était mort dès 1606, aveugle et plus qu'octogénaire, sans laisser aucun enfant des deux alliances contractées par lui, au siècle précédent, avec une la Tour de Turenne, puis avec une Vertus-Avaugour, tandis que Bertin et les autres parlent d'un Chavigny que Louis XIV connut, qui aurait fini en état de démence, et duquel les deux fils seraient morts à point nommé pour que, un siècle après 1606, Vinchon leur substituât audacieusement ses neveux Chevignard, nés en 1685 et 1687.

Quoique souvent Saint-Simon écrive Chauvigny au lieu de Chavigny [5], comme Chavignard au lieu de Chevignard, on ne saurait sup-

1. On ne trouve de ce nom, dans les registres de 1696, qu'un Charles Vinchon qui était élu en l'élection de Péronne.

2. On verra plus loin que le duc de Luynes attribuait ce rôle à Chevignard de Charosdon, trésorier de France, qu'il dit oncle paternel des deux enfants, tandis que ce personnage n'est porté que comme leur cousin germain et leur contemporain sur l'arbre généalogique.

3. Ci-dessus, appendice II, p. 452. Le Clinchamp dont est donnée ensuite la notice inédite descendait au quatrième degré de Guillaume le Roy, deuxième du nom, seigneur de Chavigny, marié en 1398 avec cette Jeanne de Dreux.

4. François, seigneur de Chavigny et de la Baussonnière, capitaine des gardes du corps, chevalier des ordres, un des négociateurs qui conclurent pour Henri IV la trêve de 1593 : ci-dessus, p. 454.

5. Ainsi dans sa correspondance de l'ambassade d'Espagne, dans la

poser qu'il ait voulu parler de cette autre maison, d'origine quasi fabuleuse, les Chauvigny seigneurs de Châteauroux et princes de Déols, puisqu'elle s'était éteinte un siècle plus tôt encore, en 1502[1].

Ni de ce côté-là, ni du côté des Chavigny-le-Roy, on ne trouve un maréchal de camp qui ait été « commandant général pour le roi Louis XIII dans les provinces d'Auvergne, de Bourbonnais et de la Marche, » comme nous le lirons bientôt dans un très singulier article du *Mercure galant*[2], ni un officier général, « ce bon cousin et ancien camarade, » qui eût fait la campagne de Franche-Comté, et dont le prince de Soubise et même Louis XIV pussent avoir conservé le souvenir.

D'autre part, comment expliquer que les Rohan, si soucieux de leur splendeur généalogique, avant de se porter garants pour les deux jeunes gens que leur présentaient les Pères jésuites ne se soient pas, au moins approximativement, informés de ce qu'était devenue la descendance d'un allié aussi proche que le dernier Chavigny-le-Roy ?

Encore mieux : le nom de Chavigny était toujours et grandement porté à la cour de Versailles par une foule de Bouthillier, les deux évêques de Troyes, le marquis et sa sœur la maréchale de Clérembault, un chevalier, un abbé, etc., tous gens fort accrédités et haut placés[4]. L'homonymie ne les porta-t-elle point à vérifier d'où venaient ces deux jeunes gens porteurs d'un nom rendu illustre par les Bouthillier ministres de Louis XIII et de la Régence ?

Qu'est-ce aussi que cette terre de Besvres ou Bèvres[3] dont Vinchon affubla ses neveux pour mieux masquer la supposition frauduleuse ? où était-elle située ? Si les textes que nous devons à Bertin du Rocheret n'étaient pas aussi positifs, on serait tenté de croire à une mauvaise lecture ou leçon pour Mesvres, seigneurie située en Autunois, beaucoup plus près de Beaune que le Poitou, dans les mêmes régions que la terre d'Uchon dont notre diplomate se qualifia baron aux derniers temps de sa vie. Alors, comment serait-elle venue des Chavigny de Poitou[4] ?

En revenant sur les débuts des deux frères, notre étonnement se portera au comble de voir Louis XIV conférer à l'un d'eux une « petite lieutenance de Roi de Touraine, » alors que l'aîné n'avait que vingt-deux ans, et qu'ils sortaient à peine de chez les Jésuites ou de la caserne des mousquetaires, puisqu'ils avaient eu l'honneur d'entrer dans cette école d'apprentissage militaire aussitôt après avoir été pré-

suite des *Mémoires* (tome XVIII de 1873, p. 285), ci-dessus, p. 452-454, etc.

1. Saint-Simon recommande de ne pas confondre les deux maisons, et lui-même le fait constamment, passant d'un nom à l'autre.

2. Ci-après, p. 465.

3. On verra, p. 472, une lettre adressée au comte de Besvres, l'aîné.

4. Je ne parlerai que pour mémoire d'une famille noble, mais plus modeste, qui portait le nom de Chavigny au diocèse de Meaux et, selon la Chenaye des Bois, prouvait sa noblesse depuis 1516; de même, des Chauvigny de Blot, en Auvergne, bien connus aux dix-septième et dix-huitième siècles.

sentés à la cour[1]. Voilà qui sentait furieusement le grand seigneur, le plus grand, puisque ces lieutenances héréditaires, créées en 1692, étaient des sinécures qu'on réservait aux « gentilshommes distingués par leur naissance, par leurs services, ou par ceux de leurs ancêtres, » et qu'ils prêtaient serment entre les mains du Roi lui-même[2]. Au point de vue financier, c'était, j'ai eu l'occasion de le dire, une affaire d'environ quarante mille livres, avec deux mille livres d'appointements. Selon Saint-Simon, cette charge aurait été attribuée au cadet Théodore, entre 1706 et 1707. Pourquoi à un cadet, et si jeune? C'est, au contraire, l'aîné (selon nous) Philibert, plus âgé de deux ans, qui est porté comme titulaire de la lieutenance de Touraine dans l'*État de la France*[3]. Les droits de primogéniture auraient donc été respectés ainsi ; mais, en vérité, Philibert prenait une singulière voie pour entrer dans l'Église et obtenir une abbaye deux ans plus tard, comme nous le verrons tout à l'heure.

Quant à Théodore, il alla faire la campagne de 1707 en Flandre, avec les mousquetaires, et s'y conduisit fort bien sans doute, puisque, au retour, il obtint permission d'acheter une des deux charges de guidon des gendarmes de la garde, avec l'aide, dit Saint-Simon, de prêteurs généreux, ou même du Roi en personne, par qui le prince de Soubise aurait fait payer la charge[4]. Les moindres grades dans ce corps d'élite, le plus beau de la maison du Roi grâce aux soins de son chef, étaient tellement recherchés, que le *Mercure galant* crut devoir consacrer au nouvel officier un de ces articles généalogiques de haute fantaisie qu'on rencontre de temps en temps dans le recueil périodique, imprimés peut-être à l'insu des d'Hozier, ou quand ceux-ci fermaient les yeux. Voici le début[5] :

« Le Roi a donné l'agrément du guidon de sa compagnie de gendarmes de la garde vacant par la mort de M. le prince de Bournouville à M. le comte de le Roy (*sic*). Ce jeune seigneur a servi une campagne dans les mousquetaires ; il a eu de M. le prince de Brederode, son père, une éducation qui répond à sa naissance. La maison de le Roy-Chavigny est de Poitou, où elle a toujours possédé les plus grandes terres de la province et des provinces voisines. Je ne parlerai point ici de l'origine ni de l'éclat de cette maison : on sait assez que les seigneurs de le Roy étoient sires de Loudun dès le neuvième siècle.... »

1. Ci-dessus, p. 454.
2. Il est vrai que, si Saint-Simon s'est exprimé ainsi en 1699 (notre tome VI, p. 144), il dira en 1715 (rédaction postérieure de six ans, vers le milieu de 1745) qu'elles « n'étoient presque remplies que de gens qui n'étoient pas, ou bien à peine, gentilshommes, et qui, pour leur argent, avoient couru après ce petit titre pour se recrépir. »
3. Tome III, p. 244. Il y avait deux lieutenances pour la Touraine ; celle-ci avait été acquise en 1704, par M. de Thoy, d'un fils de M. d'Albaret, l'intendant et président en Roussillon, pour quarante mille livres.
4. Ci-dessus, p. 452 et 454. — 5. Juillet 1708, 1re partie, p. 80-91.

Suit une dizaine de pages où défilent pêle-mêle l'amiral Guyon le Roy, des seigneurs du Chillou, sous Louis XIII, un capitaine des gardes du même roi, un grand aumônier de François Ier et un capitaine des gardes, lieutenant général de Guyenne en 1524, le Chavigny, enfin, qui fut lieutenant général aux provinces d'Anjou, Maine et Poitou et contracta deux brillantes alliances, comme on l'a vu plus haut, avec une Turenne et une Vertus; mais le généalogiste du *Mercure* nous révèle qu'il en aurait pris une troisième, et celle-là encore plus éclatante, en 1590, « avec Christine d'Hollande Brederode, fille de Henri d'Hollande, IIe du nom, prince de Brederode, et d'Amélie, comtesse de Mœurs, nièce d'Herman de Mœurs, électeur de Cologne, fille de Gompert de Mœurs, duc de Limbourg, et de Henriette de Holstein [1]. » C'est ainsi que M. le comte le Roy de 1798 se trouvait avoir pour grand-père « Guillaume-Emmanuel, cinquième du nom, prince de Brederode, commandant général pour le roi Louis XIII dans les provinces d'Auvergne, de Bourbonnois et de la Marche en 1633, » et, que, par suite du second mariage d'Amélie de Mœurs avec Frédéric III, électeur palatin, il avait encore « l'honneur d'être allié très proche de S. A. R. Madame, » la propre belle-sœur du Roi.

On connaît bien les « illustres seigneurs de Brederode, » soi-disant héritiers légitimes des premiers comtes de Hollande, et plus ou moins princes souverains; mais, outre l'ouvrage généalogique du conseiller Paul Voet, traduit du flamand et publié en 1663 par B. Pailhot [2], un dossier assez volumineux du Cabinet des titres [3] nous permet de nier qu'il y ait eu aucun point de contact entre cette maison et les Chavigny-le-Roy. Sans doute, au seizième siècle, Henri, vingt-deuxième seigneur de Brederode (1531-1568), eut pour femme Émilie ou Amélie de Mœurs, qui se remaria le 25 avril 1569 avec Frédéric III, électeur palatin, trisaïeul de Madame; mais cela ne constituait entre Madame et les Brederode aucune parenté, puisqu'Émilie de Mœurs mourut sans enfant en 1602. Les derniers Brederode du dix-septième siècle sont encore mieux connus. Jean-Wolfaert, maréchal de camp de la milice flamande, qui mourut à cinquante-six ans le 3 septembre 1655, avait eu pour seconde femme Louise-Christine de Solms, sœur cadette de la princesse douai-

1. Suivent, dans la même rédaction informe et incompréhensible, ces deux autres alliances : en 1628, Marie de la Roche, fille et héritière de Jacques, comte de la Roche, chevalier de la Toison d'or; en 1634, une fille de la maison de le Roy alliée à un du Plessis-Richelieu et bisaïeule de la mère de Monsieur le Prince. Mais ce comte de la Roche ne figure point dans les catalogues de la Toison d'or, et l'alliance du Plessis-Richelieu remontait aux dernières années du quinzième siècle, où le bisaïeul du cardinal de Richelieu et de sa sœur Mme de Brezé, trisaïeul de la femme du grand Condé, épousa Anne le Roy, fille de l'amiral du Chillou nommé plus haut.

2. *Origines, progrès et gestes mémorables des illustres seigneurs de Brederode*; Amsterdam, in-4°.

3. *Dossiers bleus*, vol. 130, dossier 3234.

rière d'Orange, mais ne maria point ses filles. Son héritier de ce second lit, Henri, vingt-cinquième seigneur de Brederode, étant venu en France en 1657 pour prendre le commandement d'un régiment que son père y avait levé au service de la Régence, mourut subitement à Abbeville dans le mois de juin, au moment où il voulait rejoindre l'armée de Turenne, et fut remplacé par un frère cadet, nommé aussi Wolfaert, quoique le défunt laissât un fils de sept ans pour lequel sa veuve sollicitait le don du régiment français, et que Mazarin semblât favorable [1]. Wolfaert, vingt-septième et dernier seigneur de Brederode, mourut le 17 juin 1679, sans postérité [2]. Selon Imhof, les biens passèrent alors aux Dohna.

Plusieurs des membres de cette maison qui servirent en France avaient marié leurs filles à des seigneurs français [3] ; mais il n'y a pas plus trace d'un Guillaume-Emmanuel vivant au temps de Louis XIII, ni d'une alliance directe ou indirecte avec les Chavigny-le-Roy, que de l'existence d'un représentant de ce dernier nom après 1606. Nous avons ici une imposture secondaire des Chevignard, entée et greffée sur la première avec d'autant plus d'assurance que le nom des « princes de Brederode » était éteint comme celui des « comtes le Roy. » Pour la forme, l'auteur de l'article a ajouté toute une série de références purement spécieuses et illusoires : « Sainte-Marthe, sur l'*Histoire généalogique de la maison de France; Gallia christiana,* du même ; du Chesne, sur celles de Dreux et de Richelieu ; Imhof, Spenerus [4], sur les grandes maisons de l'Europe ; le P. Anselme, sur les *Grands officiers de la couronne,* et Mézeray, dans les Histoires de Poitou, d'Anjou, Bretagne et autres. » Vainement on chercherait chez ces célèbres auteurs une justification de l'étonnant article du *Mercure,* et je suis même confus d'avoir consacré deux pages à le réfuter....

Le nouveau guidon retourna l'année suivante, 1709, en Flandre, et se distingua à Malplaquet dans les trois charges brillantes de la gendarmerie : aussi, à la distribution des bénéfices de Noël, le Roi voulut-il gratifier son frère d'une bonne abbaye, qui était ardemment convoitée [5].

Si c'est ce même frère Philibert qui avait la lieutenance de Touraine, on se demande comment il devint subitement homme d'Église et abbé [6],

1. *Voyage de deux jeunes seigneurs hollandais en 1657,* publié par Faugère, p. 108, 207 et *passim.*

2. *Gazette* de 1655, p. 1060, et de 1679, p. 315-316 ; *Moréri,* tome II, 2e partie, p. 252.

3. Ainsi, le marquis de Montpouillan, qui émigra pour cause de religion et mourut à la Haye en 1701, épousa en premières noces la fille d'un Wolfaert de Brederode.

4. Philippe-Jacques Spener (1635-1705), auteur d'un *Theatrum nobilitatis Europææ.*

5. Il est certain que Saint-Simon en a exagéré la valeur de près de deux tiers.

6. *Sourches,* tome XII, p. 130 : « L'abbaye de Villefontaine (*sic*) à l'abbé le Roy de Chavigny. » Ci-dessus, p. 464.

comment même, au sortir des mousquetaires, il avait pu mener déjà la vie édifiante que fit valoir le *Mercure* dans ce nouvel article[1] :

« M. l'abbé le Roy de Chauvigny (*sic*) a eu l'abbaye de Bellefontaine. Les qualités de son cœur et de son esprit ne le rendent pas moins estimable que sa conduite, qui a toujours paru sage à ceux qui le connoissent. Il a toujours mené une vie unie et digne d'un ecclésiastique, et sa religion, ainsi que sa grande piété, ont toujours édifié tout le monde. Je ne vous dis rien ici de sa maison, dont je vous ai amplement parlé en d'autres occasions. L'abbaye de Bellefontaine est sous le vocable de Notre-Dame-de-l'Absie, de l'ordre de Saint-Benoît et du diocèse de la Rochelle. »

« L'abbaye gâta tout. » Moins crédule que le Roi, et mieux instruit sur le compte des Chevignard, le concurrent évincé, qui était bien en cour[2], les dénonça : après avoir cru tout d'abord à une vulgaire vengeance, Louis XIV fit vérifier les faits par Torcy, et l'imposture se révéla si grossière, qu'il fallut châtier sans pitié les deux frères qui avaient, tout au moins, laissé agir leur oncle et bénéficié de sa machination. A peine quelques jours s'étaient-ils écoulés depuis la publication des bénéfices, au début de l'année 1710, que cette nouvelle courut en cour : « Le prétendu Chavigny et son frère ont disparu tout d'un coup, et l'abbé a renvoyé au Roi le brevet de son abbaye ; mais d'autres gens assurent qu'il en avoit déjà obtenu les bulles[3]. » Dangeau est encore plus explicite ; il dit d'abord, le 4 février : « Le Roi a découvert depuis quelques jours que M. de Chavigny l'avoit trompé. On le lui avoit présenté comme un homme de grande qualité se disant de la maison de Chavigny-le-Roy, qui est présentement éteinte, et cet homme ici, étant d'une famille fort basse, avoit produit de fausses lettres et trompé M. de Soubise, qui l'avoit présenté au Roi comme son parent et avoit obtenu pour lui l'agrément d'un guidon de gendarmes que le Roi avoit donné à vendre à la duchesse de Duras après la mort de M. de Bournonville, son père, qui en étoit sous-lieutenant. Il avoit servi cette année à l'armée en cette qualité, et le Roi avoit donné une abbaye considérable à son frère. On leur a fait avouer toute la fourberie : on ôte l'abbaye au frère, parce que les bulles ne sont pas encore expédiées, et le Roi permet qu'on vende le guidon ; mais S. M. défend à tous les deux frères de se présenter jamais devant lui. » Puis, le 13 février : « Cet officier des gendarmes qui avoit pris le nom de Chavigny a été entièrement découvert. Il étoit fils d'un juge de Beaune qui s'appeloit Chavignar (*sic*). Il avoit acheté, il y a quelques années, pour son fils qui vient d'être reconnu, une lieutenance de Roi de Touraine que M. de Thouy lui avoit vendue, et dont il n'est pas encore achevé de payer, non plus que Mme de Duras, qui lui avoit vendu le guidon

1. Volume de janvier 1710, p. 245-246.
2. L'abbé d'Entragues.
3. *Sourches*, tome XII, p. 152-154.

des gendarmes, et ils font tous les deux arrêt entre les mains de M. de Pons, que le Roi a choisi pour remplir cette charge, qu'on a taxée à vingt mille écus : elle avoit coûté plus de quatre-vingt mille livres au faux Chavigny[1]. » Enfin, quelques jours plus tard, un des correspondants de la marquise de Balleroy lui écrivit[2] : « Le Roi avoit donné l'abbaye de Bellefontaine à M. le Roy de Chavigny, dont le frère est guidon des gendarmes. Ils se disoient d'une bonne maison de Bretagne (*sic*), et ils sont Bourguignons d'assez basse naissance. Le Roi a ordonné au guidon de vendre sa charge dans la semaine, et à l'abbé de rendre son brevet ; mais il l'avoit déjà envoyé à Rome, et, si ses bulles sont expédiées, l'abbaye lui restera[3]. » Immédiatement donc, sans le moindre répit, Théodore fut obligé de vendre son guidon audessous de la valeur vénale, à M. de Pons[4], tandis que le frère aîné restituait son brevet de Bellefontaine, soit qu'il eût, ou non, obtenu d'urgence des bulles de Rome[5], et c'est ainsi que l'abbé d'Entragues put en être pourvu ; mais ils n'avaient point quitté Paris tout de suite, et s'étaient seulement dissimulés par crainte de justes représailles. En effet, Desmaretz, ministre chargé de la recherche des faux nobles, avait eu ordre de commencer des poursuites contre eux. Saint-Simon n'a point connu ce détail, que révèlent les Papiers du Contrôle général[6]. Le 15 février, M. Bignon de Blanzy, mis en mouvement comme intendant de la généralité de Paris, écrivit à Desmaretz[7] :

« Dans le moment que j'ai reçu les ordres que vous m'avez fait l'honneur de me donner pour faire assigner par-devant moi, à la requête du procureur du Roi en la commission de la recherche de la noblesse, cet aventurier qui s'est dit de la maison de Chavigny-le-Roy, j'ai fait les perquisitions dont j'ai cru avoir besoin pour cela. L'assignation lui a été donnée aujourd'hui, aussi bien qu'à son frère, parlant à leurs personnes ; il n'a pas été facile de les trouver, ce qui me paroissoit nécessaire pour assurer la procédure. Je la suivrai de près,

1. *Dangeau*, tome XII, p. 96-97 et 100-101.
2. Lettre du 12 février, tome I, p. 41-42, de l'édition Éd. de Barthélemy.
3. Ci-après, p. 553. La *Gallia christiana*, à l'article de Bellefontaine (tome II, col. 1385), semblerait n'avoir rien su : elle dit que N. le Roy de Chavigny, désigné abbé à la distribution de Noël 1700, mourut l'année suivante, et que l'abbé d'Entragues fut nommé le 25 juillet 1710.
4. Le Pippre de Nœufville, dans son *Abrégé historique de la maison militaire du Roi*, tome I, p. 502-503, ne parle pas de Chavigny et place la nomination de M. de Pons en 1712. Celui-ci n'avait obtenu qu'une charge de guidon dans la gendarmerie pour épouser, en décembre 1709, la marquise de la Baume : le Roi la lui fit revendre quarante-quatre mille francs (*Dangeau*, tome XIII, p. 72, 101, 104 et 126).
5. Ci-après, Additions et corrections, p. 553.
6. Tome III de la *Correspondance des Contrôleurs généraux*, n° 698 ; citation dans le livre de M. Henri de Jouvencel : *le Contrôle général des finances sous l'ancien régime* (1900), p. 346.
7. Papiers du Contrôle, carton G⁷ 437.

et vivement, comme vous me le recommandez, et j'aurai l'honneur de vous en rendre compte. Comme ils sont domiciliés dans la ville de Paris, et qu'ils n'ont point de terre dans l'étendue de la généralité, ils ne sont pas naturellement soumis à la juridiction de l'intendant : ce seroit devant les commissaires généraux du Conseil pour la recherche de la noblesse qu'ils devroient être traduits, les commissaires généraux connoissant, par l'établissement de la commission, des usurpations de noblesse dans la ville de Paris ; mais, comme ces commissaires ne s'assemblent plus, la procédure sera menée plus promptement par-devant moi, et votre ordre suffira pour établir ma compétence. »

Il fut enjoint à Desmaretz de s'adresser plus haut ; mais, au bout de deux mois et demi, le 6 mai, cette lettre du procureur général Daguesseau démontra sans peine que le ministre faisait fausse route, et qu'il n'y avait pas de recours possible :

« On ne sauroit punir trop rigoureusement la supposition hardie et criminelle du prétendu comte de Chavigny-le-Roy et de son frère, qui ont voulu imposer au Roi même à la faveur d'un nom illustre qu'ils ont usurpé aussi témérairement que malheureusement pour eux. Permettez-moi néanmoins de vous supplier de représenter au Roi qu'il me semble que c'est faire beaucoup d'honneur à deux aventuriers de ce caractère que de leur faire leur procès à ma requête, en première instance, au Parlement. L'exemple du sieur de Pranzac ne paroît pas avoir une entière application à cette affaire. Le sieur de Pranzac avoit eu la folie de vouloir faire croire qu'il étoit descendu des princes du sang royal de la maison de Dreux, dont il avoit pris le nom et les armes. C'étoit une supposition téméraire et insensée, mais qui intéressoit tout l'État et qui approchoit d'un crime de lèse-majesté : ainsi, il n'est pas surprenant que cette affaire ait été instruite et jugée en première instance au Parlement[1]. Mais, quelque illustre qu'ait été la maison de le Roy-Chavigny par son ancienneté et ses alliances, l'entreprise que les sieurs Chevignard ont faite d'usurper le nom de cette maison n'a rien néanmoins qui soit comparable à celle du sieur de Pranzac. Il est vrai que, par ces mémoires que vous m'avez envoyés, il paroît que ces deux frères ont eu la hardiesse de se dire descendus de la maison de Dreux ; mais ils n'ont prétendu en descendre que par les femmes, et c'étoit une suite de l'artifice par lequel ils ont voulu s'enter dans la maison de le Roy-Chavigny, qui, effectivement, a eu l'honneur d'avoir une alliance avec la maison de Dreux[2] ; mais il reste toujours une très grande différence entre eux et le sieur de Pranzac, en ce que le dernier prétendoit être issu des mâles de la maison de Dreux et en prenoit le nom et les armes, au lieu que les derniers ont voulu seulement usurper le nom d'une maison dans laquelle une fille

1. Il a été parlé de cet autre imposteur au tome X, p. 499-500. Cela remontait à 1665.

2. Ci-dessus, p. 24 et 453. Le Guillaume le Roy que Jeanne de Dreux de Beaussart épousa en 1398 était trisaïeul du dernier du nom.

du sang royal étoit entrée. Ainsi, leur crime intéresseroit, à la vérité, les descendants de la maison de le Roy-Chavigny, s'il y en avoit encore[1]; il intéresse aussi l'ordre public, toujours blessé par de telles suppositions ; mais il n'intéresse ni l'État ni la couronne, et il est entièrement de la compétence des premiers juges, c'est-à-dire du Châtelet, parce que c'est à Paris que la supposition a éclaté. Si néanmoins, malgré ces raisons, le Roi vouloit que l'affaire fût poursuivie d'abord au Parlement, j'exécuterai ses ordres avec le respect que je dois ; mais je crois qu'en ce cas, afin d'empêcher que ce fait ne tire à conséquence, S. M. trouvera bon que je marque, dans la requête que je présenterai au Parlement, que j'ai reçu ses ordres pour employer mon ministère en cette occasion. Mais, quelque parti que le Roi juge à propos de prendre sur cette difficulté, je vous supplie de vouloir bien faire dire à ceux qui vous ont donné les mémoires dont vous m'avez envoyé copie, qu'ils me viennent trouver afin que je tire d'eux les instructions et les lumières nécessaires pour faire instruire le procès aux sieurs Chevignard, soit à ma requête au Parlement, soit à celle de mon substitut au Châtelet. »

Ainsi qu'il le fit plus tard dans l'affaire des « chimères » de Bouillon, Daguesseau avait deux fois raison de refuser d'intervenir, puisque la majesté royale se serait trouvée compromise dans un procès en Parlement, et que, faute de partie civile et plaignante, la fraude des deux Chevignard n'était point punissable au point de vue de l'ordre public, quoique rentrant dans cette définition récemment proposée par le traitant Belleguise[2] : « Celui qui se dit noble sans l'être commet une espèce de faux, qui, suivant la loi et les ordonnances[3], mérite une peine. Le principe étant donc vicieux, quelque ancien qu'il soit, il ne peut point donner de commencement à un droit légitime, ni servir de titre véritable. C'est encore une maxime de la jurisprudence françoise que *nemo potest sibi mutare causam possessionis, nec statum suum immutare*, non pas même changer de nom pour en prendre un autre, sans l'autorité du Prince ou de ses officiers. Peut-être que c'est parce que l'imposition du nom est un des premiers droits de la souveraineté, comme, d'effet, le premier homme, et le premier souverain du monde, ne le donna à tous les animaux que pour une marque de l'empire qu'il avoit sur les créatures ; mais on peut bien dire que la défense de changer de nom et d'état est une absolue nécessité dans l'ordre politique pour éviter la confusion et les inconvénients qui en arriveroient autrement par l'inconstance et la malice des hommes. »

Conformément à l'avis du procureur général, on renvoya l'affaire au Châtelet, et l'intendant promit, le 18 mai, un supplément d'in-

1. Donc, point de partie civile.

2. Dans son petit livre technique : *Traité de la Noblesse* (1700), p. 61-63. C'était une espèce de code manuel à l'usage des traitants chargés de la recherche des faux nobles.

3. Ordonnance d'Orléans, art. 110, et ordonnance de Blois, art. 257.

formation ; cependant il n'y eut pas de suites. On se borna à enjoindre aux deux imposteurs de quitter la France sans retard ; trop heureux furent-ils qu'un généreux drapier de la rue Saint-Honoré, c'était le compatriote qui renseigna Bertin du Rocheret sur cette aventure, voulût bien leur avancer deux cents écus de viatique, plus heureux encore lorsque, après quelques semaines ou quelques mois d'une piteuse existence, couchant parfois en plein air faute de gîte et d'argent[1], ou même se passant de manger, ils trouvèrent à se mettre au service des plénipotentiaires qui venaient en Hollande pour les conférences d'Utrecht[2]. La seule précaution qu'ils prirent aurait été de quitter pour un temps le nom usurpé de Chavigny et de reprendre les titres de comte et de chevalier de Besvres.

Est-il besoin de dire quel bruit pareille déchéance avait fait à la cour et parmi les amis qui, depuis trois ans, choyaient et épaulaient des imposteurs si charmants ? Saint-Simon a pris son ton le plus alerte pour nous en transmettre l'écho[3]. En 1712, quoique deux ans se fussent déjà passés, le continuateur du P. Anselme, Honoré du Fourny, tint encore à insérer cette note de flétrissure dans les Additions de la nouvelle édition de l'*Histoire de la maison de France et des grands officiers de la couronne* qui venait de voir le jour[4] :

« On remarquera ici que, depuis quelques années, il a paru à Paris et à la cour deux jeunes aventuriers, sous les noms du comte et de l'abbé de Chavigny-le-Roy, qui se disoient de cette maison ; leur imposture découverte, on a su que leur véritable nom étoit Chevignard, qu'ils étoient de Beaune en Bourgogne, et qu'ils n'avoient nulle noblesse. Ils ont été chassés de la cour et obligés de s'absenter de Paris, à cause de leurs friponneries, en 1710[5]. »

Et cependant, à l'époque où parut cette note du grand généalogiste, la fortune des deux exilés commençait à se relever. Au lieu de s'abandonner à la désespérance, ils ne perdirent pas un moment pour tirer parti de leurs talents naturels[6]. Bien entendu, Saint-Simon leur en fera un crime[7] : « Quoique si châtiés et si déshonorés, l'ambition et

1. Tout l'argent liquide avait été retenu pour les créanciers du guidon.
2. Ci-dessus, p. 11-17.
3. Ci-dessus, p. 24-27. Dans une épigramme sur la médiocre extraction du nouveau duc-pair de Villars (ms. Fr. 12 694, p. 537), on relève ces vers :

Notre bon sire il a trompé
Beaucoup mieux que le Chavigny....

4. Tome II, p. 1653, addition à la notice de la maison de Chavigny-le-Roy et à l'article du dernier mâle mort le 18 février 1606 comme il a été dit ci-dessus, p. 462. C'est sans doute cette note que Saint-Simon a cru avoir lue dans le *Moréri* : ci-après, p. 488.
5. Au bas d'une copie de ce passage, dans le ms. Clairambault 1072, fol. 210, le garde des sceaux Chauvelin a écrit : « Il n'en reste plus de la maison malgré ce que quelques-uns avoient tenté pour le persuader. »
6. Ci-dessus, p. 26. — 7. Suite des *Mémoires*, tome XVIII, p. 285.

l'impudence leur étoient si naturelles, que ni l'une ni l'autre ne put en être affoiblie, et qu'ils ne cessèrent, en cédant à la fortune, de chercher sans cesse à se raccrocher. » Ces « deux compagnons de beaucoup d'esprit, d'intrigue et de manège, de hardiesse, de souplesse, et, pour leur âge, fort instruits, » se trouvaient jetés au milieu du pandémonium diplomatique qu'était alors la Hollande, entre les conférences qui venaient d'échouer à Gertruydenberg et le congrès qui allait s'ouvrir à Utrecht : l'un et l'autre y trouvèrent l'emploi de leurs facultés propres, en s'aidant mutuellement et s'entendant à merveille : l'aîné, plus énergique, mais d'humeur « haute et rustre ; » le cadet, au contraire, souple, insinuant et séduisant[1]. « Ils se mirent à faire les espions, » a dit Saint-Simon ; plus tard[2], il atténuera ce mot brutal : « En courant le pays, ils se firent nouvellistes, espèces de gens dont les personnes en place ne manquent pas... » On sait effectivement que la diplomatie ne saurait se passer de ces informateurs, encore plus indispensables en temps de congrès et de conférences que dans le train ordinaire des cours.

L'énorme correspondance d'Utrecht conservée au Dépôt des affaires étrangères[3] permettrait de reconstituer d'une façon intéressante cette nouvelle période de l'existence des Chevignard et de montrer par quels degrés ils parvinrent à se faire pardonner un « fâcheux » passé. Je n'en citerai que quelques pièces, et laisserai de côté un bon nombre d'autres qui, cependant, ne seraient guère moins curieuses, ne fût-ce que pour montrer comment se formaient ces sous-agents de notre diplomatie ; mais auparavant une lettre du cardinal de Bouillon, retrouvée par hasard dans les Papiers de l'Altesse Éminentissime, va prouver que les deux frères, s'ils refusèrent de se mettre au service de la Hollande et du Brandebourg ainsi que Bertin du Rocheret l'affirme dans leur *Histoire*, ne laissèrent pas de faire la cour au transfuge qui venait de se retirer en plein pays ennemi, comme eux-mêmes, et de se mettre sous la sauvegarde des armées d'Eugène et de Marlborough[4].

On verra aussi que l'ancien guidon des gendarmes de la garde songea alors à prendre du service dans l'armée du roi Frédéric-Auguste de Pologne, rejeté hors de Poméranie par Steinbock, mais résolu néanmoins à recommencer la lutte contre les Suédois.

Tout entier à sa « monstrueuse production d'insolence, de folie, de félonie, » le cardinal de Bouillon errait de ville en ville, toujours inquiet de tomber entre les mains d'un parti français, mais retenu en Flandre par le voisinage du futur congrès, « comme si les affaires d'un aussi petit particulier que lui eussent pu y être traitées. » D'un des refuges où il passa deux ans, il écrivit cette lettre à « M. le comte de Bèvres, » titre que portait pour le moment l'aîné des Chevignard[5] :

1. Tome XVIII, p. 285-286. — 2. *Ibidem*. — 3. Section *Hollande*.
4. C'est ce que nous verrons dans le prochain volume.
5. Minute conservée dans les Papiers Bouillon : Arch. nat., R² 65, cahier VIII, n° 12.

« A Anvers, ce 16e mai 1711.

« Je n'eusse pas différé si longtemps, Monsieur, à faire réponse à la lettre que vous m'avez fait la faveur de m'écrire, si je n'avois espéré de jour en jour de vous voir ici, où l'on m'avoit assuré que vous deviez passer incessamment. Mais, Monsieur le chevalier votre frère m'ayant dit, en s'en allant à l'armée avec le duc d'Arenberg [1], que vous deviez aller incessamment trouver le roi de Pologne, je n'ai pas voulu différer plus longtemps à vous faire mes remerciements des assurances que vous m'avez bien voulu donner de votre amitié, dont je fais un très grand cas, sachant que vous joignez à une très illustre naissance un mérite personnel qui vous fera toujours, je m'assure, considérer très particulièrement dans tous les pays du monde, et surtout dans une cour où le mérite attire toujours la faveur d'un prince aussi généreux et aussi bienfaisant qu'est le roi de Pologne, qui ne le laisse pas sans récompense,

« Je vous serai, Monsieur, très obligé, lorsque vous serez auprès de S. M. Polonoise, de lui vouloir bien présenter mes très humbles respects, en l'assurant que je tiendrai toujours à grand honneur et gloire de lui marquer en tous lieux, par mes très humbles services, la parfaite reconnoissance que je conserve des marques d'amitié dont il honoroit un neveu qui m'étoit très cher, à savoir le prince d'Auvergne que j'ai eu le malheur de perdre deux mois après mon arrivée dans ce pays, lequel avoit pour S. M. Polonoise tout le respect et tout l'attachement possible, persuadé qu'il étoit aussi de l'amitié, pour lui en particulier et pour toute notre maison en général, de ce grand et généreux prince, à qui je souhaite toutes sortes de prospérités, surtout dans les présentes conjonctures, où ses intérêts sont inséparables de ceux de toute la Chrétienneté (*sic*) contre l'ennemi commun du nom chrétien qui lui a déclaré la guerre, et à même temps à la Chrétienneté, dont le royaume de Pologne est le plus puissant boulevard, qui, si Dieu permettoit qu'il fût une fois subjugué ou tributaire du Turc, entraîneroit infailliblement, avec sa perte, celle de toute la Chrétienneté.

« Au défaut des services effectifs et essentiels que je voudrois pouvoir rendre à S. M. Polonoise, au moins, par mes prières les plus ardentes, je demande et continuerai de demander à Dieu, jusques à la fin de mes jours, de la combler en ce monde, durant le plus long et le plus glorieux de tous les règnes, de toutes sortes de prospérités, et, en l'autre monde, de la couronne de gloire pour récompense de toutes ses vertus, et surtout de son zèle à faire rentrer, à son exemple, dans

1. Léopold, grand bailli de Hainaut, qui, par la faveur du prince Eugène, devint feld-maréchal impérial, mestre de camp général des Pays-Bas, etc. Sa sœur avait épousé le prince d'Auvergne, ce neveu bien-aimé et toujours regretté du cardinal.

le giron de l'Église, par des voies douces et pacifiques, toute une si belliqueuse nation, qui en a fait autrefois une des principales gloires, et dans laquelle nation l'hérésie de Luther a pris ses commencements et son accroissement.

« Croyez, Monsieur, que je me ferai toute ma vie un très grand plaisir de vous marquer, et à Monsieur le chevalier votre frère, par mes services, que je vous suis, à tous deux, très véritablement acquis.

« Le cardinal de Bouillon,
doyen du sacré collège. »

P. S. — « Le peu, Monsieur, que vous voyez ici de mon écriture vous fera juger que je ne dois jamais faire aucune excuse de ce que je n'écris pas toute une lettre de ma main. J'en use ainsi avec le prince Eugène de Savoie et le duc de Marlborough, qui m'en ont prié, mon écriture étant trop mauvaise. »

Je ne saurais dire s'il y eut entrevue entre le comte de Besvres et le cardinal, qui ne semble pas s'en être autrement soucié malgré ses belles phrases ; mais la réunion du congrès, survenue quelques mois plus tard, tira nos Chevignard du bourbier où ils se débattaient.

Lorsque les plénipotentiaires français de 1709 et 1710, Huxelles et Polignac, revinrent en Hollande sur la fin de 1711, ils s'estimèrent fort heureux d'y trouver que le couple de faux Chavigny qu'ils avaient vu à la cour pendant deux ou trois ans se fût ménagé des entrées familières chez la plupart des ministres étrangers ou des principaux personnages d'Utrecht, de la Haye, de Rotterdam, d'Amsterdam, et, que surtout Théodore, le cadet, dissimulé sous des apparences de subalterne, sût tirer bien des lumières de leurs bureaux, « en leur laissant tirer de lui qu'il leur présentoit comme des hameçons[1]. » Les deux plénipotentiaires, plus particulièrement l'abbé de Polignac, et leurs secrétaires Pecquet, la Faye, goûtèrent tout de suite cet utile concours ; mais l'ambition des deux frères allait plus haut : ils voulaient se faire avouer et reconnaître de Torcy lui-même, lui exposer leur état misérable, mettre en regard les services qu'ils pourraient rendre, et, qui sait ? se faire réhabiliter, sans même renoncer au nom qu'ils avaient si impudemment usurpé. C'est l'ex-abbé, « Chavigni l'aîné[2], » que nous voyons le premier, en décembre 1711, adresser

1. Nos *Mémoires*, éd. 1873, tome XVIII, p. 285.

2. L'aîné et le cadet signaient tous deux : Chavigni, mais sans titre, et on a grand'peine à distinguer leurs écritures l'une de l'autre, toutes deux du même caractère un peu carré, inélégant, avec une orthographe défectueuse. Je ne vois pas qu'en aucun temps ils eussent pris le nom de Chauvigny, et que, disgraciés, ils se soient réduits par humilité à celui de Chavigny, comme il est dit ci-dessus, p. 453 et dans la suite des *Mémoires*, tome XVIII, p. 285. Sur les premières lettres, le commis des affaires étrangères a écrit : « Le sieur Chevignard de Chavigni. »

une longue supplique au ministre par l'intermédiaire du charitable drapier de Bar, et sous les auspices — qui l'eût prévu? — de ceux qui, au début, avaient été les premières dupes de l'imposture, les Pères jésuites et MM. de Rohan-Soubise. A Torcy, il dit que son frère et lui sont en mesure de prendre des informations chez l'ambassadeur anglais, chez le russe, partout; aux Pères, ils proposent de suivre les menées des jansénistes hollandais. Le 5 février suivant, l'aîné adressa au maréchal d'Huxelles un mémoire sur l'action des puissances ennemies ou de leurs représentants à Utrecht, et la pièce sembla si bonne, que l'abbé de Polignac voulut en envoyer à Versailles le duplicata autographe qu'il avait reçu de son côté. Ces envois et correspondances se continuèrent régulièrement pendant le second semestre, entremêlés de requêtes piteuses, de suppliques éplorées, que M. de Rohan-Soubise, ce bel évêque de Strasbourg qui devint cardinal en 1712 et grand aumônier en 1713, transmettait soit à Torcy, soit à M. de la Vrillière.

La lettre suivante montre quel appui ce cardinal prêta à ses soi-disants cousins; c'est à lui qu'elle fut adressée d'Amsterdam, le 23 juillet 1712:

« Monseigneur, je suis si sensible à la continuation de vos grâces et des faveurs de Votre Éminence, que tous les remerciements du monde ne sauroient acquitter mon cœur. Je la supplierai seulement de vouloir bien toujours être persuadée de la vivacité et de la fidélité de nos sentiments respectueux pour elle. Sa première conférence avec M. le marquis de Torcy a mis nos affaires en mouvement; celle qu'elle aura bien voulu encore avoir depuis les mettra dans le train de réussir, et j'espère, Monseigneur, que votre crédit et votre protection achèveront enfin un ouvrage que nous suivons avec tant de zèle et de persévérance. Ce ne sera que ces jours-ci que Messieurs nos ambassadeurs écriront pour nous dans leur depêche au Roi, et, en particulier, dans leurs lettres au ministre. Je ne doute point que ce ne soit comme je le peux désirer. Mon frère est à Utrecht depuis près d'un mois: dans le commencement de ce dernier séjour, le hasard voulut que je lui écrivis une lettre où je lui faisois part avec confiance de mes réflexions sur les affaires du temps; il la montra à M. l'abbé de Polignac, qui, par bonté ou par envie de me donner de l'émulation, en parut si content, que cet ambassadeur et ses collègues ont souhaité que je continuasse à mettre par écrit ce que je pensois sur les dispositions présentes, sur ce qui arrivoit ou que je pouvois prévoir, de sorte qu'à présent j'ai des occupations qui contribueront peut-être en quelque chose au succès de nos vues. C'est de vos bons offices, Monseigneur, que je dois l'attendre. Ce ne sera pas aussi une des moindres actions de Votre Éminence de nous remettre dans la carrière de la fortune d'une manière qui pourroit être telle qu'elle ne laisseroit pas de surprendre un peu. Comme j'apprends que Votre Éminence va à Strasbourg, je la supplie de nous permettre de lui faire toujours notre cour de temps en temps, et de l'assurer du profond respect avec lequel j'ai l'honneur d'être,

« Monseigneur,

« De Votre Éminence,

« Le très humble et très obéissant serviteur[1]. »

« ******. »

Dans une lettre suivante, du 2 août, l'abbé annonce que les plénipotentiaires ont promis d'envoyer à M. de Torcy le rapport qu'il leur avait fourni sur ses conférences avec un régent de la ville d'Amsterdam, et que M. de Torcy le placera sous les yeux du Roi ; son frère, toujours à Utrecht, lui a écrit que la chose avait été faite : « Ce sera pour Votre Éminence un engagement à redoubler, dans cette conjoncture, ses sollicitations auprès de M. le marquis de Torcy, s'employant avec chaleur pour nous. Je ne doute point que ce ministre, si bienfaisant d'ailleurs, ne prenne alors les moyens pour porter le Roi à nous pardonner, à nous remettre dans ses grâces et dans une situation à travailler à les mériter. Si S. M. savoit tout ce que nous avons souffert et ce que nous souffrons depuis nos disgrâces, ce que nous avons fait pour acquérir les moyens de réparer nos fautes, les dispositions où nous nous trouvons, sa clémence en seroit touchée. Votre Éminence n'a pas ignoré jusques à quelle extrémité nous avons été réduits et dans quel état nous nous sommes trouvés après avoir mangé pour le service du Roi cinquante mille écus qui étoient tout notre bien. Elle jugera en même temps de celui où nous devons être, et du besoin que nous avons que les bontés du Roi donnent quelque attention à ce qui nous regarde, pour que S. M. veuille bien prendre soin de nous. Nous pourrions peut-être encore, Monseigneur, devenir un jour bons à quelque chose. Je supplie donc Votre Éminence, avec la dernière instance, de nous continuer sa puissante protection, de représenter à M. le marquis de Torcy ce que j'ai l'honneur de vous mander. Cela peut beaucoup servir à toucher le Roi. Je la supplie encore de vouloir bien excuser auprès du ministre nos fautes, qui n'ont pris leur source que dans la vivacité d'un zèle ou mal réglé ou trop complaisant.... »

C'est surtout dans la toute dernière période des négociations que Théodore, le cadet, se distingua en agissant heureusement auprès du bourgmestre Hooft. L'abbé de Polignac ne manqua pas de rendre compte des résultats obtenus; le 24 janvier 1713, il écrivait en chiffre :

« Pour ne vous point fatiguer de trop longues lectures, je ne vous ai point envoyé des lettres du cadet Chavigny qui me rendent compte de ce qu'il faisoit à la Haye et à Amsterdam avec M. Hoft (*sic*). Il s'y est très bien comporté, je vous assure, et on lui doit tout ce que M. Hoft a fait de bon dans les délibérations de la Hollande. Il prend la liberté de

1. La lettre est autographe, mais souscrite seulement des six points que l'aîné avait adoptés pour dissimuler leur nom dans les commencements. Le cachet, de cire noire, ne porte pas d'empreinte.

vous écrire pour se recommander, comme son frère.... » Torcy répond le 30 à Polignac, en chiffre : « J'ai lu au Roi les témoignages favorables que vous rendez aux Chavigny. Je n'oublierai rien pour faire valoir leurs services; mais l'affaire qui les regarde est bien fâcheuse!.... » Sur ces entrefaites, Polignac fut rappelé[1] pour recevoir la calotte rouge, et, à partir de ce jour, « Chavigni le cadet » multiplia ses lettres à Torcy, pleines d'assurances, de protestations, de sollicitations. Comme aucune réponse ne venait, car Torcy tenait encore rigueur, il s'adressa de nouveau au cardinal lui-même, et celui-ci transmit sa lettre au ministre pour qu'il voulût bien, enfin, reconnaître les services rendus pendant la négociation qui venait de se terminer si heureusement. En attendant la manne désirée, Chavigny reprit sa plume, et, d'un ton à la fois humble et insinuant[2], il continua à donner des informations secrètes, insistant même pour que l'envoi d'un chiffre diplomatique consacrât en quelque sorte la fonction d'agent pour son frère et pour lui.

Voici, encore, une des suppliques qu'ils adressaient si souvent à Torcy; elle est datée d'Utrecht le 12 mai 1713 :

« Monseigneur, j'espère que M. le cardinal de Polignac aura bien voulu vous représenter l'état pitoyable et presque désespéré où nous nous trouvons actuellement. Souffrez, Monseigneur, que nous nous adressions à vous en même temps, comme à un protecteur à qui on peut s'ouvrir avec confiance, et que je vous supplie de donner quelque attention à une situation bien touchante pour des gens d'une si bonne volonté, et qui, j'ose le dire, en ont donné de si grandes marques. Je me vois en même temps, avec douleur, dans la nécessité de négliger tous les amis que j'ai pu, et que je suis en état d'acquérir au Roi dans les Provinces. Entre autres, que va penser M. ***? Vous savez, Monseigneur, tout ce qui s'est passé, tout ce qui s'est dit entre lui et moi. Il m'est revenu déjà bien des plaintes. Daignez remédier à nos calamités; ayez, je vous supplie, quelque égard à toutes les représentations différentes que j'ai pris la liberté de vous faire, et qui n'ont d'autre objet que le bien du service. Nous attendons vos ordres et l'honneur de votre réponse, qui sera pour nous ce qu'est la rosée du ciel aux épis séchés. Nous craindrions, Monseigneur, de vous avoir déplu dans nos lettres. Le zèle nous a uniquement inspirés, et je me flatte que vous verrez que nous avons été bien instruits, ou que nous n'avons pas mal pensé. J'ose encore ajouter que nous n'avons qu'à tenir ferme avec les Impériaux; le manège qu'ils viennent de faire, et dont Messieurs nos plénipotentiaires vous auront informé, le prouve assez. Je suis, avec un profond respect,

« Monseigneur,

« Votre très humble et très obéissant serviteur.

« CHAVIGNI. »

1. Il arriva à Paris le 22 février.

2. « Je reconnois volontiers que nos personnes ne sont pas dignes d'attention; mais nous avons agi avec désintéressement, etc. »

Le cardinal obtint enfin, non seulement une gratification de six mille livres[1], mais la promesse qu'elle serait renouvelée chaque année. La glace était rompue; Torcy ne tarda pas à annoncer lui-même au cadet, le 12 juin 1713, que l'ordonnance serait payée prochainement[2]. Chose plus importante encore, il lui commandait un travail de fond, très étendu, sur les deux partis politiques qui se partageaient le gouvernement de Hollande; en outre, il exprimait son regret de n'avoir encore rien « trouvé de particulier » pour employer son frère aîné. De ce jour, la correspondance régulière s'établit, sous le couvert d'un chiffre comme en avait déjà le chevalier de Rossi, et, s'étant transporté à Amsterdam et à Rotterdam, Chavigny put fournir un premier rapport. C'est lui qui voyageait d'une province à l'autre pour nouer les relations et recueillir les bruits et les renseignements; son aîné, en cas d'absence, le remplaçait pour la correspondance directe avec Torcy, et il semble que celui-ci les goûtait vivement, leur prodiguant des encouragements, les introduisant auprès de l'ambassadeur Châteauneuf et auprès du plénipotentiaire espagnol Monteleon, en un mot entretenant avec eux des rapports officiels.

Louis XIV avait affirmé que jamais ils ne rentreraient en France de son consentement : à peine fut-il mort que le cadet, laissant d'abord son frère continuer ou régler leurs affaires de Hollande[3], franchit la frontière et vint retrouver à Paris ses amis du bon temps, ses protecteurs les Rohan, ses obligés comme Polignac, devenu cardinal, comme le maréchal d'Huxelles, promu chef du conseil des affaires étrangères. Grâce à son entrain, à son tact et à son entregent, grâce aussi à une réserve très prudente sur le passé, Théodore se casa vite dans une des coteries d'épicuriens, philosophes, gens de lettres ou gens de la nouvelle cour, qui entouraient le Régent et dirigeaient tout au Palais-Royal[4]. Par lord Stair, par Rémond, par Canillac, il connut Dubois, le gagna, et devint, comme le dit Saint-Simon, une de ses « âmes damnées, » très apte à servir dans les négociations de la Triple et de la Quadruple alliance.

C'est ce que raconte, dans le très mince dossier qui a subsisté au Cabinet des titres, cette lettre à Bertin du Rocheret, écrite de Paris, le 1er mars (?) 1718, par le charitable drapier Debar qui avait recueilli et sauvé les deux frères lors de l'écroulement de leur fortune éphémère[5] :

1. Assignation sur la ferme des postes, signée par les bureaux le 22 mai, mais sous la forme d'ordonnance au porteur : vol. *France* 1191, fol. 278, et vol. 1192, fol. 7, 120 et 141.
2. C'est Debar qui en recouvra le montant.
3. Ils y vivaient en bons bourgeois, dit Bertin.
4. Ci-dessus, p. 471. Bertin dit aussi que Chavigny faisait de la littérature, comme de la philosophie, avec Messieurs de la Sorbonne.
5. Dossier bleu Chavignart 4683, fol. 5-6 et dernier. La lettre a été intercalée par Bertin dans son *Histoire des deux Chavigny;* mais elle est bonne à reproduire ici. Le nom du mois est très douteux, et on pourrait lire aussi bien juin que mars.

« .... A l'égard de M. le chevalier de Bevre (*sic*), c'est bien lui-même, et avec tous les honneurs et biens qu'il pouvoit souhaiter. Pour vous instruire en partie de ce qui lui a procuré cette place, je vous dirai qu'aussitôt que l'abbé Dubois fut nommé du conseil des affaires étrangères, il s'est attaché à lui de façon à ne le point quitter qu'il ne lui ait procuré quelque emploi : aussi ledit abbé, l'ayant trouvé homme d'esprit et capable, après fort peu de temps en a fait son confident, et de ses affaires les plus secrètes. Il s'est présenté l'affaire d'Angleterre : aussitôt le chevalier l'a fait ressouvenir des promesses que lui, abbé, lui avoit faites de ne point échapper la première occasion, et, pour cela, il en falloit parler à M. le Régent. Vous savez que leur ancienne affaire avoit, en cour, laissé à bien des gens du scrupule de leur confier quelque affaire, et, pour cela, l'abbé souhaita que ce fût le prince de Rouhan (*sic*) qui, le premier, en parlât au Régent, et que lui, abbé, appuieroit, comme cela fut fait. Un mardi dont je ne me souviens pas de la date, le prince de Rouhan commença son discours par ces paroles : « Monseigneur, j'ai une glace à rompre avec Votre « Altesse. » Le Régent lui répondit : « Il faudroit qu'elle fût bien diffi- « cile, si vous, prince de Rouhan, n'en veniez pas à bout. Parlez. » Il lui dit que c'étoit pour notre chevalier, et voulut parler de leur ancienne affaire. Le Régent, faisant un geste de la main : « Dites affaire de jeunes « gens ! » Et le discours s'acheva, et il fut conclu qu'il iroit en Angleterre. Depuis ce jour, il a eu trois conférences avec M. le Régent, et sa dernière audience fut le mardi qui précéda le jour de son départ, dans la grande galerie, en présence de tous les courtisans, où M. le Régent lui parla environ un quart d'heure à l'oreille, et, ayant pris son audience de congé, quelque courtisan ennemi du chevalier voulut dire à M. le Régent leur ancienne affaire. Le Régent répondit encore : « Affaire de jeunes gens ! » et rappela M. de Chavigny : « Monsieur de « Chavigny, encore un mot ! » Le chevalier rapprocha, et M. le Régent lui dit tout haut : « Servez-moi bien, et vous serez content de moi. Je « vous conserve une place, et, si, à votre retour, il en vaque une « meilleure, je vous la garderai. » Jugez de la joie de ce pauvre chevalier, à qui M. Cousturier lâcha une ordonnance pour aller recevoir dix mille francs en espèces, pour faire le voyage, que j'ai vue et tenue en beaux demi-louis d'or de quinze francs, et, de plus, deux ordonnances de six mille francs chacune, pour ce qu'il y étoit dû du passé depuis la mort du Roi. Ces mêmes six mille livres, qu'il s'est imaginé lui être dues, il les a fait partager en deux, savoir : trois mille livres en pension ordinaire pour Monsieur son frère, et les trois autres pour lui. De plus, il y a été alloué douze cents livres pour frais de voyage. Monsieur son frère est ici, qu'il fait conseiller au Parlement, et a l'assurance d'une place de procureur général d'un parlement quand celui qui l'occupe sera mort ; il est âgé de soixante-dix-sept ans : ainsi, cela ne sera pas long. Vous qui savez partie de leur histoire, il y a de quoi faire bien des réflexions sur leur destinée, qui nous paroît prendre un chemin bien heureux. Le comte a beaucoup d'esprit et de science.... »

Dans l'autobiographie que j'indiquerai à la fin de cet appendice, Chavigny lui-même dit tout simplement que, Dubois ayant rapporté les projets d'alliance déjà concertés en Hollande et ayant gagné à cette cause le maréchal d'Huxelles et les membres du conseil des affaires étrangères, on proposa que son protégé partît pour Londres afin d'aller et venir entre les deux capitales, soumettre et discuter les projets anglais avec M. d'Huxelles, et reporter les décisions à Dubois[1]; le tout-puissant commis Pecquet appuya, et l'on s'ouvrit de tous les secrets de la négociation avec le nouveau conseiller.

C'est ainsi que Théodore Chevignard, devenu définitivement Chavigny, prit rang dans la carrière[2], tandis que son frère, bénéficiant du même retour de fortune, renonçait à l'Église pour passer, non pas procureur général, mais président à mortier au parlement de Franche-Comté[3].

Celui-là, semble-t-il, fut un homme bien inférieur à Théodore, et Saint-Simon[4] n'est pas seul à parler de son « insolence surprenante » ou de sa rapacité[5]; voici ce qu'en raconte, sous la date de 1740, un autre contemporain, Mirabeau père, l'Ami des hommes, qui eut affaire à lui pour un duel et s'en trouva très mal :

« Le nom de ce coquin est Chevignard. Son frère Chavigny, qui a autant d'esprit que célui-ci est sot, se fit présenter à Louis XIV sur ses fins, comme neveu d'un marquis de Chavigny-le-Roy que S. M. avait vu lors de sa conquête de la Franche-Comté, homme de grande maison et ressemblant à cela[7]. Les prétendus neveux présentèrent au Roi une lettre de leur oncle. Ce prince, aisé à tromper sur cet article, dit : « Voilà bien la lettre d'un vieux seigneur ! » accorda à l'aîné l'agrément d'un guidon des gendarmes de la garde vacant par la mort de Bournonville, lieutenant de cette compagnie, et promit d'avoir soin du cadet, qui étoit abbé. L'aîné fit une campagne à son emploi ; mais, l'abbé ayant été nommé à une grosse abbaye, l'abbé [d'Entragues], son compé-

1. Dubois partit pour Londres le 28 septembre 1717 et rentra à Paris le 17 août 1718 : Affaires étrangères, vol. *Angleterre* 297-321.

2. *État de la France*, éd. 1722, tome IV, p. 709 : « Chevignart, dit le chevalier de Chavigny, envoyé extraordinaire à Gênes. »

3. Regnault Chevignard (ci-dessus, p. 460) venait d'être nommé en 1718 avocat général à la Chambre des comptes de Dijon.

4. Ci-dessus, p. 417-418 : « Le frère, sans ressource pour l'Église, s'est fait président à mortier à Besançon, où il domine la province, et tous deux ont mis force foin dans leurs bottes. L'un et l'autre étoient les âmes damnées et les plus chers confidents du cardinal Dubois, etc. »

5. Comparez éd. 1873, tome XVIII, p. 286, passage cité ci-dessus, p. 472.

6. *Journal de la jeunesse du marquis de Mirabeau*, publié en 1834 dans la *Revue rétrospective*, 1re série, tome V, p. 21-23.

7. Ci-dessus, p. 462 et 463, et ci-après, p. 487. Est-ce une confusion voulue avec Érard Bouton de Chamilly qui servait comme maréchal de camp et aide de camp du Roi? Je ne vois pas d'autre nom, dans cette campagne, qui se rapproche de Chavigny.

titeur, murmura out haut que les prétendus Chavigny-le-Roy étoient fils d'un cardeur de laine de Beaune qui s'étoit enrichi au commerce des bœufs pour l'armée, et se nommoient Chevignard. Le fait promptement éclairci, le Roi fut outré de se voir joué de la sorte : on envoya un courrier à Rome, qui arrêta les bulles ; Chevignard l'aîné eut ordre de se défaire de son emploi, qui lui avoit coûté cent vingt mille livres, et d'en recevoir cinquante mille livres de récompense, qui seroient consignées pour les créanciers, et les deux frères de sortir de France. Cette aventure, quoique bien publique et mise par ordre du Roi dans les journaux de ce temps-là, ne déconcerta pas tout à fait l'abbé. Il quitta le malencontreux petit collet, se retira en Hollande, s'y instruisit au mieux qu'il put du trottoir des négociations, et, les choses ayant changé, il s'insinua auprès de l'abbé Dubois, quand il fut dans ce pays-là : de façon que, lors de la fortune de celui-ci, il obtint quelque obscure place de demi-envoyé en Allemagne, et permission pour son frère de reparoître en France sous une figure plus convenable à son originaire. C'est là le président Chavigny, président au plus petit parlement de France, mais, en revanche, le plus grand cocu. Depuis, son frère, par son esprit, sa fausseté et son intrigue, a monté aux places d'envoyé à Ratisbonne, puis en Danemark (*sic*), a eu le gouvernement de Beaune, son ingrate patrie, puis le titre d'ambassadeur en Danemark[1], et je ne serois point étonné de le voir ministre des affaires étrangères ; on en a même parlé, tant l'esprit, l'intrigue et l'obscure naissance peuvent mener loin aujourd'hui. »

Nous aurons l'occasion de revenir sur le président.

Saint-Simon s'est peut-être plus indigné de cette rentrée en grâce au temps de la Régence que de la fraude originelle ; à le lire[2], on croirait qu'il ne put jamais pardonner à Dubois d'avoir employé à ses manèges les deux frères, « parfaitement conformes de cœur, d'âme, de mœurs, d'esprit avec lui, » et, mieux encore, d'avoir légué sa créature aux ministres ses successeurs, pour le « scandale de toutes les nations. » Nous verrons plus loin d'où venait cette indignation si féconde en flétrissures, et ses raisons d'être.

Nul doute, autrement, que le patronage de Dubois ouvrit à Chavigny la voie qu'il devait parcourir pendant près d'un demi-siècle ; mais disons tout de suite que les succès qu'y remporta le diplomate excluent toute idée de mépris de la part des étrangers, aussi bien que de celle du gouvernement de Louis XV.

Non seulement Dubois se servit de lui, en 1717 et 1718, pour continuer son rôle d'agent secret ou d'informateur à Londres tandis que s'y nouaient les fils de la Triple, puis de la Quadruple alliance, mais il se fit suppléer par lui en cas de maladie, et l'envoya à Paris toutes les fois que le besoin se produisait de mettre le gouvernement au courant de sa négociation, ou de vaincre la résistance d'une partie de la cour, par

1. Lisez : *Portugal.* — 2. Ci-dessus, p. 418 et 452-453.

exemple du maréchal d'Huxelles, président du conseil des affaires étrangères, à inaugurer une politique extérieure si contraire aux traditions du règne précédent[1]. Chavigny devait être un auxiliaire singulièrement précieux, et pour son habile intrigue, et pour les relations familières qu'il avait eues à Paris ou en Hollande avec Monteleon, Stair et les autres diplomates. Saint-Simon lui fera un nouveau crime d'avoir participé si activement, si directement, « à un traité odieux en soi qui montroit toute notre servitude pour l'Angleterre et notre aveuglement[2] ; » mais il y a longtemps déjà que deux historiens, Charles Aubertin et Adolphe Chéruel, ayant, l'un après l'autre[3], profité d'une communication, presque unique pour le temps, des documents du Dépôt des affaires étrangères[4], ont eu la bonne fortune de dévoiler là une des plus insignes palinodies de Saint-Simon et de révéler le caractère réel des relations qu'il entretint en cette occasion avec le futur cardinal-archevêque de Cambray et avec son émissaire, son « âme damnée. » Ils ont montré Chavigny, dans ses venues à Paris[5], ne manquant pas de se rendre en premier lieu chez Saint-Simon, avec les correspondances et instructions de son patron ; et, tout aussitôt, Saint-Simon, qui alors « adorait cette besogne » et se glorifiait d'une « ancienne amitié » pour le précepteur du Régent, multipliait ses démarches de courtier bénévole, allait plaider les avantages et beautés de l'alliance au Palais-Royal, dans le Conseil, chez tous les gens en crédit, Torcy, Tallard, Villeroy, se chargeait même d'enlever la ratification de la Quadruple alliance. Il sera piquant de placer en regard des pages des *Mémoires* pour 1717 et 1718 les lettres par lesquelles Chavigny faisait connaître de Paris à Londres tout ce qui se passait ainsi entre lui et Saint-Simon. Si celui-ci, vingt-cinq ans plus tard, rédigeant cette partie des *Mémoires*, a foudroyé d'invectives patriotiques et Dubois, qu'il « eût fallu chasser, » et son émissaire impudent, c'est que l'orientation politique avait changé dans l'intervalle, que Dubois avait disparu sans assurer au duc le moindre bénéfice d'un concours si empressé, si dévoué, et qu'en outre il s'était produit entre Chavigny et Saint-Simon un nouveau contact et des compétitions que celui-ci ne put jamais lui pardonner. Nous allons voir cela, mais tou-

1. Voyez, notamment, aux Affaires étrangères, les volumes *Angleterre* 303, fol. 105-109, 114, 156, 160, etc., et 304, fol. 148, 155-159, etc.

2. Comparez, outre les Additions et notices ci-dessus, la suite des *Mémoires*, éd. 1873, tomes XIV, p. 258, 367, 451, XV, p. 48, XVIII, p. 287.

3. Aubertin, dans son livre de *l'Esprit public au XVIIIe siècle* (1872) ; Chéruel, dans un article publié en 1876 au tome I de la *Revue historique*, p. 141-153, puis reproduit dans une Notice préliminaire destinée à l'édition des *Mémoires* qu'il commença d'imprimer en 1880, parallèlement avec la nôtre, mais dont l'impression fut abandonnée au milieu du tome II.

4. C'est Prosper Faugère qui daigna faire cette communication si contraire aux traditions dont il était le trop sévère continuateur.

5. En septembre 1717, en mars et en juillet 1718.

jours sommairement, puisque le temps n'est pas encore venu d'entrer au fond des choses[1].

Quand Dubois fut rentré au Palais-Royal, il ne crut pouvoir moins faire pour Chavigny que de consacrer son caractère diplomatique en le dirigeant sur un autre point où tant d'habileté et de dévouement pût encore servir : c'est ce que le Régent avait promis en 1717. A la fin donc de 1719, Chavigny partit pour Gênes, revêtu cette fois d'un titre officiel d'envoyé extraordinaire avec les douze mille livres de traitement[2]. Il fit son entrée dans la ville des Doges le 13 mars 1720, et trouva bientôt l'occasion de déployer une grande fermeté, dont Mathieu Marais s'est plu à le louer en ces termes dans son Journal d'août 1720[3] :

« Cet envoyé s'appelle Chavigny, et s'est dit, avec son frère, d'une grande maison de Chavigny-le-Roy, dont ils ne sont pas, et dont ils ont eu toute la honte sur la fin du règne de Louis XIV, où cette imposture commença d'éclater. Il fut vérifié qu'ils étoient fils d'un procureur du Roi de Beaune. Cependant, comme ils sont intelligents en matière de négociation, on s'est servi d'eux dans plusieurs occasions, et en voilà un qui vient de soutenir la gloire de la France avec honneur dans sa place d'envoyé. » Pour être complet, Marais a tenu à rappeler le passage de l'*Histoire des grands officiers* de 1712, et il a ajouté[4] : « Cette note, mise par un homme sage, est terrible, et il faut bien des ambassades pour l'effacer. C'est l'abbé qui est à présent envoyé, et l'autre est président à mortier à Besançon[5]. L'archevêque de Cambray est cause de leur avancement. »

Dubois, dit Saint-Simon, l'avait envoyé à Gênes « pour rôder et découvrir en Italie. » En effet, sans changer de titre officiel, Chavigny se rendit bientôt à Plaisance et à Parme pour étudier dans ces petites cours comment, quand et en quelles conditions l'héritage des Farnèses pourrait passer sur la tête d'un fils de Philippe V et de sa seconde femme[6]. Déjà

1. Voyez, en dehors des *Mémoires*, les *Lettres au cardinal Gualterio* que j'ai publiées en 1888-89, p. 11-13 : « Quelle ignominie de se servir d'un homme de ce caractère, et en telle place !.... J'étois fort dégoûté avant que le cardinal fût ministre ; il est vrai que je l'ai été depuis beaucoup plus.... C'est un grand bonheur qu'il n'ait pas assez vécu pour endoctriner le Roi peu à peu de ses abominables maximes et devant Dieu et devant le monde !... Jamais les passages des Psaumes sur les Impies élevés en honneur n'ont été plus complètement accomplis qu'en celui-là, etc. » Cela fut écrit au lendemain de la mort de Dubois.

2. Le poste de résident était occupé depuis longtemps, et le fut encore après le départ de Chavigny, par un chargé d'affaires du nom de Coutlet. — L'*État de la France* de 1722 nomme notre envoyé extraordinaire « Chevignart dit le chevalier de Chauvigny, » tandis qu'il appelle le président son frère « Philibert Chevignart de Chavigny. »

3. *Mémoires de Math. Marais*, tome I, p. 364. — 4. Ci-dessus, p. 471.

5. Inutile de relever encore cette confusion.

6. Était alors duc de Parme et de Plaisance François Farnèse, qui finit sans enfants en 1727, et dont le frère et successeur Antoine Farnèse

la politique du Régent et de Dubois avait un agent actif tout près de là, dans la personne de Charlotte-Aglaé d'Orléans, récemment mariée avec le prince héréditaire de Modène : une liaison assez étroite et familière s'établit entre Chavigny et cette princesse [1].

De Plaisance, sans passer par Paris, Chavigny fut directement expédié par mer à la cour d'Espagne, sous prétexte de régler la vieille affaire de Castro et Ronciglione, en réalité pour fixer avec les ministres de Philippe V quel serait le temps le plus favorable pour mener D. Carlos en Toscane. Chavigny arriva à Madrid le 16 février 1722, muni d'une simple créance de M. de Parme ; sa créance officielle de la cour de France ne vint qu'un mois plus tard, et ses instructions en avril [2].

Saint-Simon était encore ambassadeur extraordinaire, avec une destination déterminée ; l'intrusion de cette « âme damnée de Dubois » entre lui et l'ambassadeur ordinaire Maulévrier, qui allait être remplacé, la nécessité de faire bonne mine à un agent d'ordre inférieur avec lequel il avait entretenu, quatre ans auparavant, des relations si étroites, et de l'accréditer provisoirement auprès de Grimaldo et de son souverain, furent des coups d'autant plus terribles et insupportables, que Saint-Simon condamnait d'avance cette politique [3].

Cependant à peine une semaine s'était-elle écoulée, que notre duc, bon gré mal gré, reconnut le mérite de l'intrus, et même en arriva à lui faire bonne mine. Le 1er et le 16 mars, il écrivait au cardinal-ministre [4] : « M. de Chavigny a eu ses audiences. Nous nous voyons souvent ; je souhaite qu'il soit aussi content de moi que je le suis de lui, et je fais de mon mieux pour que cela soit ainsi, et parce que vous l'honorez de votre amitié, et pour lui-même.... Il a toutes les qualités nécessaires.... » Ce nouveau-venu, ajoutait-il, arrivera peut-être à sortir de la situation la plus embarrassante grâce à sa capacité, son adresse, sa délicatesse, son talent pour plaire à tous, et par les moyens que « vous savez employer

mourut quatre ans plus tard, également sans enfants : si bien que le fils aîné issu du second mariage de Philippe V avec leur sœur Élisabeth Farnèse hérita des duchés en vertu de la Quadruple alliance. Le duc régnant de Modène, Renaud d'Este, beau-père de Charlotte-Aglaé d'Orléans, était fils d'une Farnèse morte en 1718, fille du grand-père de MM. de Parme.

1. On possède un certain nombre de lettres que la princesse lui écrivit entre 1722 et 1725 : Bibl. nat., mss. Nouv. acq. fr. 1086, fol. 115-120, et 6207, fol. 84-130. Les dépêches que Chavigny écrivit de Gênes ou de Plaisance à Dubois sont au Dépôt des affaires étrangères, vol. *Parme* 6.

2. Imprimées dans le recueil de MM. Morel-Fatio et Léonardon, tome III, p. 1-60. Comparez p. 82-83, 106 et 107.

3. *Lettres et dépêches de Saint-Simon sur l'ambassade en Espagne*, publiées par M. Édouard Drumont en 1880, p. 268 et suivantes. Comparez les *Lettres au cardinal Gualterio* de la même époque, qui avaient été publiées dans le tome XIX de l'édition de 1873, p. 323-326, et, comme contre-partie, la suite des *Mémoires*, tome XVIII, p. 307.

4. *Lettres et dépêches*, p. 303 et 332.

mieux que personne, Monsieur le Cardinal, rondeur, candeur, simplicité.... » Après cette déclaration, dispensons-nous d'en citer davantage.

Saint-Simon reprit bientôt le chemin de la France, et Chavigny resta encore deux mois à Madrid ; mais, sans doute, il abusa de l'intrigue : Philippe V demanda qu'on l'en délivrât, et il fut rappelé d'urgence en août, toujours portant le titre d'envoyé extraordinaire à Gênes. Une indemnité de dix mille livres lui fut allouée pour ce voyage[1].

Tout cela reviendra en son temps dans les *Mémoires* pour l'année 1722[2], et l'on trouvera là, au milieu du récit de l'épisode diplomatique, un nouveau portrait de Chavigny, plus complet que celui de 1710 et plus haut en couleur, plein des contrastes les plus heurtés. Que de vices et que de qualités, tout à la fois, dans ce scélérat si méprisable et tellement dangereux ! « Personne plus respectueux en apparence, plus doux, plus simple, en effet plus double, plus intéressé, plus effronté, plus insolent, et hardi au dernier point quand il croyoit pouvoir l'être.... Un esprit tout tourné à l'intrigue, à l'application, à l'instruction, avec tout ce qu'il falloit pour en tirer parti : une douceur, une flatterie fine mais basse, un entregent merveilleux, et le tact très fin pour reconnoître son monde, s'insinuer doucement à pas comptés, et juger très sainement de lâcher ou de retenir la bride ; éloquent, bien-disant, avec une surface de réserve et de modestie ; maître absolu de ses paroles et de leur choix, et toujours examinant son homme jusqu'au fond de l'âme tandis qu'il tenoit la sienne sous les enveloppes les plus épaisses, toutefois puant le faux de fort loin. »

Et, tout à côté, Dubois et Chavigny seront mis en parallèle[3] : « Jamais deux hommes si faits exprès l'un pour l'autre, si ce n'est que celui-ci en savoit bien plus que l'autre, avoit la tête froide et capable de plusieurs affaires à la fois.... Ils étoient si faux, si doubles, si consommés fripons, et si parfaitement connus pour l'être, qu'il n'y avoit personne qui ajoutât la moindre foi en leurs discours ; par-dessus cela, si sordidement intéressés, si ambitieux, si étrangement personnels, si profonds en leurs vues et en leurs allures, si fort méprisant tout autre intérêt que le leur particulier, si excellemment impudents, et si étroitement liés de confiance par leur commune scélératesse, à laquelle tous moyens étoient bons quels qu'ils pussent être, et si accoutumés aux voies les plus tortueuses, que les serpents ne pouvoient être d'un plus dangereux ni d'un plus difficile commerce. »

Bien ternes vont sembler maintenant les esquisses que nous pourrons extraire d'autres textes contemporains ; mais, du moins, elles auront le mérite de n'être pas « subjectives. »

Ce sont d'abord quelques lignes où Bertin du Rocheret[4] a crayonné

1. Affaires étrangères, vol. *France* 312, fol. 95.
2. Éd. 1873, tome XVIII, p. 285-311.
3. *Ibidem*, p. 287 et 307.
4. Cabinet des titres, *Dossiers bleus*, vol. 181, fol. 2.

Chavigny *ad vivum,* en trois ou quatre traits seulement[1] : au physique, une physionomie avenante, l'air gracieux et doux, l'abord froid, la taille haute, avec des épaules un peu rondes ; au moral, un commerce aisé, de la prudence, une pénétration rare, point de ces airs suffisants et avantageux qui ne conviennent qu'au vrai mérite.

L'esprit répondait à ces dehors séduisants selon un grand seigneur de la cour de Louis XV qui suivit Chavigny dans presque toute sa carrière, et que, d'ordinaire, on rencontre en étroite communion d'anecdotes et de sentiments avec Saint-Simon : je veux dire le duc de Luynes. Il ne parle jamais de l'ambassadeur qu'en termes élogieux, quoique connaissant bien ses origines. Il lui a même consacré, à l'occasion de son départ pour la diète de Francfort en 1744[2], une grande page, où nous devons d'abord relever quelques détails erronés : par exemple, le père Chevignard n'aurait été ni magistrat au bailliage de Beaune, comme cela est bien établi, ni cardeur de laines et marchand de bœufs comme le prétend l'Ami des hommes, ni marchand de vins comme le dit Bertin du Rocheret, mais chirurgien ; et ce ne serait pas son beau-frère Vinchon, mais son propre frère, un Chevignard trésorier de France[3], qui présenta les deux jeunes gens sous le nom de Chavigny. « Ils parurent en convenir, ou au moins ne le nièrent pas. Ce M. Chevignard leur oncle, trésorier de France, avoit un petit bien enclavé dans la terre de la Borde, appartenant à Mme de Luynes[4] ; il la pria de vouloir bien permettre que ce bien fût érigé en fief. Mme de Luynes, qui étoit alors marquise de Charost, y consentit, et, par reconnoissance, il fit appeler ce fief Charosdon, nom qu'il porte encore[5]. Je connois M. de Chavigny l'ambassadeur beaucoup plus que son frère. Il faut lui rendre la justice qui lui est due : outre les talents supérieurs pour les négociations, il ne m'a pas paru avoir oublié sa naissance ; je l'ai entendu en parler simplement et d'une manière très convenable, étant très content et très honoré des grâces qu'il a reçues. »

Ce témoignage est plus particulièrement à noter, puisque le duc de Luynes, par sa femme, se trouvait héritier des ministres Bouthillier de Chavigny[6]. C'était d'ailleurs en un temps où l'ambassadeur, ayant

1. Je ne connais pas de portrait peint ni gravé.

2. *Mémoires de Luynes,* tome V, p. 328-329.

3. En fait de trésoriers de France, nous ne trouvons, dans l'Armorial de 1696 cité ci-dessus, p. 461, qu'un Blaise, qui ne figure pas au tableau généalogique de la famille, et un Jean, qui pourrait être le cousin germain de nos deux frères, celui qui prit le nom de Charosdon dans les circonstances que va raconter le duc de Luynes. Le tableau mentionne au même degré de cousin germain, mais dans la branche qui subsiste aujourd'hui, un Louis Chevignard, aussi trésorier à Dijon, qui était déjà marié à Thérèse de Montherot en 1678.

4. Terre qui venait de son père le premier président de Dijon, marié en secondes noces à une fille du ministre Bouthillier de Chavigny.

5. Ci-dessus, p. 460. — 6. Ci-dessus, p. 463.

donné la mesure de son mérite, fut désigné à plusieurs reprises[1] par l'opinion publique pour occuper le ministère des affaires étrangères, comme un de ces hommes en qui « la capacité supplée à la naissance[2]. »

Peu d'années auparavant, l'avocat Barbier écrivait[3] : « Il est fils d'un simple particulier de la ville de Beaune en Bourgogne, et a un autre nom. Il s'étoit présenté à la cour de Louis XIV comme fils du marquis de Chavigny ancien lieutenant général, de bonne maison de Bourgogne, qui s'étoit retiré depuis longtemps dans ses terres, et qu'on avoit perdu de vue en cour. Il avoit même présenté à Louis XIV des lettres de son prétendu père, que le Roi montroit en disant aux seigneurs : « Voyez « comme on écrivoit avec esprit autrefois dans ma cour ! » Il fut fort bien reçu sous ce titre ; mais, la fourberie ayant été découverte par des amis de cour, il fut chassé, lui et son frère. Il a voyagé et profité de ses talents. Du temps de M. le duc d'Orléans régent, il s'est raccroché à la cour ; il a été employé dans des négociations. Ce prince considéroit le mérite, et s'embarrassoit peu de l'équivoque sur les noms. »

Barbier et le duc de Luynes s'exprimaient ainsi vers l'époque où Saint-Simon écrivit les *Mémoires* pour l'année 1710. Voici encore un troisième témoignage du même temps, mais bien intéressant aussi en ce qu'il émane d'un compatriote bourguignon qui, loin de la cour, ne s'occupait que de bibliographie locale : c'est le chanoine dijonnais Philibert Papillon (1666-1738), dont la *Bibliothèque des auteurs de Bourgogne* fut publiée quatre ans après sa mort. Il avait à parler d'un Beaunois du seizième siècle, poète, historien, astrologue même, qu'il appelle Chavigny, Chevignard ou Chevigny[4], — « car plusieurs titres anciens prouvent que ces trois noms sont synonymes, » — et qui était né à Beaune, « fils de noble Jean Chevignard de Chavigny et de Pallas le Blanc[5]. » Ce Jean-Aimé Chevignard[6] était mort vers 1604, plus qu'octogénaire ; mais Papillon ajouta à sa notice ce qui suit :

« Je ne saurois m'empêcher de parler ici de deux frères de même nom, de même patrie et de même famille qui donnent aujourd'hui à la ville de Beaune un nouveau lustre par leurs qualités personnelles et par leurs emplois. Je veux parler de M. le président de Chavigny et de Monsieur son frère, appelé le chevalier de Chavigny. Philibert Chevignard de Chavigny[7], président à mortier au parlement du comté de

1. En 1737, 1740, 1743, 1746, 1747.
2. *Lettres de M. de Marville au ministre Maurepas,* tomes II, p. 236, et III, p. 63, 137, 143.
3. *Journal de Barbier,* année 1740, tome III, p. 198.
4. La signature, que je dois à l'obligeance de mon correspondant de Beaune, est CHEVIGNARD.
5. *Bibliothèque,* tome I, p. 139-142.
6. Bien des biographes modernes l'appellent Chavigny tout court, et, en 1603, P. de l'Estoile parle des *Pléiades* du seigneur de Chavigny, Beaunois, où la monarchie du monde était promise à Henri IV. La plupart de ses livres furent imprimés à Lyon sous le nom de Jean Aimés de Chavigny.
7. Celui-ci avait communiqué des manuscrits à l'auteur de la *Bibliothèque.*

Bourgogne. Théodore Chevignard, appelé ordinairement le chevalier de Chavigny[1], fut nommé, peu de temps après son retour de Hollande, et à l'âge de vingt-sept ans, envoyé extraordinaire du Roi dans toute l'Italie. De là il passa en Espagne en la même qualité d'envoyé extraordinaire. A son retour, il fut, encore avec les mêmes titres, auprès de S. M. Britannique, et depuis, à Ratisbonne, ministre plénipotentiaire du Roi à la diète de l'Empire. Il fut rappelé de Ratisbonne, au mois d'octobre 1731, pour aller en Angleterre en la même qualité de ministre plénipotentiaire du Roi, où il a demeuré pendant toute la guerre dernière et jusqu'à la conclusion de la paix avec l'Empereur. A son retour, le Roi, pour lui marquer sa satisfaction, érigea le gouvernement de la ville de Beaune, sa patrie, en gouvernement militaire et sur le pied des grands gouvernements. M. le chevalier de Chavigny a aussi été ambassadeur auprès du roi de Danemark, et fut nommé en 1740 pour exercer les mêmes fonctions à la cour de Portugal. »

C'est à cet article de Papillon que les derniers continuateurs de Moréri ont pris les éléments de leur notice sur Chevignard[2], y compris le rattachement des deux imposteurs à la même tige beaunoise ; mais on remarquera que le bibliographe bourguignon ne fait pas la moindre allusion aux Chavigny-le-Roy. Serait-ce un hommage indirect à la pudeur, aux remords de l'ambassadeur, qui, nous l'avons vu, reniait l'imposture inventée par son oncle et refusait d'en endosser la responsabilité ?

Avant de clore cette comparaison très sommaire des dires de contemporains avec les textes de Saint-Simon, je ne saurais omettre le jugement beaucoup moins favorable du marquis d'Argenson : « C'est un homme doucereux et d'un esprit souple, mais de nulle résolution, une vraie mie[3], qui a mal fait partout où il a été envoyé[4]. » Mais la diplomatie ne s'accommode-t-elle donc pas de ces manières ou procédés que d'Argenson répudiait catégoriquement ? La douceur, la souplesse ne sont-elles pas, très souvent, le moyen de persuader, de convaincre, de réussir ? Puis, il faut bien dire que d'Argenson et Chavigny, dans leurs carrières parallèles, furent fréquemment en rivalité ; que le second, soutenu par Mme de Pompadour, par les Paris, par les Tencin, eut souvent l'avantage, et que d'Argenson n'était pas de ces hommes à qui l'on peut demander

1. Jamais l'*Almanach royal*, ni la *Gazette*, ni les actes que je connais, ni les papiers diplomatiques ne lui donnent le titre de chevalier, pas plus que celui de comte.

2. *Dictionnaire de Moréri*, éd. 1759, tome III, p. 577-578. C'est tout ce que j'ai trouvé sur les deux frères dans ce grand recueil, et seulement dans la dernière édition, quoique Saint-Simon indique ci-dessus, p. 28, celle qui parut avant 1742, c'est-à-dire l'édition de 1735, Supplément de l'abbé Goujet. N'aurait-il pas voulu renvoyer plutôt à l'*Histoire généalogique*, dont les derniers éditeurs ne reproduisirent pas l'avis au lecteur inséré dans les Additions de l'édition de 1712 et transcrit ci-dessus, p. 471 ?

3. Gouvernante de jeunes enfants.

4. Ailleurs il le considère comme le plus naïf des optimistes.

de juger équitablement un adversaire heureux. Il a pensé et parlé à peu près comme le faisait notre Saint-Simon.

Voltaire pensait, ou du moins s'exprimait tout autrement au temps où Chavigny était auprès de Georges II. Il écrivit alors ce joli couplet à Thiériot, qui se trouvait aussi à Londres[1] : « Je ne suis point surpris de l'affection que vous ressentez déjà pour M. de Chavigny. C'est un des hommes nés pour réussir partout, égayer le sombre Allemand, adoucir l'orgueilleux Anglais, causer avec le Français et négocier avec le subtil Italien. Je sais qu'il était fort aimé du dernier roi Georges et de toute sa cour[2].... Quel que soit le pied sur lequel il traite avec les Anglais, je suis certain que sa personne sera très bien reçue, même quand son message déplairait[3]. »

Mon intention n'ayant jamais été de dépasser les limites du temps où les *Mémoires* parlent de Chavigny ni de faire une biographie complète et raisonnée, il suffira maintenant de dresser le tableau chronologique des postes qui lui furent confiés successivement, avec l'indication des fonds du Dépôt des affaires étrangères où se trouvent actuellement ses correspondances. Outre celles-ci, je crois devoir signaler un recueil fait par lui-même, en façon d'autobiographie, sous le titre d' « Anecdotes les plus importantes de ses négociations depuis 1712 jusqu'en 1744[5], » et nombre de mémoires politiques ou économiques.

Nommé gouverneur de sa ville natale au retour de Madrid[6], M. le duc de Bourbon l'employa d'abord auprès du roi Georges d'Angleterre, sans doute en souvenir de ses anciennes relations avec la cour de Londres, et

1. Lettre du 14 avril 1732.

2. Voilà qui suffirait pour infirmer les dires de Saint-Simon.

3. Le duc de Luynes rapporte que, dans cette négociation, Chavigny obtint que les Anglais fissent bon marché de l'intérêt du Portugal et ne missent pas obstacle au passage par mer du roi Stanislas en Pologne.

4. Les noms des diplomates qui occupèrent les principaux postes dans la même période de temps sont, suivant l'ordre chronologique : Tencin, Maulévrier, Bonnac, Avaray, Morville, Gergy, Besenval, Rottembourg, Saumery, Campredon, Richelieu, Polignac, Broglie, Livry, Fénelon, Cambis, Villeneuve, Brancas, Plélo, Castéja, Monti, Saint-Aignan, Vaulgrenant, Froullay, Senneterre, Puyzieulx, Mirepoix, Saint-Séverin, d'Argenson, Courteilles, la Marck, l'Hospital, Castellane, Vauréal, la Chétardye, Valory, Belle-Isle, Lanmary, des Alleurs, Phélypeaux, Bavière, Montaigu, la Rochefoucauld, Nivernois, Hautefort, Havrincourt, Bernis, Duras, Ossun, Baschi, Crussol, Stainville, Vergennes, Aubeterre, Ogier, Durfort, Merle, Monteil, Choiseul, Chauvelin, Affry, Rochechouart, du Chastelet. Le ministère fut occupé durant cette même période par : Dubois, 1718 ; Morville, 1723 ; Chauvelin, 1727 ; Amelot, 1737 ; Argenson, 1744 ; Puyzieulx, 1747 ; Saint-Contest, 1751 ; Rouillé, 1754 ; Bernis, 1757 ; le duc de Choiseul, 1758 ; le comte de Choiseul-Praslin, 1761-1766.

5. La bibliothèque municipale de Dijon possède une partie de sa correspondance pour cette période de temps, mss. 709-716 du Catalogue.

6. Archives de Saône-et-Loire, C 2125, 2128 et 2131 ; ci-dessus, p. 488.

il fut accrédité à Hanovre, comme ministre plénipotentiaire, du 4 août 1723[1] au 19 juin 1724 (fonds *Angleterre*, vol. 344-347) ; mais, après la chute du premier ministre et l'avènement de Fleury, celui-ci lui donna une nouvelle mission d'envoyé extraordinaire auprès de la diète de Ratisbonne, le 4 septembre 1726, et ne l'en rappela qu'au mois d'octobre 1731[2] (fonds *Allemagne*, vol. 370-385 ; *idem*, Mémoires et Documents, vol. 65 et 82), pour le diriger alors sur Londres[3]. Il tint ce poste du 16 décembre 1731 au 15 mai 1737 (fonds *Angleterre*, vol. 374-393), et, comme Papillon et Expilly le disent, c'est au retour qu'on éleva de classe son gouvernement de Beaune[4]. Il passa ensuite, avec la même qualité d'envoyé extraordinaire, à la cour de Christian VI de Danemark, de 1737 à 1739 (fonds *Danemark*, vol. 109-111), mais l'échangea en 1740 pour l'ambassade de Lisbonne (fonds *Portugal*, vol. 75-78 ; *idem*, Mémoires et Documents, vol. 1, instruction du 12 février 1740). C'est peu après cette date que Saint-Simon a écrit[5] : « Partout on sait son histoire, partout il en est déshonoré, partout on est indigné de le voir avec caractère.... N'est-ce point là de ces vérités qui ne sont pas vraisemblables ? » Son séjour de plus de dix ans dans ce dernier poste fut coupé par une longue mission que le marquis d'Argenson, peut-être pour se débarrasser de lui[6], lui fit donner à Francfort et à Munich, auprès de l'électeur de Bavière devenu l'empereur Charles VII (fonds *Allemagne*, vol. 526-535, et Supplément, vol. 88 ; fonds *Bavière*, vol. 107-120)[7]. Ce fut le point culminant de son action diplomatique. Il avait à raffermir Charles VII dans ses bonnes dispositions pour la France et à rallier Frédéric de Prusse et les princes allemands autour de lui, contre Marie-Thérèse d'Autriche. « Tout le monde, disait alors l'avocat Barbier, convient

1. Néanmoins, l'*Almanach royal* de 1724 le porta encore comme envoyé extraordinaire à Gênes.

2. Au cours de ces cinq années, il alla encore retrouver le roi Georges à Hanovre. Le maréchal de Villars raconte qu'on l'employa à liguer les quatre électeurs bavarois, mais que sa conduite indiscrète auprès des ministres impériaux força de le rappeler.

3. Le comte de Broglie venait d'être ambassadeur à Londres. La maison louée par Chavigny à Twickenham fut incendiée le 25 juin 1734 (*Gazette*, p. 331).

4. En revanche, Saint-Simon dit et répète (ci-dessus, p. 417) que les Anglais lui manifestaient leur mépris à raison de son passé, mais qu'il « avaloit cela comme l'eau. » Nous avons eu plus haut, p. 489, une lettre de Voltaire qui fait entendre tout le contraire.

5. Ci-dessus, p. 27, rédaction de 1742.

6. Voyez, dans les *Mémoires* de ce ministre, tome IV, p. 345, la comparaison qu'il a faite de Chavigny avec l'abbé de la Ville, tous deux réputés habiles à tort, tous deux médiocres et traîtres.

7. Cette mission lui fut attribuée le 4 octobre 1743, sur la proposition de son ami Tencin devenu ministre d'État, qui le considérait comme le diplomate le mieux au fait des affaires d'Allemagne. Le Roi voulut donner lui-même ses ordres à Chavigny, et il ne partit qu'après une longue attente.

que c'est le plus habile négociateur. » C'est lui qui eut l'honneur de signer l'Union de Francfort, 6 juin 1744. Il était encore en Allemagne, et même y restait seul représentant de la France, ayant obtenu le rappel de l'ambassadeur M. le comte de Bavière, lorsque Charles VII mourut prématurément, le 19 janvier 1745. On maintint Chavigny sur place avec une nouvelle instruction, et il ne repartit pour Paris que le 30 novembre 1745[1]. Le feu duc de Broglie, dans *Marie-Thérèse impératrice*, a beaucoup loué son habileté comme inventeur et inspirateur de l'Union de 1744, sa vaillance lorsque la mort de Charles VII eut compromis les intérêts français, son énergie et ses efforts pour soutenir la lutte pendant les dix mois qui suivirent. De retour à Paris, il sollicita son renvoi à Lisbonne, dont le séjour l'enchantait, et où il passa trois nouvelles années (fonds *Portugal*, vol. 82-84). Déjà, et à plusieurs reprises, comme il a été dit plus haut, dans les moments critiques ou aux changements de portefeuilles, des bruits avaient couru que le département des affaires étrangères lui serait attribué, et il se disait même que le marquis d'Argenson le maintenait au loin par peur de cette concurrence. Son nom fut encore prononcé à la fin de 1746, lorsque ce marquis tomba, et en 1747, quand Puyzieulx paraissait devoir finir prématurément; cependant, lorsqu'il revint de Lisbonne, au lieu de ministère il n'eut qu'une ambassade très paisible, celle de Venise (fonds *Venise*, vol. 213 ; *idem*, Mémoires et documents, vol. 34); désigné en février 1749 par Puyzieulx, qui était un ami de vieille date, il reçut son instruction en septembre 1750. Après quelque temps passé dans ce poste[2], il se rapprocha de la France en prenant l'ambassade de Soleure (fonds *Suisse*, vol. 351-362 ; *idem*, Mémoires et Documents, vol. 11, instruction du 27 mai 1753), et ne la quitta plus que pour prendre sa retraite définitive, en 1762; il avait alors soixante-quinze ans. Rentré à Paris, il eut l'honneur d'être présenté au Roi le 14 octobre. Le chevalier de Beauteville le remplaça en Suisse.

Voltaire, qui paraît l'avoir tenu jusqu'au bout en sincère estime, trouva beaucoup de sagesse dans cette fin de carrière. « M. de Chavigny, dit-il[3], fait fort bien de se retirer dans ses terres.... Il faut savoir mettre un temps entre les affaires et la mort, et n'imiter ni le cardinal de Fleury ni le maréchal de Belle-Isle. »

C'est à cette époque que parut le *Grand dictionnaire de géographie* d'Expilly, et Chavigny y eut cette mention comme enfant illustre de la ville de Beaune[4] : « Elle a l'honneur d'avoir donné à la France un

1. *Instructions aux ambassadeurs en Bavière*, publiées par M. André Lebon, p. 223-283. Edgard Zévort a parlé de cette mission en Bavière dans son étude sur *le Marquis d'Argenson et le ministère des affaires étrangères* (1880), ainsi que de l'ambassade en Portugal.

2. Le duc de Luynes dit que l'on considéra comme un succès remarquable sa négociation d'Aquilée. Bernis, autre protégé du parti Pompadour et Paris, le remplaça à Venise.

3. Lettre à d'Argental, 31 mai 1762. — 4. Tome I (1762), p. 520.

sujet d'un mérite supérieur, et qui, depuis plus de trente ans, lui rend de grands services par ses négociations. On entend sans doute que c'est de M. Chevignar-de-Chavigny [1] dont nous voulons parler, le même qui est actuellement ambassadeur en Suisse. En 1737 [2], le Roi érigea le gouvernement de la ville de Beaune en grand gouvernement en faveur de M. de Chavigny, avec quatorze mille livres d'appointements, mais pendant sa vie seulement. Les appointements ordinaires de ce gouvernement sont de quatre mille livres. »

Chavigny mourut à Paris le 26 février 1771, dans sa quatre-vingt-quatrième année, dit son acte mortuaire [3], qui le qualifie ainsi : « Théodore Chevignard de Chavigny, chevalier, comte de Toulonjon, baron d'Uchon, gouverneur des ville et château de Beaune, ancien ambassadeur du Roi en différentes cours de l'Europe. » Ses obsèques eurent lieu à la Madeleine de la Ville-l'Évêque [3].

Il n'avait point pris femme, tandis que le président son frère s'était allié à une fille du président de Monthureux dont parle aussi Mirabeau, et en avait eu, en 1731, un fils nommé, lui aussi, Théodore, qui mourut sans alliance, gouverneur de Beaune après son oncle et colonel aux grenadiers de France, et deux filles, dont l'aînée épousa Jean Gravier, marquis de Vergennes, président à la Chambre des comptes de Dijon. Celui-ci et son frère cadet Charles de Vergennes étaient déjà petits-neveux à la mode de Bretagne de nos Chavigny, comme issus du mariage d'un autre Charles de Vergennes avec Marie-Françoise Chevignard de Charosdon. Le cadet, celui qui devait devenir ministre des affaires étrangères de 1774 à 1787, entra dans la carrière diplomatique sous les auspices de Théodore de Chavigny, qui l'emmena dans divers postes pendant vingt ans, puis le fit nommer à ceux de Trèves, de Hanovre, de Constantinople [4]. Le marquis lui-même bénéficia de sa double parenté en quittant la Chambre des comptes pour occuper successivement, comme avait fait son oncle, dont il hérita les titres de comte de Toulonjon et de baron d'Uchon [4], l'ambassade de Suisse, puis celles de Lisbonne et de Venise. La marquise, Jeanne-Claude de Chavigny, mourut le 17 novembre 1784, en son château de Vergennes-sur-Saône, dans sa cinquante-septième année. C'est à raison de ces attaches entre les deux familles que M. Bonneville de Marsangy a été amené à parler de l'imposture des Chavigny, et même à raconter sommairement les ambassades dans lesquelles Charles de Vergennes, tout jeune, suivit son oncle et se prépara ainsi à de hautes destinées [5].

D'après un testament de 1767 et 1769 déposé chez le notaire Laide-

1. Ainsi écrit.
2. Au retour de sa mission en Angleterre : ci-dessus, p. 488 et 490.
3. Chastellux, *Notes prises aux archives de l'état-civil de Paris*, p. 168 ; *Gazette*, p. 72 ; *Mercure* d'avril, 1er volume, p. 212.
4. Toulonjon et Uchon étaient du bailliage de Montcenis, en Autunois.
5. Il fut encore ambassadeur en Suède avant de devenir ministre comme Chavigny avait failli l'être tant de fois.

guive, la succession de Chavigny devait se partager par moitié entre Mme de Vergennes et sa sœur Marie-Thérèse Chevignard de Chavigny, femme du marquis de Bouclau, conseiller au parlement de Besançon. Comme elles étaient absentes, M. de Vergennes, comte de Toulonjon, requit l'apposition des scellés dans l'hôtel que son oncle habitait à la Grande rue du faubourg Saint-Honoré avec un nombreux domestique et un train assez considérable[1]. Selon l'usage, le ministre des affaires étrangères fit faire perquisition des papiers diplomatiques que le défunt pouvait avoir conservés.

Cette reconstitution d'une des plus étonnantes impostures dont put être victime le souverain le plus soucieux de sa dignité et de celle de sa cour, n'autorise-t-elle pas à dire que Chavigny — laissons-lui maintenant le nom qu'il porte dans l'histoire — devait posséder mieux que « de l'intrigue et du manège, » même que « de la hardiesse et de la souplesse, » d'abord pour soutenir son rôle d'imposteur, puis pour se laver de la tache originelle, secouer les effets de la disgrâce, gagner la confiance des ministres et des diplomates dans de si difficiles conditions, reprendre rang à la cour, franchir avec succès les étapes d'une carrière qui demande tant de respectabilité, occuper successivement, pendant un demi-siècle, plusieurs postes considérables de la représentation française et prendre part aux plus importantes négociations en Angleterre, en Allemagne et ailleurs? A cette question le comte de Flassan a répondu, il y a un siècle, dans la seule histoire que nous possédions jusqu'à présent de notre diplomatie[2], et, ayant profondément étudié les annales du dix-huitième siècle en même temps que les correspondances du Dépôt, par conséquent celle de Chavigny, Flassan s'est exprimé avec une modération qui impose toute confiance :

« Chavigny avait plus de sagesse que d'élévation, et plus de bon sens que d'imagination et de transcendance. Il se tirait des dangers et échappait aux succès par sa souplesse, sa douceur et sa courtoisie, et en se rendant autant qu'il le pouvait l'ami de tout le monde. Son long séjour dans l'étranger lui avait acquis de l'habileté pratique et une grande expérience, qui lui tenait lieu d'étude[3]. M. de Chavigny était très utile là où il convenait d'avoir un ministre qui sût vivre en société, et où il y avait des difficultés à se maintenir : aussi, en Angleterre, où il faut se balancer entre le parti ministériel et celui de l'opposition, M. de Chavigny avait parfaitement réussi. »

Flassan n'a eu qu'un tort, en présentant ce portrait sympathique : c'est de contester dans une note de bas de page que la légende rapportée par Saint-Simon et par tant d'autres contemporains, aujourd'hui confirmée par les documents authentiques, pût avoir de sérieux fondements.

1. Arch. nat., Y 11 382.
2. *Histoire de la Diplomatie française*, tome V, p. 115. La première édition parut en 1808.
3. Cependant Saint-Simon n'est pas seul à parler de son « instruction. »

IV

MORT ET SUCCESSION DE L'ARCHEVÊQUE DE REIMS[1]

Le testament datait du 5 novembre 1709[2]. Les premières prescriptions étaient pour qu'il n'y eût pas d'autopsie, pas d'oraison funèbre, et rien que des obsèques simples avant l'inhumation dans le caveau des père et mère à Saint-Gervais. Les legs particuliers étaient : à l'archevêché de Reims, divers portraits historiques; au grand vicaire Séraucourt, seize volumes des estampes de la Bibliothèque royale; au promoteur, un crucifix et un tableau pieux ; à l'abbaye Sainte-Geneviève de Paris, la bibliothèque, dont le légataire principal n'avait pas besoin, et le buste en marbre du Chancelier; au séminaire de Reims, toute la chapelle d'argenterie qui se trouvait à Paris; à Saint-Remy de Reims, tous les ornements d'église; aux Filles de la Propagation de la foi de Sedan, une maison sise dans cette ville; à divers hôpitaux de Reims, 29,000 livres ; à l'avocat Nouët, un diamant en cœur, et un autre diamant à M. Chauvelin, comme exécuteur testamentaire. Dans le domestique : à l'écuyer, toute l'écurie; au maître d'hôtel, 6,000 l., avec la provision de bois existant dans les différentes maisons; au tapissier, 6,000 l., et de même au chirurgien ; au chef d'office, 3,000 l. ; à chacun des valets de chambre, 1,000 l. ; 2,000 l. au chef de cuisine ; 500 l. à chacun des suisses et cochers; 75 l. par année de service à chaque laquais, etc.

Legs particuliers : au prince de Marcillac, petit-neveu, une obligation de 16,437 l. 10 s. venant du Chancelier; à l'abbé de Louvois, la maison de Versailles, avec le mobilier, la chapelle de vermeil œuvre de Launay, la croix métropolitaine, deux crosses et les vases sacrés, deux tapisseries de Bruxelles et deux autres aux armes du Roi, le portrait du Chancelier peint par Mignard, toutes les médailles, les portraits des Papes[3], ceux de la famille et celui de Bossuet; à MM. le duc d'Aumont, de Courtenvaux et de Souvré, à Mmes les duchesses de la Rocheguyon et de Villeroy, à la marquise de Beringhen, neveux et nièces, quatre cinquièmes des biens propres à partager entre eux.

1. Ci-dessus, p. 47-48.
2. Nous en avons un exemplaire imprimé dans le ms. Clairambault 1160, fol. 85-87.
3. Une lettre qui a passé dans le catalogue de la vente d'autographes faite par Charavay le 12 juillet 1879, nous apprend que l'archevêque, ayant reçu le portrait du cardinal de Janson en 1696, se fit envoyer par l'abbé Bossuet, l'année suivante, ceux des papes Clément VIII, Paul V, Léon XI, Grégoire XV, Urbain VIII, Innocent X et Alexandre VII, copiés sur les meilleurs originaux.

A Mme la marquise de Créquy, nièce, le legs universel du surplus des biens, droits et actions, comme « une marque sensible de l'amitié que j'ai pour elle et le gré que je lui sais de celle que je suis persuadé qu'elle a pour moi. »

Billet d'enterrement[1].

« Vous êtes prié d'assister au convoi et enterrement d'Illustrissime et Révérendissime Père en Dieu[2] Monseigneur Charles-Maurice le Tellier, archevêque-duc de Reims, premier pair de France, légat-né du saint-siège apostolique, commandeur de l'ordre du Saint-Esprit, doyen du conseil d'État et proviseur de Sorbonne, décédé[3] en son hôtel rue des Francs-Bourgeois, qui se fera lundi 24e février 1710, à sept heures du soir, en l'église de Saint-Gervais, où il sera inhumé.

« *REQUIESCAT IN PACE*[4]. »

Lettres de la marquise d'Huxelles[5].

« 23 février 1710.

« Mme de Louvois revint hier au soir, à minuit. Le Roi la reçut à merveille, et lui dit : « Je verrai ! » sur l'archevêché et la charge de maître de la chapelle. Le testament de M. l'archevêque de Reims est olographe, du mois de novembre. On l'a trouvé sans être cacheté, laissant à sa famille le quint de ses propres, qu'on dit avoir été dénaturés, et ne pouvant monter présentement qu'à cent mille écus ou quatre cent mille francs. Il donne à l'abbé de Louvois trois tentures de tapisseries, ses ornements d'église à Versailles, mais non ceux de sa chapelle à Reims, des manuscrits de sa bibliothèque, qu'il lègue à Sainte-Geneviève à condition d'en faire part au public. Il ordonne vingt mille écus pour la récompense de ses domestiques, six mille francs à Bellanger, son

1. Ms. Clairambault 1160, fol. 84, imprimé avec annotations manuscrites.
2. Addition manuscrite en interligne : « Pas trop. »
3. *Idem* : « Prestement, en un quart d'heure et demi, le 22, entre une et deux heures après midi, sans avoir donné aucune marque de connoissance. »
4. Addition à la suite : « Il a gouverné son diocèse avec ordre et sévérité, sans donner beaucoup d'exemples de piété ni de charité, traitant tout le monde durement, et tous ceux qui lui étoient subordonnés en esclaves. Sa réputation n'a pas augmenté par sa mort : il a déshérité les enfants de son frère et tout ce qui avoit son nom, pour donner des biens immenses à la marquise de Créquy, sa nièce, qu'il a fait[e] légatrice de tous ses biens. Cela autorise ceux qui croyoient qu'elle étoit, quand il vivoit, en possession de son affection et de quelque chose de plus. Il n'a presque laissé à ses domestiques que la liberté ; l'esclavage dans lequel ils étoient auprès de lui méritoit quelque chose de plus. Enfin, par son testament, il n'a suivi ni la nature, ni les lois, ni la religion. »
5. Bibliothèque d'Avignon, ms. 1420.

notaire, et du reste fait Mme la marquise de Créquy sa légatrice universelle. On prétend que ce sera une succession de quinze cent mille francs au moins; on parle de trente tentures de tapisseries, de quarante mille écus en vaisselle d'argent, et de pierreries pour trois cent mille francs. La sépulture à Reims, s'il y meurt, et, à Paris, auprès de M. le chancelier le Tellier son père, à Saint-Gervais. M. Chauvelin conseiller d'État, exécuteur testamentaire ; il y en a qui nomment l'abbé de Louvois avec lui. Point de scellé, pour cacher la richesse, et la famille très mal contente. »

« 28 février.

« C'est M. Chauvelin l'avocat général qui s'est trouvé l'exécuteur testamentaire de feu M. l'archevêque de Reims. Les docteurs de Sorbonne l'ont porté en terre. Il passe tout d'une voix que Mme la marquise de Créquy en aura plus de deux millions, que son patrimoine a été dénaturé, mais qu'il ne se montoit qu'à huit cent mille francs, à cause qu'il avoit eu dans son partage tous les plus mauvais effets. Il donna, l'année passée, pour cent mille francs de manuscrits au Roi. C'est vingt-cinq mille écus pour le domestique, par-dessus de furieuses provisions au maître d'hôtel et l'écurie à l'écuyer, qui consiste en cinq carrosses et vingt chevaux. Il me semble avoir ouï dire vingt-cinq mille écus ou cent mille francs pour les pauvres de son diocèse.

« .... J'apprends qu'il ne se trouve point de propres, dans la succession de feu M. l'archevêque de Reims, que sa maison où il est mort, qui vaut peut-être quatre-vingt ou cent mille francs, une petite à boutique sur le pont Notre-Dame. La part de M. l'abbé de Louvois retirée ; mais il le dédommage de la maison qu'il avoit à Versailles, et il y a encore un article de seize mille francs dans le testament pour M. le prince de Marcillac, prêtés à M. le duc de la Rocheguyon. La livrée est fort mal récompensée : quatre valets de chambre ont chacun deux mille francs, Mme la marquise de Créquy en donnant deux mille d'augmentation au plus ancien, qui avoit vingt-quatre années de service. Elle a fait d'hier un présent à M. le duc d'Aumont, son frère, de la terre de Chappes, substituée à Monsieur son fils, et, à Mme de Beringhen, de treize mille livres qu'elle devoit à leur oncle.... Cette terre de Chappes est d'ancienneté dans la maison d'Aumont, et vaut mille écus de rente. »

V

LA MAISON D'ORLÉANS ET LES PRINCESSES[1]

Le volume du Dépôt des affaires étrangères coté aujourd'hui *France* 192, autrefois vol. 37 des Papiers de Saint-Simon, est peut-être, de tout ce que notre auteur appelait ses Pièces, le seul dossier qui soit resté en état. Du folio 56 au folio 108, il ne contient que des copies ou des originaux de pièces intéressant l'affaire du rang des princesses résolue par le Roi en mars 1710.

Pour cette double raison que le caractère du recueil est exceptionnel, et qu'il contient le dossier formé évidemment par Saint-Simon pour son client le duc d'Orléans, nous croyons devoir donner l'inventaire sommaire des vingt-trois pièces dont il se compose :

1. Fol. 56. Mémoire sur la préséance des princesses, de la famille royale et du sang royal : « Henri II fut le premier de nos Rois.... » Au haut, cette note : « Pour M. L. D. D., donné par M. le D. »

2. Fol. 62. Mémoire pour la préséance des princesses, servant de réponse : « Il ne faut point d'autres preuves.... »

3. Fol. 68. Titre écrit de la main de Saint-Simon : « Premier mémoire abrégé de M. le duc d'Orléans. » Ci-après, p. 498.

4. Fol. 69. Titre : « Lettre de M. le duc d'Orléans avant qu'il eût communication du mémoire de Monsieur le Duc. » Ci-après, p. 500.

5. Fol. 69 v°. *Incipit :* « L'auteur du mémoire de Monsieur le Duc ne paroît pas de bonne foi.... »

6. Fol. 72. « Second mémoire de M. le duc d'Orléans donné avec sa lettre ci-après. » *Incipit :* « L'ordonnance d'Henri III.... »

7. Fol. 73. Réponse au mémoire abrégé, article par article : « Voilà une preuve bien certaine.... »

8. Fol. 76. « L'auteur du mémoire de Monsieur le Duc ne paroît.... » Même texte que le n° 5.

9. Fol. 78 : « Madame la Princesse et Monsieur le Duc.... »

10. Fol. 82. Extrait de l'édit de décembre 1576.

11. Fol. 83. Rang des princesses au couronnement de la reine Claude en 1517.

12. Fol. 83 v°. Réflexions sur cette pièce.

13. Fol. 85. Baptême du Dauphin, 14 septembre 1606, d'après le *Cérémonial.*

14. Fol. 86. Festin au même baptême.

1. Ci-dessus, p. 62, note 2.

15. Fol. 87. Autres exemples en faveur de Monsieur le Prince.

16. Fol. 89. Réponse aux exemples rapportés par M. le duc d'Orléans.

17. Fol. 90. Exemples contre les princesses filles des princes du sang.

18. Fol. 91. Déclaration du roi Henri IV, en 1599, pour sa sœur fille de France.

19. Fol. 93. Déclaration du 19 février 1642 pour la future duchesse de Longueville.

20. Fol. 94. Réflexions de Saint-Simon : « Ce sont là tous les mémoires qui furent donnés de part et d'autre, copiés ici dans l'ordre qu'ils furent à divers temps présentés. » Ci-après, p. 500.

21. Fol. 100. Règlement du 12 mars 1710.

22. Fol. 101. *Id.*

23. Fol. 104-108. « Il est certain que ce règlement fut fait avec beaucoup d'équité et de sagesse.... » Cette pièce doit être encore de Saint-Simon lui-même.

Nous donnons ci-après les pièces 3, 4 et 20.

Un dossier pareil, dressé pour la maison de Condé, a été gardé aux Archives nationales malgré la restitution des archives de Chantilly en 1814, et il se trouve actuellement dans le carton K 122, n° 8¹-²¹.

Un troisième dossier, finissant par le règlement du 12 mars, se trouve dans les Papiers du premier président Harlay : Bibl. nat., ms. Fr. 16214, fol. 35-79.

I

Premier mémoire abrégé de M. le duc d'Orléans[1].

« Le rang a toujours été une chose assez peu décidée en France, et qui a changé suivant les différents besoins ou la différente volonté des Rois, qui en sont, avec justice, les seuls et absolus arbitres.

« Pendant un temps les chefs de branche, parmi les seigneurs du sang, comme on les appeloit alors, ont marché les premiers au préjudice des cadets de branche aînée ; par là, on a vu un duc de Bourbon précéder dans des cérémonies le comte d'Angoulême et le comte de Charolois, cadets des branches d'Orléans et de Bourgogne, toutes deux aînées de celle de Bourbon. (Cela est rapporté dans du Tillet et dans le *Cérémonial*.)

« Depuis, pendant longtemps, ceux qui étoient pairs ont marché avant ceux qui ne l'étoient pas, jusqu'à ce qu'Henri III, par sa déclaration, régla, avec beaucoup de raison, leur rang par leur droit à la couronne.

« Il est difficile de trouver des exemples du rang des filles, qui, n'étant point habiles à succéder, ne se trouvent ni aux sacres, ni aux Parlements ; mais il est pourtant certain qu'elles en ont toujours eu

1. Vol. *France* 192, n° 3, fol. 68, copie ; Bibl. nat., ms. Fr. 16214, fol. 69-72. Le titre, écrit en marge, est de la main de Saint-Simon.

un, qui, à plus forte raison, doit aussi dépendre entièrement de la volonté du Roi. Il paroîtroit naturel que ce rang fût à proportion de leur naissance, c'est-à-dire immédiatement après leurs frères ; cependant, dans la branche de Condé, l'usage s'est établi que les filles de l'aîné et du chef de la branche ne passent qu'après le dernier des cadets. Cet usage n'est autorisé par aucune déclaration des Rois, qui, comme j'ai déjà établi, doit être la seule règle. Il est tout au plus toléré par l'exemple des cérémonies où le Roi les a laissés ainsi marcher entre eux ; mais il ne peut contraindre à le suivre les branches aînées, et le Roi lui-même s'en est écarté, faisant passer Mesdames ses filles avant Monsieur, fils de France tout comme elles et se trouvant à leur égard au même rang que Monsieur le Prince est à l'égard de mes filles, avec cette différence que Monsieur étoit fils de Louis XIII comme Mesdames l'étoient du Roi, dont mes filles ont l'honneur d'être petites-nièces, et arrière-petites-filles de Louis XIII, et que Monsieur le Prince ne peut retrouver de Rois dans sa race qu'en remontant jusqu'à saint Louis, sans qu'il reste à sa branche aucune parenté avec la branche régnante.

« Ce que le Roi règlera en cette occasion servira pour l'avenir, et décidera mon rang à l'égard des filles de M. le duc de Berry, devant lesquelles je devrai passer sans difficulté, si le Roi juge pour Monsieur le Prince, et auxquelles je céderai avec grand plaisir et comme je crois devoir, si le Roi a la bonté de décider en faveur de mes filles, en faisant pourtant faire la réflexion que, si, contre l'ordre de la nature, Monseigneur ne régnoit pas, les enfants de M. le duc de Berry ne seroient pas petits-fils de Roi, et que le rang de fils de France que tient M. le duc de Berry est un rang que le Roi lui a donné : ce qui se rapporte à ce que j'ai dit d'abord, que le Roi en est le maître absolu.

« S'il étoit besoin de citer des autorités, je rapporterois celle de feu Mademoiselle, qui étoit attachée au cérémonial, et qui m'a toujours dit, et à feu Monsieur, que mes filles devoient marcher, non seulement devant Monsieur le Prince, mais devant elle et devant mes sœurs, le rang de petite-fille de France n'étant que des honneurs attachés à cette naissance, et non pas une préséance qui est due aux aînés : ce qui est prouvé par le rang des mâles, où un simple prince du sang peut précéder même un fils de France, comme il arriveroit à présent, si Monsieur Gaston étoit encore en vie. Madame la Grande-Duchesse est dans les mêmes sentiments.

« Ainsi, j'ai lieu de me flatter que le Roi, ayant examiné ces raisons, voudra bien finir cette incertitude de rang, qui, étant décidée, ainsi que je la demande, par le droit d'aînesse, ôtera à jamais toute contestation sur le rang dans sa maison, et que, de quelque façon qu'il décide, je recevrai avec le respect et la soumission que j'ai accoutumé d'avoir pour ses volontés. »

II

Lettre de M. le duc d'Orléans au Roi avant qu'il eût communication du mémoire de Monsieur le Duc[1].

« Le cas de la difficulté étant donc arrivé, et Votre Majesté voulant y mettre une règle qui soit stable, et empêcher à jamais l'aigreur qui se glisse toujours infailliblement dans ces sortes de disputes, après avoir bien examiné l'affaire sans passion, et sans intérêt, puisque je me trouve, à l'égard de la branche de M. le duc de Berry, au même cas où celle de Condé est à mon égard, je prends la liberté de dire à Votre Majesté, ainsi qu'elle me l'a ordonné, suivant le peu de connoissance que je puis avoir, qu'il ne me paroît pas possible que Votre Majesté fasse une ordonnance disant : « Les fils et filles de France « marcheront ainsi entre eux, les petits-fils et petites-filles de France « de telle manière, les princes et princesses du sang de telle manière, » puisqu'il est impossible que cet ordre ne soit pas dérangé par des princes du sang qui couperont entre les fils et petits-fils de France en vertu de la déclaration d'Henri III et de la raison qu'il y a que celui qui peut être le maître de l'autre passe le premier. Ainsi, j'ose dire que Votre Majesté n'y peut mettre de règle stable, et qui lève toutes les difficultés, qu'en ordonnant qu'en conséquence et en explication de l'ordonnance d'Henri III, encore que les filles ne puissent jamais avoir aucun droit à la couronne, elles marcheront parmi les princes, aux cérémonies de la cour où elles doivent se trouver, suivant leur degré de consanguinité, à cause du respect dû au droit d'aînesse de leur branche. »

III

Réflexions de Saint-Simon[2].

« Ce sont là tous les mémoires qui furent donnés de part et d'autre, copiés ici dans l'ordre qu'ils furent, à divers temps, présentés, pour la plus grande intelligence desquels il étoit à propos d'ajouter quelques éclaircissements à leur suite.

« Il est certain que, de tout temps, les fils et filles de France ont eu, non seulement dans le Royaume, mais aussi dans toute l'Europe, un rang presque égal aux Rois, et souvent supérieur aux Rois modernes ou dont, sous un titre si auguste, la domination étoit de peu d'étendue, et qu'encore que les filles de France fussent aussi parfaitement et radicalement exclues de la succession à la couronne que les filles des dernières branches de leur maison, si est-ce pourtant que cette raison n'a jamais obscurci la majesté de leur rang dedans ni dehors le Royaume. A l'égard des petits-fils et des petites-

1. Vol. *France* 192, n° 4, fol. 69; copie. Le titre est écrit de la main de Saint-Simon. En marge : S. S. Voyez ci-dessus, p. 69, note 5.

2. Vol. *France* 192, n° 20, fol. 94-99 ; copie.

filles de France, rien n'est plus nouveau que leur existence. Avant et longtemps depuis Louis XII, dont le père étoit ce que maintenant on appelle ainsi, il n'étoit pas question d'autre nom que de celui de seigneurs du sang. Depuis, il n'y avoit point eu de petits-fils de Roi. Ainsi, point d'occasion de les distinguer des autres de même maison par des honneurs inusités. La première fois que cela s'est rencontré est tombée en des circonstances très favorables pour cet établissement. Louis XIII le Juste, d'immortelle mémoire, se trouvoit sans oncles et sans enfants, et n'avoit de sa famille qu'un frère unique, Monsieur Gaston, qui n'avoit lui-même qu'une fille, alors unique, longtemps appelée Mademoiselle, quelquefois Mlle d'Orléans, plus souvent Mlle de Montpensier, morte fille en 1693. Cette princesse, douée de beaucoup d'esprit et d'un grand courage, unique alors de la famille du Roi, cherchoit tous les moyens de lui être agréable, et le Roi s'amusoit à elle avec tendresse. La Reine, sa grande-mère et mère du Roi, rapprochoit encore cette proximité, et Mademoiselle, qui a toujours aspiré à figurer, desiroit de plus grandes distinctions de rang que celles dont elle jouissoit. Feu M. le duc de Saint-Simon étoit, en ce temps-là, aussi avant dans la confidence la plus intime et dans la faveur du feu Roi la plus grande où un fidèle et vrai serviteur pût être auprès d'un grand, d'un digne et d'un bon maître, et Mademoiselle essayoit, par mille prévenances, à joindre dans lui l'attachement au respect; et, lorsqu'elle crut pouvoir s'ouvrir utilement à lui, elle lui fit part de ses desirs sur des distinctions nouvelles, auxquelles elle réussit par son moyen, dont elle a conservé jusqu'à la mort une reconnoissance et une amitié pour lui très marquée. Ces distinctions furent une séparation totale d'avec les princes du sang, et telle que nous la voyons aujourd'hui, qui rapproche infiniment ce rang de celui des fils de France. Cela passa sans difficulté par l'état où se trouvèrent les princes du sang d'alors, et par celui de Gaston, considéré comme l'héritier de la couronne; mais il faut dire ici, sans entrer dans le détail de cet énorme rang, ce que Mademoiselle en a laissé perdre, et ce que M. le duc d'Orléans y a fait ajouter.

« Le besoin que Mademoiselle eut de Monsieur le Prince le héros pendant les troubles de Paris la fit condescendre à ne recevoir plus la chemise des princesses du sang et à les faire laver avec elle, ce qui commença par ce même Monsieur le Prince, qu'elle appela un jour à sa serviette avec elle; et cet avantage est demeuré ainsi. Les sœurs de Mademoiselle, de beaucoup ses cadettes, profitèrent de droit de son rang, qui, de même, a passé depuis aux enfants de Monsieur, à la mort duquel ils furent accrus en la personne de M. le duc d'Orléans son fils, pour la distinction des gardes qu'il conserva sans différence de son père, avec les grands officiers et un chancelier comme l'avoit feu Monsieur.

« Les princes du sang, étrangement dépités de voir un si grand rang si confirmé au-dessus d'eux, ne purent éviter de ployer; mais ils tirèrent parole du Roi qu'au moins ces honneurs ne passeroient pas plus avant, et que les enfants de M. le duc d'Orléans seroient princes du sang sans nulle différence d'eux. M. le duc d'Orléans, accoutumé à une supériorité si distinguée au-dessus des princes du sang, et qui ignoroit la parole qu'ils avoient su tirer, M. le duc d'Orléans, dis-je, aspira à porter ses distinctions plus avant sous ombre de ce nom vain et vague, sans usage ni fondement, d'arrière-petit-fils de France, chemin d'aller à l'infini et de ne connoître plus de bornes. Dans cet esprit, il vouloit sonder peu à peu comment cela seroit reçu dans le monde avant que de remuer la question, et, de concert avec Mme la duchesse d'Orléans, il ordonna à la comtesse de Marey, gouvernante de leurs enfants, dont l'aînée devenoit grande, de garder insensiblement, mais avec soin, chez elle, le même cérémonial qui s'observe chez Mme la duchesse d'Orléans. Les premières occasions de visites de devoir que Mademoiselle eut à recevoir, Mme la Grande-Duchesse se trouva comme par hasard chez elle, et la fit asseoir, comme sans conséquence, sur le même canapé qu'elle, moyennant quoi sa présence autorisoit le cérémonial prescrit. Après cette sorte d'introduction, Mademoiselle, seule sur un canapé, sans le secours de Mme la Grande-Duchesse, garda le même cérémonial, qui, pour la première fois, passa sans qu'on s'en aperçût. Enfin, Mademoiselle s'établit dans un fauteuil, et commença à manifester ses prétentions par n'en point donner aux dames titrées. Cela arriva à Mme la duchesse de Brissac, qui s'en plaignit beaucoup; Mme de Marey soutint qu'elle avoit tort d'en prétendre. On en parla; il n'en fut rien davantage, et la petite cour naissante de Mademoiselle, qui n'étoit déjà pas trop fréquentée, retomba tout à coup aux enfants de son âge et d'une condition à s'accommoder de tout. M. et Mme d'Orléans glissèrent là-dessus avec adresse, tenant ferme, et néanmoins embarrassés sur ce qu'ils avoient à faire.

« Cependant Mademoiselle croissoit. Personne n'alloit chez elle en nulle occasion, et elle passoit mal son temps au fonds du Palais-Royal, opprimée par Mme d'Argenton malgré toute la tendresse de Monsieur son père pour elle. Ces exemples, que, trop grande déjà, elle voyoit de trop près, donnèrent plus de force aux remontrances appuyées de Mme la duchesse d'Orléans pour la faire venir près d'elle, et, la mort du comte de Marsan ayant fait vaquer un appartement convenable qu'il n'avoit qu'en prêt, il fut donné à partager entre Mademoiselle et M. le duc de Chartres, son frère, encore tout à fait enfant. Les prétentions étoient encore sur le même pied, auxquelles étoit jointe, comme une suite nécessaire, celle qui a donné lieu aux mémoires et à cet éclaircissement sur iceux, et qui obligèrent (*sic*) les princes du sang à faire en sorte que les enfants de M. le duc d'Orléans ne pussent aspirer à plus haut qu'à l'état de prince du sang, ce que Monsieur leur père n'osa contester ouvertement avec eux : après quoi, tomba peu à peu la chimère du cérémonial de Mademoiselle, qui se mit à recevoir le monde comme les autres princesses du sang. Toute autre idée, dès lors perdue, fut aussitôt désarmée, et même avec soin pour ôter aux princes du sang un commencement de triomphe, et M. le duc d'Orléans ne pensa plus qu'à disputer une préséance dont l'idée ne lui étoit venue que comme une suite de plus hautes idées, qui, avortées comme il vient d'être dit, laissèrent à nu cette suite, qui devint ainsi la principale et l'unique chose en contestation. C'est ce qui n'a pas été avoué, mais ce qui a été de reste démêlé de la conduite et des propos échappés de M. le duc d'Orléans en beaucoup d'occasions, et dont qui est au fait de ceci découvre aisément les restes dans les mémoires respectifs, où ceux de M. le duc d'Orléans insinuent diverses choses desquelles on voit que, n'osant appuyer, il se détache à peine, et que ceux de Monsieur le Duc réfutent expressément et durement, en même temps qu'ils s'avantagent du rang de petit-fils de France pour montrer que, ce rang mettant les filles qui en jouissent hors d'égalité comme les filles de France mêmes, les femmes des princes du sang ne pouvoient prétendre de les précéder, et conséquemment que l'avantage qu'elles prétendoient tirer de l'habileté de leurs maris à la couronne ne prouvoit point trop, puisqu'il ne prouvoit que contre les princesses du sang filles, non contre les filles et les petites-filles de France filles, à couvert de tout par un rang supérieur séparé, et non contesté, ni contestable. Mais ce dont Monsieur le Duc tira un avantage infini fut de ce que M. le duc d'Orléans, encore dans un reste d'idée favorite qu'il ne pouvoit qu'à peine abandonner, osa avancer dans son premier mémoire que M. le duc de Berry n'étoit que petit-fils de France, peut-être pour essayer, sinon de s'égaler à lui, au moins pour faire entendre que les filles de ce prince, fils de Monseigneur et petit-fils du Roi, auroient même intérêt que les siennes dont il étoit question ; mais, Monsieur le Duc non content de relever comme une sorte de blasphème une proposition si hardie sur un fils et frère des héritiers présomptifs et nécessaires de la couronne, et qui avoit constamment joui depuis sa naissance du rang de fils de France, sans que cela eût encore paru à personne devoir être autrement, Madame la Duchesse piqua vivement Monseigneur sur son fils favori et sur lui-même, offensé en quelque sorte par cette injure, et donna bien de la peine à M. le duc d'Orléans, dont les excuses à Monseigneur furent assez mal reçues. Le même essai fut aussi fait auprès du Roi et de M. le duc de Berry ; mais il ne réussit qu'à persuader que M. le duc d'Orléans s'étoit trompé, et M. le duc de Berry même n'en put concevoir d'éloignement pour M. le duc d'Orléans.

« Une autre proposition hardie qu'il avança, mais sur laquelle il y avoit beaucoup à dire pour et contre, fut la décision nette qu'il fit et réitéra en ses mémoires, que, le rang ayant été réglé par Henri III suivant le degré de consanguinité entre les princes du sang, qu'il interpréta ensuite, comme Monsieur le Duc, suivant la proximité à la couronne ou l'aînesse, deux choses néanmoins bien différentes, il arriveroit toujours que des princes du sang couperoient les fils de France, comme, par exemple, si Monsieur Gaston vivoit encore, il seroit précédé par M. le duc de Chartres seulement, premier prince du sang, et encore, par une suite nécessaire que j'ajoute, par ses fils et ses frères, simples princes du sang, comme aînés de Monsieur Gaston et appelés avant lui à la couronne. Rien ne choque davantage que cette proposition qu'un prince qui à peine passoit devant un autre, et qui ne lui conteste aucune de toutes les distinctions sur lui en tout lieu et en toutes choses les plus éclatantes, le précède néanmoins partout. Rien n'est si éloigné de la majesté, si révérée partout, du rang des fils de France considérés comme personnes les mêmes que les Rois de l'aveu de tous les écrivains et des mémoires respectifs mêmes. D'autre part, rien de plus conforme au respect dû à ceux qui peuvent devenir les rois des autres, au droit d'aînesse et de succession incontestable. Ainsi, M. le duc d'Orléans forcé à soutenir que ces rangs ne sont que des honneurs attachés à une naissance royale, Monsieur le Duc, au contraire, à maintenir leur réalité solide et relever tout ce qui a été dit à l'égard des fils et des petits-fils de France, et à traiter comme une proposition scandaleuse celle de la préséance d'un prince du sang sur un fils de France, chacun contestoit contre ses premiers intérêts à mesure qu'il en avoit besoin, et formoit des ambages et des difficultés, qui, semblables au nœud gordien, ne se pouvoient plus dénouer qu'en les tranchant. Tout cela manifeste bien nettement qu'il y a des choses établies par la raison, consacrées par l'usage de longs siècles, qui ne peuvent être changées sans retomber à l'instant dans un espèce de chaos, et qui ne sont plus susceptibles de formes durables ni uniformes. Anciennement, la sage France ignoroit le nom et le rang de prince jusque dans ceux en qui la naissance avoit mis une aptitude reconnue à régner, et qui n'étoient connus que par le nom de seigneurs du sang, qui leur donnoit un grand lustre et une autorité naturelle et de préférence, mais qui, en même temps, cédoit aux lois, aux usages, aux coutumes et aux mœurs. Leur rang et leur distinction réelle leur venoit de leurs fiefs, de leurs offices, et surtout de la pairie, comble de l'un et de l'autre, toujours, et jusqu'à maintenant, reconnue telle. Tant que les choses ont subsisté dans cet état et sans mélange d'étrangers, le dedans a été ordinairement tranquille, et le dehors ordinairement florissant. Depuis, de superbes étrangers élevés à la pairie ont voulu s'en servir pour opprimer le sang de nos Rois. Ces Rois ont pris le change et ont cru tout faire en abattant la pairie aux pieds de leur maison, prenant ainsi l'instrument, si exquis en soi tant qu'il étoit demeuré entre des mains françoises, pour ces mains parricides qui ont abusé de la pairie pour des excès portés au comble, et pour tenter pis encore quand l'excès de leur puissance leur a permis d'agir à découvert; et, dans cette étrange méprise, Henri III, qui en fut la victime, éleva les princes du sang par la déclaration qu'il fit. Ce n'est pas qu'il ne fût juste d'élever au-dessus de tous les autres sujets ceux qui, pour ainsi parler, ne le sont qu'en attendant leur tour de régner, puisqu'ils y sont essentiellement appelés; mais, en les élevant par-dessus tous comme de droit, il falloit au moins suivre l'ordre, l'esprit et le fondement ancien de tout rang, unis avec la nation, la couronne et la monarchie, et pourvoir ainsi aux inconvénients et aux désordres qui du contraire naîtroient entre eux avec peu de dignité, et à tout ce que pourroient apporter d'embarras des générations suivies et confuses, peser, par la juste dignité de la couronne du sang à qui elle est héréditairement déférée, des fiefs et des offices qui décorent et soutiennent l'État et en composent la plus noble partie, de ses forces, de ses lois, de ses usages consacrés par l'antiquité, de ses mœurs et de ses coutumes, si, quel et comment se devoit faire et passer en loi un si considérable et important changement, et le fixer sur ces principes de telle sorte qu'il pût être également immuable et uniforme en toutes ses parties, en toutes occasions et en tout temps.

« Monsieur le Duc étant mort le 4 mars 1710 sans avoir eu la satisfaction de voir la fin d'une contestation qu'il avoit si fort à cœur, le Roi jugea à propos de se rendre aux instances de M. le duc d'Orléans pour la terminer, et que ces temps de rapprochement de bienséance étoient bons à saisir pour un jugement devenu nécessaire, et qui pouvoit être rendu dans cette circonstance avec moins de danger d'aigreur entre les parties. Ainsi, après en avoir dit ce jour-là même un mot légèrement à Monseigneur et à Messeigneurs ses petits-fils, il écrivit lui-même son intention, la donna à voir à M. le Chancelier, et la fit écrire par M. de Pontchartrain, secrétaire d'État de sa maison, telle qu'elle fut rendue publique en forme de règlement par articles, après que le Roi en eut dit le sens à M. le duc d'Orléans le soir même, dans son cabinet, après son souper, et à Mme la princesse de Conti douairière, en l'absence de Madame la Duchesse, et comme ayant le même intérêt qu'elle ; et c'est ce règlement qui a été depuis suivi. »

VI

RÈGLEMENT DU RANG DES PRINCESSES DU SANG[1]

Nous ne donnons que trois pièces de toutes celles que comprend sur ce sujet le second registre de la correspondance du duc du Maine dont j'ai dû la communication à Monsieur le comte de Paris, et qui a déjà été utilisé maintes fois dans nos Appendices[2].

I

Mémoire de Madame la duchesse du Maine pour le Roi, donné à Versailles le 8 mars 1709.

« Mme la duchesse du Maine supplie très humblement le Roi de vouloir permettre qu'elle lui représente un peu plus en détail que n'a fait M. le duc du Maine les raisons qui, sous le bon plaisir de S. M., établissent sa préséance à l'égard de ses nièces filles de Monsieur le Duc.

« Elle ne prétend point, en cela, blesser le moins du monde le respect qu'elle doit à Monsieur le Prince son père, en ne déférant point aux décisions qu'il paroît avoir faites dans l'intérieur de sa maison. Si elle étoit restée comme Mlle d'Enghien, elle sent bien qu'elle n'eût point eu d'autre parti à prendre que celui d'une soumission aveugle, et qu'il eût été inutile d'alléguer des raisons contre l'autorité ; mais, ayant passé sous une autre autorité, qui lui devient encore plus respectable en la liant de plus près à la personne sacrée du Roi, elle déclare qu'elle ne peut plus reconnoître d'autres décisions que celles de S. M., et que, s'agissant en général du rang d'une princesse du sang, elle ne connoît plus d'autre législateur que le grand chef de la maison royale.

« Pour ne point ennuyer le Roi par des répétitions inutiles, on va lui exposer tout ce qu'allègue Monsieur le Prince pour faire passer les filles de Monsieur le Duc avant les siennes propres, et les réponses qu'on y fera seront autant de raisons pour établir le droit de Mme la duchesse du Maine.

« 1° Il cite l'exemple des princes entre eux, et dit que, comme le neveu fils de l'aîné passe avant son oncle, la nièce fille de l'aîné doit passer avant sa tante.

1. Ci-dessus, p. 67, note 8, p. 77, note 5, et p. 93, note 7; comparez l'appendice précédent.
2. En dernier lieu, tome XVIII, p. 494-496.

« 2° Il prétend qu'il est de la grandeur de la maison royale que la nièce passe avant la tante dans le cas exposé.

« 3° Il cite l'exemple de feu Mme de Longueville, laquelle étoit tante de Monsieur le Prince d'aujourd'hui, et par conséquent grande-tante de Mme la princesse de Conti, ci-devant Mlle de Bourbon. Il prétend avoir fait passer Mlle de Bourbon avant Mme de Longueville, sa grande-tante.

« Mme la duchesse du Maine répond à la première raison que l'exemple des princes entre eux ne peut être tiré à conséquence à l'égard des princesses.

« Le neveu fils de l'aîné précède son oncle parce que le neveu fils de l'aîné peut devenir roi de son oncle ; il n'en va pas de même entre les filles, qui, étant par leur sexe, exclues de la couronne de France, ne peuvent jamais être regardées comme l'une pouvant, par droit de naissance, devenir la reine de l'autre. Et voilà pourquoi, ne pouvant régler leur rang sur ce principe, la raison a voulu qu'il fût uniquement réglé par le rang de leurs pères entre eux.

« Aussi Mme la duchesse de Lorraine, fille de feu Monsieur, passoit avant la fille de M. le duc d'Orléans, quoique lui-même passât avant Mme la duchesse de Lorraine, et la préséance de M. le duc d'Orléans sur Mme la duchesse de Lorraine n'a point passé jusqu'à la fille de M. le duc d'Orléans, parce que, la fille de M. le duc d'Orléans prenant le rang de son père, et Mme la duchesse de Lorraine prenant le rang du sien, Mme la duchesse de Lorraine a dû précéder sa nièce quoique fille de son aîné.

« Si Monsieur le Prince répond à cela que Mme la duchesse de Lorraine avoit le rang de petite-fille de France, et que la fille de M. le duc d'Orléans n'avoit que le rang de princesse du sang, il détruit lui-même par cette réponse la seconde de ses raisons, où il dit qu'il est de la dignité de la maison royale que la nièce fille de l'aîné passe avant sa tante, étant visible que le Roi n'a pas été de son avis en donnant, comme il a fait, à Mme la duchesse de Lorraine, un rang supérieur à celui de sa nièce ; et, en cela, le Roi n'a pas prétendu rien ôter à la fille de M. le duc d'Orléans du droit de sa naissance, qui, déjà par elle-même, la plaçoit naturellement après Mme la duchesse de Lorraine, sa tante, suivant la maxime générale à l'égard des filles, fondée uniquement sur la représentation des pères.

« A l'égard de l'exemple de feu Mme de Longueville, Mme la duchesse du Maine, qui n'étoit pas née lorsque cette princesse est morte, ne peut rien dire de ce qui s'est passé entre elle et Mlle de Bourbon ; mais on supplie très humblement le Roi de vouloir considérer que Mlle de Bourbon avoit à peine huit ans lorsque Mme de Longueville est décédée ; qu'ainsi ces deux princesses ne peuvent avoir été à portée de représenter ensemble, ni de concourir sur leur rang, et que, s'il a plû à Monsieur le Prince que sa fille passât à l'hôtel de Condé la porte d'un appartement avant la tante, et que, d'un autre côté, Mme de Longueville ne se soit point avisée de le disputer à un enfant de huit ans, cela ne peut jamais être regardé comme une décision sérieuse; sans compter que, quand Mlle de Bourbon eût été plus âgée, et que Mme de Longueville lui eût cédé volontairement, ou par égard pour Monsieur le Prince, ou par des raisons particulières, ce qui se seroit passé entre eux ne seroit d'aucune conséquence pour les princesses du sang, qui ne doivent reconnoître, pour la décision de leur rang, que la seule autorité royale.

« On croit encore ne devoir pas omettre un fait que Monsieur le Prince allègue, et qui cependant fait visiblement contre lui.

« Il dit que Mademoiselle, à présent Mme la duchesse de Lorraine, a toujours précédé feu Mademoiselle, qui étoit sa tante à la mode de Bretagne: d'où il conclut que les nièces doivent précéder leurs tantes.

« Mme la duchesse du Maine répond à cela que ce fait confirme la maxime générale que les princesses ont rang par la représentation de leurs pères. Mme la duchesse de Lorraine est fille de Monsieur, feu Mademoiselle étoit fille de Monsieur Gaston d'Orléans; feu Monsieur, frère du Roi, précédoit Monsieur Gaston d'Orléans, oncle de S. M. : donc, la fille de feu Monsieur devoit en effet précéder celle de Monsieur Gaston d'Orléans.

« Aussi Mme la duchesse du Maine ne s'avise-t-elle pas de vouloir précéder la fille de M. le duc d'Orléans d'aujourd'hui, qui est sa nièce. Pourquoi? parce que la fille de M. le duc d'Orléans représente M. le duc d'Orléans, et que Mme la duchesse du Maine représente Monsieur le Prince, qui est précédé par M. le duc d'Orléans.

« Mais, à l'égard des filles de Monsieur le Duc, le cas est visiblement tout contraire.

« Les filles de Monsieur le Duc représentent Monsieur le Duc, Mme la duchesse du Maine représente Monsieur le Prince, Monsieur le Prince précède Monsieur le Duc : donc, Mme la duchesse du Maine doit précéder les filles de Monsieur le Duc.

« Pour ne point abuser de la patience du Roi, on ne s'arrêtera point ici à citer les exemples des plus illustres maisons de l'Europe: toutes grandes qu'elles sont, leur éclat disparoît auprès de la maison de France, à qui il appartient de donner la loi; mais on supplie très respectueusement S. M. de vouloir bien considérer que, dans le cas qu'il se présente à décider entre Mademoiselle fille de M. le duc d'Orléans et Madame la Princesse, si le Roi prononce en faveur de Mademoiselle fille de M. le duc d'Orléans, la préséance de Mme la duchesse du Maine sur ses nièces est toute jugée par la même décision.

« Car enfin, si Mademoiselle, fille de M. le duc d'Orléans, précède Madame la Princesse, et même Monsieur le Prince, ce ne sera pas qu'elle ait un rang différent de celui de princesse du sang. Elle précédera donc Monsieur le Prince lui-même en qualité de princesse du sang. Monsieur le Prince ne pourra pas dire que ce soit par toucher la couronne de plus près que lui: elle n'y a aucun droit, elle en est exclue par son sexe. Pourquoi le précédera-t-elle donc? ce sera par la maxime générale qui détermine le rang des filles, ce sera par la représentation de M. le duc d'Orléans son père, qui précède Monsieur le Prince: d'où s'ensuit invinciblement que, si Mlle d'Orléans, par représentation de son père, précède Monsieur le Prince même, qui peut venir à la couronne, Mme la duchesse du Maine, par représentation de son père, doit précéder à plus forte raison les filles de Monsieur le Duc, qui ne peuvent jamais y venir.

« Quand Monsieur le Prince y voudra bien penser, il doit avoir bien moins de peine à voir Mme la duchesse du Maine, sa fille, passer avant les filles de Monsieur le Duc suivant une décision uniforme entre les princesses du sang, qu'à être obligé d'admettre en la personne de Mlle d'Orléans, princesse du sang, une distinction de rang qui la tireroit de la classe des autres princesses, et qui les dégraderoit toutes, si elle seule avoit le droit de représenter son père. »

II

Le duc du Maine à Mme de Maintenon.

« A Versailles, le 10 mars 1709.

« Mme la duchesse du Maine, Madame, revint bien contente, ces jours passés, de l'audience que vous eûtes la bonté de lui donner; permettez-moi de vous en rendre grâces, et de vous informer en même temps que le Roi m'a fait l'honneur de me dire qu'il avoit lu le mémoire [1], et qu'il le trouvoit bien net et bien clair. Il me dit ensuite qu'il n'étoit pas frappé que ce fût la même cause que celle de M. le duc d'Orléans, dont la représentation étoit tournée différemment; et enfin, pour vous faire le court, S. M. me témoigna être peinée d'avoir à fâcher par une décision Monsieur le Duc ou moi. Là-dessus, j'ai répondu que c'étoit le sort des juges de mécontenter ceux qui ont tort, et que M. le duc et Mme la duchesse du Maine n'en seroient pas mieux ensemble quand les rangs dont il s'agit demeureroient indécis; et je pourrois ajouter encore (puisque la bonté du Roi paroît plus susceptible des débats particuliers que du fond de la question) qu'en ne décidant point, c'est le moyen de faire de la peine aux deux partis, et d'exposer des princesses du sang à donner tous les jours entre elles des scènes de harengères pour passer l'une devant l'autre. Ainsi, Madame, un jugement est indispensable. S. M. m'a témoigné qu'il falloit communiquer le mémoire de Mme la duchesse du Maine; cela est trop juste, car il ne peut m'entrer dans la tête que le Roi voulût consoler Mon-

1. Le mémoire dont nous donnons le texte avant cette lettre, p. 506, et qui avait été remis donné au Roi le 8 mars.

sieur le Duc, aux dépens de Mme la duchesse du Maine, de l'avantage qu'il auroit donné aux filles de M. le duc d'Orléans. Un monarque si rempli d'équité déteste ces sortes de compensations, quand elles ne s'accordent pas avec la justice, et ce n'a jamais été un titre pour condamner un homme que de croire qu'il supporteroit sa condamnation avec plus de soumission et de sagesse qu'un autre. D'ailleurs, dans ce procès, l'égalité est parfaite entre toutes les parties : si l'on regarde Monsieur le Prince, Mme la duchesse du Maine lui est aussi proche que Monsieur le Duc, et, si l'on regarde les sentiments qu'on peut avoir pour Madame la Duchesse, j'en suis charmé, je n'en veux point la préférence ; mais aussi je ne lui puis céder un honneur que la nature semble devoir partager également entre nous. Voilà donc, Madame, et l'état des choses, et ce que je pense. Je l'ai mis par écrit pour que la mémoire en fût plus ferme ; je ne crois pas qu'il y ait rien dans cette lettre qui doive déplaire à S. M., ni empêcher de la lui montrer, si vous le jugez à propos. Cela l'importunera mille fois plus que la chose n'en vaut la peine ; mais il faut bien qu'il permette qu'on la lui donne avec le très profond respect qu'on lui doit, croyant qu'il ne s'accommoderoit pas qu'une telle question fût jugée (comme autrefois) par d'autres que par lui. Pardonnez-moi, je vous supplie, la longueur de cette épître. »

III

Le duc du Maine à Mme de Maintenon.

« A Versailles, le 22 février 1710.

« La lettre que vous me fîtes l'honneur de m'écrire hier m'a bien fait examiner ma conscience ; cependant j'ai beau la tourner et retourner, elle ne me reproche rien, et, dans toute la conversation que j'ai eu l'honneur d'avoir avec le Roi, je ne vois que ce que je lui ai dit de l'oppression où moi et les miens étions présentement, et menacés d'être à l'avenir, qui ait été capable de l'affliger. Je vais vous raconter la conversation de gros en gros. Le Roi me fit l'honneur de m'appeler, et me dit : « Quant à l'affaire des rangs, voulez-vous que je la juge ? » Je répondis : « Oui, Sire, de tout mon cœur, pourvu que ce soit après un « sérieux examen des raisons de Mme du Maine. » Le Roi me dit : « Je trouve qu'elle a tort. » Je répondis que je le suppliois de ne juger la question de Mme du Maine qu'après celle de Mme d'Orléans. Le Roi me dit que les questions ne se ressembloient point, et qu'il ne vouloit pas juger celle de Mme d'Orléans. Je répondis que je le suppliois donc de ne pas juger Mme du Maine, d'autant plus qu'ayant dit (comme il est vrai), quand Madame la Princesse, Monsieur le Duc et Madame la Duchesse me tombèrent sur le corps, que je n'avois mis sur le tapis la question de Mme du Maine qu'à l'occasion de celle de M. le duc d'Orléans, qui étoit déjà émue, et que j'avois supplié S. M. de n'y faire attention qu'après que la première seroit décidée, ce seroit présentement me démentir et démentir la vérité que de juger toute seule et d'abord la question de Mme du Maine. Le Roi me dit qu'on ne pouvoit pas disputer à ses aînés. Je répondis que c'étoit comme aînée de ses nièces que Mme du Maine demandoit à passer devant, et, pour un exemple grossier, proche et court, je citai que pourtant la fille de Monsieur avoit un rang supérieur à sa petite-fille; et là-dessus je redonnai un second mémoire où cela étoit, et je dis en avoir donné part à M. le duc de Bourgogne, avec lequel S. M. avoit dit vouloir communiquer ces sortes de matières. Le Roi me dit qu'encore un coup il trouvoit que Mme du Maine avoit tort, qu'il ne doutoit pas que je n'en fusse persuadé, et que ce n'étoit que par la crainte que j'avois pour elle que je soutenois cette cause. Je lui répondis que la crainte n'en étoit pas le motif, quoique, à la vérité, je visse avec peine une chose bien indifférente pour lui, mais bien désagréable pour moi, qui étoit qu'une décision contre Mme du Maine (sans apparence d'examen mûr de raisons) l'éloigneroit encore davantage de la cour, sans qu'il fût possible de l'en blâmer. La réponse du Roi fut, comme elle devoit être, qu'il faudroit essayer de s'en consoler. Il me dit après que Monsieur le Duc produisoit un règlement de rang de Mme de Longueville signé par les quatre secrétaires d'État, et qu'il n'y avoit rien à dire à cela. Je répondis qu'il faisoit de ce règlement son seul cheval de bataille, mais qu'il s'en falloit beaucoup qu'il fût sans réplique. Le Roi me répéta encore que je savois bien, en ma conscience, que Mme du Maine avoit tort. Comme je vis ma conscience par deux fois interpellée, je dis : « Hé bien donc, « Sire, puisqu'il faut vous avouer tout, je vous dirai qu'un an durant « que je n'entendois pas la cause de Mme du Maine, et qu'elle m'étoit « entrée de travers dans la tête, les plus grandes persécutions n'avoient « pu obtenir de moi d'en parler, mais que, dans la suite, étant plus « éclairci, j'avois absolument changé de sentiment; que je ne doutois « point du bon droit de Mme du Maine, que je le disois devant Dieu, « et que ce n'étoit que là-dessus que j'en avois parlé. » Voilà, Madame, la conversation. Le Roi la reconnoîtra sans doute; mais, si j'y ai dit quelque chose de mal, je dois toujours craindre d'ouvrir la bouche, car je crois n'avoir jamais si bien parlé. Il est bien triste qu'un je ne sais quoi contre Mme du Maine change de nature tous les exemples dès qu'on y substitue son nom, et qu'il n'y ait qu'elle dans l'univers envers qui toute espèce d'apparence de forme de justice ne soit point admise. Permettez à présent quelques petites réflexions sur ce que vous m'avez mandé. Vous avez bien raison de me plaindre, Madame, si vous remarquez que le Roi me sache mauvais gré d'être entre lui et Mme du Maine; car, ni selon Dieu, ni selon le monde, je n'ai point d'autre place à prendre, et c'est pour pacifier, et non pour aigrir, que je m'y mets. Il ne peut me tomber dans la tête que l'épanouissement du cœur du Roi pour Monsieur le Duc soit assez grand pour lui faire une confidence d'une espèce bien nouvelle, et dans une conjoncture unique pour engager au silence entre les parties. Il convient que Mlle de Bourbon observera la même chose que Mme du Maine à l'égard de ses nièces ; mais, outre qu'au pied sur lequel se mettent Monsieur le Duc et Madame la Duchesse, de faire tout trembler dès qu'ils parlent, il n'en sera à l'avenir que ce qu'ils voudront, nous disons qu'il seroit dans l'ordre que Mlle de Bourbon passât devant ses nièces, et que Mme du Maine ne prétend point lui faire tort. Madame la Princesse (dites-vous, Madame) est persuadée que, si on condamnoit vite Mme du Maine sans forme de procès, cela remettroit l'amitié entre elle et Monsieur le Duc. Il seroit bien plus court de proposer d'assommer Mme du Maine pour qu'elle ne veuille point mal à Monsieur le Duc. Je suis très étonné, franchement, que Madame la Princesse soit capable de produire un raisonnement (pardonnez-moi le mot) si absurde; mais de quoi je ne reviens point, c'est de vous le voir citer. Quoi ! ce qui seul apporteroit la guerre entre esprits bien unis, apportera la paix entre esprits irrités, et vous souffrez qu'on vous avance de tels propos ! Ne vous a-t-on point dit aussi que, pour ne point aigrir encore Monsieur le Duc, il ne faudroit lui rien demander de la succession de Monsieur le Prince ? En vérité, ce discours-là ne seroit pas plus extraordinaire que l'autre, et vous ne devez pas, ce me semble, regarder comme un oracle une personne qui peut, par simplicité et tristesse, parler de la sorte. Voilà donc, Madame, les moyens de réunion que Madame la Princesse propose. Elle vient pour cela à Versailles ; elle nous aigrit un peu davantage, et de plus (comme si on avoit toujours été de son avis) elle est cause que le Roi est fâché contre moi parce que j'éloigne une décision qui ne dérange en rien Monsieur le Duc, puisqu'il a la force et le haut du pavé par-devers lui, et que S. M., qui ne prononce pas seulement entre les princesses étrangères et les duchesses, veuille se presser de condamner Mme du Maine sans que cela fasse aucun bien à personne. En vérité, Madame, le Roi est le maître. Si Mme la duchesse du Maine a le malheur de lui déplaire, il peut la chasser de la cour : je n'en murmurerai point, quoique percé de douleur; mais, de juger sans avoir exposé et confronté les raisons, c'est ce qu'il n'a encore jamais fait. D'ailleurs, Madame, il faut vous l'avouer, la plus grande aigreur est entre Monsieur le Duc et moi, et elle entraînera, tant qu'elle durera, celle de Mme du Maine, ou sur son compte, ou sur le mien. Vous me faites l'honneur de me dire que le Roi a trouvé bien des gens de son avis : à cela j'ose vous répondre que je suis persuadé que pas un de ces gens-là n'a vu les mémoires, que Madame la Duchesse a chez vous un très bon et très séduisant intercesseur, et que Mme du Maine n'y a personne.

« Vous dites que j'afflige le Roi, et cela me tue, Madame ; mais je ne saurois deviner par où je l'afflige. Je ne le presse point de juger, et Monsieur le Duc, qui se maintient en jouissance de ce qu'il desire, n'a nulle raison pour être fâché qu'on ne juge point, ayant principalement pour l'avenir aussi peu d'inquiétude qu'il en a. Qu'est-ce donc qui afflige le Roi ? Est-ce l'oppression dans laquelle il prévoit que je tomberai ? Qu'il ne me donne donc pas les premiers coups, ou qu'il nous mette à l'abri des autres, et me laisse jouir des seuls beaux jours que je puis envisager près de lui pendant ma vie. Vous savez bien des choses sur tout cela que vous n'osez dire, parce que je ne suis pas en disposition de les croire. Hélas ! Madame, outre la tendre amitié que j'ai toujours eue pour vous, vous savez combien j'ai de confiance en vous, et, comme ce n'est que ce qui me pourroit être agréable que j'aurois de la peine à croire, parce que, de nul côté, je n'y vois aucune apparence, je me laisserois aller bien volontiers au plaisir d'apprendre des choses flatteuses, et aucunes des autres, au contraire, ne me surprendront, mon imagination étant déjà depuis longtemps noircie sur l'abandon où je prévois de tomber bientôt. M'éloigner du Roi est un autre mot qui m'accable ; le pourrois-je, quand je le voudrois ? le voudrois-je, quand je le pourrois ? Et puis-je jamais le vouloir ? Faut-il que je fasse des preuves de mon attachement, de mon servage, de mon sacrifice absolu ? Non, je n'en produirai point. Si les actions depuis trente-cinq ans ne parlent point et s'oublient en un moment (parce que je combats un simple desir de Madame la Princesse), toutes mes paroles ne seroient d'aucun effet et frapperoient l'air inutilement. Ne faut-il pas je sois le plus malheureux de tous les hommes ? On croit d'abord tout ce que les autres disent, et on ne fait nulle attention à ce que je dis, quoiqu'il n'y ait pas, certainement, au monde un homme plus vrai ni plus droit que moi. Enfin, Madame, malgré les chagrins qui m'entourent et qui m'accablent, ai-je jusqu'ici montré à S. M. un visage exterminé comme d'autres lui en montrent ? N'ai-je pas tâché toujours de soutenir devant lui une humeur libre et enjouée, de laquelle je ne pourrois guère répondre présentement que je me vois attaqué par mon endroit sensible, et que je puis me soupçonner de ne plus savoir le jargon de ce pays-ci ? Vous ne sauriez, Madame, me refuser votre protection ; si ce n'est par amitié, ce sera par charité que vous l'accorderez. Autrefois, comme j'ai eu l'honneur de le dire au Roi, il m'avoit accoutumé à faire envie : je répugnerai longtemps à faire pitié, et me soutiendrai tant que je pourrai par moi-même ; mais trop de puissances se préparent à m'entreprendre pour que je puisse compter sur autre chose que sur ma propre vertu.

« Au reste, Madame, je ne vois point que cette lettre doive donner au Roi la peine d'un éclaircissement ; je ne pourrois lui dire mieux que je lui ai dit, ni que je le dis ici. Je n'ai rien à me reprocher à son égard ; je ne m'imagine pas sur quoi il peut être fâché ; je n'ai manqué en rien au très profond respect que je lui dois ; je ne me suis point éloigné ; je ne lui ai point proposé chose à lui faire de la peine. En un mot, si j'ai le cruel malheur de lui avoir déplu, ce ne sauroit être de la scène d'hier ; il faut nécessairement que cela vienne d'ailleurs.

« Si, dans ces commencements de notre procès, le Roi donnoit au public le peu qu'il se soucie de nous, et qu'il donnât à Monsieur le Duc des marques apparentes de prédilection, il n'en faudroit pas davantage pour nous faire perdre notre cause. Adieu, Madame ; permettez-moi, pour me consoler, de vous embrasser de tout mon cœur. »

Règlement pour les princesses du sang[1].

« A Versailles, le 12e mars 1710.

« Le Roi, connoissant qu'il est également de sa bonté comme de son autorité de terminer, dès leurs premiers commencements, les questions qui paroissent s'élever entre les princesses de son sang au sujet de leur rang et de leur préséance, et de prévenir même celles qui pourroient s'élever à l'avenir, a jugé à propos d'expliquer ses volontés par le présent règlement, que S. M. veut et ordonne être ponctuellement exécuté dans tous ses points :

1°.

« Les filles de France, mariées ou non mariées, conserveront, entre elles et avec les femmes des fils de France, le rang que leur naissance ou celle de leurs maris leur donne.

2°.

« Par le mot de *fils et filles de France*, S. M. entend, non seulement les enfants du Roi, mais aussi tous ceux qui sont de la ligne directe aînée et héritière présomptive de la couronne.

3°.

« Les femmes des petits-fils de France auront rang avant les petites-filles de France, quand même celles-ci seroient filles des aînés, et les autres femmes des cadets.

4°.

« Les femmes des petits-fils de France garderont entre elles le rang de leurs maris.

5°.

« Les petites-filles de France non mariées tiendront entre elles le rang que leur naissance leur donne, par rapport à la descente de l'aîné et à la proximité de la couronne.

6°.

« Si une petite-fille de France se trouve mariée à un prince de rang inférieur aux petits-fils de France, elle jouira du rang de sa naissance

1. Arch. nat., reg. O[1] 54, fol. 38 v° et 39.

avec les petites-filles de France non mariées, pourvu toutefois que le Roi le lui ait conservé.

7°.

« Les petites-filles de France non mariées auront rang avant les princesses du sang.

8°.

« Les femmes des princes du sang auront rang avant les princesses du sang non mariées, quand même celles-ci seroient filles d'un prince aîné du mari des princesses du sang mariées.

9°.

« Les femmes des princes du sang garderont entre elles le rang de leurs maris.

10°.

« Les princesses du sang non mariées garderont entre elles le rang de leur naissance suivant le droit d'aînesse de la branche dont elles descendent, en sorte même que cette aînesse se perpétue dans la branche, et que la princesse sœur de celui qui se trouvera aîné de la branche ne puisse passer qu'après la fille de cet aîné ; et ainsi du reste.

11°.

« Les princesses du sang mariées à un prince ou autre de rang inférieur au prince du sang jouiront toujours de leur rang entre les princesses du sang non mariées, pourvu néanmoins que le Roi leur ait conservé leur rang de princesses du sang. »

Brevet pour conserver à Mme la duchesse du Maine son rang de princesse du sang[1].

« Aujourd'hui, 13e mars 1710, le Roi étant à Versailles, Louise-Bénédicte de Bourbon, princesse du sang, épouse de Louis-Auguste de Bourbon, duc du Maine, légitimé de France, a représenté à S. M. que, quoiqu'elle ait toujours joui du rang que lui donne sa naissance, néanmoins, comme elle a intérêt de prévenir toutes les difficultés qui pourroient naître dans la suite sous prétexte de l'article XI du règlement du 12e du présent mois que S. M. a fait pour le rang des princesses, elle a supplié S. M. de vouloir expliquer précisément ses intentions à son égard, et, S. M. desirant en toutes occasions lui donner des

1. Arch. nat., reg. O[1] 54, fol. 40.

marques de son estime et de la considération particulière qu'elle a pour sa personne, elle a déclaré et déclare, veut et entend que madite dame la duchesse du Maine conserve son rang de princesse du sang entre les princesses du sang non mariées, et qu'elle continue d'en jouir ainsi qu'elle a fait jusques à présent, conformément aux articles x et xi du règlement. Et, pour assurance de sa volonté, S. M. m'a commandé d'en expédier le présent brevet, qu'elle a signé de sa main et fait contresigner par moi, conseiller secrétaire d'État et de ses commandements et finances. »

VII

SURVIVANCES DES CHARGES DU DUC DU MAINE ET RANG POUR SES ENFANTS[1]

1. *Grâce du Roi.*

« Le dix-septième mars de l'année mil sept cent dix, le Roi me fit l'honneur de me dire qu'il accordoit à mes enfants, comme ses petits-fils, le même rang et les mêmes honneurs dont je jouis, et il a ordonné à M. de Pontchartrain, secrétaire d'État, d'en tirer une note sur son registre. Le Roi a mis *comme à ses petits-fils,* pour empêcher M. de Vendôme de prétendre la même chose. Or, les honneurs dont je jouis à la cour sont tous les mêmes que ceux des princes du sang.

« Le Roi a décidé, pour prévenir toute difficulté, que, suivant l'usage naturel et ordinaire, mes enfants passeroient devant mon frère[2]. »

2. *Le duc du Maine à Madame de Maintenon.*

« A Versailles, le 4 avril 1710.

« Si le Roi ne m'avoit pas répété plusieurs fois, et en propres termes, quand il donna les honneurs à mes enfants, que le reste viendroit dans quelques jours, et qu'il diroit les survivances, je serois bien éloigné, Madame, de penser encore à quelque grâce seulement trois semaines après la plus grande que je pouvois jamais recevoir ; mais, sachant les choses comme vous les savez, je ne crois pas que vous me trouviez trop insolent de vous supplier d'en renouveler les idées sans faire semblant de rien, et de tâcher de découvrir quel est le temps à peu près que S. M. déclarera ses bienfaits dans toute leur prodigieuse étendue. J'espère que vous me pardonnerez la liberté que je prends, la commission que je vous donne n'étant point, ce me semble, de nature à vous être à charge. Je l'aurois pourtant accompagnée de bien des compliments et de très humbles prières, si vous ne m'aviez défendu cette espèce de style ; j'ai eu besoin, pour n'y pas tomber, de la plus forte attention dont je puisse être capable, car il m'est bien natu-

1. Ci-dessus, p. 105, note 3. — Pièces extraites, comme les lettres précédentes, du second registre de la correspondance du duc du Maine.
2. Ce dernier alinéa est écrit de la main même du duc du Maine.

rel de vous parler pathétiquement et respectueusement. Sachez-moi donc gré, Madame, de l'extrême contrainte que je me suis faite en cette occasion pour vous servir à votre mode.

« Le Roi vous aura dit sans doute que je l'ai très bien instruit de l'affaire du malheureux Lassay. »

3. *A Madame de Maintenon.*

« A Versailles, le 13 avril 1710.

« Le marquis de Lassay, Madame, est allé à Paris pour ne poin importuner le Roi par la trop fréquente vue de son triste et inquiet visage, et il m'a prié, en partant, de me charger de lui faire savoir le sort qu'auroit sa très humble supplication. Ainsi, dès qu'il y aura là-dessus quelque chose de positif, et que vous jugerez à propos de l'en instruire, ce sera par moi, s'il vous plaît, que vous ferez passer la commission. En commençant cette lettre, j'avois résolu de vous dire, Madame, que ce seroit très naturellement que je jouerois le surpris, et que, le jour de la revue étant passé, je ne savois plus à quel moment je devois m'attendre. Il est vrai que la manière d'annoncer une aussi grande grâce eût été bien galante, bien brillante, et m'eût épargné bien des lettres de compliments de tous nos Messieurs ; mais peut-être aussi qu'il m'en eût coûté la vie, car j'aurois voulu me précipiter de mon cheval pour faire mon remerciement et témoigner plus vivement devant tout le monde mon extrême reconnoissance et la parfaite notion que j'ai du prix infini d'un semblable bienfait. Il vaut mieux pour moi que mes premiers mouvements soient plus en particulier : j'aurai encore un double plaisir à les répandre et à les réitérer à chacun des gens à qui j'en apprendrai la nouvelle. Si elle arrive dans cette semaine, ce carême aura été bien charmant pour moi. Je mentirois, si je vous disois que je l'attends sans impatience ; mais je vous assure que c'est sans inquiétude, et que je suis pénétré de la tendre et attentive sollicitude, Madame, dont vous me donnez encore de si touchantes preuves dans cette occasion.

P.-S. — « Depuis ma lettre écrite, Madame, j'ai eu l'honneur de voir le Roi, qui m'a dit la réponse que je devois faire à Lassay ; je m'en acquitterai demain moi-même à Paris, où je vas pour commencer à mettre en train l'accommodement de nos affaires de famille, ou du moins pour y travailler de mon mieux. »

4. *A Madame de Maintenon.*

« A Versailles, le 15 avril 1710.

« A parler entre nous, Madame, avec la liberté dont vous m'ordonnez d'user, l'inquiétude intérieure se joindra incessamment avec l'impatience que je vous ai avouée dans ma dernière lettre ; car je ne saurois plus comprendre ce qui arrête le Roi dès qu'il trouve trop de galanterie à se déclarer dans les conjonctures marquées : sans cela, j'attendrois, pour la survivance de la charge de général des Suisses, la Saint-Martin, que les Magnifiques Seigneurs fêtent magnifiquement, et, pour la survivance de la charge de grand maître de l'artillerie, la Sainte-Barbe, qui est la fête des salpêtriers ; mais aucune de ces fêtes ne doit, à ce que je crois, fixer mes espérances. Que penserai-je donc, Madame? rien, je vous proteste, qui puisse m'attrister, mais plusieurs choses qui ne laissent pas de me surprendre. Je puis vous confesser ma surprise après l'aveu que vous m'avez fait de la vôtre, et le style de cette épître vous démontrera assez qu'ayant l'honneur de vous écrire, je ne suis pas dans mes dispositions noires. En effet, je ne les ai point encore retrouvées depuis la première grâce que le Roi a faite à mes enfants, et je vous jure[1] même que, si, présentement, quelque chose fermente en moi, cela n'est causé que par le levain que S. M. mit en me disant, le 17 mars, que le reste viendroit quelques jours après.

« Souffrez que j'emploie encore quelques jours à mes affaires particulières, car je sens bien que, dans quelques jours aussi, je ne pourrai plus songer qu'aux dangers de l'État et aux peines du Roi. »

5. *A Madame de Maintenon.*

« A Versailles, le 19 avril 1710.

« L'épithète est un peu familière ; mais je vous supplie, Madame, de me la pardonner, puisque c'est la seule qui puisse convenir : vous êtes bien aimable de suivre l'accomplissement de mon affaire avec une attention si persévérante. Ceci devient en effet assez extraordinaire, et je crois que les plus grands spéculatifs s'y perdroient, s'ils en étoient instruits. D'ailleurs, comme vous le remarquez à merveille, la scène se charge et se chargera, moralement parlant, d'événements tristes, à en juger par la lettre que vous m'avez fait l'honneur de m'écrire. Vous ne trouvez pas, depuis quelques jours, des apparences de moments favorables à hasarder des propos intéressants ; vous seriez donc, Madame, bien plus surprise que vous ne l'êtes encore du retardement du Roi, si vous voyiez la manière aisée, libre et enjouée avec laquelle il est avec moi, riant et me parlant de tout, hors de ce qu'il m'avoit assuré qu'il devoit faire incessamment. Si ce délai ne vient que de la difficulté de me surprendre, j'en fournirai volontiers des expédients : il n'y a qu'à déclarer cette nouvelle pendant que je serois à la chasse, ou quand mes enfants prendront congé de S. M. pour aller à Sceaux. Je confesserai pourtant, avec la simplicité et la vérité que vous me connoissez, que rien ne me surprendroit tant que de ne voir rien venir. »

1. Le duc, dans la copie, a corrigé *proteste* en *jure*.

6. *A Madame de Maintenon.*

« A Versailles, le 21 avril 1710.

« Les occasions de remerciements que j'ai à vous faire, Madame, se présentent trop souvent pour que la langue puisse suffire à les varier. Mon cœur sent tout ce qu'il faut ; mais les termes ne m'en permettent point l'expression. Suppléez-y, je vous en conjure, par la notion que vous avez de mon intérieur. Vous avez fait merveilles pour accomplir ma grande besogne, et je ne saurois plus comprendre ce qui peut en arrêter la conclusion. Elle n'est point indifférente, et je ne suis point le seul qui y compte : on répute les engagements véritablement pris, et il ne s'y trouve aucune conséquence embarrassante, le cas étant unique. Pourquoi donc (pour me servir de vos termes) ne pas accoucher, la chose étant déterminée il y a dix jours ? S. M. pourroit-elle croire que je pusse songer à ralentir mes assiduités auprès de sa personne, ou dans les fonctions de mes charges, dès qu'il aura établi mes enfants ? Ah ! Madame, si cela étoit, il se tromperoit bien dans son calcul, car jamais je n'ai si vivement desiré de travailler pour sa satisfaction et pour sa gloire, et pour me sacrifier pour l'État, que je le desire à présent. Rien de trop chaud, ni de trop froid pour moi ; jamais je n'aurai plus d'occasions de montrer un zèle qui n'est pas commun, et d'accomplir l'ardeur que j'ai d'élever des gens pour servir le Roi à sa mode, de le servir moi-même utilement, et de n'avoir jamais que sa personne à servir. Si vous voulez, montrez-lui cette lettre : je vous en fais l'arbitre. Je m'assure, Madame, que vous voudrez bien répondre pour moi, et lui faire remarquer que je n'ai plus à présent, de quelque côté qu'on se tourne, aucun antagoniste. »

7. *A Madame de Maintenon.*

« A Versailles, le 22 avril 1710.

« Enfin, Madame, le Roi m'a déclaré que l'accomplissement de ses grâces pour moi alloit éclore avant le voyage de Marly, et qu'il donneroit part demain à Monseigneur de ce qu'il avoit dessein de faire. J'en suis aussi transporté que si je ne m'y étois point attendu. S. M. n'a pas même voulu de mes remerciements apparents ; je ne puis en effet dire tout ce que je sens. On m'a assuré que vous ne saviez pas qu'on dût me parler aujourd'hui : ainsi, laissez-vous apprendre d'original, si vous le jugez à propos, ce qui vient de se passer. Mais, outre que le propre de la joie excessive est de se contenir difficilement, vous avez trop contribué, Madame, à ce qui me la cause, et vous partagez trop sincèrement les mouvements de mon cœur, pour que je croie faire une grande faute en vous informant la première de l'accomplissement de votre ouvrage. Vous recevrez des marques publiques de notre reconnoissance, quand elles me seront permises ; en attendant, ne dédaignez pas, je vous en conjure, les prémices d'une gratitude impossible à exprimer. »

Par d'autres pièces de la même correspondance, on voit que Madame la Princesse, désireuse de reconnaître ce qui venait d'être fait pour sa maison, offrit d'agir pour M. du Maine auprès du Roi et de Mme de Maintenon, et fut acceptée avec gratitude. Le 23, M. du Maine étant présent, le Roi dit au duc de Bourgogne qu'il serait toujours de son intérêt de soutenir les bâtards, comme étant ceux à qui on pourrait se fier plus qu'à personne; le duc de Bourgogne répondit qu'il avait toujours pensé de même.

VIII

PROJET DE MARIAGE POUR LE DUC DE VENDÔME[1]

Mémoire rédigé par le cardinal de Bouillon sur un projet de mariage entre M. le duc de Vendôme et Mlle de Bouillon[2].

« Il y a un an que, Mme de Bouillon ayant entendu dire qu'on travailloit pour faire que M. de Vendôme épousât Mlle d'Armagnac, elle dit à M. l'abbé de Chaulieu : « Seroit-il possible que, ne voulant « que de la naissance, et ne songeant point au bien, vous préféras« siez Mlle d'Armagnac à une de mes filles ? » Et il répondit à Mme de Bouillon : « Si nous en étions capables, vous devriez me faire « jeter de ce balcon en bas, sur lequel je vous parle. » Depuis ce temps-là, Mme de Bouillon ne songea plus à cette affaire.

« Lorsque le Roi étoit à Fontainebleau, Mme de Bouillon écrivit à M. de Bouillon que l'abbé de Chaulieu avoit eu avec elle une conversation dans laquelle il lui avoit fait des propositions qu'elle étoit sûre qui lui feroient plaisir, quand elle les lui diroit à son retour. Ces propositions étoient celles du mariage de Mlle de Bouillon avec M. de Vendôme, exagérant fort les convenances de part et d'autre et le plaisir qu'il auroit, s'il voyoit terminer cette affaire heureusement. Mme de Bouillon l'engagea de répéter à M. le cardinal de Bouillon, en présence de M. de Bouillon, les mêmes avances qu'il lui avoit fait[es]. Ensuite, lorsque M. de Vendôme a été de retour, elle a pressé M. l'abbé de Chaulieu de savoir s'il étoit effectivement dans les dispositions de se marier, et, pour lors, M. l'abbé de Chaulieu lui dit, comme un homme embarrassé et qui vouloit se tirer d'affaire, que M. de Vendôme ne vouloit pas songer à se marier; et elle lui répondit : « Il est « donc inutile que nous entrions dans le détail de ce qui se pourroit « faire dans la famille, puisque M. de Vendôme est éloigné de se ma-

1. Ci-dessus, p. 111, note 1.

2. Arch. nat., Papiers Bouillon, R[2] 66. Le texte qu'on va lire avait été précédé d'une première rédaction en style direct, qui devoit être plus détaillée, mais dont il ne subsiste que le fragment que nous donnerons en note, p. 525. Le projet auquel il se rapporte est certainement antérieur à 1697, époque à laquelle le cardinal de Bouillon quitta la cour pour n'y plus revenir; l'allusion qu'on trouve dans le mémoire à un bruit de mariage entre Vendôme et Mlle de Clérembault permet d'en placer la rédaction vers le commencement de 1695, et probablement dans les derniers jours de mars: voyez notre tome III, p. 10, note 3, et les notes qui vont suivre.

« rier. » Cette réponse de M. l'abbé de Chaulieu, dont Mme de Bouillon se croyoit aussi sûre que d'elle-même, fit qu'elle regarda l'affaire comme une chose non avenue.

« Il y a quelques jours qu'une amie de Mme de Bouillon[1], qui l'est aussi beaucoup de M. de Vendôme, lui demanda d'où vient qu'elle ne pensoit point à faire le mariage de M. de Vendôme avec sa fille, et qu'en raisonnant avec lui, il lui avoit témoigné une si forte inclination pour Mlle de Bouillon, qu'elle étoit persuadée que ce seroit une chose très faisable; si on y vouloit penser sérieusement, qu'on le pourroit faire. Mme de Bouillon demanda à son amie sur quoi elle fondoit ces espérances. Elle lui répondit qu'en raisonnant avec lui et lui disant qu'il étoit absolument nécessaire qu'il se mariât, ils parcoururent les partis auxquels ils pouvoient songer, et, lorsqu'elle avoit nommé Mlle de Bouillon parmi les autres, il lui avoit dit : « Je vous avoue qu'il n'y « a que celle-là qui me convienne, et que je desire par tous les en- « droits. Tout ce que je crains est que les affaires de la maison de « Bouillon soient en si méchant état qu'ils ne puissent lui rien don- « ner, et j'ai besoin qu'une femme me porte quelque chose ; mais je « préférerois toujours, par mon goût, Mlle de Bouillon pour la moitié « moins d'une autre de sa naissance ; » ajoutant que, pour Mlle de Clérembault[2], quand elle auroit une fois plus de bien qu'elle n'a, il n'y songeroit jamais, et qu'il ne vouloit pas épouser de si jeunes personnes ; que l'âge, l'esprit, la conduite, les manières de Mlle de Bouillon, ses goûts de chasse, de campagne, sa famille, tout lui convenoit, et qu'en se mariant, il vouloit se marier pour lui, et non pas pour les autres, et trouver de la douceur dans son mariage. Cette amie étant venue voir Mme de Bouillon le jour qu'elle coucha à Versailles, Mme de Bouillon voulut qu'elle contât à M. de Bouillon et à M. le cardinal toute cette conversation que M. de Vendôme avoit eue avec elle. Cette amie, ensuite, redit à M. de Vendôme la conversation qu'elle avoit eue avec MM. de Bouillon, en lui ajoutant, ce que nous n'avons su que d'avant-hier, que le meilleur parti qu'il avoit à prendre avant toutes choses étoit de consulter le Roi sur son goût, et lui dire naïvement celui qu'il avoit pour Mme de Bouillon, pour, suivant la réponse du Roi, agir ou ne pas agir. Sur quoi, M. de Vendôme répondit à cette amie : « C'est bien mon sentiment, et, au retour du voyage de « Choisy (où il alloit ce jour-là[3]), j'en parlerai au Roi ; en suite de « quoi je me déterminerai à ce que j'aurai à faire. »

« Durant ce temps-là, nous n'avons rien dit, ni fait dire à M. de Vendôme ; mais simplement, avant-hier, sur ce que Mme de Bouillon nous

1. Mme de Grancey, comme on le verra ci-après, p. 526.
2. Marie-Gilonne Gilier de Clérembault, qui épousa en 1696 le duc de Luxembourg : notre tome III, p. 10.
3. Dangeau signale plusieurs voyages de Monseigneur à Choisy dans le courant de janvier, février et mars 1695.

manda à Marly[1] qu'il falloit absolument que nous sussions ce qui s'étoit passé le jour d'auparavant entre cette amie et M. de Vendôme, M. le cardinal de Bouillon alla, pour la première fois de sa vie, chez cette amie, qui lui dit que M. de Vendôme l'étoit venu voir le jour d'auparavant, résolu de ne pas différer plus longtemps de marquer ses sentiments au Roi, pour, sur ce que le Roi lui diroit, penser sérieusement à cette affaire, ou n'y plus penser ; et cette amie ne s'ouvrit de cela à M. le cardinal de Bouillon que sur la parole qu'elle exigea de n'en parler ni faire parler au Roi avant le départ de M. de Vendôme pour Anet[2].

« Cette amie, dans cet entretien, dit encore à M. le cardinal de Bouillon que M. de Vendôme, dans la conversation du jour précédent, lui avoit dit que l'abbé de Chaulieu l'avoit assuré d'une chose qui lui faisoit beaucoup de peine, qui étoit qu'on ne pouvoit pas, à la vérité, avoir plus de sagesse qu'en avoit Mlle de Bouillon, mais que son humeur étoit insupportable ; à quoi cette amie dit n'avoir répondu que par se mettre à rire, en ajoutant : « Vous voyez bien, puisqu'on vous « dit des choses si fausses, qu'on n'a guère d'envie que vous vous mariiez ; car je puis vous assurer que, par tout ce qui m'est revenu « d'elle, et par gens qui ne sont nullement dans les intérêts de sa mai« son, c'est l'humeur du monde la plus douce et la plus égale. » Dans cette même conversation, cette amie dit à M. le cardinal de Bouillon qu'elle n'avoit jamais vu un homme si consterné que lui avoit paru l'abbé de Chaulieu, qui étoit dans sa chambre lorsque M. de Vendôme lui avoit parlé en particulier le jour précédent, et que cela venoit sans doute de ce que M. de Vendôme venoit de lui marquer son intention en faveur de Mlle de Bouillon, et peut-être la résolution qu'il avoit prise de marquer ses sentiments au Roi en sa faveur avant que de partir pour Anet.

« Sur ce que M. le cardinal de Bouillon dit à cette amie de M. de Vendôme que nous ne pouvions pas, au moins, nous dispenser de marquer à M. de Vendôme, avant qu'il allât à Anet, quand ce ne seroit qu'en passant, notre reconnoissance et notre sensibilité de la manière dont il avoit parlé sur le sujet de Mlle de Bouillon, elle en demeura d'accord. M. le cardinal de Bouillon s'en étant retourné à Marly, suivant ce dont il étoit convenu avec M. de Bouillon, qui n'y pouvoit pas retourner, il dit à M. de Vendôme, dans le salon de Marly, qu'on ne pouvoit pas être plus sensible que nous l'étions de la manière dont il avoit parlé sur le sujet de[3] Mlle de Bouillon ; que nous voudrions

1. En 1695, le Roi alla à Marly du 26 au 28 janvier et du 13 au 18 mars.

2. Selon Dangeau (tome V, p. 185), M. de Vendôme passa à Anet le commencement du mois d'avril 1695.

3. Les mots *le sujet de* ont été ajoutés après coup de la main du cardinal.

avoir des millions à lui pouvoir donner pour lui procurer le plus grand honneur et le plus grand bonheur qui lui pouvoit arriver. Sur quoi, M. de Vendôme lui répondit, avec une vivacité incroyable, qu'il ne desiroit rien tant que l'accomplissement de cette affaire; qu'il voudroit que ses affaires fussent en état de la pouvoir épouser pour rien, et qu'il la desiroit plus que nous; que, dans le temps qu'il seroit à Anet, nous vissions ce que nous pouvions faire, et qu'il[1] s'ouvrît à l'abbé de Chaulieu de toutes choses, qui s'ouvriroit aussi à lui de l'état de ses affaires. Et, sur ce que M. le cardinal de Bouillon lui dit que le premier pas qu'il avoit à faire, ayant cette bonne volonté pour sa nièce, étoit de savoir si ce mariage seroit agréable au Roi, il lui répondit: « Je ferai sur cela ce qu'il faut; » et, dans ce moment, la viande du Roi étant servie, ils se séparèrent pour aller tous deux au souper du Roi[2].

1. Le cardinal de Bouillon, que désigne aussi le *lui* de la ligne suivante.

2. Ici s'intercalait un passage, le seul conservé, de la rédaction primitive dont il a été parlé plus haut; nous le reproduisons à cause des détails qu'il donne, et qui ont été supprimés du texte définitif. Il a trait aux incidents du souper du Roi et à ce qui suivit. C'est le cardinal qui a biffé cette partie de sa main, et qui a fait une correction qu'on indiquera tout à l'heure: « [M. de Vendôme], qui demeura derrière la chaise du Roi durant tout le souper, avoit les yeux sur elle [Mlle de Bouillon]. A la fin du souper du Roi, par deux reprises, M. de Vendôme parla au Roi, et, lui ayant parlé encore hier matin assez longtemps avant que de prendre congé de S. M. pour aller à Anet, je crus qu'il lui avoit parlé de cette affaire pour savoir les intentions du Roi et s'y conformer. Néanmoins, comme M. le Grand Prieur se tint toujours auprès de M. de Vendôme lorsqu'il parla au Roi hier matin, et que M. de Vendôme eut un entretien de plus d'un quart d'heure avec M. le Grand Prieur dans une embrasure de fenêtre, et que M. le Grand Prieur ne quitta pas Monsieur son frère jusqu'à ce qu'il l'eût mis dans sa chaise pour s'en aller à Anet, cela me donna quelque crainte que M. de Vendôme, par le conseil de M. l'abbé de Chaulieu, n'eût été détourné par M. le Grand Prieur de parler au Roi. M. le Grand Prieur obséda si fort M. de Vendôme jusques au départ de M. de Vendôme (*sic*), qu'il me fut impossible de lui demander s'il avoit parlé au Roi, et ma crainte n'a été que trop bien fondée, par ce que Mme de Grancey nous apprit hier, qui est que l'abbé de Chaulieu, accompagné de M. de la Fare, lui avoit fait de grands reproches de ce qu'elle avoit embarqué M. de Vendôme à faire un si beau pas (le cardinal a ajouté de sa main *si*, et biffé, après *pas*, ces mots: *s'il ne l'avoit empêché*) qui étoit de parler au Roi, et qu'étant autant de ses amies qu'elle l'étoit, elle avoit dû s'opposer à cette pensée de M. de Vendôme. Sur quoi, cette amie (le cardinal a écrit: *cette amie*, en interligne, au-dessus de *Mme de Grancey*, biffé) lui répond que c'étoit parce qu'elle étoit des amies de M. de Vendôme que non seulement elle n'étoit pas opposée à ce premier pas que vouloit faire M. de Vendôme, mais qu'elle lui auroit dû conseiller, s'il n'y avoit pas été porté par lui-même. Sur quoi, M. l'abbé de Chaulieu lui répondit que

« M. le cardinal de Bouillon étant venu hier rendre compte de cela à M. et à Mme de Bouillon, ils jugèrent tous trois ensemble qu'il devoit aller parler à M. l'abbé de Chaulieu sans lui rien faire connoître de ce qu'on découvroit de ses sentiments, opposés en général au mariage de M. de Vendôme, et en particulier à son mariage avec Mlle de Bouillon, par la crainte apparemment qu'il a que le goût et l'inclination que M. de Vendôme a fait paroître pour Mlle de Bouillon lui puisse être, dans la suite, préjudiciable.

« M. le cardinal de Bouillon alla donc hier, après dîné, chez M. l'abbé de Chaulieu, où, à la présence de M. le Grand Prieur, qu'il demanda d'abord, il lui rendit compte de ce qui s'étoit passé le jour d'auparavant entre M. de Vendôme et lui dans la conversation qu'ils eurent ensemble dans le salon de Marly, qui ne dura pas deux *Miserere*. M. le Grand Prieur, avec des manières très honnêtes, lui dit que Monsieur son frère lui avoit rendu compte de la chose, mot pour mot comme M. le cardinal de Bouillon la lui disoit : à quoi il lui ajouta qu'en cela le goût de Monsieur son frère étoit fort conforme au sien, et qu'il ne desiroit rien tant, et n'avoit jamais rien tant desiré que de voir Monsieur son frère se marier, mais qu'il falloit voir ce que nous pourrions donner à Mlle de Bouillon, ajoutant qu'il ne falloit pas simplement à M. de Vendôme de l'argent sans naissance, mais aussi qu'il lui falloit de l'argent avec de la naissance, ses affaires n'étant pas en état, comme il me l'avoit dit lui-même, pour qu'il pût se passer de bien en se mariant. Pour ce qui est de M. l'abbé de Chaulieu, il parut à M. le cardinal de Bouillon fort embarrassé et peu naturel dans ses réponses. »

Au mémoire ci-dessus est jointe une lettre autographe de Mme de Grancey au cardinal, relative à la même affaire ; nous en conservons l'orthographe :

c'étoit là un beau procédé, et que c'étoit le moyen pour que, par dévotion, on fît faire ce mariage en quatre jours de temps à M. de Vendôme ; que, pour lui, abbé de Chaulieu, il le desiroit, étant attaché à notre maison au point que c'étoit à lui à qui cette pensée étoit venue le premier, et qu'il en avoit fait l'ouverture à Mme de Bouillon, mais qu'il falloit qu'une femme portât cinq cent mille écus à M. de Vendôme. Sur quoi, Mme de Grancey répondit : « Il vaut mieux dire tout « naturellement : « Il ne faut pas qu'il se marie ; » car où trouverez-vous « une fille de qualité qui ait cinq cent mille écus, ni rien d'approchant, « à donner à M. de Vendôme ? » Par un billet que M. de Vendôme écrivit à Mme de Grancey en partant pour Anet, il lui manda pour raison : « J'ai remis à mon retour de parler au Roi, et cependant j'ai prié M. le « cardinal de Bouillon d'entrer avec M. de Chaulieu dans le détail de « ce que sa maison pourra faire pour Mlle de Bouillon. » Sur cela, nous jugeâmes hier que je devois aller parler à M. l'abbé de Chaulieu, sans lui rien faire connoître de ce que nous découvrions de ses sentiments, etc... » La suite comme dans le texte définitif.

« Ce lundy au soir

« Iay prié m[r] uostre frere de uous rendre conte de la conuersation que ieus hier auec ses trois me[rs]. ie me seruis du peu desprit que iay pour leur persuader que ie ne contois que sur eus pour la conclusion de lafaire que nous desirons mais ie uis bien quil nest pas possible quoy qu'on face de les faire changer de sentiments le g. p. [Grand Prieur] apres beaucoup de compliments me dit quil ne feroit pas un pas dans cette affaire que par m[r] son frere qui lauoit chargé de nous dire en partant quil ne uouloit point se relacher a moins de sinq cent mille escus ; il nest pas besoin que ie uous dise ma responce uous iuges bien de quelle maniere elle dut estre m[r] uostre frere uous en dira le detail labbé adiouta que m[r] de u. [Vendôme] luy auoit escrit la mesme chose mais il ne montra pas la lettre ; contes monseigneur que que uous ne feres rien que par le roy si on peut le porter à parler à m[r] de u. et luy [dire[1] quil seroit] bien aise que m[r] [de Pontchar]trin examina laffaire [auec la]bbé cella lempecheroit [peut estre] de mettre en oeuure tout[e sa] noirceur quant on luy [dira] que le roy le desire il changera de langage. Cet ma pensée que uous aprouueres ie croy et assurement uous ne scauries mettre les fers au feu trop tost. ie uous donne le bonsoir et suis si fatiguée dauoir solicité que ie nen puis plus. »

(Un paraphe pour signature.)

Au dos : « A monsieur monsieur le Cardinal de bouillon. »

1. Un coin de la lettre se trouvant déchiré, je supplée les passages manquants.

IX

L'ORIGINE DES COSSÉ[1]

« Il y a dans le pays du Maine une terre du nom de Cossé, qui, apparemment, a donné le surnom à la maison qui le porte ; mais, quelque grande qu'elle soit devenue, comme personne, jusques ici, n'a connu les ancêtres de Thibaut, seigneur de Cossé, qui vivoit l'an 1440, on ne sauroit remonter au delà. L'on sait seulement que René de Cossé, seigneur de Brissac, son fils, gouverneur d'Anjou et du Maine, et gouverneur des enfants de France, profitant de la faveur des deux frères Artus Gouffier, seigneur de Boisy, grand maître de France l'an 1515, et Guillaume Gouffier, seigneur de Bonnivet, amiral de France l'an 1517, desquels il avoit épousé la sœur, fut fait grand fauconnier, puis grand panetier de France l'an 1521 et 1522, et cette charge est devenue héréditaire à ses descendants.

« Entre ceux qui se sont les plus illustrés par leurs grands services, la France se souviendra toujours du célèbre Charles de Cossé, comte de Brissac, maréchal de France et gouverneur de Piémont, mort l'an 1563, et d'Artus de Cossé, son frère, seigneur de Gonnor, aussi maréchal de France l'an 1567.

« C'est celui-ci qui fut le père de Charles de Cossé, duc de Brissac, mort encore maréchal de France l'an 1621, et du brave Timoléon de Cossé, comte de Brissac, mort à l'âge de vingt-six ans, l'an 1569, étant colonel de l'infanterie françoise.

« Le duc de Brissac, fils de ce maréchal, s'étant avisé, après avoir épousé la fille d'un très riche partisan appelé Richard Portail, homme de petit nom en Bretagne[2], de dire, en parlant de sa maison et de ses ancêtres, qu'il étoit issu en droite ligne de l'empereur Cocejus Nerva, pour se moquer de cette ridicule extraction, et de la chute qu'elle faisoit par son alliance avec ce Rocher (*sic*) Portail, on fit alors ce couplet de chanson :

Petit Brissac, vous n'avez pas raison
De tant vanter votre illustre maison,
Car d'Hozier, qui en sait le détail,
Dit que l'on va
De Cocejus Nerva
Jusqu'à Rocher-Portail.

1. Ci-dessus, p. 130, note 3. — Extrait du mémoire de d'Hozier sur le Parlement, ms. Clairambault 719, p. 44-45.

2. C'était Guyonne Ruellan, fille d'un financier qui possédait le Rocher-Portail, sur la paroisse de la Selle-en-Cogles.

X

LE CURÉ DE SAINT-GERMAIN-L'AUXERROIS[1]

« M. Étienne la Brue, né à Bordeaux le 5 septembre 1663, mourut ici (à Paris) le 7 avril dernier. Il a gouverné la paroisse de Saint-Germain-l'Auxerrois cinquante ans moins quelques mois, en qualité de curé, et il en avoit été vicaire pendant plusieurs années, sous M. Chapelas, son oncle, qui la lui résigna. L'oncle n'avoit de débats avec le neveu que sur les longs délais de celui-ci à prendre possession du bénéfice. M. la Brue, par une disposition malheureusement trop rare, auroit souhaité que la résignation devînt surannée, afin de perdre son droit à une place, ou plutôt à un fardeau dont il connoissoit toute la pesanteur. Les trois années presque écoulées, ses amis, et le feu P. de la Tour entre autres, qui avoit sa confiance, le pressèrent vivement, et toujours il leur opposa la sainte frayeur dont il étoit pénétré, barrière qu'il ne leur fut pas possible de surmonter. Il fallut que M. l'archevêque de Paris (Noailles) l'y contraignît, violence sans laquelle il auroit été inflexible. Son long ministère a répondu à une entrée si légitime, et il s'est rendu si recommandable par ses vertus sacerdotales, que la critique la plus sévère ne trouveroit pas, dans toute sa vie, de quoi fonder le plus léger reproche. La solidité de son esprit, la bonté de son cœur, une piété éminente et des lumières sûres ont été l'appui de toute sa conduite.

« Placé de la main de Dieu pour être le pasteur d'un peuple qu'il a vu renouveler, dans combien de détails sa charité ne l'a-t-elle pas fait entrer? Divisions pour cause d'intérêts, aliénations qui naissent de la différence des caractères, mésintelligences domestiques, discussions épineuses de commerçants, tout étoit porté à son tribunal, et l'on ne recouroit point à sa sagesse et à son équité, que tout ne rentrât dans l'ordre et que les parties ne se retirassent pleinement satisfaites. M. le cardinal de Noailles, instruit de la pénétration de M. la Brue, en a fait usage jusqu'à sa mort. Il lui adressoit les personnes les plus distinguées par leur rang et par leur naissance, comme à un arbitre intègre, patient, décisif. Il lui avoit confié la supériorité de plusieurs communautés religieuses, celles du Val-de-Grâce, des Hospitalières de la place Royale, et autres, dont il n'a été dépossédé qu'à l'avènement de M. de Vintimille. On peut dire, en un mot, qu'il étoit un de ceux qui soulageoient M. le cardinal de Noailles dans l'administration de l'archevêché

1. Ci-dessus, p. 317-321. — Extrait des *Nouvelles ecclésiastiques*, 29 mai 1747, p. 85-87.

de Paris, et qui l'aidoient à porter le poids de ce vaste diocèse. Cependant jamais affaire étrangère ne l'a détourné de donner sa principale application à celles qui lui étoient propres en qualité de curé. Il a servi de modèle à plusieurs de ses confrères pour la distribution des aumônes : on compte par millions ce qui lui en a passé par les mains. Les besoins de sa famille spirituelle étoient-ils remplis, il faisoit part à d'autres curés de son abondance. Persuadé que la charité est universelle, en 1709, avant et depuis, il fit passer des sommes considérables dans les faubourgs, du consentement de ceux qui les lui confioient pour le soulagement des pauvres. Il pouvoit seul suffire à tout, excepté à la distribution manuelle et journalière, qu'il confioit à des personnes de son choix, c'est-à-dire les plus sages et les plus exemplaires. Tout ressortissoit à lui : on rendoit compte en sa présence, on discutoit les besoins, et, jusqu'au dernier jour de sa vie, il s'est réservé singulièrement cette portion du ministère pastoral sans en être détourné ni par ses infirmités, ni par son grand âge. Si les aumônes « suoient entre ses mains » (c'étoit son expression) pour les dispenser avec connoissance, et comme pour les multiplier en les appliquant en certaines rencontres avec une sorte d'épargne, il savoit aussi les répandre à propos, et avec une étonnante prodigalité, sur des familles dont il a payé les dettes, soutenu le négoce et relevé l'état. Il tenoit en main la balance, et ne croyoit pas donner plus à celui qui avoit besoin de vingt mille livres, qu'à un autre une somme modique, pour de modiques nécessités. Un tel pasteur étoit un vrai père, qui méritoit la confiance de ses enfants, et qui l'avoi toute entière.

« Dès sa première jeunesse, la piété soutenoit son zèle dans le travail, et son zèle, qui ne s'est jamais ralenti, nourrissoit sa piété. Parvenu à la tête d'un clergé nombreux, il en a été le modèle dans toutes les vertus ecclésiastiques. Sa simplicité dans tout son extérieur, une vie de règle et de sobriété, beaucoup d'application au travail, l'innocence et la candeur de ses mœurs lui attiroient les respects du clergé et du peuple. A l'autel, la majesté et la décence de son maintien frappoient les fidèles présents au sacrifice, et, dans les autres fonctions de son ministère, que l'habitude et la répétition font trop souvent dégénérer en actions communes et en routine, il inspiroit par son recueillement l'esprit de foi dont il étoit lui-même rempli. L'église étoit vraiment pour lui le temple du Dieu vivant, et son respect pour le lieu saint se renouveloit chaque fois que son devoir l'y appeloit. Cette fidélité à remplir tous ses devoirs de pasteur étoit en lui l'effet d'une haute idée de la religion, et de la connoissance de la sainteté dont il convient à un prêtre d'être revêtu. Dans le choix de ses coopérateurs, il usoit, pour l'ordinaire, de tout son discernement et de sa délicatesse de conscience ; mais sa vue dominante fut, dès son installation, de former sous ses yeux un corps de jeunes clercs, auquel il donna sa principale attention. Le règlement de vie qu'il avoit dressé pour eux caractérise un pasteur selon le cœur de Dieu. Ce règlement, qui n'étoit destiné qu'aux clercs de sa paroisse, a passé dans d'autres clergés, qui avoient la sainte émulation d'imiter celui de Saint-Germain-l'Auxerrois. Un jeune homme qui se conduisoit avec fidélité par les sages avis renfermés dans ce règlement y trouvoit de quoi former son esprit et son cœur selon les règles et les maximes des Pères. Ce travail n'a pas été sans fruit pour le maître du champ qui avoit semé de si bon grain : quelle ressource ce pasteur n'a-t-il pas trouvée dans ses élèves, jusqu'à l'avènement surtout de M. de Vintimille ! Le diocèse de Paris peut l'attester. Combien de sujets sont sortis des mains de M. la Brue en état de gouverner les plus grandes paroisses ! Beaucoup d'autres diocèses ont eu l'avantage de posséder, en qualité de grands vicaires, ou de curés, ou de supérieurs de séminaire, des hommes parfaitement instruits dans la science ecclésiastique, qui étoient les enfants du digne pasteur dont nous parlons, et dont nous abrégeons extrêmement l'éloge.

« Un homme tel que celui-là pouvoit-il n'être pas un adversaire déclaré de la Bulle ? Il en interjeta appel à la tête de son clergé, qu'il assembla chez lui extraordinairement dès l'après-midi du 5 mars 1717, jour que l'appel des quatre évêques fut notifié en Sorbonne. Les ecclésiastiques, au nombre de cinquante-sept, en y comprenant ses deux vicaires (MM. Baudin et Badoire, aujourd'hui curé de Saint-Roch), souscrivirent l'acte de toute la plénitude de leur cœur. En 1720, il réappela, quoique, dès le 30 avril 1717, il eût déjà souscrit une lettre commune avec quelques-uns de ses confrères, en forme de remontrances contre le corps de doctrine que l'on annonçoit dès lors. Attaché à M. le cardinal de Noailles par respect, par devoir, par inclination, et par un commerce intime et très fréquent, il fut bien éloigné de le suivre dans ses affoiblissements, ou de se prêter aux vues d'accommodement que presque tout l'archevêché insinuoit. Il se mit comme à la tête des curés de Paris dans les lettres, requêtes, remontrances et autres actes que le diocèse eut la consolation de voir présentés par eux à S. Ém., ou pour la soutenir quand elle chanceloit, ou pour la relever quand elle avoit fait quelque chute. En relisant aujourd'hui ces monuments précieux pour l'Église, et si honorables pour les curés de cette capitale, on y trouve une conciliation admirable des différents devoirs : la modération ne prend rien sur la fidélité et l'attachement aux vérités, comme le respect et les égards ne font rien perdre à la générosité des démarches mesurées de ces illustres défenseurs de l'appel. M. la Brue, qui étoit comme le lien de ses confrères, et celui sur la prudence de qui ils se reposoient dans ces temps si critiques, ne se déterminoit que par les vues de la foi à solliciter ces actes ou à s'y réunir ; car, par un caractère de douceur et de modestie qui lui étoit naturel, il lui en coûtoit plus qu'à d'autres pour se mettre sur les rangs, ou pour paroître avec éclat. C'étoit aux pieds de Jésus-Christ qu'il portoit toute l'ardeur de son zèle. Lui présentoit-on la lumière, il la saisissoit promptement, et il obtenoit dans la prière la force de la suivre. La piété qui dirigeoit ses démarches le fixoit dans ces rencontres, et souvent lui faisoit ajouter aux raisons qu'on lui communiquoit d'autres motifs plus puissants pour relever la nécessité de réclamer ou d'attaquer. Le public sait son adhésion aux actes en faveur de Monsieur de Senez; mais peu de personnes sont instruites de l'anecdote suivante. Le jour que l'on apprit à Paris l'inique jugement rendu contre Monsieur de Senez par le conciliabule d'Embrun, M. le curé de Saint-Germain mit entre les mains d'un homme de confiance vingt-cinq louis pour faire tenir au saint évêque. Le lendemain matin, il en donna autant à la même personne, lui disant qu'il avoit compté avec lui-même, et qu'il s'étoit trouvé plus riche qu'il n'avoit cru d'abord. « Dût-il être, ajouta-t-il, mon pensionnaire, ce saint captif, je m'en ferois honneur, et je manquerai plutôt à moi-même que de lui manquer. » Le correspondant du prisonnier de Jésus-Christ dit, dans le temps, que c'étoit de M. la Brue qu'il avoit reçu la première somme, pourquoi ne dirions-nous pas la première aumône ? destinée au saint captif. De tout temps il avoit pris un singulier intérêt à la cause pour laquelle Monsieur de Senez était condamné. La signature du Formulaire sans explication ni restriction étoit incompatible avec cette sincérité et cette droiture qui ont toujours été l'âme de sa conduite. Dans les années où l'on pourroit dire qu'il y a eu comme un assoupissement passager sur l'injuste exaction de cette signature, il étoit du petit nombre de ceux qui conservoient une opposition irréconciliable à ce premier germe de tant de maux qui ont été comme l'effet de son introduction dans l'Église.

« Enfin, M. la Brue, qui avoit vu le diocèse de Paris dans tout son lustre sous M. le cardinal de Noailles, a passé ses dernières années dans l'amertume la plus profonde. Le triste état auquel le gouvernement de M. de Vintimille a réduit ce diocèse pendant les dix-sept années qu'il a duré, a été la matière continuelle de ses larmes, et c'est dans cet esprit de gémissement qu'il a terminé sa longue carrière par une mort si prompte, que le saisissement et la consternation furent universels dans toute la paroisse. L'empressement de donner à ce vénérable pasteur des marques de respect, d'attachement, de religion, fut général. Un concours prodigieux de paroissiens et d'autres personnes de différents quartiers de Paris, qui assistèrent à ses funérailles, les larmes, les regrets, faisoient du respectable pasteur un éloge accompli. Il a fait les pauvres de sa paroisse ses légataires universels dans un testament à la tête duquel on lit : « J'ai déclaré ailleurs mes dispositions intérieures ; ainsi, je ne parlerai que du temporel. » Ces dispositions ne sont point parvenues à notre connoissance. Ceux qui en sont dépositaires ne voudront pas sans doute en frustrer le public, ni en priver l'Église. »

Outre cet article des *Nouvelles ecclésiastiques* qui vient d'être reproduit, on trouve des renseignements et des documents sur le rôle de M. la Brue dans maint endroit des trois gros volumes de Nivelle, qui parurent à Cologne, en 1757, sous le titre de : *la Constitution* UNIGENITUS *déférée à* l'*Église universelle,* plus particulièrement dans la Suite du tome I' p. 112, 113, 133, 135, 140, 144, 145, 148 et 149.

Après m'avoir indiqué cette source importante, où le rôle des ecclésiastiques de Paris et de la province se trouve exactement déterminé par les actes mêmes de chacun, M. Gazier m'a bien voulu signaler encore un passage du même tome I, p. 13, 2e colonne, où il est dit que, la protestation d'un docteur de la faculté de théologie de Reims, en date du 4 août 1719, contre l'obligation de signature pure et simple imposée aux candidats, ayant été communiquée au Conseil, le duc de Saint-Simon écrivit de sa main, au bas, cette note : « Telle qu'elle est, S. A. R. l'approuve. » Sur quoi, l'éditeur a ajouté : « Si, dans la suite, cette conclusion (la protestation) a été biffée des registres, on sait que les sentiments de ceux qui l'ont faite, et qu'on a écartés de ce corps, subsistent sans variation. »

Nous aurons sans doute occasion de revenir sur le rôle que Saint-Simon put tenir dans le Conseil, ou auprès du Régent, à propos de la résistance des jansénistes.

XI

LES COSKAER DE LA VIEUVILLE[1]

(Fragment inédit de Saint-Simon[2].)

« M. DE LA VIEUVILLE, Robert Coskaer (il précéda M. de Torigny), fut après son père gouverneur de Mézières et de Linchamp, et fut grand fauconnier à la mort du maréchal-duc de Brissac. Il avoit été en 1573 gentilhomme de la chambre du roi de Navarre, en 1574 lieutenant général de Rethelois, en 1577 capitaine de cinquante hommes d'armes des ordonnances. Il fit ériger sa terre de Sy en marquisat sous le nom de la Vieuville, alla ambassadeur en Angleterre en 1599, et mourut en 1612. Son bisaïeul est le premier connu pour gentilhomme breton établi en Artois qui prit le nom et les armes de la Vieuville, qu'il crut avec raison meilleurs que les siens. Notre chevalier de l'Ordre et son père avoient été attachés au père d'Henri IV ; cela le fit, à la fin, chevalier de l'Ordre. Il fut père du surintendant des finances si connu par sa grande fortune, par sa profonde disgrâce, par son triomphant retour. Comme il mourut duc à brevet, et son fils après lui, on réservera ces Messieurs de la Vieuville aux DUCS A BREVET[3]. »

1. Ci-dessus, p. 342-343.
2. Extrait des *Chevaliers du Saint-Esprit*, vol. 34 des Papiers de Saint-Simon (aujourd'hui *France* 189, fol. 95). Comparez l'*Histoire généalogique*, tome VIII, p. 757-762.
3. Notice imprimée à la fin du tome VIII des *Écrits inédits*, p. 685-687.

XII

MARIAGE DU DUC DE BERRY AVEC MADEMOISELLE[1]

« Le 2 juin 1710, le Roi, étant à Marly, déclara le mariage qu'il vouloit faire de Charles, duc de Berry, fils de Mgr le Dauphin, né le 31e août 1686, avec Mademoiselle Marie-Louise-Élisabeth d'Orléans, fille de Mgr le duc d'Orléans, neveu de S. M., née le 19 août 1695.

« Le 4, M. de Torcy, secrétaire d'État ayant le département des affaires étrangères, dépêcha à Rome son courrier, nommé Pigné, pour demander au Pape la dispense de parenté pour le mariage.

« Le 5e, Mademoiselle, qui étoit à Saint-Cloud lorsque le mariage fut déclaré, fut amenée à Marly. L'entrevue de Mgr le duc de Berry et de la Princesse se fit chez le Roi, qui prit d'abord la parole : il dit à Mademoiselle qu'il l'assuroit, au nom de Mgr le duc de Berry, qu'il étoit très aise et très content de l'épouser; et, se tournant vers Mgr le duc de Berry, il lui dit que Mademoiselle ressentoit comme elle devoit l'avantage qu'elle trouvoit à ce mariage, et qu'elle feroit toujours tout ce qui dépendroit d'elle pour lui plaire.

« Le 18e, le Roi, qui étoit de retour à Versailles, me dit que la dispense de Rome devoit bientôt arriver, et de faire publier des bans. Je le fis le dimanche 22e juin, en la paroisse de Versailles, où le prince faisoit sa demeure ordinaire, et à la paroisse de Saint-Eustache, parce que, Mademoiselle n'étant que depuis quelques mois à Versailles, j'ai voulu me conformer en cela aux règles de l'Église. La publication a été faite en cette forme dans l'une et l'autre paroisse :

Publication de bans.

« Il y a promesse de mariage entre très haut et très puissant prince « Mgr Charles, duc de Berry, fils de très haut, très puissant et excel- « lent prince Mgr le Dauphin, et de défunte très haute, très puissante « et excellente princesse Madame Marie-Anne-Chrétienne de Bavière, « d'une part, et très haute et puissante princesse Marie-Louise-Élisa- « beth d'Orléans, fille de très haut et puissant prince Mgr Philippe, « duc d'Orléans, et de très haute et puissante princesse Madame Ma- « rie-Françoise de Bourbon, d'autre part. »

Dispense de Rome.

« Le 3 juillet seulement, la dispense de Rome à cause de la parenté

1. Ci-dessus, p. 351, note 1. — Extrait du Cérémonial de Desgranges, ms. Mazarine 2746, fol. 2-10.

arriva ; la raison de ce peu de diligence est qu'on avoit envoyé le courrier par Turin, et qu'il fut retardé plusieurs jours à Moncalieri en attendant le passeport que M. de Médavy, commandant les troupes du Roi, avoit envoyé demander à M. de Savoie, avec lequel nous sommes en guerre.

Princes et princesses invitées.

« Le Roi me fit l'honneur de m'envoyer à Paris pour inviter de sa part les princes et princesses de la famille royale ; je n'y trouvai que Mme la Grande-Duchesse et Mme la princesse de Condé ; les autres étoient partis pour se rendre à Versailles. A mon retour, j'ai été chez eux, les avertir du jour et de l'heure des fiançailles et du mariage.

Bagues pour le mariage.

« Le même jour 3e, je portai à Mademoiselle des bagues, pour en essayer une pour le mariage. Cette bague est un jonc d'or, et non deux bagues attachées ensemble, une d'or et une d'argent, ce qu'on appelle dans le commun une *alliance;* cet usage me paroît ridicule[1].

« Le samedi 6 juillet, Monseigneur, les princes et les princesses, et les dames de la cour toutes parées, se sont rendus à l'appartement du Roi, qui travailloit avec M. Voysin, secrétaire d'Etat. Le Roi avoit fait ôter de son cabinet une grande table qui sert au Conseil, et en avoit fait placer une dans le fond du cabinet, pour la signature du contrat. Il m'a ordonné d'aller avertir M. le duc de Berry, que j'ai trouvé dans l'appartement de Mme la duchesse de Bourgogne. Son habit étoit en manteau et justaucorps, chausses fermées, le tout brodé d'or. Je l'ai conduit à l'appartement de Mme la duchesse d'Orléans, ayant avec lui M. le duc de Beauvillier, ci-devant son gouverneur et, en cette qualité, son premier gentilhomme de la chambre, et ses autres officiers. C'est à cet appartement de Mme la duchesse d'Orléans où Mademoiselle devoit se trouver ; mais, comme celui de Madame en est peu éloigné, j'avois pris la liberté de conseiller à M. le duc d'Orléans d'y faire passer la Princesse, lorsqu'elle seroit habillée, sous prétexte de faire voir ses ajustements à Madame, afin que M. le duc de Berry l'y trouvât : ce qui est arrivé de cette manière. M. le duc d'Orléans, qui étoit chez Madame, est venu au devant de M. le duc de Berry jusques au bout de la salle des gardes, en lui faisant de grandes honnêtetés. Mme la duchesse d'Orléans et Mademoiselle se sont avancées à la porte de la chambre. M. le duc de Berry lui a donné sa main droite et l'a menée à l'appartement du Roi en passant par ceux de M. le duc d'Orléans, de Mme la duchesse d'Orléans et de Mme la duchesse de Bourgogne,

1. Le *Dictionnaire de Trévoux*, en 1761, donnait cette définition du mot Alliance au sens d'anneau de mariage : « C'est une bague faite d'un fil d'or et d'un fil d'argent entrelacés, ou une bague d'une seule matière montée de deux pierres de différentes couleurs. »

et par la galerie ; ils étoient accompagnés de Madame, de M. et de Mme la duchesse d'Orléans. Le bout de la queue de la mante étoit porté par Mlle de Chartres, sa sœur, que le Roi avoit nommée pour cela quelques jours auparavant ; la queue étoit soutenue par des Bordes, écuyer de Mademoiselle, à cause de la pesanteur. L'habit de Mademoiselle étoit broché d'or, la mante de tissu d'or, de cinq aunes de long.

Signature du contrat.

« Aussitôt qu'ils ont été arrivés, M. de Pontchartrain, secrétaire d'État, qui étoit accompagné de M. de Torcy, aussi secrétaire d'État, a commencé de lire le contrat, et, après en avoir lu quelques lignes, le Roi lui a demandé la plume et a signé. Ensuite tous les princes et princesses qui étoient présents ont signé dans leur rang suivant le nouveau règlement, ainsi que je l'ai marqué ci-après.

« M. de Pontchartrain a donné la plume au Roi et aux autres princes et princesses, jusques et compris Mme la Grande-Duchesse ; puis, il l'a remise dans l'écritoire, où tous les autres princes et princesses l'ont prise pour signer.

Fiançailles.

« Après cette signature, le Roi m'a ordonné de faire venir M. le cardinal de Janson, grand aumônier, qui étoit dans la chambre de S. M., en camail et rochet avec l'étole, accompagné de ses aumôniers et du curé de Versailles, lequel étoit en surplis et en étole. Le cardinal a fait les fiançailles ayant devant lui M. le duc de Berry à sa gauche et Mademoiselle à sa droite, en sorte que M. le duc de Berry avoit, suivant l'usage ordinaire, la droite sur la Princesse son épouse. Lorsque le cardinal leur a fait les demandes, M. le duc de Berry, avant que de dire oui, a fait la révérence au Roi et à Mgr le Dauphin ; Mademoiselle l'a faite au Roi, à Madame, à M. le duc et à Mme la duchesse d'Orléans.

« Je dois dire qu'avant cette cérémonie j'avois porté à M. le cardinal de Janson la dispense de Rome, qui m'avoit été remise par M. de Torcy, secrétaire d'État pour les affaires étrangères, et une dispense de deux bans que j'avois demandée à M. l'archevêque de Paris. Il est bon d'observer que le cardinal de Janson n'a point voulu voir la dispense des bans, à cause de la prétention du grand aumônier, qui ne reconnoît point les ordinaires. A l'égard de la dispense du Pape, M. de Torcy avoit cru devoir l'envoyer à M. l'archevêque de Paris, qui l'avoit souhaité. L'archevêque la lui a renvoyée sans l'avoir fait fulminer et sans avoir rien écrit : en quoi il a eu raison ; car, étant en forme gracieuse, adressée simplement à M. le duc de Berry et à Mademoiselle, il n'avoit aucune formalité à y observer[1].

1. On a aux Affaires étrangères, vol. *Rome* 504, fol. 360, la réponse de l'archevêque.

« Ces dispenses sont ci-après transcrites.

« Après la cérémonie, les princes et princesses ont été chez Mme la duchesse de Bourgogne, où il y a eu jeu sans autre chose extraordinaire, et le Roi a soupé avec sa famille en la manière ordinaire.

Mariage.

« Le dimanche 7e, M. le duc de Berry, accompagné comme le jour précédent et habillé du même habit qu'il avoit aux fiançailles, a été, à onze heures un quart, prendre Mademoiselle, qu'il a trouvée chez Mme la duchesse d'Orléans, n'étant pas encore entièrement ajustée, en sorte qu'il a passé chez Madame, où, un instant après, M. le duc et Mme la duchesse d'Orléans et Mademoiselle le sont venus joindre, et on est parti comme le jour précédent pour se rendre à l'appartement du Roi, avec cette différence que Mademoiselle n'avoit point de mante, mais un habit ordinaire de moire d'argent. On a trouvé le Roi finissant le Conseil. On a marché à la chapelle, M. le duc de Berry et Mademoiselle précédant le Roi et se tenant par la main. Le prié-Dieu et le tapis de pied du Roi étoient en la place ordinaire ; il y avoit sous ce tapis un autre grand tapis de Turquie qui excédoit de sept à huit pieds, pour y placer les princes et princesses qui n'ont pas droit d'être sur le tapis du Roi.

« Il y avoit aussi entre la première marche du sanctuaire et le prié-Dieu du Roi un pareil tapis de Turquie, parce que c'est à cet endroit que s'est faite la cérémonie du mariage. Aussitôt qu'on a été à la chapelle, le cardinal, en pluvial, crosse et mitre, est venu se mettre dans un fauteuil sur cette marche du sanctuaire, et a fait la cérémonie suivant le rituel romain, y ajoutant, outre la bénédiction de l'anneau, la bénédiction de treize louis d'or qui avoient été fournis par le trésorier de l'argenterie par ordre de M. le duc d'Aumont, premier gentilhomme de la chambre, de même que le poêle et deux cierges à poignées de velours blanc brodées d'or, pour l'offrande. Le Prince et la Princesse se sont placés, chacun sur un carreau, sur la première marche du sanctuaire, laissant entre-deux environ un pied et demi de distance, afin de ne point ôter au Roi la vue de l'autel.

« Le Roi étant à son prié-Dieu, les princes et princesses auroient dû se placer sur leurs carreaux suivant leur rang, ainsi que je l'ai marqué sur le plan ci-après ; mais la plupart n'ont point observé cet ordre, et se sont mis comme ils font aux jours ordinaires, c'est-à-dire les princes d'un côté, et les princesses de l'autre[1].

1. Dans un compte rendu que nous avons du duc du Maine, ce prince se plaint d'avoir découvert seulement en juillet 1713 que Desgranges avait altéré la vérité ici en marquant que les princes et princesses du sang étaient mêlés selon leur rang, puis lui-même, duc du Maine, ses deux enfants et son frère, derrière les princes du sang. Sans doute sur son observation, Desgranges reconnut qu'il avait eu tort et rétablit le texte tel que nous l'avons ici. Voyez ci-après, p. 542.

Offrande.

« A l'offertoire, le cardinal s'est assis sur un fauteuil adossé contre l'autel. Le sommier de chapelle a mis un carreau sur la seconde marche. Le duc de Berry, que j'ai averti par une inclination, s'est levé, a fait la révérence à l'autel et au Roi, puis s'est avancé au bas de l'autel, où je lui ai mis en main un cierge chargé de dix louis d'or, s'est mis à genoux, et l'a présenté au cardinal : ensuite de quoi, après avoir encore fait la révérence à l'autel et au Roi, il s'est placé sur son carreau. Mme la duchesse de Berry, que j'ai aussi avertie par une inclination, a fait la même chose, et je lui ai présenté son cierge sans quitter le côté de l'épître, où j'étois. J'avois, pour cet effet, chargé le clerc de chapelle qui étoit du côté de l'épître de prendre les deux cierges. Si M. le grand maître des cérémonies ou l'aide avoient été ici, un auroit servi M. le duc de Berry, et l'autre Mme la duchesse de Berry, et, en ce cas, les deux clercs de chapelle nous auroient présenté les cierges, chacun de leur côté. Les dix louis qu'on met à chaque cierge sont fournis par le trésorier des offrandes de l'ordre de M. le grand aumônier ; ils ont été donnés au curé de Versailles, et le Roi, pour ne point ôter aux clercs de chapelle leurs droits, leur fait donner vingt louis d'ailleurs.

« Personne n'a donné la main à Mme la duchesse de Berry pour aller à l'offrande ; c'étoit la fonction d'un chevalier d'honneur, si elle en avoit eu un. Mme la duchesse de Saint-Simon, sa dame d'honneur choisie plusieurs jours avant le mariage, a pris ses gants lorsqu'elle a été obligée de les quitter pour donner la main dans la cérémonie du mariage ; Mme de Marey, sa gouvernante, s'est trouvée à portée d'elle jusques à la fin de la messe.

« Au *Pax Domini sit semper vobiscum*, l'évêque de Metz, premier aumônier, et l'abbé d'Entragues, aumônier du Roi, ont tenu le poële sur les mariés, qui ne sont point, pour cela, sortis de leur place. A la fin de la messe, le cardinal a dit les oraisons *Deus Abraham, Deus Jacob ;* puis, les sommiers de la chapelle ont retiré les carreaux du Prince et de la Princesse, afin que le cardinal pût aller porter au Roi le corporalier à baiser.

« Ce poële appartient de droit au maître des cérémonies ; mais je l'ai laissé aux clercs de chapelle.

« Dans le même moment, le registre de la paroisse, dans lequel j'avois fait mettre l'acte ci-après transcrit, a été signé sur le prié-Dieu par le Roi et les autres princes et princesses ci-nommés, Mme la duchesse de Berry ayant signé en son rang avant Madame. La plume leur a été présentée par le cardinal. Les princes et princesses qui étoient présents n'ont pas signé ; il n'y a ordinairement que les mariés et leurs pères et mères. M. le duc et Mme la duchesse de Bourgogne y ont signé comme témoins.

« Comme c'étoit un dimanche, il y a eu un pain bénit, présenté en la manière ordinaire aux princes et princesses suivant leur rang. Il y avoit huit ou dix prélats en camail et rochet, et les aumôniers du Roi étoient en rochet.

« Mme la duchesse de Berry a été menée par M. le duc de Berry jusques à l'appartement de Mme la duchesse de Bourgogne, qui leur a donné à dîner. Ils étoient à table : Mgr le Dauphin, M. le duc et Mme la duchesse de Bourgogne, M. le duc et Mme la duchesse de Berry, M. le duc d'Orléans, et les dames du palais pour faire le nombre de douze personnes.

Souper, et la séance à table.

« Le soir, le Roi a donné à souper à toute la famille royale dans son grand salon ou antichambre, sur une table longue de vingt et un pieds sur quatre pieds et demi de large, ainsi qu'elle est figurée ci-après avec leurs séances. Cette table a été servie, comme aux extraordinaires de Marly, par le premier maître d'hôtel, le contrôleur général et le contrôleur ordinaire. Les officiers du gobelet, qui avoient appelé avec eux d'autres officiers, ont servi à boire aux princes et princesses.

« En sortant de table, le Roi est allé conduire les nouveaux mariés à leur appartement. S. M., en arrivant dans la chambre de Mme la duchesse de Berry, m'a commandé d'aller avertir le cardinal, qui est venu en camail, rochet et l'étole, avec le curé pareillement en étole ; il a fait la bénédiction du lit, le duc de Berry se tenant à un coin, et Mme la duchesse de Berry à l'autre, pendant qu'il faisoit les prières. Après quoi, le Roi est venu dans la chambre du duc de Berry, lui donner la chemise ; Mme la duchesse de Bourgogne l'a donnée à Mme la duchesse de Berry. Puis, le Roi, qui étoit retourné dans la chambre de Mme la duchesse de Berry, a appelé M. le duc de Berry, et tout le monde s'est retiré.

Visites.

« Le lendemain, le Roi a été visiter M. le duc et Mme la duchesse de Berry. Mgr le Dauphin, M. le duc et Mme la duchesse de Bourgogne les ont visités de même, et tous les gens titrés et les dames titrées qui la sont venues voir ont eu l'honneur de la saluer d'un baiser.

« La reine d'Angleterre, qui étoit au couvent de Sainte-Marie à Chaillot, est venue à Versailles. Elle a vu le Roi, Mgr le Dauphin, M. le duc et Mme la duchesse de Bourgogne, dans l'appartement de Mme la duchesse de Bourgogne, M. le duc de Berry, Mme la duchesse de Berry, Madame. Pour M. le duc d'Orléans, elle l'a vu dans l'appartement de Mme la duchesse d'Orléans.

« Le mardi 8e, les ambassadeurs, étant ici à leur jour ordinaire, ont rendu visite à M. le duc de Berry et à Mme la duchesse de Berry.

La Ville les complimente.

« Le 9e, les prévôt des marchands et échevins de la ville de Paris sont venus faire compliment à M. le duc de Berry et à Mme la duchesse de Berry, chacun dans son appartement.

« Ils m'avoient, quelques jours auparavant, prié de leur faire savoir le jour; je les ai présentés à la manière ordinaire.

« Ils ont apporté à Mme la duchesse de Berry des confitures et des flambeaux de cire musqués. Elle étoit assise dans son fauteuil, Mme de Saint-Simon, sa dame d'honneur, assise sur un ployant à côté d'elle. Lorsque le prévôt des marchands est entré, elle s'est levée, et elle s'est tenue debout pendant les compliments, et elle a fait donner douze pistoles aux valets de ville.

Dispense du Pape et dispense de bans[1].

. . . .

Extrait du registre de la Paroisse.

« Le 6e Juillet 1710, très haut et très puissant prince Monseigneur « Charles, duc de Berry, d'Alençon et d'Angoulême, fils de très haut, « très puissant et excellent prince Monseigneur Louis, dauphin de « France, et de défunte très haute, très puissante et excellente prin- « cesse Madame Marie-Anne-Christiene de Bavière, d'une part; et « très haute et puissante princesse Marie-Louise-Élisabeth d'Orléans, « fille de très haut et puissant prince Mgr Philippe, duc d'Orléans, et « de très haute et puissante princesse Mme Marie-Françoise de Bour- « bon, d'autre part; après avoir obtenu de Notre Saint-Père le Pape « dispense de degré de consanguinité, les bans de leur mariage ayant « été publiés en cette paroisse une fois seulement, Mgr le cardinal de « Noailles ayant dispensé des deux autres;

« Mondit seigneur le duc de Berry et Mme la duchesse de Berry « ont été fiancés et mariés en la chapelle du château de Versailles, « par Mgr l'Éminentissime cardinal de Janson, grand aumônier de « France, moi soussigné, supérieur des prêtres de la congrégation de « la Mission de Versailles et curé dudit lieu, présent, et en présence « du Roi, de Monseigneur le Dauphin, de Mgr le duc et de Mme la « duchesse de Bourgogne, de Madame, de Mgr le duc d'Orléans et de « Mme la duchesse d'Orléans, qui ont signé avec Mondit seigneur le « duc et Mme la duchesse de Berry.

« *Signé* : LOUIS ; LOUIS ; LOUIS ; MARIE-ADÉLAÏDE ; CHARLES ; MA- « RIE-LOUISE-ÉLIZABETH D'ORLÉANS ; ÉLIZABETH-CHARLOTTE ; PHILIPPE « D'ORLÉANS ; MARIE-FRANÇOISE DE BOURBON ; le cardinal DE JANSON ; « HUCHON. »

Rang des princes et princesses à la signature du contrat de mariage.

Le Roi.
Monseigneur.
Mgr le duc de Bourgogne.

1. Nous supprimons ces deux textes latins.

Mme la duchesse de Bourgogne.
M. le duc de Berry.
Madame.
M. le duc d'Orléans.
Mme la duchesse d'Orléans.
Mme la Grande-Duchesse.
M. le duc de Chartres.
Mme la princesse de Condé.
M. le comte de Charolois.
Mme la princesse de Conti légitimée.
Mme la princesse de Conti.
M. le prince de Conti.
Mademoiselle (c'est celle qu'on fiançoit).
Mlle de Chartres, sa sœur.
Mlle de Valois, sa sœur.
Mlle de Bourbon.
Mlle de Charolois.
Mme la duchesse du Maine.
Mme la duchesse de Vendôme.
Mlle de Conti.
Mlle de la Roche-sur-Yon.
M. le duc du Maine.
M. le prince de Dombes.
M. le comte d'Eu.
M. le comte de Toulouse.

Ici, le manuscrit contient une figuration coloriée de la disposition de l'assistance dans la chapelle, puis un plan graphique de la table du festin, et enfin cette note autographe de Desgranges, qui se rapporte à l'inexactitude signalée plus haut dans le procès-verbal :

« S'étant mû contestation au mariage de Mgr le duc de Bourbon et de Mgr le prince de Conti, le 9 juillet 1713, entre Mme la princesse de Condé et M. le duc du Maine légitimé de France, j'ai été obligé de faire voir ce plan, sur lequel M. le duc du Maine m'a expliqué que ce fut lui principalement qui fut cause qu'on ne garda pas à cette cérémonie d'autres rangs que ceux qu'on tient ordinairement à la messe du Roi et au sermon, c'est-à-dire les princes d'un côté et les princesses de l'autre, mais qu'il n'a pas entendu qu'on dût faire pour les princes légitimés un rang différent de celui des princes du sang. C'est de quoi j'ai cru devoir faire mention, ne m'appartenant pas de fortifier ou affoiblir les raisons des uns et des autres, ce qu'on pourroit m'imputer d'avoir fait par l'article de ma présente relation, fol. 7.

« Fait à Versailles, le 12 juillet 1713.

« DESGRANGES. »

XIII

LE DUCHÉ DE FITZ-JAMES [1]

(Fragment inédit de Saint-Simon [2].)

Oüarti-Filtzjames. Duché-prairie 1710. Ducs II.

I. — « Jacques Filtzjames, duc de Berwick, maréchal de France, bâtard du duc d'York depuis roi d'Angleterre Jacques II, et d'Arabelle Churchill, lors fille, longtemps après mariée au sieur Godefroy, gentilhomme anglois, sœur du fameux duc de Marlborough mort [1722] après être devenu, par la faveur de sa sœur, comte et capitaine des gardes, puis chevalier de la Jarretière, duc, général des armées avec tant de succès, généralissime des troupes en Angleterre, prince de l'Empire, et qui, ses filles grandement pourvues, a laissé, sans les meubles et maisons, quatre-vingt mille livres sterling de rente, c'est-à-dire seize cent mille livres [3].

« Naquit 1670, servit en Hongrie deux campagnes, où il se trouva au siège de Bude et à la bataille de [.....] où les Turcs furent battus [4]. Son père, monté sur le trône, lui donna le nom de Filtzjames, ou de fils de Jacques, pour lui et sa postérité, avec les armes d'Angleterre légèrement brisées, le fit, 1687, baron de Bosjort, comte de Tinmouth, duc de Berwick, pair d'Angleterre, et, 1688, chevalier de la Jarretière. Passé en France avec le roi Jacques à la Révolution, servit de lieutenant général en Irlande, puis en Flandres, et eut vingt mille livres de pension. Naturalisé 1703, et envoyé en Espagne pour y commander l'armée [5], y gagna beaucoup d'avantages, puis vint commander en chef en Languedoc, commanda, 1705, une armée en Provence, prit Nice, et maréchal de France février 1706, et retourna commander l'armée en Espagne, gagna, 23 avril 1707, la fameuse bataille d'Almanza, qui rétablit le roi d'Espagne, et continua de servir sous M. le duc d'Orléans, qui ne put joindre l'armée qu'après cette action. Pour récompense, le roi d'Espa-

1. Ci-dessus, p. 376, note 12.

2. Extrait de l'*Abrégé des duchés et pairies en 1725,* dans le volume 61 des Papiers de Saint-Simon (aujourd'hui *France* 206, fol. 99). Les noms propres et noms de lieux sont généralement estropiés. Comparez l'*Histoire généalogique,* tome V, p. 162-166, et le tome III de la *Chronologie militaire,* p. 178-180.

3. Plutôt deux millions.

4. Ceci est inexact, le jeune officier ayant été rappelé avant 1687, où les Impériaux gagnèrent la bataille de Mohacz. Il n'en est dit mot ni dans la déposition du maréchal de Boufflers, ni dans le texte des lettres d'érection (K 617, n° 1).

6. Les mots *l'armée* corrigent *en.*

gne le fit grand de la première classe et lui donna en même temps, en toute propriété pour *majorasgo,* les duchés de Liria et de Quirica, de vingt mille livres de rente, situés près de Valence, et qui avoient toujours servi d'apanages aux infants d'Aragon. Il y ajouta la liberté fort étendue, et jusqu'à lui sans exemple, de choisir quand et comme il voudroit celui de ses enfants qui lui plairoit pour succéder à sa grandesse, et cependant jouir du rang et des honneurs en même temps que lui, ce qui n'a été depuis accordé à personne qu'au duc de Saint-Simon, lorsqu'il eut l'honneur d'aller ambassadeur extraordinaire faire la demande de l'Infante pour le Roi, et de signer leur contrat de mariage. Peu après, le duc de Berwick fut chevalier de la Toison d'or, et, assez tôt ensuite, le comte de Tinmouth, son fils aîné, eut aussi la Toison d'or, ce qui s'est rarement pratiqué. Revint 1708, et continua de servir en diverses frontières. Gouverneur de Limosin par la mort du comte d'Auvergne, cette année 1708; duc et pair 1710, avec faculté inouïe de choisir qui il lui plairoit de ses enfants pour lui succéder en cette dignité, et a continué à commander les armées jusqu'à la paix. 1717, commandant en chef en Guyenne, puis, 17[19], l'armée contre l'Espagne, 1722 du conseil de régence, 1724 chevalier du Saint-Esprit.

« Épousa : 1° 1695, Honorée Burgk, fille du comte de Clanrikart[1], en Irlande, et d'Hélène Clanrikart, veuve de Patrice Sarsfield, comte de Lucan, tué à la bataille de Nerwinden 1693, morte janvier 1698.

« Épousa : 2° 1700, Anne, fille de Henri Borcley, comte de Bokley[2], et de Sophie, sa femme, une des dames d'honneur de la reine d'Angleterre à Saint-Germain, et d'une branche de la maison Stuart séparée de la branche royale avant que la couronne y soit tombée.

« Du premier lit, un fils unique, le comte de Tinmouth ; du second lit, trois fils et des filles. Il espéroit un changement en Angleterre lorsqu'il fut fait duc et pair, qui lui permettroit d'y voir bientôt son fils aîné rentré dans ses établissements naturels. Ce fut pour cela qu'il desira la clause de choix susdite, et que, comptant que cet aîné seroit duc de Berwick, il choisit son second fils, aîné du second lit, pour le faire duc de Filtzjames, et destinoit le troisième à s'établir en Espagne et y être duc de Liria ; mais, les affaires d'Angleterre ne lui laissant plus d'espérance, peu après avoir appelé son second fils à la première dignité de France, il donna celle d'Espagne à l'aîné, qui y épousa [Catherine] de Portugal y Colomb, sœur unique du duc de Veraguas, non marié, grand de la première classe, gentilhomme de la chambre, ci-devant ministre d'État. Le duc de Liria a servi en France, et depuis en Espagne, y est maréchal de camp, gentilhomme de la chambre, et fut chargé de porter à la frontière, 1721, les présents à la princesse des Asturies, de qui la duchesse de Liria fut dame du palais. Cette prin-

1. Lisez : *Burke et Clanricarde.*

2. *Borcley E. de Bokle,* non achevé a été effacé du doigt. Le nom réel est *Bulkeley.*

cesse, devenue reine d'Espagne par l'abdication faite par Philippe V à Saint-Ildephonse, janvier 1724, et veuve sans enfants août même[1] année, revenant en France au château de Vincennes, le duc et la duchesse l'y suivirent, nommés majordome-major et camarera-major de cette reine par Philippe V, remonté sur le trône. Ils ont plusieurs enfants.

II. — « Jacques, par le choix susdit de son père et par sa démission duc de Filtzjames ; né 1702, survivancier du gouvernement de son père, marié [1720] à [Victoire-Félicité], fille aînée de Jean de Durfort, duc de Duras et de [Angélique-Victoire] Capres de Bournonville, comme il est dit ci-dessus, art. DURAS[2], mort [1721] sans postérité : au moyen de quoi la dignité de duc et pair et le duché-pairie de Filtzjames, suivant la clause insérée dans la démission, sont retournés au duc de Berwick, son père, qui a deux autres fils, fort jeunes, et une fille, mariée au marquis de Renel Clermont-Gallerande, dont la mère, fille du sieur Colbert de Croissy, ministre et secrétaire d'État, a épousé en secondes noces le duc de Saint-Pierre Spinola, grand d'Espagne, capitaine général des armées et du royaume de Valence, gouverneur de l'infant D. Carlos et chevalier[3] du Saint-Esprit, et elle dame du palais de la reine régnante. Le duc de Berwick a encore d'autres filles. »

1. Le mot *mesme* surcharge les lettres *rev*.
2. Même volume 51, fol. 94.
3. *Chev.* surcharge *el*[*le*].

XIV

VILLARS ET HEUDICOURT[1]

Lettres du maréchal de Villars à M. Voysin.

I

« Au camp de Valentin, 20 septembre 1710[2].

« Vous avez entendu parler, Monsieur, de mes gentillesses, et des propos de table que je tiens. Je vous avouerai bien naturellement que je méprisois entièrement les premiers discours qui me sont revenus sur cela, et même priai gens de mes amis qui m'en parlèrent de ne jamais me dire ces choses-là, qu'il suffisoit que l'on ne m'accusât pas de m'enivrer tous les jours, pour que l'on ne me crût point capable de certains discours; mais, ayant été informé par la cour, et par Paris, que ces horreurs étoient parvenues à Mme la duchesse de Bourgogne, j'ai eu recours à ces mêmes amis pour m'aider à découvrir les imposteurs, et il a fallu rechercher qui étoit à table, ce jour-là, avec moi. J'ai donc trouvé que M. d'Albergotti étoit à ma droite, M. de Saint-Frémond à ma gauche, M. le prince Charles un peu plus bas, et M. de Seignelay; M. de Coëtanfao vers le milieu de la table, M. de Livry et M. d'Hudicourt[3]. Enfin j'ai fait demander à ceux qui me touchoient si quelqu'un d'eux avoit entendu rien de pareil : tous ont juré n'avoir jamais entendu ce discours, et quelqu'un s'est souvenu de m'avoir entendu dire qu'il falloit me mettre à cheval comme une p...... Je ne sais plus si, dans le milieu de la table, l'on a dit : « Il faut le mettre à cheval avec une machine comme les dames qui suivent Mme la duchesse de Bourgogne ; » et j'ai été informé par gens d'honneur que M. d'Hudicourt avoit joint ces deux discours et me les attribuoit par une phrase fort courte disant que je ne pouvois monter à cheval que comme toutes ces p...... qui suivent Mme la duchesse de Bourgogne. J'ai voulu dormir trois nuits sur le ressentiment que me donnoit une telle imposture : après quoi, j'ai envoyé chercher M. d'Hudicourt, et lui ai parlé en présence de près de quarante personnes qui avoient dîné avec moi, entre autres plusieurs de ceux qui y étoient lors de ce prétendu discours. M. de Saint-Frémond a soutenu à M. d'Hudicourt que jamais il n'avoit été dit par moi rien de pareil.

1. Ci-dessus, p. 405-409.
2. Dépôt de la guerre, vol. 2217, n° 74. — 3. Ainsi écrit.

« Après cela, j'ai demandé à M. d'Hudicourt ce que je lui avois fait pour vouloir me noircir par de pareilles calomnies ; que lui-même, et feu Madame sa mère et Monsieur son père m'avoient remercié des bons offices que j'avois tâché de lui rendre auprès de S. M. ; que je lui avois même prêté de l'argent, et qu'il n'avoit jamais voulu me rendre ; que, pour moi, je l'assurois que je n'étois pas en colère, mais que je devois apprendre à respecter la place que je tenois, et à ne parler qu'avec crainte et respect d'un général d'armée, et moins encore d'oser le faire parler : après quoi, je l'envoie en prison au fort de Nieulay[1], auprès de Calais, avec ordre de le traiter honnêtement et de lui laisser le fort pour prison. En vérité, Monsieur, la licence de certaines gens est trop grande, et surtout celle que l'on prend de dire hautement à la cour que l'on m'ôte le commandement de l'armée. Par ce discours-là, tout homme qui n'est occupé que de la vérité, de la justice, du bien du service sans aucun égard, est en butte à la malignité et à l'envie. Peut-être conviendroit-il d'imposer silence à ces pestes de cour, ou vous verrez que la vérité, la justice et le zèle dénué de tout art et manège de cour seroient plutôt regardés comme des vices que comme des vertus.

« Je suis très parfaitement, Monsieur, votre très humble et très obéissant serviteur.

« Le maréchal-duc de Villars. »

II

« A Doullens, le 25e septembre 1710[2].

« Je reçois, en partant d'ici, Monsieur, la lettre que vous me faites l'honneur de m'écrire du 23. Celle que j'ai eu celui de vous écrire ce matin vous expliquera tout ce qui s'est passé à notre entrevue de M. le maréchal d'Harcourt.

« Celle-ci regardera uniquement M. d'Hudicourt, et vous trouverez ci-joint la lettre à cachet volant que j'écris à M. de Molé pour finir sa prison, si S. M. l'a pour agréable. Je ne l'aurois pas écrite, si j'étois hors des lieux de mon commandement, puisqu'il ne me conviendroit plus de donner aucun ordre. Après cela, je dois vous dire, sur un article de votre lettre qui dit que M. d'Hudicourt est moins excusable qu'un autre s'il a débité ces mauvais discours, que je ne me suis déterminé à le punir qu'après y avoir bien songé pendant quatre jours, ne voulant point du tout être entraîné par les premiers mouvements, et j'aurois tout passé sous silence, si le respect que je dois à tout ce qui a l'honneur d'approcher Mme la duchesse de Bourgogne ne m'y avoit obligé.

« Pour convaincre qu'il les a inventés, j'ai déjà eu l'honneur de vous mander que j'avois fait pressentir par gens de mérite, et sans que mon nom y fût mêlé, si MM. d'Albergotti, Saint-Frémond, M. le

1. *Nielet*, dans le texte. — 2. Vol. Guerre 2217, n° 98.

prince Charles, M. de Seignelay, M. de Coëtanfao, qui me touchoient ou étoient le plus près de moi à table, avoient rien entendu de pareil; ils ont tous nié en avoir ouï le premier mot. Après cela, je leur ai parlé moi-même, leur disant, que quand les trente-cinq personnes qui dînoient avec moi me soutiendroient avoir entendu ses sottises-là, je n'imaginerois jamais les avoir dites; cependant, que je leur demandois, par amitié, de me le dire, et cela à chacun en particulier; puisque l'on peut dire les plus grandes sottises en rêvant, et un général d'armée peut rêver comme un autre homme (de telles rêveries cependant ne seroient guères pardonnables). Enfin, Monsieur, convaincu par ma propre conscience, et par le témoignage de ces Messieurs, que l'imposture étoit certaine, j'ai voulu savoir plus certainement encore si M. d'Hudicourt débitoit ces gentillesses. Cela est de notoriété publique; mais ce n'est pas assez pour punir un homme: il faut des témoignages des gens d'honneur et de caractère; je les ai eus, et gens qui lui ont dit que cela ne pouvoit pas être[1].

« Dans des temps où toute querelle est défendue après les lois si sages et assez religieusement observées pour les détruire, on ne peut rien attendre de plus de ses meilleurs amis, et les plus honnêtes gens, que de vous dire ces choses-là, surtout quand elles tirent à conséquence; mais ils demandent aussi le secret. Je leur ai promis, hors pour S. M., à laquelle eux-mêmes ont consenti, quand j'aurai l'honneur d'approcher d'elle, que je le déclare, si elle veut le savoir.

« Voilà, Monsieur, le fait très au naturel. Si vous le voulez bien, la prison de M. d'Hudicourt sera finie par la lettre ci-jointe, que vous aurez la bonté d'envoyer à M. le chevalier de Molé, laquelle je n'écris, comme j'ai l'honneur de vous le dire, que parce que je suis encore dans l'étendue de mon commandement, ou en mandant, Monsieur, si vous le jugez à propos, à M. de Molé que S. M., à ma très humble supplication, a bien voulu ordonner la liberté de M. d'Hudicourt. Mais, certainement, il ne doit pas être permis à certains caractères de pousser leur impudence au point de faire parler ceux qui sont à la tête des armées. Je me suis bien consulté, et des amis gens sages aussi, avant que d'ordonner la punition : on me l'a conseillée, et je crois que l'on a eu raison vu l'imposture manifeste, et les personnes qu'elle regardoit. Voilà une longue explication; mais je veux toujours que vous voyiez clair dans toute ma conduite.

« Je suis très parfaitement, Monsieur, votre très humble et très obéissant serviteur.

« Le maréchal-duc de Villars. »

1. Heudicourt persistait à nier; mais son père approuva la mesure prise contre lui.

ADDITIONS ET CORRECTIONS

Par suite de remaniements non prévus, il y a, en beaucoup d'endroits, écart d'une page dans les indications des renvois aux Additions et corrections qui sont insérées dans les notes du texte du présent volume.

Page 10, note 6. Ces vers avaient été faits sur le maréchal d'Huxelles en 1709 (ms. Fr. 12694, p. 377) :

> Censeur public du ministère,
> En secret flatteur mercenaire,
> Méprisant la guerre et la cour,
> Ou par la Choin ou par la table
> Prétends-tu devenir un jour
> Surintendant ou connétable ?

Page 15. Comme le dit notre auteur, les *Mémoires de Torcy*, mais encore mieux son *Journal*, que Saint-Simon ne connut point, et dont nous devons la publication, en 1884, à M. Frédéric Masson, renseignent aussi minutieusement que possible sur la marche des négociations. Le recueil de Lamberty, tome VI, contient aussi un historique détaillé, avec nombre de pièces. Il suffira, ici, d'en établir une chronologie sommaire.

Le 2 janvier 1710, le Conseil discuta la « substance » des articles qu'on pourrait proposer comme supplément des Préliminaires. Le duc de Beauvillièr eût été d'avis qu'on livrât les places des Pays-Bas restées au pouvoir de Philippe V ; mais le duc de Bourgogne et Voysin firent rejeter cette idée.

Peu après, on sut que Marlborough et le prince Eugène répétaient partout ce mot de Guillaume III : « Pour abaisser l'orgueil de la France, il nous faut une grande guerre, car la nation françoise, dont les premiers feux sont difficiles à soutenir, se réduit avec le temps. »

Le 27, acceptant l'offre faite par les ennemis de passeports pour des plénipotentiaires, on passa au choix de deux personnages. Le Roi voulait remplacer Rouillé par l'abbé de Polignac, et, comme homme titré, il voulait le maréchal d'Huxelles à la place d'Harcourt malade. Secondé par Mme de Maintenon, Torcy obtint qu'on se décidât sans retard, et, le 29, il fit passer les deux noms malgré l'opposition du

Chancelier contre Polignac, puis triompha de la résistance très sincère de M. d'Huxelles.

L'acceptation des Hollandais arriva le 15 février, et, après une longue discussion sur la réplique à faire à Petkum, on se résigna à accepter les anciens Préliminaires. Les passeports ayant été reçus le 26 février, on prépara l'instruction. et, le 5 mars, Huxelles et Polignac se mirent en route. Les négociateurs en face desquels ils devaient se trouver étaient, comme l'année précédente, Van der Cluys et Van Brüys, tous deux créatures de Heinsius.

Au reçu des premières nouvelles de la Haye, le Conseil résolut, le 15 mars, de reprendre la défensive malgré ces négociations et d'accorder le duc de Vendôme à l'Espagne. Les exigences des alliés connues quelques jours plus tard, particulièrement sur l'article 37, qui était l'engagement de détrôner Philippe V, furent longuement discutées le 26 : il y eut une belle résistance de Beauvillier, du duc de Bourgogne et de Monseigneur lui-même ; mais le Roi répondit fermement dans le sens opposé, et le courrier emporta de nouvelles instructions le 31 [1].

On trouve ce passage, au 21 mars 1710, dans les lettres inédites de la marquise d'Huxelles (ms. Avignon 1420) : « Les lettres d'Hollande du 13 disent que, ce jour-là, les députés hollandois qui avoient conféré avec les nôtres à Gertruydenberg, et qui étoient retournés à la Haye, avoient rendu compte à leurs maîtres, en présence de tous les ministres des alliés, des propositions qu'avoit faites M. le maréchal d'Huxelles, qui, par rapport au retour du roi d'Espagne ou sa sortie de ce royaume, avoit proposé qu'on cédât les royaumes de Naples et de Sicile à ce prince, comme l'unique moyen de terminer la guerre. On dit que ces ministres ont refusé absolument cette proposition, et qu'ils ont résolu de demander au Roi la signature des Préliminaires, à l'article près qui fait la difficulté, sur lequel on écrit qu'ils consentent de le mettre en délibération en présence de tous les plénipotentiaires qui sont à la Haye, et non des seuls députés d'Hollande. Le Roi a écrit une lettre de sa propre main aux plénipotentiaires, dont personne ne sait le contenu ; ce que l'on en peut juger est qu'il faut que ce soit une décision à un point important. Un courrier de retour n'est attendu que dimanche prochain. »

Le mois d'avril et la première dizaine de mai s'écoulèrent au milieu des nouvelles les plus diverses, jusqu'à ce que, le 13 mai, on apprit par Petkum que les plénipotentiaires étaient congédiés. Le Roi voulut encore fournir un prétexte pour qu'ils restassent sur le théâtre de la négociation : les Hollandais « se aheurtèrent » à vouloir que le grand-père chassât lui-même d'Espagne son petit-fils, ou lui persuadât d'en sortir ; et néanmoins on conservait quelque espoir d'arriver à la paix, ne pouvant plus soutenir la guerre. Deux ultimatums successifs

1. Il faut comparer le texte du *Journal de Torcy*, p. 149-158, avec les détails consignés dans les *Mémoires de Sourches*. p. 171, 172, 174, 176.

furent discutés en Conseil le 28 juin et le 16 juillet. Enfin les plénipotentiaires, contraints à quitter la place, arrivèrent à Paris le 29 juillet et virent le Roi le lendemain, sans que Torcy assistât à l'audience : après quoi, le Conseil décida que M. de Vendôme partirait pour l'Espagne.

Le 3 août, au milieu des cabales les plus contraires, on arrêta le plan de ce qu'il y aurait à faire avec Philippe V. L'abbé de Polignac et le secrétaire la Blinière préparèrent deux beaux mémoires en réponse au manifeste lancé par les Hollandais ; mais on renonça à les livrer à la publicité.

Page 22, note 7. Ce nouvel ambassadeur de Venise, qui succédait à Alvise Pisani et à Laurent Tiepolo, nommés dans nos tomes VII, p. 7, et XII, p. 315, était Antoine Mocenigo, d'une des plus illustres familles de la République. Baptisé le 7 août 1672, il avait été élu sage en 1697, et désigné pour ambassadeur en France le 22 juin 1707. Il arriva à Paris le 13 avril 1708, eut son audience particulière le 22 mai suivant, fit son entrée le 20 janvier 1709, et ne revint pas de Venise après la rupture de 1710, mais y occupa successivement les fonctions de censeur, de provéditeur, de sage-grand etc., et mourut en 1763 selon le Nobiliaire de Litta, tome X, planche 14. Lors de la rupture de 1710, le Roi, très content de sa conduite depuis un an, exprima du regret d'être obligé de le faire partir.

Page 24, note 6. Il a été parlé des gendarmes de la garde du Roi en 1692, à l'occasion du siège de Namur (tome I, p. 43-44). Ce corps, le plus beau des « troupes rouges, » créé en 1602 pour la garde particulière du Dauphin fils d'Henri IV, n'était entré dans la maison militaire qu'en 1611, et il y tenait le deuxième rang entre les gardes du corps et les chevau-légers. C'est lui qui escortait le Roi à partir de la grille de la première cour, dans toutes les cérémonies, voyages et déplacements, et alors le commandant du détachement chevauchait à la portière du carrosse royal. En temps de guerre, tandis que le détachement de quartier restait seul auprès du Roi, au nombre de cinquante maîtres, le reste du corps allait à l'armée principale, et, plusieurs fois, le Dauphin le choisit pour combattre à sa tête. En temps de guerre, si le Roi était au camp, le capitaine-sous-lieutenant présent avait droit au service d'honneur, et pouvait même commander toutes les troupes de la maison à défaut de plus ancien lieutenant des gardes du corps. Ainsi que ceux-ci, les gendarmes déposaient leurs étendards chez le Roi même, comme étant leur capitaine en titre. Le capitaine-lieutenant avait sous ses ordres deux capitaines-sous-lieutenants, trois enseignes, autant de guidons, dix maréchaux des logis, etc. Les officiers supérieurs, jusques et y compris les aides-majors, avaient le rang de mestre de camp de cavalerie, les maréchaux des logis celui de capitaine, les autres sous-officiers celui de lieutenant. Cette troupe d'élite se recrutait presque exclusivement dans la petite noblesse de province d'une condition hors du commun, toujours en hommes présentant les garanties voulues comme âge, taille, tournure et manières. Ceux qui n'étaient pas nobles avaient droit néanmoins aux titres d'écuyer et de commensal de la maison du Roi, et ils recevaient généralement des lettres de noblesse au bout d'un certain temps de service. L'effectif, qui, régulièrement, ne devait être que de deux cents, s'élevait presque toujours à deux cent quarante, plus une soixantaine de surnuméraires. Les places vacantes par mort étaient données gratis ; mais un titulaire avait toujours le droit de disposer de la sienne en faveur du candidat de son choix. Sauf en temps de guerre, le service se faisait par quartier, et, après ses trois mois de présence à la cour, le gendarme pouvait se retirer chez lui, où viendraient le trouver les ordres de réunion. Il avait six cent quatre-vingts livres d'appointements annuels, mais devait se monter et s'équiper à ses frais, sinon qu'en temps de guerre, communément, on l'indemnisait des pertes faites sur le champ de bataille. Les armes étaient l'épée et le pistolet. L'habillement, réellement magnifique, rouge avec quelques parements de velours noirs et de larges galons d'or sur toutes les coutures, était fourni par la maison du Roi et représentait, au total, une dépense de deux cent mille livres.

Les charges d'officiers étaient vénales, mais avec l'agrément du Roi ; une sous-lieutenance se vendait deux cent mille livres, une enseigne cent cinquante mille, un guidon soixante-quinze mille, ou même cent mille. Le produit annuel de chacune de ces dernières charges s'élevait généralement à cinq mille livres ; de plus, les officiers touchaient d'assez grosses pensions depuis qu'on leur avait enlevé les droits de réception qu'ils percevaient primitivement à l'arrivée de chaque nouveau gendarme. Ceux-ci, également, avaient droit à un certain nombre de pensions et de croix de Saint-Louis. Leur chef les traitait officiellement de *camarades.*

Le capitaine-lieutenant était toujours un seigneur des plus qualifiés ; sous Louis XIV ce furent Miossens, plus tard maréchal d'Albret, Caillebot de la Salle dont Saint-Simon parle plusieurs fois, puis, de 1672 à 1703, le prince de Soubise, que nous avons vu céder la charge à son fils le prince de Rohan. Le père et le fils s'appliquèrent à faire de la compagnie le plus beau corps de cavalerie qui se pût imaginer, bien supérieur aux chevau-légers du Roi, trop magnifique même au dire de certains contemporains. C'est dans la cour de l'hôtel Soubise, à Paris, que se faisaient les revues particulières. Il n'y avait pas de quartier à Versailles ; on n'y construisit qu'en 1737 le bel hôtel qui existe encore dans l'avenue de Sceaux. Ce corps subsista jusqu'au 30 septembre 1787. Saint-Simon a établi la chronologie historique des capitaines-lieutenants dans une notice spéciale : Affaires étrangères, vol. *France* 200, fol. 181. L'*État de la France,* dans chacune de ses éditions, donnait la composition du corps, les noms des officiers et sous-officiers, le produit de chaque charge ou place, etc. Voyez aussi : *Journal de Dangeau,* tomes I, p. 189, VI, p. 339, VIII, p. 89, XII,

p. 408, XIII, p. 386-387, XIV, p. 131 et 402, XV, p. 438, et XVIII, p. 127 ; *Mémoires de Sourches*, tomes II, p. 205, VII, p. 246, IX, p. 219 ; *Mémoires de Luynes*, tomes I, p. 269 et 296, V, p. 75, XI, p. 154-155 ; *Relation de Spanheim*, éd. Bourgeois, p. 503 ; *Grand dictionnaire d'Expilly*, tome III, p. 274-275 ; Daniel, la *Milice françoise*, tome II, p. 181-195 ; Susane, *Histoire de la cavalerie*, tome I, p. 222-225 ; Titeux, *Histoire de la maison militaire du Roi de 1814 à 1830* (1890), tome II, p. 3-28, etc. L'historique du corps et de ses officiers a été fait tout au long dans l'*Abrégé chronologique de la maison militaire du Roi*, par l'abbé le Pippre de Nœufville, tome I, p. 420-545.

Saint-Simon reparlera des gendarmes en 1712, à propos de la Salle.

Page 26, note 2. M. de Torcy écrivit au cardinal de la Trémoïlle, le 20 février 1710 (Affaires étrangères, vol. *Rome* 507, fol. 37) : « Je devance de quelques jours le départ de la dépêche du Roi pour m'acquitter plus tôt de l'ordre que S. M. m'a donné d'écrire à Votre Éminence de suspendre, s'il en est temps encore, l'expédition des bulles à l'abbaye commendataire de Bellefontaine, ordre de Saint-Benoît, diocèse de la Rochelle, vacante par le décès de l'abbé de Druy, dernier titulaire, et donnée à l'abbé le Roy de Chavigny, du diocèse d'Autun. Le brevet et les lettres en cour de Rome ont été délivrés dès le 14 janvier. Le Roi veut, s'il est possible, retirer cette grâce, parce que celui à qui elle a été accordée et son frère s'en sont rendus indignes en prenant un nom qui n'est point le leur et se donnant comme sortis d'une maison illustre éteinte depuis longtemps, quoiqu'en effet leur extraction soit très basse. Ce mensonge a été appuyé de plusieurs autres faits à la personne même de S. M., en sorte qu'elle a obligé le frère aîné de cet abbé de Chavigny de se défaire d'une charge qu'il avoit dans les gendarmes de la garde. Je ne sais pas si l'avis arrivera assez tôt.... »

Page 37, note 3. Comparez tome XVII, p. 82. Dans un parallèle entre Vendôme et Villars (*Nouveau siècle*, tome III, p. 398), un chansonnier disait :

L'un fait tout pour l'original,
L'autre fait tout pour la copie.

Page 49, note 7. La notice de Mme d'O était déjà faite au tome III, p. 33.

Page 52, note 5. Mme de Maintenon raconta en ces termes, à la princesse des Ursins, la catastrophe du 3 mars (recueil Bossange, tome II, p. 44-45) : « Monsieur le Duc, étant à Paris le lundi gras, dit à Madame la Duchesse qu'il alloit chercher des bals pour l'y mener la nuit, en masque, avec tous ses enfants. En revenant le soir dans son carrosse, il se trouva mal et tira un cordon pour arrêter. Il demanda au laquais qui vint à la portière s'il avoit la bouche tournée : le laquais répondit que non ; Monsieur le Duc le fit mettre auprès de lui, et commanda d'aller vite. En entrant dans l'hôtel de Condé, Monsieur le Duc dit : « Menez-moi par un petit degré, pour que je ne sois plus en

« spectacle. » Le cocher le prit entre ses bras, monta par un degré qui rendoit au cabinet de Madame la Duchesse. Elle alloit se mettre au jeu : elle entendit du bruit à cette porte ; elle y alla elle-même, et vit Monsieur son mari comme mort. Elle voulut lui faire prendre de l'eau des Carmes ; il fit signe de la main qu'il n'en vouloit point, et, depuis ce moment-là jusqu'à trois heures du matin, qu'il expira, il ne donna aucune marque de connoissance. On lui donna l'extrême-onction. On envoya toute la nuit chercher Mme la princesse de Conti et nos princes, qui ramenèrent ici Madame la Duchesse. Elle est très affligée. Jugez, Madame, de l'état de Madame la Princesse, qui perd en trois mois un gendre fort aimé, Monsieur son mari, dont elle ne peut se consoler, et un fils qui avoit pour elle toute la tendresse et tout le respect qu'elle mérite. Elle est ici, pour éviter les cérémonies qui suivent une telle mort. Nous ne connoissons plus que tristesses de toute nature. »

Page 74, note 2, et page 92, note 1. Louis-Auguste de Bourbon, prince de Dombes, né le 4 mars 1710, fut pourvu de la charge de colonel général des Suisses et Grisons en survivance de son père, par lettres du 16 mars 1710, et du gouvernement de Languedoc le 11 mai 1712, eut l'Ordre en 1728, le grade de maréchal de camp en 1734 et celui de lieutenant général en 1735, le commandement des carabiniers en 1736, mais ne servit plus après 1737, et mourut le 1er octobre 1755. — Son frère, Louis-Charles de Bourbon, comte d'Eu, né le 15 octobre 1701, reçut le 16 mai 1710 la survivance de l'artillerie et le gouvernement de Guyenne le 28 décembre 1712, celui du Languedoc en 1755 ; chevalier des Ordres en 1728, maréchal de camp en 1734 et lieutenant général en 1735, colonel du régiment Royal artillerie et d'un régiment d'infanterie de son nom en 1736, il servit jusqu'à Fontenoy, et eut les Suisses après son frère, en se démettant de l'artillerie ; il mourut le 13 juillet 1775.

Page 87, note 9. Selon Savary, c'est en Frise que se fabriquaient les plus belles de ces toiles de lin, très serrées, unies et fermes, quoique fort fines, et c'est à Harlem qu'on en faisait le blanchiment et le commerce.

Page 92, note 1. Voyez ci-dessus, Addition à la note 2 de la page 74.

Page 111, ligne 8. Ce fut aussi le duc du Maine qui décida Vendôme à se représenter à la cour. Le 7 juin, il écrivit à Mme de Maintenon cette lettre, transcrite dans le registre de sa correspondance : « Ce n'est pas sans une peine extrême, Madame, que Madame la Princesse et moi avons fait sentir à M. de Vendôme qu'il y avoit quelque chose de trop outré dans le respect qui l'empêchoit de paroître devant Mme la duchesse de Bourgogne, et que nous avons obtenu de lui (ainsi que je vous en ai rendu compte) de commencer par s'y présenter dans la foule. Cependant, aujourd'hui qu'il arrive à Versailles, la peur lui prend de s'attirer quelque chose de désagréable en se produisant ; je me suis moqué de lui, et l'ai déterminé à se montrer à la première toilette qu'il y aura. Je ne crains pas tant cette entrevue que M. de Vendôme, parce que je connois davantage les gens à qui il a affaire; mais je crois, Madame, sauf votre meilleur avis, qu'il faudroit seulement prévenir un peu la surprise de votre chère princesse, à qui certainement on seroit au désespoir de déplaire, et qui ne doit pas en douter. »

Page 111, note 3. Quoique Saint-Simon dise, à la page suivante, que Madame la Princesse ne voulait point de ce mariage, le duc du Maine affirme, dans le mémoire que j'ai publié en 1895, qu'elle y avait songé dès 1707, mais que lui-même, duc du Maine, conclut que le Roi seul était en mesure de décider Monsieur le Prince avec l'aide de son fils. M. du Maine se fit l'intermédiaire auprès du Roi, et l'on rencontra alors de la difficulté, parce que Monsieur le Duc, sous main et contre son propre dire, entretenait l'opposition du père. Survinrent la campagne de 1708 et la disgrâce de M. de Vendôme; aussi celui-ci s'estima-t-il trop heureux que, sur de nouvelles ouvertures, on voulût bien se prêter à son désir. Monsieur le Prince étant mort sur ces entrefaites, chacun fit le silence pendant quelque temps par respect pour le deuil, et les fers allaient être remis au feu, lorsque disparut Monsieur le Duc. Madame la Princesse chargea alors M. du Maine d'obtenir définitivement l'agrément du Roi; depuis lors, « Mlle d'Enghien se trouva dans une tranquillité et une douceur de vie qu'elle n'avoit jamais goûtées. »

Ibidem, note 6. Selon Madame, Vendôme adressa ce billet à Mlle d'Enghien (recueil Jaeglé, tome II, p. 126) : » Je ne suis pas galant; je ne vous ferai pas de grands compliments. Tout ce que je vous dirai seulement, c'est que, puisque vous voulez bien que j'aie l'honneur de vous épouser, je ne vous contraindrai jamais en rien : vous serez toujours votre maîtresse absolue, et la mienne. » Mais nous trouvons, dans les copies du chevalier de Bellerive (ms. Fr. 14 177, fol. 316-317), cette lettre, qui semblerait avoir été adressée à Mlle d'Enghien, ou du moins préparée pour elle :

« M., le respect dont je vous honore m'a toujours tenu dans un profond silence, et, si je le romps, ce n'est qu'à la veille de mon départ, pour vous ouvrir mon cœur, qui n'a jamais eu d'amitié ni de tendresse que pour vous. Je m'en félicite avec d'autant plus de justice, que votre pudeur, votre honnêteté, vos civilités obligeantes en ont été la cause; mais je m'estimerois sans doute fort malheureux, si je vous étois indifférent, et éloigné de l'honneur de votre alliance, qui est le principal objet de mes vœux. Depuis que la divine Providence m'a conduit chez vous, j'ai senti certaines étincelles d'amitié, qui, bien loin de s'éteindre ou de s'affoiblir, ont toujours augmenté. J'ai reconnu en votre aimable personne de si belles qualités, une grandeur d'âme, une étendue d'esprit, une bonté de cœur si charmante, que je n'ai soupiré qu'après ce fortuné moment de vous posséder. C'est vous demander beaucoup, c'est demander tout, c'est faire de trop grosses avances; mais la même Providence qui a été mon guide achèvera peut-être son ouvrage. Je n'ai rien voulu vous témoigner par des fatiguantes assiduités ; mais, en quelque lieu et en quelque temps que je me sois trouvé, de nuit, de jour, pendant l'action, pendant le repos, je n'ai cessé de vous avoir présente. Quoi qu'il arrive, vous ne trouverez personne, ni à la vie, ni à la mort, ni en France, ni en des royaumes étrangers, qui ait pour vous autant d'estime, de respect, d'amitié, d'attachement, de persévérance que j'en ai.

« Ne croyez pas, M., que mes paroles soient des interprètes trop outrés ou trop flatteurs des sentiments de mon cœur. De quelques expressions que je puisse me servir, je pense et je sens infiniment plus de choses que je ne vous en dis. Peut-être que le juste Ciel, après d'aussi rudes épreuves qu'ont été celles où il m'a livré, aura compassion de moi. Je ne sais quelle destinée j'aurai : si j'irai m'exposer à la barbare tyrannie de mes ennemis, ou si je jouirai en [*illisible*] du tendre objet de mes desirs. La chose, après Dieu, dépend de vous. Rendez-moi heureux, Madame ; car je ne soupire qu'après vous, et je serai toujours, avec autant de reconnoissance que de justice, Madame.... »

Ce morceau galant avait sans doute été composé par Campistron.

Page 114, note 1. Le 18 mai, le cardinal de Bouillon, prêt à passer en pays ennemi, écrivit, de Saint-Riquier, au prince (Arch. nat., R² 65, cahier VII, n° 15) :

« Personne sûrement, Monsieur, ne prend et ne prendra jamais plus de part que moi, en bien et en mal, à tout ce qui vous touche, et, sur ce véritable fondement, quoique, par le passé, j'eusse désiré deux autres mariages pour vous, personne sûrement ne prend plus de part que moi au mariage, Monsieur, que vous venez de contracter avec la seconde fille de feu Monsieur le Prince, princesse qu'on assure joindre tout l'esprit du père à la vertu de Madame la Princesse, et à laquelle je vous supplie de vouloir bien présenter mes très humbles respects, aussi bien qu'à Madame la Princesse, ne me donnant pas l'honneur de leur écrire à l'une et à l'autre, pour ne les pas fatiguer, non plus que M. le duc et Mme la duchesse du Maine. Comptez, Monsieur, qu'entre vos serviteurs et amis, vous n'en avez aucun qui vous soit si absolument et si tendrement acquis, respect à part, que

« Le cardinal de B.,
doyen du sacré collège. »

Page 116, note 10. Le *Dictionnaire de l'Académie* donnait, en 1718, cet exemple : *L'arrêt porte : dépens compensés.* En 1878, il a substitué cette définition : « Ordonner dans un jugement que chaque partie restera chargée des frais qu'elle a faits pour la poursuite du procès. »

Page 118, note 3. Voici l'arrêt sur les partages que le Parlement rendit le mercredi 6 août 1710 (Arch. nat., X¹ᴮ 8893, minutes du conseil secret) :

« Ce jour, toutes les chambres assemblées, M. le président de Mesmes a dit que la Compagnie étoit informée de ce qui s'étoit passé depuis quelques jours sur une difficulté qui s'étoit présentée en la quatrième chambre des enquêtes pour savoir si une affaire partagée en la cinquième, et portée en la quatrième chambre, y devoit être départie par le compartiteur [1], qui étoit monté en la grand chambre depuis le partage, ou par celui de Messieurs de la cinquième chambre qui le suivoit en opinion; que, les usages des chambres s'étant trouvés différents, on avoit invité le procureur général du Roi de s'en informer plus particulièrement, et enfin qu'on avoit jugé à propos de se trouver chez lui par députés de toutes les chambres, avec les gens du Roi, pour en conférer, et convenir d'une jurisprudence informe;

« Que, vendredi dernier, sur les trois heures de relevée, Messieurs les députés de toutes les chambres lui avoient fait l'honneur de se rendre chez lui avec les gens du Roi, et qu'après avoir examiné les usages et les raisons de part et d'autre, ils étoient convenus d'une même voix, sous le bon plaisir du Roi, que, lorsque le compartiteur d'une affaire en une chambre des enquêtes seroit monté en la grand chambre depuis le partage, il ne laisseroit pas d'aller départir l'affaire en la chambre des enquêtes où le partage seroit porté; et, sur la proposition qui en avoit été faite par les gens du Roi, pour prévenir les inconvénients auxquels le retardement de la décision des affaires partagées peut donner lieu, il fut encore arrêté que Messieurs seroient invités de départir incessamment, et le plus promptement qu'il seroit possible, les procès où ils seroient rapporteurs ou compartiteurs, et Messieurs les présidents des chambres des enquêtes d'y tenir la main;

« Que, toute la Compagnie se trouvant assemblée, il avoit cru qu'elle auroit agréable de mettre la dernière main à cet ouvrage....

« Et ensuite, la matière mise en délibération, il a été arrêté conformément à la délibération et sous le bon plaisir du Roi.... »

Le 14 août, le président de Mesmes donna communication aux chambres d'une lettre du Chancelier, du 12, disant qu'il avait fait présenter au Roi la décision du Parlement, et il ajouta :

« .... Le Roi a bien voulu agréer cet arrêté, et il m'a ordonné de vous le mander afin que vous en fassiez part au Parlement. Quoiqu'une décision aussi authentique doive prévenir toute difficulté à l'avenir sur cette matière, cependant il est à souhaiter que des cas pareils se présentent rarement, et que les exhortations que le Parlement a cru devoir faire à Messieurs les conseillers pour les engager à départir le plus promptement qu'il leur sera possible les procès partagés aient tout leur effet.... »

1. Le *Dictionnaire de l'Académie* de 1718 définissait ainsi ce mot : « Terme de Palais; celui des juges qui a ouvert un avis contraire à celui du rapporteur, et sur l'avis duquel la compagnie s'est partagée. »

Page 120, note 3. Ces trois lettres de la marquise d'Huxelles, qui n'ont pas été reproduites par les éditeurs du *Journal de Dangeau*, sont prises sur les originaux du ms. Avignon 1420 :

« 9 mai 1710.

« M. le duc de Coislin jouissoit de soixante-dix mille livres de rente, sur quoi il doit quatre à cinq cent mille francs. Il ne parle point, dans son testament, de M. l'évêque de Metz ; mais il fait M. le marquis de Nangis et le fils aîné de M. de Blanzac ses légataires universels, substitués l'un à l'autre au cas qu'il n'y ait point d'enfants. Il appelle à sa succession la comtesse de Tonnerre, leur sœur, laissant à Mme la duchesse de Sully ce qu'il pouvoit prétendre contre elle pour avoir plus reçu par son contrat de mariage qu'on ne lui devoit donner, cette prétention se montant à deux cent mille francs. Il donne et lègue à Mlle Duclos quatre mille livres de pension viagère, dix mille francs d'argent comptant et sa maison de Saint-Germain, le P. Gaillard y ayant fait ajouter que ce seroit à condition qu'elle quitteroit la Comédie. Il récompense son domestique, et donne aussi dix mille francs à Chambon, son médecin, un diamant de trois ou quatre cents pistoles à M. l'abbé de Langlée, et quatorze cents livres, une fois payées, à Mlle Cremeau. C'est M. de Pontchartrain qui est exécuteur testamentaire. »

« 12 mai.

« M. le duc de Coislin est enterré aux Nouvelles-Catholiques. Il a donné sa maison de Versailles à M. le maréchal d'Harcourt. C'est vingt mille francs d'argent comptant, outre la pension de quatre mille livres qu'il donne à Mlle Duclos, comédienne, avec sa maison de Saint-Germain, à condition de ne plus jouer la comédie. Il n'a tenu qu'à elle de l'épouser. Monsieur de Metz trouve de la difficulté auprès du Roi pour la pairie, qui allègue n'y avoir que le seul exemple du cardinal de Joyeuse, le chanoine Ventadour s'étant démis, et sa femme faite religieuse. »

« 14 mai.

« M. de Pontchartrain s'est excusé de vouloir être exécuteur testamentaire de M. le duc de Coislin. Monsieur de Metz n'a pas eu jusqu'à présent d'explication favorable pour la pairie ; mais le Roi lui a remis tous ses droits pour les terres en Bretagne. »

Page 124, note 2. Voici, d'après la copie de Gaignières (ms. Fr. 12 694, p. 433), le texte de l' « Épitaphe que Mme de Laval-Boisdauphin, mère de M. le cardinal de Coislin, évêque d'Orléans, grand aumônier de France, lui vouloit faire poser dans l'église d'Orléans ; mais M. Fleuriau, son successeur audit évêché, l'en empêcha et obtint une lettre de cachet qui ordonnoit que cette épitaphe, quoique à moitié gravée, ne seroit point mise dans l'église d'Orléans, mais même seroit biffée chez le sculpteur :

HIC JACET
EMINENTISSIMUS D. D. PETRUS DU CAMBOUT DE COISLIN,
S. R. E. TITULO SS. TRINITATIS IN MONTE PINCIO
PRESBITER CARDINALIS,
EPISCOPUS AURELIANENSIS,
SUMMUS FRANCIÆ ELEEMOSINARIUS,
ANTIQUISSIMA APUD ARMORICOS NOBILITATE ILLUSTRIS,
ANIMI ÆQUABILITATE, CANDORE, MODESTIA, AFFABILITATE, BENIGNITATE,
MORUM INTEGRITATE ILLUSTRIOR.
ECCLESIIS SIBI COMMISSIS PIOS PRUDENTESQUE RECTORES,
POPULIS ERUDIENDIS SANA PRÆCONES DOCTRINA,
CLERICIS INFORMANDIS, AC PROPRIO ETIAM SUMPTU ALENDIS,
PRÆPOSITOS IDONEOS,
PASTORALIS SOLLICITUDINIS DILIGENTES VICARIOS,
SOCIOS SIBI ET COOPERARIOS SEMPER ADJUNXIT.
ECCLESIÆ PACIS SEMPER AMANTISSIMUS,
TURBAS COMPOSUIT, CONCORDIAM FOVIT;
PATERNA INCENSUS CHARITATE, DISPERSIT, DEDIT PAUPERIBUS;
AMPLUM HIS EXCIPIENDIS HOSPITIUM HAC IN URBE EXTRUI CURAVIT;
INNATAM HONESTO LOCO NATIS INOPIÆ VERECUNDIAM
LIBERALI COMITATE SUBLEVAVIT;
OMNIBUS DENIQUE PRODESSE STUDUIT, NEMINI NOCERE.
OB HÆC MERITA
LUDOVICO MAGNO,
CUJUS GRATIAM ET FAVOREM SIBI AB ADOLESCENTIA CONCILIAVIT,
SUMME CARUS,
CUNCTIS GALLIARUM PROCERIBUS
QUOS NATIVA URBANITATE SIBI DEVINXIT
GRATISSIMUS.
SUMMORUM PONTIFICUM AMOREM,
TOTIUS CARDINALIUM COLLEGII, NOBILIUM ROMANORUM IPSIUSQUE PLEBIS
STUDIA ET VOTA IN SE CONVERTIT.
BONIS OPERIBUS SUI DESIDERIUM RELINQUENS,
OBIIT NONIS FEBRUARII ANNO DOMINI MDCCVI,
ÆTATIS LXX, EPISCOPATUS XL, CARDINALATUS IX.

Page 126, note 2. Des deux lettres de Fornari au contrôleur général, celle-ci semble présenter quelque intérêt :

« A Paris, le 25 avril 1712. Je vous suis très obligé, Monseigneur, de la bonté que vous avez pour moi, et je suis fort surpris de la lettre qui vous a été écrite sur une affaire que je ne croyois pas qu'il devoit venir jusques à vous. Pour ce que vous entendrez, il y a environ trente-deux ans que, revenant de Marseille, M. le maréchal de la Feuillade me pria, en mon chemin faisant, d'envoyer à Saumur, par la Loire, une certaine quantité des ormes et tillaux qu'il vouloit faire planter à son château de Oiron en Poitou, et de les faire acheter à Lyon ou à Orléans, comme j'ai fait; et, ne me trouvant pas la quantité d'argent pour tout cet emploi, je me suis fait prêter trente pistoles de la veuve Marin. Venant ici, j'en fis rapport à M. le maréchal de la Feuillade, et, comme ladite veuve m'écrivit pour le payement, elle en écrivit aussi comme en a fait à vous présentement celui qui se dit son héritier. M. de la Feuillade écrivit au président d'Oppède de satisfaire et payer, comme il a fait, ladite somme. On n'en a entendu du depuis parler; mais, au bout de vingt-six ans, les héritiers ayant apparemment trouvé dans les papiers de la défunte mon billet, que M. d'Oppède n'avoit pas eu soin de faire déchirer, et que ladite veuve, soit par malice ou ayant promis de le faire, ne fit ni l'un ni l'autre (*sic*). Mais vous comprenez bien, Monseigneur, que la veuve Marin n'auroit pas été l'espace de vingt-huit ou vingt-neuf ans de demander le payement qu'elle prétend, si lui étoit légitiment dû. Je fus étonné, lorsque, au bout de ce temps, on me demande ledit payement; mais, comme mon billet subsiste malgré tout cela, et la bonne foi, j'ai mis quatre personnes pour chercher dans les papiers de feu M. de la Feuillade la lettre du payement fait, ce qui ne m'est pas si aisé à trouver, attendu que tous les papiers ont été entre les mains de douze directeurs. Cependant quatre des susdits Messieurs font des diligences pour trouver ladite lettre. Il n'y a pas dix jours que m'est venu trouver chez moi un abbé qui est précepteur des enfants de M. le marquis de Pomponne, pour me demander si je voulois venir à un accommodement; car c'est lui qui agit par procuration des héritiers des Marins. Nous sommes restés que, si au cas, entre ci et la Pentecôte, je n'ai pas la susdite lettre, que je lui donnerai cent livres, et, si à Notre-Dame d'août elle n'est pas encore trouvée, j'en donnerai autant, et quelque temps après le reste; bien entendu que, s'il se trouvera ladite lettre, comme j'espère, qu'il me rendroit l'argent que je lui aurois payé, même que, si je toucherai l'argent de ma pension, qui m'est due de reste, et que vous m'aviez fait espérer le payement, que je lui donnerai dès aussitôt, et sans attendre la Pentecôte, les cent livres. Vous voyez, Monseigneur, mon procédé, que, quoique je suis très assuré, pour avoir lu la lettre de M. d'Oppède, que je payerois ce que je ne devrois pas et que cette prétendue dette aura été payée deux fois, le tout pour abolir mon billet. Ledit précepteur demeura d'accord, et, étant très content de mon procédé, attendoit que je l'eusse envoyé chercher, comme j'aurois fait, si vous eussiez eu la bonté d'ordonner le payement des trois mille livres qui me sont dues de reste, et je vous laisse considérer l'action que ce précepteur vient de faire contre sa parole, la bonne foi et ma promesse. Au reste, les gens agissent suivant leur baste (*sic*), et, l'intérêt les dominant, ne font pas cas du reste. Vous voyez, Monseigneur, que, lorsque je me donne l'honneur de vous importuner pour le payement de la pension, que ce n'est pas sans raison, et que je ne le fais que à la dernière extrémité. Je ne vous dirai pas comme j'ai fait pour subsister, seulement que je me trouve devoir à beaucoup de mes amis et d'autres, et que, ne possédant d'autre bien que les bienfaits de S. M., à moins que vous ne me dites comment il faut que je fasse, je ne sais où me tourner la tête. Je me suis donné l'honneur d'aller par deux fois chez vous à Paris, et, voyant que vous étiez occupé en des affaires de plus grand relief, j'ai pris la liberté de charger un de vos valets de chambre pour vous remettre un mémoire par lequel je vous suppliois de vouloir ordonner ledit payement de trois mille livres. Je me suis rendu hier au matin chez M. Gruyn, croyant que vous aurez eu cette bonté ; il m'a dit n'avoir aucun ordre pour moi. C'est pourquoi je réitère mes supplications de rechef, et je vous conjure au nom de Dieu de m'envoyer un de vos mots pour que je l'apporte au trésorier pour toucher ledit argent auparavant le retour du Roi, que je puisse payer lesdites cent livres et satisfaire en quelque manière aux autres. Je vous en aurai toutes les obligations imaginables, étant comme je suis, et plus que personne du monde, Monseigneur, votre très humble et très obéissant serviteur. LE DUC DE FORNARI. »

L'orthographe est remarquablement correcte pour un étranger. Ce duc mourut sous la Régence au château de Chaulnes, y faisant travailler.

Page 166, note 1. On trouve un couplet de 1709 dans le Chansonnier, ms. Fr. 12694, p. 279, finissant par ces vers :

> N'est-ce pas la dévotion
> D'un véritable quiétiste ?

Page 172, note 2. Un très éminent correspondant veut bien me signaler toute une « littérature » historique et surtout poétique, à la gloire du regretté prince de Galles ; les plus illustres versificateurs du temps, sauf le seul Shakespeare, le pleurèrent en des élégies innombrables, dont Nichole a essayé de dresser la liste dans le tome I de ses *Progresses of James I*, p. 504-512.

Page 194, ligne 5, ajoutez cette note : « On dit qu'*une chose tient l'esprit en balance*, pour dire qu'elle le tient irrésolu et en suspens » (*Académie*, 1718).

Page 212, ligne 21. Nous avons déjà eu cet emploi pareil de *compter*, dans le sens de rendre compte à un supérieur, au tome I, p. 146 : « Mon père devint tout à fait favori..., et ne compta jamais avec aucun ministre. » Voyez les exemples cités par Littré sur ce verbe, 10°.

Page 216, note 8. A défaut de renseignements précis sur la dépense des séjours à Marly dont parle Saint-Simon et sur les frais que la réduction même de ces dépenses put coûter au service des Bâtiments, j'ai trouvé dans les Papiers du Contrôle général, série des Pièces justificatives des états de distribution, cartons G 7 1017, 1020 et 1025, certains billets du marquis d'Antin à Desmaretz qui donnent une idée de sa détresse en 1710 et 1711.

Le 9 mai 1710, il écrit : « Quoique je ne dusse vous parler, Monsieur, de ce qui regarde la maison du Roi qu'après le voyage de Marly, je suis obligé de vous représenter, suivant le rapport de Benoist, que le boulanger est prêt à manquer. C'est assez vous dire, d'autant que je crois que des secours médiocres le mettront en état de continuer sa fourniture. Il est porteur de ce billet. Je suis avec bien du respect, Monsieur, votre très humble et très obéissant serviteur. D'ANTIN. »

Dans un dossier suivant, du 15 mai, on voit que les compagnies du régiment des gardes suisses retenues pour la garde du Roi n'avaient point reçu leur prêt et étaient sans pain ni argent, et que les six autres compagnies envoyées à l'armée ne se soutenaient que grâce à un envoi généreux de deux cents louis d'or neufs fait par Hogguer le jeune.

En juin, à la date du 23, les deux compagnies de mousquetaires représentent que, n'ayant pas eu de fonds pour leur subsistance depuis huit mois, elles ne savent plus comment vivre et nourrir leurs chevaux.

Le 5 juillet 1711, d'Antin écrit : « Je rends compte, Monsieur, à M. Desmaretz de la situation où je me trouve sur le départ pour Fontainebleau. Je n'ai, pour tout fonds, que l'espérance de toucher le 10 de ce mois 5 908[tt], qui est le premier payement des 72 000[tt] de l'état de distribution du mois de mai, et il est dû à présent aux Bâtiments six cent mille livres. Je vous prie de considérer qu'ils sont composés d'employés qui n'ont que de légers appointements pour les faire subsister et leurs familles, de gens chargés d'entretiens qu'ils ne peuvent faire que l'argent à la main pour payer les journaliers qu'ils sont obligés de prendre, et que voilà des bâtiments commencés, tant à Marly qu'à Versailles, pour M. et Mme de Berry, que le Roi veut trouver finis à son retour de Fontainebleau. Il n'est pourtant pas possible de satisfaire S. M., si les entrepreneurs ne sont aidés, et je désespère qu'elle puisse être contente de son voyage, si je pars sans porter des fonds pour payer les six premiers mois des entretiens. Vous m'avez toujours si bien secondé, que je me flatte que vous voudrez bien, dans cette conjoncture, me procurer un secours comptant pour notre voyage, et que vous serez persuadé que je suis plus que personne du monde, etc. »

P. S. autographe : « Je compte que vous me procurerez, Monsieur, quelque assignation sur le clergé. Depuis le 1er de l'an, M. Desmaretz n'a songé qu'aux rôles et aux menues dépenses journalières, et n'a rien donné ni assigné sur le gros des Bâtiments. La somme s'accumule de manière que nous périrons, si vous ne m'aidez d'amitié, comme vous avez coutume de faire : ce que je vous demande, Monsieur, instamment. »

Page 240, note 5. Peut-être les plénipotentiaires détournèrent-ils le Roi de faire épouser au duc de Berry la princesse d'Angleterre, de crainte que cela ne nuisît à la conclusion de la paix, et Mme des Ursins en fut désolée ; mais Torcy nia que, pour cette même raison, le roi y eût pensé (vol. *Espagne* 199, fol. 281 v°).

Page 250, note 3. *L'Académie* de 1718 donnait cette définition : « En poésie, on dit *les Jeux, les Ris et les Grâces, les Jeux et les Plaisirs, les Jeux et les Amours,* et, dans ces phrases, on entend par les Jeux tout ce qui contribue à l'agrément, à la joie, au divertissement d'une compagnie ; et, en parlant d'une belle personne, on dit que *les Jeux, les Ris et les Grâces l'accompagnent partout.* »

Page 250, note 4. *Canapé,* « sorte de grand siège à dossier où plusieurs personnes ensemble peuvent être assises, et dont on se sert quelquefois comme de lit de repos » (*Académie,* 1718). Voyez Havard, *Dictionnaire de l'ameublement,* tome I, p. 540-545.

Page 268, note 4. Dans une épître familière sur Villaviciosa (*Nouveau siècle de Louis XIV,* tome III, p. 368), on trouve la même expression :

Vraiment c'eût été grand dommage
De voir Vendôme en son village
S'amuser à planter des choux.

Page 271, note 6. « On dit figurément qu'*une chose fait dresser les cheveux sur la tête,* pour dire qu'elle fait horreur » (*Académie,* 1718).

Pages 279, note 2. Voici comment le *Journal de Torcy,* p. 194-197, raconte et commente les derniers incidents de la déclaration du mariage :

« Le bruit commença à se répandre, le 2e juin au matin, du mariage de M. le duc de Berry avec Mademoiselle. On avoit remarqué que M. le duc d'Orléans avoit été, le même matin, à l'appartement de Mme de Maintenon ; ces démarches, difficiles à cacher dans un lieu aussi resserré que le château de Marly, firent juger que ce mariage, dont il étoit question depuis quelques mois, alloit enfin éclater. En effet, le Roi, sachant que la nouvelle devenoit publique, la déclara lui-même le soir.

« Il s'en falloit beaucoup que cette résolution réunît les cœurs de la maison royale : Mgr le Dauphin s'étoit vivement opposé à ce mariage, M. le duc de Berry ne le vouloit point, et tous deux n'y consentoient que par soumission pour les volontés du Roi.

« Monseigneur haïssoit M. le duc d'Orléans depuis l'éclat que ses projets sur la couronne d'Espagne avoient causé : on assure qu'il en parla plus fortement que jamais à S. M. à l'occasion de ce mariage ; qu'il lui dit que M. le duc d'Orléans ne bornoit pas son ambition à monter sur le trône du roi Philippe, qu'il vouloit s'asseoir sur celui de France ; qu'il ne seroit pas content qu'il ne vît exterminés tous ceux qui le précédoient à la couronne par l'ordre de la naissance. Il pouvoit faire souvenir S. M. de ce qu'elle en avoit dit elle-même. Je ne sais s'il le fit ; mais il représenta, au moins à ce qu'on a dit, que nulle raison ne pressoit encore de marier M. le duc de Berry, et qu'il étoit beaucoup plus convenable de différer ce mariage jusqu'après la paix, que de faire des noces dans un temps de guerre où la situation étrange des affaires ne permettoit pas de donner de quoi vivre aux futurs mariés. On prétend qu'il ajouta, pour dernière raison, celle de la répugnance que M. le duc de Berry avoit pour Mademoiselle, et que, voyant enfin que ses représentations étoient non seulement inutiles, mais encore qu'elles déplaisoient au Roi, il lui avoit dit qu'il étoit son père et son Roi, aussi bien que de M. le duc de Berry, et qu'ils devoient tous deux obéir en tout à S. M.

« Ce mariage, si desiré, et avec raison, par M. le duc d'Orléans, avait été conduit par le P. le Tellier, confesseur du Roi, par le P. du Trévou, confesseur de M le duc d'Orléans, et on ajouta par M. le duc de Beauvillier. La conscience, dont l'apparence étoit introduite depuis plusieurs années dans toutes les affaires de cour, étoit encore le motif dont on s'étoit servi auprès du Roi pour fixer M. le duc de Berry, ses passions naissantes faisant craindre pour son salut. Ce motif suffisoit pour animer le zèle de M. le duc de Bourgogne; mais il falloit une autre cause pour faire agir Mme la duchesse de Bourgogne. Quelques-unes de ses dames, habiles et pénétrant dans l'avenir, lui représentèrent que l'âge du Roi devoit désormais faire craindre que son règne ne fût pas long; que, Monseigneur devenant le maître, Madame la Duchesse gouverneroit; qu'elle vouloit affermir encore son crédit en mariant une de ses filles à M. le duc de Berry; que, si Mme la duchesse de Bourgogne le souffroit, elle se trouveroit elle-même sans considération sous un nouveau règne; que le moyen de la conserver étoit de traverser les vues de Madame la Duchesse, et de faire épouser à M. le duc de Berry la fille de M. le duc d'Orléans. Cette voie réussit auprès de Mme la duchesse de Bourgogne. Elle et Mme de Maintenon travaillèrent avec succès auprès du Roi: on lui représenta que Mademoiselle, bien élevée, remplie de bonnes qualités, ne devoit pas souffrir des égarements de son père; on ne feignit pas de dire que, si S. M. venoit à manquer, Monseigneur marieroit M. le duc de Berry avec Mlle de Bourbon, et cette raison, employée à propos, précipita la conclusion et la déclaration du mariage.

« L'opposition de Monseigneur faisoit peine au Roi. M. d'Antin fut chargé de la faire cesser; le Roi et Mme de Maintenon lui dirent que S. M. s'en prendroit à lui, si Monseigneur ne consentoit pas au mariage. Quelque avantageux qu'il fût à M. d'Antin de voir Mademoiselle, dont il avoit l'honneur d'être oncle, duchesse de Berry, il avoit à ménager Monseigneur et Madame la Duchesse.

« Monseigneur, plein de bonté, n'étoit ni docile, ni facile à mener; mais les plus grandes entreprises n'étonnent point un courtisan nourri sur les bords de la Garonne, et depuis longtemps elle n'en avoit produit aucun plus capable d'affronter les périls de la cour et de s'en démêler heureusement: M. d'Antin réussit donc, et Monseigneur crut satisfaire à son amitié pour Madame la Duchesse, et aux promesses qu'il lui avoit faites, en témoignant sa peine au Roi avant que de consentir au mariage de M. le duc de Berry.

« Les conditions furent que, jusqu'à la conclusion de la paix, les mariés n'auroient ni maison, ni apanage, et vraisemblablement point de dot; que M. le duc de Berry seroit servi comme à son ordinaire par les domestiques du Roi, et qu'il mangeroit avec M. le duc de Bourgogne; que Mme la duchesse de Berry mangeroit tantôt avec Mme la duchesse de Bourgogne, et tantôt avec Mme la duchesse d'Orléans. La dépense des carrosses fut même retranchée, et l'on ne parla que d'une dame d'honneur et d'une dame d'atour pour mettre auprès de la princesse. »

Page 295, note 6. Cette longue conversation n'occupe que trois lignes dans la *Notice sur la maison de Saint-Simon* (éd. 1873, tome XXI, p. 120) : « Le jour de la déclaration du mariage, Mme la duchesse d'Orléans le proposa nettement au duc de Saint-Simon, qui le refusa de même ; la princesse se mit à pleurer quelque temps, puis se retira. »

Page 319, note 1. *Sans enseigne* signifiait sans affectation, sans prétention à s'afficher pour être d'une coterie. Littré, à ce mot, 4°, cite, de Pascal : « Les honnêtes gens ne veulent point d'enseigne. »

Page 330, note 2. Je ne trouve d'analogie avec cette locution *prendre part en moi*, que dans le *Littré*, PART 5°, où sont cités des exemples de *prendre part en un cœur* ou *en un événement*, mais non *en quelqu'un*.

Page 341, note 1. On trouve dans le Chansonnier, ms. Fr. 12694, p. 572-573, le couplet suivant :

Pour savoir les plus beaux tours
Qu'on peut donner aux atours,
Consultez d'un œil docile
Les grâces de la Vieuville.

Page 346, note 5. Les lettres du duc d'Orléans au roi et à la reine furent adressées à Blécourt pour qu'il les remît en même temps que celle du Roi et de Monseigneur, mais sans même prononcer le nom du père de Mademoiselle, et la reine reçut le tout sans aucune observation (vol. *Espagne* 199, fol. 172 et 264).

Page 366, note 3. Le 29 janvier, Villars avait écrit à M. Voysin ce billet, qu'ont inséré jadis Anquetil et ses collaborateurs dans leur édition des *Mémoires de Villars* (éd. Michaud et Poujoulat, p. 188) : « Toutes les lettres que je reçois ne parlent que d'un abattement et d'une consternation générale. Cela ne m'embarrasse pas, et j'espère qu'ils reprendront courage ; mais j'aurois moi-même peu d'espérance de gagner une bataille dans les plaines d'Arras avec une armée de moitié inférieure. Or, cette bataille est indispensablement nécessaire, elle décidera du Royaume ; et ne comptons pas, si nous avons un mauvais succès, sur la modération, sagesse ou compassion des Hollandois. Peut-être en manqueront-ils absolument ; mais, quand ils en auroient, ils ne seroient pas les maîtres d'arrêter deux généraux qui trouveroient dans la victoire de quoi pousser la guerre sans le secours des Hollandois. »

Page 370, note 4. Quoique la correspondance des deux généraux semble complète dans les volumes du Dépôt de la guerre, où Anquetil, Pelet, et, en dernier lieu, M. le marquis de Vogüé ont largement puisé, nous n'avons pas trouvé les lettres contradictoires de Montesquiou qui, suivant notre auteur, auraient été renvoyées au Roi par Villars, et rien ne trahit cette contradiction entre leurs avis à l'un et à l'autre, lorsqu'ils se furent réunis. Avant de partir, Villars avait manifesté son inquiétude de trouver une armée si faible au moment où il allait être nécessaire de provoquer une action générale; c'est le ton de ses lettres de Péronne (Guerre, vol. 2215, nos 55 et 63-65, 16 mai), aussi bien que de celles qu'il avait écrites avant de partir (nos 3, 4, 17 et 29; *Mémoires militaires*, tome X, p. 29-32; *Mémoires de Villars*, éd. Anquetil, p. 189; comparez, dans les *Mémoires de Sourches*, tome XII, p. 175-176, la conversation tenue chez Mme de Maintenon en mars). Pelet ne signale de désaccord entre Montesquiou, ensuite Berwick, et Villars, que dans la fin du mois de mai, alors que ce dernier prit sur lui d'exécuter une série de mouvements qui, d'ailleurs, n'aboutirent à rien. Tout ce qu'il put faire fut de se placer le 17 juin de manière à couvrir Valenciennes, Bouchain et Condé; pour Béthune, il eût fallu livrer bataille. Aussi Villars ne cessa-t-il de récriminer contre les mesures mal prises pour mettre son armée en état; le 9 juillet, il écrivait (Guerre, vol. 2216, no 39) : « .... Nous avons ici des bataillons et escadrons en grand nombre; mais la foiblesse est surprenante. Vous verrez dans les gazettes qu'il arrive tous les jours de nouvelles troupes aux ennemis, et de pays et de princes que l'on n'a presque pas entendu nommer jusqu'à présent. Ils promettent le pillage de la France à tout l'Empire, et il y court ardemment. Nous avons tous ouï dire à M. de Turenne, sur l'importance de certaines places qui fermoient le Royaume, que, si elles étoient perdues, l'on verroit les curés avec la bannière, les ministres avec tous leurs prêches, marcher en France et suivre les armées : il y a trois ans que leurs premiers généraux attaquent par la Flandre et y portent tout; nous devrions en faire de même et avoir fait la paix il y a bien des années, car, à présent, je vois bien qu'elle ne dépend plus de nous. » Le Roi se borna à faire répondre qu'il s'en remettait à lui. L'état-major autrichien a minutieusement raconté cette période de la campagne dans le tome XII des *Feldzüge des Prinzen Eugen*, p. 169-197.

Page 380, note 3. Les armes d'Angleterre, au dix-huitième siècle, étaient écartelées; au premier quartier, de France, d'azur à trois fleurs de lis d'or; au second, d'Écosse, d'or au lion de gueules, armé et lampassé d'azur, enfermé dans un double trescheur, fleuré et contrefleuré de lis d'or; au troisième, d'Irlande, d'azur à la harpe d'or cordée d'argent; au quatrième, d'Angleterre, de gueules à trois léopards d'or armés et lampassés d'azur.

Page 381, note 2, ligne 2. Ajoutez : « Le dossier original de l'enregisgistrement au Parlement (Arch. nat., K 617, no 1) comprend : 1o le texte des lettres d'érection; 2o la supplique en enregistrement de l'impétrant, 19 mai; 3o le consentement du procureur général à l'enregistrement prononcé le 23 mai; 4o la supplique de l'impétrant à fin de réception, 2 décembre; 5o la liste des témoins désignés par le procureur général pour l'information de vie et mœurs; 6o l'original de cette information, 3 décembre, et des dépositions de M. la Brue, curé de Saint-Germain-l'Auxerrois, du duc d'Aumont, du maréchal-duc de Boufflers, du maréchal de Choiseul et du maréchal de Gacé-Matignon, ce dernier remplaçant le duc de Tresmes, qui avait été primitivement porté en tête de la liste ; 7° la copie du procès-verbal de la réception, 19 décembre, signée par le procureur général. Le greffier a écrit sur la chemise de ce dossier que l'enregistrement du 23 mai avait été fait, « nonobstant, pour la personne seulement dudit Jacques de Berwick, qu'il fût duc en Espagne et en Angleterre, et sans tirer à conséquence. »

Page 384, note 4. La figure de l'ancienne chapelle et l'emplacement qu'elle occupait dans le passage qui conduit actuellement de la cour aux jardins se voient très distinctement dans l'estampe de la prestation du serment du marquis de Dangeau, 18 décembre 1695, gravée par Séb. le Clerc d'après le tableau d'Antoine Pezay qui est au musée de Versailles, n° 164, comme nous l'avons indiqué au tome I, p. 112, note 5.

Page 386, note 4. L'étole, du latin *stola,* était originairement une robe qui se mettait par-dessus l'aube ; ce n'est plus aujourd'hui qu'une simple bande d'étoffe terminée par deux « palles, » qui se place sur le cou et descend par-devant jusqu'aux genoux. Ce vêtement ecclésiastique est indispensable pour l'administration des sacrements ; il est aussi le symbole de la juridiction curiale. Dans les cérémonies où l'évêque assiste, les curés présents ne portent l'étole qu'avec sa permission.

Page 402, note 4. Du Puy-Vauban, désolé de voir Albergotti et Goësbriand faits chevaliers de l'Ordre, fit demander la même distinction par le comte de Broglie ; mais Voysin répondit que ce n'était pas une règle de donner le cordon pour la défense d'une place, et on se borna à accorder la réversibilité de trois mille livres de la pension ordinaire au profit de sa veuve, et de mille livres au profit de son fils, s'ils lui survivaient (Guerre, vol. 2217, n°s 225 et 237).

Page 404, note 1. L'abbé de Polignac écrivit à Villars, le 29 juillet, étant arrêté à Gournay : « Nous voilà donc enfin sortis de Gertruydenberg, sans y avoir pu faire autre chose, en quatre mois et demi, que connoître à fond la mauvaise volonté des ennemis et leur résolution fixe de continuer la guerre » (*Mémoires de Villars,* éd. Vogüé, tome III, p. 282).

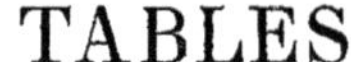

TABLES

I

TABLE DES SOMMAIRES

QUI SONT EN MARGE DU MANUSCRIT AUTOGRAPHE.

Suite de 1710.

II

TABLE ALPHABÉTIQUE

DES NOMS PROPRES

ET DES MOTS OU LOCUTIONS ANNOTÉS DANS LES *MÉMOIRES*.

N. B. Nous donnons en italique l'orthographe de Saint-Simon, lorsqu'elle diffère de celle que nous avons adoptée.

Le chiffre de la page où se trouve la note principale relative à chaque mot est marqué d'un astérisque.

L'indication (Add.) renvoie aux Additions et Corrections.

A

B

C

D

E

F

G

L

M

N

O

S

V

III

TABLE DE L'APPENDICE

PREMIÈRE PARTIE

ADDITIONS DE SAINT-SIMON AU *JOURNAL DE DANGEAU*.

(Les chiffres placés entre parenthèses renvoient au passage des *Mémoires* qui correspond à l'Addition.)

SECONDE PARTIE

VI

VII

VIII

IX

X

XI

XII

XIII

XIV

TABLE DES MATIÈRES

CONTENUES DANS LE DIX-NEUVIÈME VOLUME.

FIN DU TOME DIX-NEUVIÈME.

CHARTRES. — IMPRIMERIE DURAND, RUE FULBERT.

www.ingramcontent.com/pod-product-compliance
Ingram Content Group UK Ltd.
Pitfield, Milton Keynes, MK11 3LW, UK
UKHW022319190726
13856UKWH00001B/88